G. Enderle/H.-J. Seidel

Arbeitsmedizin
Fort- und Weiterbildung
Kurs C

Gerd Enderle und Hans-Joachim Seidel

Arbeitsmedizin

Fort- und Weiterbildung

Kurs C

Mit 60 Abbildungen und 72 Tabellen

ELSEVIER
URBAN & FISCHER

URBAN & FISCHER

Zuschriften und Kritik an:
Elsevier GmbH, Urban & Fischer Verlag, Dr. med. A. Klevinghaus, Lektorat Medizin, Karlstraße 45, 80333 München

Anschriften der Verfasser:
Dr. med. Dipl.-Chem. Gerd Enderle
Fachbereichsleiter Arbeitsmedizin der SAMA
Sozial- und Arbeitsmedizinische Akademie Baden-Württemberg e.V.
(in Verbindung mit der Universität Ulm)
Oberer Eselsberg 45
89081 Ulm

Prof. Dr. med. Hans-Joachim Seidel
Ärztlicher Direktor des Instituts für Arbeits-, Sozial- und Umweltmedizin
Universitätsklinikum Ulm
Frauensteige 10
89075 Ulm

Bibliografische Information Der Deutschen Bibliothek
Die Deutsche Bibliothek verzeichnet diese Publikation in der Deutschen Nationalbibliografie; detaillierte bibliografische Daten sind im Internet über http://dnb.ddb.de abrufbar.

1. Auflage 2004

Der Urban & Fischer Verlag ist ein Imprint der Elsevier GmbH.

03 04 05 06 07 5 4 3 2 1

Um den Textfluss nicht zu stören, wurde bei Patienten und Berufsbezeichnungen die grammatikalisch maskuline Form gewählt. Selbstverständlich sind in diesen Fällen immer Frauen und Männer gemeint.

Projektmanagement: Dr. med. Aleksandra Klevinghaus, München
Redaktion: Dr. med. Mechthild Heinmüller, Hohenbrunn
Herstellung und Satz: Kadja Gericke, Arnstorf
Druck und Bindung: Krips b.v., Meppel, Niederlande
Zeichnungen: Annelie Nau, München
Umschlaggestaltung: SpieszDesign, Neu-Ulm
Titelfotografie: GettyImages/Keith Brofsky
Gedruckt auf 100 g/m² LuxoSamtoffset, chlorfrei gebleicht –TCF

ISBN 3-437-22990-7

Aktuelle Informationen finden Sie im Internet unter **www.elsevier.de**

Vorwort

Mit diesem Teil C liegt nunmehr in der von uns inhaltlich ausgestalteten Form vollständig vor, was in den Kursen für Arbeitsmedizin abgehandelt werden soll. Die vom „Kursbuch Arbeitsmedizin" der Bundesärztekammer vorgegebene Grundstruktur wurde von uns im Detail ausgestaltet.

Die Akademien haben ausdrücklich die Freiheit erhalten, im Rahmen des Curriculums auch selbst zu gestalten, lokale Schwerpunkte zu setzen – und sie tun dies auch. Der Gesamtzusammenhang und die notwendige Einheitlichkeit der Weiterbildung im Fach Arbeitsmedizin soll durch dieses 3-teilige Buch mit seiner Darstellung aller Teile des Curriculums unterstützt werden.

Eine Überarbeitung des Curriculums steht nicht unmittelbar bevor. Wir Autoren waren mit der ersten Fassung überwiegend zufrieden (gelegentliche Verdoppelungen haben wir im Buch durch Verweise vermieden), jedoch möchten wir Erfahrungen beim Abfassen dieses Lehrbuches bei einer zukünftigen Neuauflage des Curriculums einfließen lassen.

Inhaltlich sind in diesem Teil C Themen abgehandelt, die für den Arbeitsmediziner besonders „zukunftsträchtig" sein dürften. Sei es die betriebliche Gesundheitsförderung oder die Betreuung leistungsgewandelter Mitarbeiter, solche Aufgaben werden mit Globalisierung und demographischem Wandel an Bedeutung gewinnen.

Wir möchten den Leser ermutigen, sich auf die Begriffswelt des heutigen Wirtschaftslebens einzulassen. Es geht ja in der Arbeitsmedizin darum, die Sprache der Arbeitswelt zu verstehen und zu sprechen. „Qualitätsmanagement", „Gesundheitsmanagement", „Arbeitsschutzmanagement", in diesen Ausdrücken ist – trotz gelegentlich inflationärer Begriffsverwendung – einiges an wertvollen Inhalten zu entdecken.

In diesem Teil C haben beide Autoren die Mithilfe von Kollegen in Anspruch genommen, die Material zur Verfügung gestellt bzw. unsere Texte auf ihrem jeweiligen Spezialgebiet gegengelesen haben. Sie sollen dankbar erwähnt werden: Dr. Eckhard Fraisse, Dr. Alfred Groner, R. Hausbeck, PD Dr. Thomas Schochat, PhD.

„Muss man dies alles wirklich wissen?" fragte ein Kollege (Lehrstuhlinhaber) – eine unserer Zielgruppen sind ja die Kolleginnen und Kollegen, die sich auf das Facharztgespräch vorbereiten. Wir meinen tatsächlich, dass man für die Gebietsbezeichnung Arbeitsmedizin oder die Zusatzbezeichnung Betriebsmedizin auf den dargestellten Gebieten Bescheid wissen sollte! Und wir wissen, dass es trotzdem viele Situationen und Fragestellungen gibt, wo Handbuch und Spezialwerke zu Rate gezogen werden müssen und (hoffentlich) weiterhelfen.

Mit Freude haben wir gesehen, dass die Teile A und B eine gute Akzeptanz hatten. Beim Verlag, insbesondere bei Frau Dr. M. Heinmüller und Frau Dr. A. Klevinghaus bedanken wir uns für das Vertrauen und die Geduld.

Prof. Dr. med. H.-J. Seidel
Dr. med. Dipl.-Chem. Gerd Enderle

Die Gliederung des vorliegenden Werks basiert auf dem am 15.12.2000 von der Bundesärztekammer verabschiedeten Curriculum „Kursbuch Arbeitsmedizin" für die theoretischen Weiterbildungskurse (360 Std.) zur Erlangung der Gebietsbezeichnung „Arbeitsmedizin" und der Zusatzbezeichnung „Betriebsmedizin".

Kurs A

Block A1 Kap. 1.1–1.9

Block A2 Kap. 2.1–2.6

Kurs B

Block B1 Kap. 3.1–3.5

Block B2 Kap. 4.1–4.4

Kurs C

Block C1 Kap. 5.1–5.8

Block C2 Kap. 6.1–6.8

Inhaltsverzeichnis

C 2 Arbeitsmedizin im System der sozialen Sicherung

5.1 Für die arbeitsmedizinische Praxis bedeutsame Aspekte der ärztlichen Berufsordnung und Selbstverwaltung

5.1.1 Ärztliche Selbstverwaltung und ihre Institutionen in Bezug auf arbeitsmedizinische Aufgaben und Fragestellungen

(→ auch Kap. 1.9)

Nicht nur staatliche und berufsgenossenschaftliche Arbeitsschutzregelungen sind für den Arbeitsmediziner von Bedeutung. Auch die ärztliche Selbstverwaltung setzt mit der Weiterbildungsordnung und der Berufsordnung die Rahmenbedingungen für seine Tätigkeit.

Der 106. Deutsche Ärztetag 2003 in Köln beschloss eine neue (Muster-)Weiterbildungsordnung:

- Darin ist weiter wie bisher die Zusatzbezeichnung „Betriebsmedizin" enthalten. Ein Antrag auf Abschaffung der Zusatzbezeichnung konnte sich also vorerst (Stand 3/04) nicht durchsetzen. Auch im Fall einer zukünftigen Abschaffung der Zusatzbezeichnung wird aller Voraussicht nach Bestandsschutz für diejenigen gelten, die bereits eine Weiterbildung nach der alten Weiterbildungsordnung begonnen oder vollendet haben.
- Das Gebiet Arbeitsmedizin erhielt eine neue Definition und eine verlängerte Weiterbildungszeit (5 Jahre). Die Weiterbildungsinhalte wurden neu formuliert. Die Landesärztekammern werden diese Änderungen wohl frühestens 2004 verbindlich umsetzen.

Auszug aus der neuen (Muster-)Weiterbildungsordnung (Köln, 2003)

Gebiet Arbeitsmedizin (Definition)

Das Gebiet Arbeitsmedizin umfasst als präventivmedizinisches Fach die Wechselbeziehungen zwischen Arbeit und Beruf einerseits sowie Gesundheit und Krankheiten andererseits, die Förderung der Gesundheit und Leistungsfähigkeit des arbeitenden Menschen, die Vorbeugung, Erkennung, Behandlung und Begutachtung arbeits- und umweltbedingter Erkrankungen und Berufskrankheiten, die Verhütung arbeitsbedingter Gesundheitsgefährdungen einschließlich individueller und betrieblicher Gesundheitsberatung, die Vermeidung von Erschwernissen und die berufsfördernde Rehabilitation.

Weiterbildung zum Facharzt für Arbeitsmedizin

Weiterbildungsziel

Ziel der Weiterbildung im Gebiet Arbeitsmedizin ist die Erlangung der Facharztkompetenz nach Ableistung der vorgeschriebenen Weiterbildungszeit und Weiterbildungsinhalte sowie des Weiterbildungskurses.

Weiterbildungszeit

60 Monate bei einem Weiterbildungsbefugten an einer Weiterbildungsstätte gemäß § 5 Absatz 1 Satz 1, davon

- 24 Monate Innere Medizin und Allgemeinmedizin,
- 36 Monate Arbeitsmedizin, davon können bis zu 12 Monate in anderen Gebieten angerechnet werden,
- 360 Stunden Kurs-Weiterbildung gemäß § 4[8] in Arbeitsmedizin, die während der 60 Monate Weiterbildung abgeleistet werden sollen.

Weiterbildungsinhalte

Erwerb von Kenntnissen, Erfahrungen und Fertigkeiten in

- der Prävention arbeitsbedingter Gesundheitsstörungen und Berufskrankheiten sowie der auslösenden Noxen einschließlich epidemiologischer Grundlagen,
- der Gesundheitsberatung einschließlich Impfungen,
- der betrieblichen Gesundheitsförderung einschließlich der individuellen und gruppenbezogenen Schulung,
- der Beratung und Planung in Fragen des technischen, organisatorischen und personenbezogenen Arbeits- und Gesundheitsschutzes,
- der Unfallverhütung und Arbeitssicherheit,
- der Organisation und Sicherstellung der Ersten Hilfe und notfallmedizinischen Versorgung am Arbeitsplatz,
- der Mitwirkung bei medizinischer, beruflicher und sozialer Rehabilitation,
- der betrieblichen Wiedereingliederung und dem Einsatz chronisch Kranker und schutzbedürftiger Personen am Arbeitsplatz,
- der Bewertung von Leistungsfähigkeit, Belastbarkeit und Einsatzfähigkeit einschließlich der Arbeitsphysiologie,
- der Arbeits- und Umwelthygiene einschließlich der arbeitsmedizinischen Toxikologie,
- der Arbeits- und Betriebspsychologie einschließlich psychosozialer Aspekte,
- arbeitsmedizinischen Vorsorge-, Tauglichkeits- und Eignungsuntersuchungen einschließlich verkehrsmedizinischer Fragestellungen,
- den Grundlagen hereditärer Krankheitsbilder einschließlich der Indikationsstellung für eine humangenetische Beratung,
- der Indikationsstellung, sachgerechten Probengewinnung und -behandlung für Laboruntersuchungen einschließlich des Biomonitorings und der arbeitsmedizinischen Bewertung der Ergebnisse,
- der ärztlichen Begutachtung bei arbeitsbedingten Erkrankungen und Berufskrankheiten, der Beurteilung von Arbeits-, Berufs- und Erwerbsfähigkeit einschließlich Fragen eines Arbeitsplatzwechsels,
- der arbeitsmedizinischen Erfassung von Umweltfaktoren sowie deren Bewertung hinsichtlich ihrer gesundheitlichen Relevanz,

- der Entwicklung betrieblicher Präventionskonzepte,
- definierten Untersuchungs- und Behandlungsverfahren:
  - arbeitsmedizinische Vorsorgeuntersuchungen nach Rechtsvorschriften,
  - Arbeitsplatzbeurteilungen und Gefährdungsanalysen,
  - Beratungen zur ergonomischen Arbeitsgestaltung,
  - Ergometrie,
  - Lungenfunktionsprüfungen,
  - Beurteilung des Hör- und Sehvermögens mittels einfacher apparativer Techniken,
  - arbeitsmedizinische Bewertung von Messergebnissen verschiedener Arbeitsumgebungsfaktoren, z.B. Lärm, Klimagrößen, Beleuchtung, Gefahrstoffe.

Für die Zusatzbezeichnung Betriebsmedizin gilt derzeit die 1992 beschlossene und 2003 diesbezüglich (noch?) nicht geänderte Musterweiterbildungsordnung:

- Nachweis einer mindestens 2-jährigen klinischen Tätigkeit, davon 12 Monate klinische oder poliklinische Weiterbildung im Gebiet Innere Medizin (einige Weiterbildungsordnungen der Landesärztekammern, die allein verbindlich sind, weichen im Detail von dieser Fassung ab).
- Teilnahme an einem 3-monatigen theoretischen Kurs über Arbeitsmedizin, der in höchstens 6 Abschnitte geteilt werden darf.
- 9 Monate Weiterbildung in der Betriebs- oder Arbeitsmedizin an einer Weiterbildungsstätte gemäß § 8 Abs. 1 WBO (nunmehr §§ 5–7). Variante: Diese Voraussetzung gilt auch als erfüllt, wenn Ärzte auf der Grundlage des § 3[3] Unfallverhütungsvorschrift „Betriebsärzte" eine mindestens 2-jährige durchgehende regelmäßige Tätigkeit als Betriebsarzt in einem geeigneten Betrieb (Details bei der Ärztekammer zu erfragen) oder eine gleichwertige Tätigkeit (z.B. als Gewerbearzt) nachweisen, wobei bei dieser „autodidaktischen" Variante der Erwerb eines gleichwertigen Weiterbildungsstandes in einer Prüfung nachgewiesen werden muss.
- Weiterbildungsinhalte: Vermittlung, Erwerb und Nachweis besonderer Kenntnisse und Erfahrungen in:
  - Aufgaben und Organisation der Arbeitsmedizin einschließlich der Berufskunde, der Arbeits- und Industriehygiene und der Arbeitsphysiologie sowie der Arbeits- und Betriebspsychologie und -soziologie,
  - Klinik der Berufskrankheiten,
  - spezielle arbeitsmedizinische Untersuchungen einschließlich der arbeitsmedizinischen Vorsorgeuntersuchungen,
  - Arbeits- und Unfallschutz einschließlich der Arbeitsschutz- und Verhütungsvorschriften,
  - Epidemiologie, Statistik und Dokumentation,
  - Grundlagen des Systems der sozialen Sicherung,
  - Begutachtung.

Eine genauere, auch zahlenmäßige Beschreibung der geforderten Weiterbildungselemente wird in den „(Muster-)Richtlinien über den Inhalt der Weiterbildung" gegeben. Derzeit (Stand 4/04) sind noch die Richtlinien vom 7.4.1994 Grundlage für die Fassungen der Landesärztekammern. Neue Richtlinien sind in Vorbereitung (http://www.bundesaerztekammer.de) und werden voraussichtlich in manchen Landesärztekammern schon ab 2004 in Kraft treten.

5.1.2 Die Berufsordnung für deutsche Ärzte in Bezug auf arbeitsmedizinisch bedeutsame Aspekte

Die ärztliche Berufsordnung [1] wird von der Ärzteschaft auf der Grundlage der Kammer- und Heilberufsgesetze beschlossen. In der Berufsordnung werden Berufspflichten festgelegt. Es geht um das Vertrauen zwischen Arzt und Patient, die Qualität der ärztlichen Tätigkeit und um die Freiheit und das Ansehen des Arztes.

Nach § 2 der (Muster-)Berufsordnung darf der Arzt keine Grundsätze anerkennen und keine Vorschriften oder Anweisungen beachten, die mit seiner Aufgabe nicht vereinbar sind oder deren Befolgung er nicht verantworten kann. Der Arzt soll hinsichtlich seiner ärztlichen Entscheidung keine Weisungen von Nichtärzten entgegennehmen. Diese Vorschrift in § 2 der Berufsordnung korrespondiert mit § 8 des Arbeitssicherheitsgesetzes. Danach unterstehen Betriebsärzte und Fachkräfte für Arbeitssicherheit unmittelbar dem Leiter des Betriebes (§ 8.2), bleiben aber in der Anwendung ihrer Fachkunde weisungsfrei (§ 8.1).

Für angestellte Betriebsärzte wird die Weisungsfreiheit gestützt durch das Mitbestimmungsrecht der Arbeitnehmervertretung bei der Abberufung des Betriebsarztes.

Weisungsfreiheit des Betriebsarztes bedeutet nicht, dass der Arbeitgeber gezwungen ist, allen Vorschlägen des Betriebsarztes zu folgen. Der Betriebsarzt in der Rolle des fachlich weisungsfreien Sachverständigen gibt unumstößliche Urteile und Empfehlungen ab. Es obliegt dem Arbeitgeber, diese zu befolgen oder zu ignorieren. Die Verantwortung für den Arbeitsschutz liegt letztlich beim Arbeitgeber.

Der Weisungsfreiheit des Betriebsarztes steht das **Direktionsrecht des Arbeitgebers** gegenüber. Ein angestellter Betriebsarzt muss Anordnungen des Arbeitgebers, die keine medizinisch-ärztlichen Implikationen haben, befolgen.

Vom Betriebsarzt – auch vom externen – kann gefordert werden, dass er die Vorsorgeuntersuchungen zeitlich so einteilt, dass der Betriebsablauf möglichst wenig belastet wird. Fachlich begründete Forderungen des Betriebsarztes müssen jedoch berücksichtigt bleiben. Wenn zum Beispiel bei Xylolexposition im Rahmen des Biomonitorings eine Blutentnahme notwendig wird, so muss diese aus fachlich-ärztlichen Gründen bei Schichtende durchgeführt werden. Der BAT-Wert von 1,5 mg/l Xylol im Vollblut bezieht sich auf Bestimmungen nach Schichtende.

Der Betriebsarzt muss deutlich machen, dass er bei der Erfüllung seines präventivmedizinischen Auftrags nicht nur die Unternehmensleitung, sondern auch jeden einzelnen Beschäftigten als „Kunden" ansieht (sich ihm als Arzt im Sinne der ärztlichen Berufsordnung verpflichtet fühlt) und eine unabhängige Rolle im Betrieb einnimmt.

Die fachliche Weisungsfreiheit gilt sinngemäß auch für den Arbeitsmediziner, der ein Zusammenhangsgutachten im Auftrag eines Unfallversicherungsträgers oder eines Sozialgerichts erstellt.

Auch der leitende Betriebsarzt hat kein fachliches Weisungsrecht gegenüber den betriebsärztlichen Mitarbeitern. Die Personalunion Betriebsarzt/Betriebsleiter ist nicht zulässig, da der Geist der genannten Bestimmungen verletzt würde.

Darf der Arbeitsmediziner behandelnd tätig werden? Die Grenzen für die Ausübung der fachärztlichen Tätigkeit sind durch die Definition eines Gebiets bestimmt (§ 2 MWBO). Die Definition des Gebiets Arbeitsmedizin in der neuen (Muster-)Weiterbildungsordnung (Köln, 2003) spricht von einem „präventivmedizinischen Fach", aber auch von der „Vorbeugung, Erkennung, Behandlung und Begutachtung arbeits- und umweltbedingter Erkrankungen und Berufskrankheiten" (zur Frage, ob ein Betriebsarzt therapeutisch tätig werden darf → *Kapitel 5.7*).

Vor bestimmten ärztlichen Maßnahmen (auch Impfungen) muss die Einwilligung des Patienten eingeholt werden. Vor der Einwilligung muss der Arzt grundsätzlich die erforderliche Aufklärung im persönlichen Gespräch geben (§ 8, Aufklärungspflicht).

Das **Recht auf freie Arztwahl** darf nicht eingeschränkt werden, auch nicht für arbeitsmedizinische Vorsorgeuntersuchungen. Wenn der Arbeitnehmer ohne Einvernehmen mit dem Arbeitgeber einen Arzt seiner eigenen Wahl konsultiert (dieser Arzt muss über arbeitsmedizinische Fachkunde und über Ermächtigungen verfügen), kann der Arbeitgeber zusätzlich entstehende Kosten (einschließlich der Kosten zusätzlicher Ausfallzeiten) dem Arbeitnehmer anlasten.

Nach §4 der (Muster-)Berufsordnung ist jeder Arzt, der seinen Beruf ausübt, verpflichtet, sich beruflich fortzubilden. Gegenüber der Ärztekammer muss er die entsprechende **Fortbildung** in geeigneter Form nachweisen können.

Gemäß der ärztlichen Berufsordnung sind ärztliche Leistungen über eine **Gebührenordnung** abzurechnen. Früher galt für arbeitsmedizinische Vorsorgeuntersuchungen die so genannte UV-GOÄ (Abkommen Ärzte-Unfallversicherungen, Leitnr. 73 RVO). Nunmehr gilt die UV-GOÄ nur noch für die Heilbehandlung der kassenärztlich zugelassenen Praxen (diese Einschränkung wegen SBG VII). Für arbeitsmedizinische Vorsorgeuntersuchungen, die nicht in der pauschalisierten Leistung des Betriebsarztes enthalten sind, gilt damit nach Wegfall der UV-GOÄ die für alle Ärzte gültige GOÄ. Wenn ein öffentlich-rechtlicher Kostenträger die Kosten der speziellen arbeitsmedizinischen Vorsorgeuntersuchung trägt (Rücksprache mit GUV empfohlen, siehe z.B. www.stbg.de), so ist der Arzt gehalten, den einfachen Gebührensatz abzurechnen (ansonsten bis 2,3fach, evtl. 3,5fach). Eine Initiative des VDBW gilt der Etablierung einer Gebührenordnung für spezifische arbeitsmedizinische Leistungen.

Ärztliche Schweigepflicht und Datenschutz

In §9 der (Muster-)Berufsordnung für Ärzte, andererseits auch in §203[1] StGB und im Arbeitssicherheitsgesetz in §8[1], ist die ärztliche Schweigepflicht gefordert. Wie jeder Arzt, so hat auch der Betriebsarzt die Schweigepflicht zu beachten.

Der Arzt darf ein Geheimnis preisgeben, soweit der Patient (der Arbeitnehmer) als „Geheimnisherr" mit der Preisgabe einverstanden ist. Im Alltag des Betriebsarztes empfiehlt sich die schriftliche Form der Einverständniserklärung des betreuten Mitarbeiters.

Ausnahmen von der Schweigepflicht sind nach §9[2] der (Muster-)Berufsordnung für Ärzte zum Schutz eines höherwertigen Rechtsgutes zulässig. Sofern gesetzliche Vorschriften die Schweigepflicht des Arztes einschränken, soll der Arzt den Patienten (den Beschäftigten) darüber informieren.

Anzeigepflichten können beispielsweise bei begründetem Verdacht auf Vorliegen einer Berufskrankheit oder durch das Infektionsschutzgesetz entstehen [2].

Nach §34 StGB ist der Bruch der Schweigepflicht gerechtfertigt, wenn ein Arzt in einer gegenwärtig nicht anders abwendbaren Gefahr für Leben, Leib (...) oder ein anderes Rechtsgut eine Tat (Bruch der Schweigepflicht) begeht, um die Gefahr (...) von einem anderen abzuwenden (...). Dies gilt jedoch nur, soweit die Tat (Bruch der Schweigepflicht) ein angemessenes Mittel ist.

Beispiel: Die Unterrichtung der Fahrerlaubnisbehörde über einen durch eine Erkrankung fahruntüchtigen, aber uneinsichtigen Autofahrer kann zulässig sein. Der Arzt soll zuvor immer abwägen, ob die Gefahr für die Öffentlichkeit so bedeutend ist, dass ein Bruch der Schweigepflicht angemessen erscheint.

Eine Pflicht zur Offenbarung ist für den Arzt nicht gegeben. Straf- oder zivilrechtliche Konsequenzen drohen dem Arzt bisher nicht, der der Schweigepflicht den Vorrang einräumt. Für Aufsehen sorgte ein Urteil, in der eine Offenbarungspflicht des Arztes gegenüber nahestehenden Personen über die AIDS-Erkrankung eines Patienten befürwortet wurde [3].

Mindestens soll der Arzt den Patienten über die Gefahr, die möglicherweise aus seinem Gesundheitszustand für andere ausgeht, aufklären. Es ist empfehlenswert, diese Aufklärung in schriftlicher Form – möglichst mit Unterschrift des Patienten – zu geben.

Auch bei der Untersuchung von Arbeitnehmern ist die ärztliche Schweigepflicht zu beachten. Die Schweigepflicht umfasst nicht nur Befunde (einschließlich Biomonitoring) und

Diagnosen, sondern im Prinzip auch das Ergebnis der Untersuchung (s.u.).

Der Arzt hat seine Mitarbeiter (...) über die gesetzliche Pflicht zur Verschwiegenheit zu belehren und dies schriftlich festzuhalten (§ 9 MBO).

Ein Arbeitsmediziner soll keine arbeitsmedizinischen Vorsorgeuntersuchungen bei seinen eigenen Beschäftigten durchführen (Mitarbeiter der eigenen Praxis, Klinik oder Abteilung). Dabei könnten Konflikte entstehen zwischen der ärztlichen Schweigepflicht und den Pflichten als Arbeitgeber oder Vorgesetzter, die sich aus den erforderlichen ärztlichen Bescheinigungen ergeben.

Der Arbeitsmediziner muss auch eine unternehmens- und arbeitsplatzbezogene Vertraulichkeit wahren (Betriebsgeheimnisse).

Weitergabe von Befunden

Weitergabe bzw. Anforderung von Befunden vor- und nachbehandelnder Ärzte

Die Schweigepflicht gilt auch in der Kommunikation zwischen Ärzten, sofern der Patient (Arbeitnehmer) nicht die Entbindung von dieser Pflicht gegeben hat.

Weitergabe von Befunden bzw. Beurteilungen an Arbeitgeber, Unfallversicherungsträger etc.

Das Einverständnis zur Weitergabe des formelhaften Ergebnisses an den Arbeitgeber darf bei **Einstellungs-** oder **speziellen (verpflichtenden) Vorsorgeuntersuchungen,** die im Auftrag des Arbeitgebers durchgeführt werden, mit dem Erscheinen des Probanden zur Untersuchung unterstellt werden. Das Ergebnis wird in formelhafter Weise, ohne medizinische Inhalte, mitgeteilt („Keine Bedenken, befristete Bedenken, ...“). Wenn der Arbeitnehmer der Weitergabe des Untersuchungsergebnisses einer speziellen Vorsorgeuntersuchung oder Einstellungsuntersuchung explizit widersprochen hat (andernfalls kann vom stillschweigenden Einverständnis ausgegangen werden), darf der Betriebsarzt keine Mitteilung an den Arbeitgeber machen. Allerdings können dadurch Folgeprobleme für den Probanden entstehen. Wenn es zum Schutz eines höherwertigen Rechtsgutes erforderlich ist, z.B. wenn andere Beschäftigte vor einer Ansteckung geschützt werden müssen, darf das Untersuchungsergebnis trotz Widerspruchs des Arbeitnehmers weitergegeben werden.

Etwas anders ist die Sachlage bei **allgemeinen Vorsorgeuntersuchungen** oder bei Untersuchungen auf Wunsch des Arbeitnehmers. Hier ist das ausdrückliche Einverständnis des Untersuchten zur Weitergabe des Untersuchungsergebnisses einzuholen. Im Verweigerungsfall wird der Arzt dem Arbeitgeber äußerstenfalls mitteilen, dass der Beschäftigte untersucht wurde.

Die Träger der gesetzlichen Unfallversicherungen benötigen vor der Durchführung des **Berufskrankheiten-Feststellungsverfahrens** die Erklärung des Versicherten über die Entbindung von der Schweigepflicht für alle involvierten Ärzte. Erst danach kann die Einholung der medizinischen Informationen beginnen.

Nach § 202 SGB VII in Verbindung mit § 5 BKV ist ein Arzt oder Zahnarzt mit begründetem Verdacht, dass bei einem Versicherten eine Berufskrankheit vorliegt, zur unverzüglichen **„Ärztlichen Anzeige über eine Berufskrankheit“** verpflichtet. Das Einverständnis des Versicherten ist dazu **nicht** erforderlich.

Ärztliche Aufzeichnungen

Dokumentation betriebsärztlicher Untersuchungsdaten

In § 10 der (Muster-)Berufsordnung sind die ärztliche Dokumentationspflicht, Aufbewahrungsfristen (10 Jahre) und das Patientenrecht auf Akteneinsicht festgeschrieben (ausgenommen Notizen über subjektive Eindrücke des Arztes).

> Der Arbeitgeber hat kein Zugriffsrecht auf betriebsärztliche Akten, ebenso wenig die Arbeitnehmervertretung.

Der Arzt bedarf zur digitalen Dokumentation keiner gesonderten Einwilligung des Patienten.

§ 15 Abs. 5 MBO bestimmt, dass eine EDV-Patientenkartei besondere Sicherungs- und Schutzmaßnahmen enthalten muss (siehe auch § 9 BDSG).

Bildschirme im Empfangsbereich und in Untersuchungsräumen sind so zu platzieren, dass wartende Mitarbeiter/Versicherte sie nicht einsehen können. Einen zusätzlichen Schutz bieten Bildschirmschonprogramme, wenn Arzt oder Assistent sich vom Bildschirm entfernen.

Der Zugang zu den Daten ist durch Passwörter zu sichern. Spätestens beim Ausscheiden von Praxismitarbeitern sollten diese erneuert werden. Die Passwortsicherung bewirkt strafrechtlichen Schutz gegenüber dem Zugriff Unbefugter, denn § 202 a StGB stellt die Ausspähung von Daten, die gegen unberechtigten Zugang besonders gesichert sind, unter Strafe.

Die Wartung des EDV-Systems durch externe Fachleute ist grundsätzlich zulässig. Als berufsmäßig tätige Gehilfen des Arztes sind sie gem. § 203 Abs. 3 StGB ebenfalls schweigepflichtig. Wartung außerhalb der Räume des Arztes sollte nur in Betracht gezogen werden, wenn der Datenbestand zuverlässig gelöscht wurde.

Die Nutzung frei zugänglicher Netze (Internet, Firmen-Intranet) zur Übermittlung von personenbezogenen Patientendaten verbietet sich (ohne Einwilligung, siehe § 4 II BDSG), da die Weiterverbreitung der Daten nach Einspeisung in das Netz der Kontrolle des Arztes entzogen ist. Die Nutzung externer Netze zu sonstigen Zwecken sollte nur erfolgen, wenn die personenbezogenen Daten vor einem unbefugten Zugriff von außen entsprechend geschützt sind („firewall“).

Aufbewahrung betriebsärztlicher Untersuchungsdaten – spezielle Pflichten aufgrund von Arbeitsschutzbestimmungen

Es ist zu gewährleisten, dass der Arbeitgeber und dazugehörige Institutionen und Personen keinen Zugriff auf die betriebsärztlichen Mitarbeiterkarteien und Gesundheitsakten erhalten. Der Personalchef darf z.B. keine Einsicht in die Akten zur Klärung des Leistungsvermögens einzelner Betriebsangehöriger nehmen. Eine Kenntnisnahme ist nur zulässig, wenn die Ergebnisse von ärztlichen Untersuchungen an Beschäftigten in ausreichend anonymisierter Form übermittelt werden. Eine solche anonymisierte Gesundheitsberichterstattung kann z.B. ein erster Schritt für Maßnahmen der betrieblichen Gesundheitsförderung sein. Sie kann auch sinnvoll sein z.B. als Bestandteil arbeitsergonomischer Untersuchungen. Daraus können dann Konsequenzen für die Gestaltung der Arbeitsplätze gezogen werden.

Das zivilrechtliche Eigentum des Arbeitgebers an den Akten seiner Beschäftigten nach § 950 BGB ändert nichts am Verbot der Akteneinsicht. Das BGB regelt das Eigentum im Zuge der „Herstellung neuer Sachen“. Der Betriebsarzt fertigt die Akten bei den Untersuchungen der Betriebsangehörigen i.d.R. für das Unternehmen an. Dieses ist somit als „Hersteller“ im Sinne dieser Vorschrift anzusehen. Doch allein der Betriebsarzt ist auf Grund seiner besonderen beruflichen Vertrauensstellung zum Umgang mit den Patientenakten der Belegschaft befugt.

Einsicht in die Akte durch den Betroffenen selbst

Trotz des Rechts auf informationelle Selbstbestimmung haben Patienten kein unbeschränktes Recht auf Einsicht in ärztliche Unterlagen. Der Anspruch auf Einsichtnahme (bzw. auf den Erhalt von Kopien gegen Unkostenerstattung) beschränkt sich auf die naturwissenschaftlich konkretisierbaren Befunde und Aufzeichnungen. Dagegen dürfen Aufzeichnungen mit subjektiv wertendem Inhalt nicht eingesehen werden. Diese Entscheidung des Bundesgerichtshofes aus dem Jahre 1982 (Az. VI ZR 222/79) wurde 1998 vom Bundesverfassungsgericht bestätigt (1 BvR 1130/98).

Laboruntersuchungen

Zu den von den Betriebsärzten geheim zu haltenden persönlichen Geheimnissen gehört auch die Information, dass und welche Laboruntersuchung bei einem Mitarbeiter im Rahmen der arbeitsmedizinischen Untersuchung vorgenommen wurde. Ob und welche Laboruntersuchung im Einzelfall erforderlich ist, hat allein der Betriebsarzt zu entscheiden (Weisungsfreiheit). Ein Kontrollrecht steht keinem Vertreter des Arbeitgebers oder der Arbeitnehmer zu. Die Auszahlungsverfahren bei Laborrechnungen sind so auszugestalten, dass es nicht allgemein bekannt wird, bei welchen Mitarbeitern die Laboruntersuchungen durchgeführt wurden. Es ist zu empfehlen, den Datenschutzbeauftragten einzuschalten.

Aufbewahrungsfristen

Nach § 10[3] der ärztlichen Berufsordnung beträgt die Aufbewahrungsfrist für Patientenunterlagen 10 Jahre. Manche Gesetze fordern längere Fristen (s.u.). Sieht ein Gesetz kürzere Fristen vor, so gelten diese nur, sofern es sich nicht um Patientenunterlagen gemäß § 10[2] Berufsordnung handelt. Im Zweifel sollte die 10-Jahres-Frist eingehalten werden.

Längere Aufbewahrungsfristen:

- § 41 Röntgenverordnung/ § 64 Strahlenschutzverordnung 30 Jahre[1],
- Berufsgenossenschaftliche Verletzungsartenverfahren 20 Jahre,
- Durchgangsarztverfahren 15 Jahre,
- kanzerogene Gefahrstoffe bis zum 75. LJ[2].

Mit der Ermächtigung durch die gewerblichen Berufsgenossenschaften ist folgende Auflage verbunden: Aufbewahrung der Aufzeichnung über arbeitsmedizinische Untersuchung 30 Jahre nach der letzten Untersuchung, längstens bis zur Vollendung des 75. Lebensjahres des Versicherten (wenn nicht andere Rechtsvorschriften längere Aufbewahrung fordern).

Verpflichtungen bei Aufgabe bzw. Übernahme einer betriebsärztlichen Betreuung

Ärztliche Schweigepflicht bei Wechsel des Betriebsarztes bzw. mehreren Betriebsärzten im Team

Vorbemerkung: Verschiedene Ärztekammern vertreten hierzu unterschiedliche Auffassungen. Nachfolgend wird die Variante wiedergegeben, die eine strikte Zustimmungspflichtigkeit der Aktenübergabe vertritt. In Zweifelsfällen ist es empfehlenswert, bei der zuständigen Ärztekammer Rat zu suchen.

Rechtzeitig vor Änderung der betriebsärztlichen Betreuung sollte ein Unternehmen die Mitarbeiter des Unternehmens darauf hinweisen, dass der Betriebsarzt ausscheidet und wer als Nachfolger vorgesehen ist.

Wenn ein Unternehmen den Betriebsarzt wechselt, können nicht ohne weiteres alle bisherigen Mitarbeiterakten vom neuen Betriebsarzt eingesehen werden. Vielmehr müssen bei einem Betriebsarztwechsel die im Betrieb Beschäftigten befragt werden, ob sie mit der Benutzung der Altkartei durch den neuen Betriebsarzt einverstanden sind. Bei Zustimmung können die alten Akten in die neue Kartei eingeführt werden („Zwei-Schrank-Modell").

Mitarbeiter-Rundschreiben oder entsprechende Aushänge zur geplanten Aktenübergabe genügen nicht, selbst wenn sie mit Hinweis auf eine Widerspruchsmöglichkeit verbunden sind. Vielmehr bedarf es einer ausdrücklichen und aktiven Einwilligung durch den Betriebsange-

[1] „Die Gesundheitsakte ist so lange aufzubewahren, bis die Person das 75. Lebensjahr vollendet hat oder vollendet hätte, mindestens jedoch 30 Jahre nach Beendigung der Wahrnehmung von Aufgaben als beruflich strahlenexponierte Person. Sie [die Akte] ist spätestens 95 Jahre nach der Geburt der überwachten Person zu vernichten." (§41 RöV, § 64 StrlSchV).

[2] Anlage und Aufbewahrung der Gesundheitsakte durch den Arzt (§ 14 BGV A4) bei Überschreitung der Auslöseschwelle eines kanzerogenen Stoffes. Der Unternehmer hat den ermächtigten Arzt zu verpflichten, die Gesundheitsakte bis zum Ablauf des Jahres aufzubewahren, in welchem der Versicherte 75 Jahre alt geworden ist oder geworden wäre. Die Akte soll der Berufsgenossenschaft übergeben werden, wenn der ermächtigte Arzt sie nicht selbst aufbewahren kann oder wenn der Versicherte bei seinem Ausscheiden aus dem Unternehmen die Aufbewahrung der Gesundheitsakte bei der Berufsgenossenschaft ausdrücklich wünscht.

hörigen. Denkbar ist eine nichtschriftliche Einwilligung, die vom Betriebsangehörigen im Rahmen der nächsten betriebsärztlichen Untersuchung eingeholt wird, die jedoch zu dokumentieren ist. Die Beschäftigten sollten deutlich auf die Freiwilligkeit der Zustimmung hingewiesen werden.

Erteilt der Arbeitnehmer seine Zustimmung nicht, so muss der bisherige Betriebsarzt die Akten selbst in gehörige Obhut nehmen oder einer gehörigen Obhut überlassen. Einzelne Akten können mit Zustimmung des Betriebes dem Arbeitnehmer selbst zur Aufbewahrung überlassen werden.

In der Biostoffverordnung heißt es: *„Ärztliche Aufzeichnungen über Vorsorgeuntersuchungen nach Absatz 1 sind nach Beendigung der Tätigkeit des Arztes seinem Nachfolger im Amt oder der nach Landesrecht für den medizinischen Arbeitsschutz zuständigen Stelle zu übergeben."*

Wenn eine Betreuung durch **mehrere Betriebsärzte im Team** erfolgt, so ist es empfehlenswert, die Mitarbeiter unterschreiben zu lassen, dass alle Betriebsärzte des Teams Zugriff zu persönlichen Daten haben (verbunden mit der Zusicherung, dass alle Betriebsärzte der Schweigepflicht unterliegen).

Auflösung des Unternehmens

Die Bundesärztekammer empfiehlt, bei Auflösung eines Unternehmens arbeitsmedizinische Untersuchungsbefunde den Unfallversicherungsträgern zugänglich zu machen. Durch die Übergabe an den Unfallversicherungsträger erfülle der betreuende Betriebsarzt die Verpflichtung, die erstellten ärztlichen Unterlagen in angemessener Form aufzubewahren. Diese Empfehlung müsse sich aber auf die Ergebnisse der verpflichtenden (speziellen) arbeitsmedizinischen Untersuchungen beschränken. In allen Fällen, in denen der Betriebsarzt anlässlich der vorgeschriebenen arbeitsmedizinischen Vorsorgeuntersuchungen hinsichtlich der Erhebung der Befunde und der Dokumentation über das absolut notwendige Maß hinausgegangen ist, bedürfe eine Übergabe an den Unfallversicherungsträger (oder an andere) der Zustimmung des Arbeitnehmers.

Eine ungeprüfte Abgabe der Akten an den Träger der gesetzlichen Unfallversicherung ohne Zustimmung der betroffenen Mitarbeiter scheidet jedenfalls aus. In der Praxis empfiehlt sich wohl eine Einholung der Zustimmung per Unterschriftenaktion.

Werbung für Ärzte nach § 27 der Berufsordnung für die deutschen Ärzte

Nach § 27 der Berufsordnung für Ärzte ist:

- sachliche Information gestattet,
- berufswidrige Werbung aber untersagt.

Das Werbeverbot wurde in der neuen (Muster-) Berufsordnung gelockert. Sachliche berufsbezogene Informationen sind gestattet. Die Neuregelung enthält keine Differenzierung zwischen aufgedrängter und nachgefragter Werbung. Es können angekündigt werden:

- Weiterbildungsbezeichnungen,
- sonstige öffentlich-rechtliche Qualifikationen,
- Tätigkeitsschwerpunkte,
- organisatorische Hinweise.

Die Beschränkung auf nur anlassbezogenen Information (Urlaub etc.) entfällt. Alle Werbe-

Tab. 5.1-1 Werbung für Ärzte nach § 27 der Berufsordnung.

Erlaubt	Verboten
• Hinweise auf Ortstafeln bzw. in kostenlos verteilten Stadtplänen • Tag der offenen Tür • Kultur-, Sport- und Sozialsponsoring • Hinweis auf Zertifizierung • nicht aufdringliches Logo • sachliches Angebotsschreiben an ein Unternehmen • sachliche Informationen in Medien	• Verbreiten von Flugblättern und Postwurfsendungen • Plakatierung, z.B. in Supermärkten • Trikotwerbung, Werbung auf Fahrzeugen • Angabe von Referenzen • bildliche Darstellung in Berufskleidung bei der Berufsausübung, wenn ein medizinisches Verfahren oder eine ärztliche Behandlungsmaßnahme beworben wird

träger (Praxisschild, Briefbogen, Internetpräsentationen, Anzeigen) werden gleich behandelt *(→ Tab. 5.1-1)*.

§ 17 legt den obligaten Inhalt des Praxisschildes fest; fakultativ sind weitere Angaben zulässig (§ 18 regelt den Inhalt des Schildes bei ausgelagerten Praxisräumen).

Literatur

1. (Muster-)Berufsordnung für die deutschen Ärztinnen und Ärzte – MBO-Ä 1997, zuletzt geändert durch die Beschlüsse des 106. Deutschen Ärztetages (gültig ist die aktuelle Fassung der jeweiligen Landesärztekammer).
2. Nassauer, A.: Der Betriebsarzt im Spannungsfeld zwischen Schweigepflicht und Meldepflicht. Bundesgesundheitsblatt – Gesundheitsforschung – Gesundheitsschutz 42, 481–485, 1999.
3. Parzeller, M., Bratzke H.J.: Arztrecht: Grenzen der ärztlichen Schweigepflicht. Deutsches Ärzteblatt 2000; 97: A2364–2370.

5.2 Ethik der Arbeitsmedizin

Der Beginn neuzeitlicher Arbeitsmedizin, mit ihrer ethischen Grundhaltung, liegt in den Bergbau-Schriften des 16. Jahrhunderts (Peyer, Paracelsus, Agricola).

Im 18. Jahrhundert häufen sich die Klagen von Ärzten über die Berufserkrankungen der Handwerker, z.B. durch Quecksilber- und Bleivergiftungen. Der schlechte Gesundheitszustand des arbeitenden Volkes wird oft mit moralischem Fehlverhalten der Obrigkeit oder der Arbeitgeber in Verbindung gebracht.

Im 19. und 20. Jahrhundert bildet sich in Deutschland (Europa) ein ethisch-gesellschaftlicher Grundkonsens zu Arbeitsschutz und Arbeitsmedizin. Arbeit soll nicht zu Unfällen und Krankheit führen. Dieser Grundkonsens führt zu Gewerbeordnungen und schließlich zum Arbeitsschutzgesetz. Er wird erst in jüngster Zeit gelegentlich in Frage gestellt (Neoliberalismus, Globalisierung) [1, 3].

Sohnius schrieb in den 1980er-Jahren: *„Je weiter und schneller die Technisierung des Arbeitslebens fortschreitet, umso bedeutender wird die humane Seite der arbeitsmedizinischen Betreuung des Einzelnen. Hierzu bedarf es der ausgeprägten Arztpersönlichkeit eines Betriebsarztes, der in dem ständigen Einsatz für dieses Ziel eine befriedigende ärztliche Aufgabe sieht.“*

Ethische Prinzipien können gerade in der Arbeitsmedizin mit bestimmten Interessen in Konflikt geraten. Darauf heben z.T. die Leitlinien der DGAUM und ICOH ab (s.u.).

Ethik im Wirtschaftleben

Eine ethisch-moralische Forderung lautet, dass jeder Mensch die Möglichkeit haben sollte, eine Arbeit zu finden, die seinen Bedürfnissen und Fähigkeiten entspricht.

Diese Auffassung geht zurück auf den Utilitarismus (19. Jahrhundert, John Stuart Mill), wonach es die Aufgabe des Staates, aber auch der Unternehmer sei, für möglichst viele Menschen ein Höchstmaß an Wohlstand und Glück zu erreichen.

Dass die Herstellung „menschlicher Beziehungen“ zu Arbeitern ein wichtiger Produktionsfaktor sein kann, erkannten Unternehmer bereits während der Industrialisierung im 19. Jahrhundert. Die Vernachlässigung dieses Faktors führte zu Störungen des Produktionsablaufs.

Ethisch motivierte Kritik an den Arbeitbedingungen des Industriezeitalters kam u.a. vom Fabrikantensohn Friedrich Engels und später auch von der christlichen Soziallehre (von Nell-Breuning).

Die Initiativen der 1970er-Jahre unter dem Schlagwort „Humanisierung des Arbeitslebens“ führten zu einer Veränderung der Arbeitswelt. Aber zumindest bis Ende der 1980er-Jahre – wenn nicht bis zum heutigen Tag – dominierten hochgradige Arbeitsteilung und Automatisierung die Konzeption der Produktionsstätten (Fordismus, Taylorismus). Die menschliche Arbeitskraft erscheint als „Anpassungsressource“ an technische und strukturelle Entwicklungen des Unternehmens.

Seit ca. 1985 wird im Zuge der „Postfordismus-Debatte" von der „Wiederentdeckung des Menschen" gesprochen, der in das Zentrum betriebswirtschaftlicher Überlegungen rücken soll. Partizipative Personalmanagementlehren sehen die menschliche Arbeitskraft nicht nur als einen Kostenfaktor, sondern auch als aktiv gestaltendes Subjekt im Arbeitsprozess.

Eine „Initiative für eine neue Qualität der Arbeit" wurde 2001 vom Bundesministerium für Arbeit angeregt. Es geht um menschengerecht gestaltete Arbeit, aber auch um Wettbewerbsfähigkeit der Unternehmen und Leistungsfähigkeit der Beschäftigten.

Eine ethisch begründete Wirtschaftskritik darf nicht vergessen, dass die Vernachlässigung ökonomischer Effizienzprinzipien zu Arbeitslosigkeit und Elend führen kann und damit im Ergebnis unethisch wird. Andererseits erkennt die Betriebswirtschaft zunehmend, dass parasitäre, ausbeuterische Beziehungen zu Instabilität für beide Partner führen und auf Dauer geringere Gesamteinkommen erzeugen als symbiotische, faire Beziehungen.

Moderne Unternehmensphilosophien stellen den Begriff der **Nachhaltigkeit** in den Vordergrund. Dies betrifft Produktion, Umweltschutz und Arbeitsschutz.

Ethische Regeln in der Medizin

- Die Interessen des Patienten sind über die des Arztes zu stellen.
- Der Arzt soll kompetent und integer sein.

Dies sind die ethischen Kernaussagen einer Konsenserklärung verschiedener europäischer und amerikanischer Fachgesellschaften [4, 6].

Zu zahlreichen Detailfragen ärztlicher Ethik nimmt eine Deklaration des Weltärztebundes in einem Handbuch mit 280 Seiten Stellung (u.a. Fragen der Arbeitsplatzsicherheit).

Für jeden Arzt gilt folgendes Gelöbnis der ärztlichen (Muster-)Berufsordnung:

- Bei meiner Aufnahme in den ärztlichen Berufsstand gelobe ich, mein Leben in den Dienst der Menschlichkeit zu stellen.
- Ich werde meinen Beruf mit Gewissenhaftigkeit und Würde ausüben.
- Die Erhaltung und Wiederherstellung der Gesundheit meiner Patienten soll oberstes Gebot meines Handelns sein.
- Ich werde alle mir anvertrauten Geheimnisse auch über den Tod des Patienten hinaus wahren.
- Ich werde mit allen meinen Kräften die Ehre und die edle Überlieferung des ärztlichen Berufes aufrechterhalten und bei der Ausübung meiner ärztlichen Pflichten keinen Unterschied machen weder nach Religion, Nationalität, Rasse noch nach Parteizugehörigkeit oder sozialer Stellung.
- Ich werde jedem Menschenleben von der Empfängnis an Ehrfurcht entgegenbringen und selbst unter Bedrohung meine ärztliche Kunst nicht in Widerspruch zu den Geboten der Menschlichkeit anwenden.
- Ich werde meinen Lehrern und Kollegen die schuldige Achtung erweisen.

Dies alles verspreche ich auf meine Ehre.

5.2.1 Internationale und nationale Codices

Ethische Leitlinien der DGAUM

Die folgenden Grundsätze sollen Arbeitsmedizinern in ihrem Bemühen um ethisch verantwortliches Handeln eine Hilfe sein. Sie sollen dem Arzt Leitlinien für den Umgang mit allen Personen sein, denen sein ärztliches Handeln gilt, also den Arbeitnehmern, den Arbeitgebern, den ärztlichen Kollegen, der Gewerbeaufsicht, der Berufsgenossenschaft und der Öffentlichkeit schlechthin.

Arbeitsmediziner sollten danach:

1. Gesundheit und Sicherheit am Arbeitsplatz für die ihnen anvertrauten Arbeitnehmer in den Mittelpunkt aller ihrer Bemühungen stellen;

2. sich gewissenhaft bemühen, gesundheitliche Voraussetzungen, Umgebungseinflüsse und Unfallgefahren, welche für die von ihnen betreuten Arbeitnehmer von Belang sind, genau kennenzulernen; dies gilt auch für die arbeitsmedizinischen Probleme von Produkten und Arbeitsabläufen, die in den von ihnen betreuten Betrieben vorkommen;
3. ihrer Tätigkeit stets wissenschaftliche Objektivität zugrunde legen und integer handeln;
4. nur solche Feststellungen treffen oder gut heißen, welche eigene Beobachtungen oder ehrliche Überzeugungen wiedergeben;
5. Handlungen im Bereich der Arbeitsmedizin, die nicht den ethischen Grundregeln entsprechen, aktiv entgegentreten und gegebenenfalls zu korrigieren versuchen;
6. sich ihr unabhängiges ärztliches Urteil auch in Interessenkonflikten bewahren;
7. absolute Vertraulichkeiten bewahren in Bezug auf alles, was sie im Rahmen ihrer Tätigkeit über die von ihnen betreuten Personen erfahren; sie sollten Auskünfte nur dann erteilen, wenn dies vom Gesetz oder von übergeordneten Gesundheitsrücksichten her strikt gefordert ist und darüber hinaus derartige Auskünfte an ärztliche Kollegen nur mit Einverständnis des Betroffenen gemäß den traditionellen Regeln ärztlichen Handelns erteilen; sie sollten ferner immer bedenken, dass Arbeitgeber in diesem Zusammenhang zwar einen Anspruch auf die ärztliche Beurteilung der Eignung von Arbeitnehmern für eine bestimmte Tätigkeit haben, dass sie aber keinen Anspruch auf die Bekanntgabe von Diagnosen oder sonstigen Details haben, auf die sich das ärztliche Urteil stützt;
8. ihre fachlichen Kenntnisse ständig auf dem laufenden halten und zu verbessern versuchen; sie sollten aber auch ihre eigenen Erkenntnisse über Gesundheitsrisiken rechtzeitig und wirksam an die potenziell betroffenen Personen oder Personengruppen weitergeben, um sinnvolles Handeln zu ermöglichen; derartige Erkenntnisse sollten darüber hinaus umgehend der wissenschaftlichen Öffentlichkeit durch Veröffentlichungen, Vorträge auf wissenschaftlichen Kongressen oder in anderer geeigneter Form bekanntgegeben werden;
9. den von ihnen betreuten Personen alle wichtigen Fakten über ihren Gesundheitszustand in verständlicher Form klarmachen und – soweit erforderlich – weitere Untersuchungen bzw. therapeutische Maßnahmen anraten;
10. auf umgehende Beratungen mit Werksleitung und Betriebsrat bestehen, wenn dies aus Gründen der Gesundheitsgefährdung von Beschäftigten durch deren Gesundheitszustand oder durch die Arbeitsbedingungen zwingend erforderlich ist;
11. mit allen Gesundheitsbehörden, speziell mit dem gewerbeärztlichen Dienst und den Berufsgenossenschaften stets gut zusammenarbeiten und immer gute Beziehungen zu den Vertretern anderer medizinischer Fachdisziplinen suchen;
12. schließlich ihre Dienste nicht anpreisen und anbieten durch Behauptungen oder Andeutungen von Feststellungen oder Erfolgen, die einer objektiven Überprüfung nicht standhalten; wohl aber sollten sie in geeigneter Form ihre Kollegen über bei ihnen vorhandene spezielle Dienstleistungsmöglichkeiten informieren.

Ethische Richtlinien der ICOH

Die „International Commission on Occ. Health (ICOH)“ hat Richtlinien für ethisches betriebsärztliches Verhalten veröffentlicht [2], die im Folgenden auszugsweise (in eigener Übersetzung) wiedergegeben werden.

Die Ziele und Detailausführungen der betriebsärztlichen Gesundheitsüberwachung müssen klar definiert sein. Der Mitarbeiter muss darüber informiert sein. Die Validität dieser Gesundheitsüberwachung muss überprüft worden sein (*„the validity of such surveillance must be assessed“*). Die Gesundheitsüberwachung muss mit der Zustimmung der Mitarbeiter durch einen Arbeitsmediziner, der von der zuständigen Behörde dazu ermächtigt ist, erfolgen.

Die möglichen positiven und negativen Konsequenzen der Beteiligung an Screening- und Gesundheitsüberwachungsprogrammen sollten mit dem betroffenen Mitarbeiter besprochen werden. (...) Der Betriebsarzt muss sich stets bewusst sein, ob eine bestimmte betriebsärztliche Maßnahme dem Individualinteresse des Mitarbeiters oder dem Kollektivinteresse bzw. Arbeitgeberinteresse entspricht. (...)

5.2.2 Diskussion ethischer Fragen anhand typischer Problemstellungen in der Arbeitsmedizin

(→ *Kap. 5.7)*

Das Wohl des Beschäftigten soll im Mittelpunkt stehen. Diese ethische Maxime ist nicht immer einfach zu interpretieren, wie im Folgenden erläutert werden soll. Es geht um das Spannungsfeld zwischen **Fürsorgepflicht des Arbeitgebers** und **Selbstbestimmungsrecht des Arbeitnehmers.**

Bei einer verpflichtenden Vorsorgeuntersuchung kann im Einzelfall der untersuchende Arbeitsmediziner zu der Auffassung gelangen, dass die Weiterbeschäftigung für den Mitarbeiter eine relevante gesundheitliche Gefährdung bedeuten würde. Sofern die Problematik nicht durch Verbesserungen am Arbeitsplatz gelöst werden kann, stellt sich die Frage: Wie soll das ärztliche Urteil (das Ergebnis) der Untersuchung lauten und welche Konsequenz darf es haben [5]?

Früher ging man selbstverständlich davon aus, dass eine formelhafte Übermittlung „gesundheitlicher Bedenken" an den Arbeitgeber und in der Folge – wenn Arbeitsplatzverbesserungen nicht möglich waren – eine Umsetzung an einen anderen Arbeitsplatz auch gegen den Willen des Betroffenen zulässig sei. Dahinter stand die auch ethisch begründete Auffassung, dass dies dem Beschäftigten letztlich nützte, auch wenn dieser vielleicht nicht einsichtig war.

Heute betont man das Selbstbestimmungsrecht des Beschäftigten. Der arbeitende Mensch hat danach ein Recht auf Wissen über seinen Gesundheitszustand und über dessen Gefährdungen. Ist er entsprechend informiert, wird er möglicherweise die Entscheidung treffen, dass er bestimmte Gefährdungen akzeptiert („informed consent"). Bei seiner persönlichen Entscheidung muss er alle seine Lebensbereiche einbeziehen (Familie, drohende Arbeitslosigkeit, etc). Die ethische Forderung lautet, dass er diese Entscheidung selbst treffen soll. Wichtig für den Arbeitsmediziner ist es, dass er sein Expertenurteil nach bestem Wissen und Gewissen abgibt (zu den Details der Ergebnisübermittlung einer Vorsorgeuntersuchung → *Kap. 1.7).*

Die Rechtsprechung beschäftigte sich mit der Fürsorgepflicht des Arbeitgebers in Abwägung gegen das Selbstbestimmungsrecht des Arbeitnehmers.

Nach einem Urteil des Bundesverfassungsgerichtes aus dem Jahre 1993 kann aus Gründen, die in der Person des Beschäftigten liegen, nur noch in Ausnahmefällen ein Beschäftigungsverbot erlassen werden. Solche Ausnahmen können drohende, schwere, bleibende Gesundheitsschäden sowie Schutzinteressen Dritter oder wesentlicher Sachgüter sein.

Dieses Urteil führte zu einer Neufassung der Unfallverhütungsvorschrift „Arbeitsmedizinische Vorsorge" (BGV A4). Wenn „gesundheitliche Bedenken" gegen eine Beschäftigung geäußert werden und wenn die Bedenken in der Person begründet sind (und nicht in den Bedingungen des Arbeitsplatzes), folgt daraus – abgesehen von den genannten Ausnahmen – kein zwingendes Beschäftigungsverbot *(→ Kap. 1.7).*

Anmerkung zum Thema Fremdgefährdung: Die Schutzinteressen Dritter stehen bei der arbeitsmedizinischen Vorsorge nicht im Vordergrund, sind aber in Gestalt des Grundgesetz-Artikels 2[2] (Recht auf Leben und körperliche Unversehrtheit) und des § 9[2] der MusterBO für Ärzte (Offenbarungsbefugnis zum Schutz eines höherwertigen Rechtsgutes) präsent.

Das Thema „Fremdgefährdung/Vorsorgeuntersuchung" wurde am Beispiel der Einsatzmöglichkeiten infektiöser Beschäftigter im Gesundheitsdienst abgehandelt *(→ Kap. 3.4).*

Literatur

1. Bergdolt, K.: Ethik und Arbeitsmedizin – Überlegungen zum Beginn eines neuen Jahrhunderts. Arbeitsmed. Sozialmed. Umweltmed. 2001; 7: 346–350.

2. International Commission on Occupational Health (ICOH). International Code of Ethics for Occ. Health Professionals. 1994, Singapore.
3. Jansing, P.J.: Arbeitsmedizin im Spannungsfeld ökonomischer und ethischer Erwägungen. Zentralbl. f. Arbeitsmedizin 1999; 49: 9–14.
4. Köbberling, J.: Charta zur ärztlichen Berufsethik. ZaeFQsich 2003; 97: 76–79.
5. Koh, D. et al.: Biomarkers, screening and ethics. Occup. Med. 1998; 48,1: 27–30.
6. Medical Professionalism Project. Medical Professionalism in the New Millenium: A Physician Charter. Ann Intern Med 2002; 136: 243–246 (Deutsche Fassung und Kommentierung siehe [4]).

5.3 Qualitätssicherung in der Arbeitsmedizin

5.3.1 Grundbegriffe der Qualitätssicherung

Qualität **ist die** *„Gesamtheit aller Eigenschaften eines Produktes* **oder** *einer Dienstleistung, die sich auf* **die Fähigkeit** *beziehen, (...) unterschiedliche Anforderungen zu erfüllen"* **(nach DIN ISO 8402, ähnliche Definition in DIN ISO 9004).**

Qualität ist Übereinstimmung mit Kundenanforderungen. Kunden sind Abnehmer eines Produkts oder einer Dienstleistung. Qualität liegt vor, wenn die geforderte Beschaffenheit (Soll-Zustand) tatsächlich realisiert wurde (Ist-Zustand). Fragen nach „Qualität" sind letztlich Fragen danach, ob bestimmte Merkmale und Eigenschaften vorliegen. Entscheidend ist allerdings, in welchem Kontext Qualitätskriterien verlangt werden (Industrie oder Dienstleistung, speziell z.B. Gesundheitswesen).

Der Qualitätsbegriff hat seinen Ursprung in der Industrie. Er wurde verwendet, um die Güte eines gefertigten Produkts am Ende eines Produktionsprozesses zu beurteilen und die richtigen Schlüsse daraus zu ziehen (Qualitätskontrolle). Auch von den Zulieferern wird ein Mindest-Qualitätsstandard gefordert.

Der Prüfprozess wurde später erweitert (Qualitätssicherung) und wurde schließlich zu einem kontinuierlichen Qualitätssicherungsprozess während des gesamten Produktionsablaufs. Man spricht von **Qualitätsmanagement.** Der „Qualitätsmanager" überprüft alle diese Prozesse.

In den 1950er- und 1960er-Jahren erfolgte der Aufbau von „integrierten" Systemen der Qualitätssicherung und des Qualitätsmanagements. Hier werden, zusätzlich zu einer externen Kontrolle, die Mitarbeiter an einer fortlaufenden Qualitätsverbesserung der Produkte beteiligt.

Qualitätsmanagement (QM) wurde dann auch für den Dienstleistungsbereich – einschließlich Gesundheitswesen – diskutiert, neuerdings auch für den Bereich öffentlicher Bildungseinrichtungen und nichtkommerzieller sozialer Einrichtungen, z.B. kirchlicher oder kommunaler Beratungsstellen. Die DIN 130 9001 ist ein Normtext zur Qualitätssicherung von Dienstleistungen.

Interne oder externe Qualitätssicherung?

- Externe Qualitätssicherung (QS) wird von außen durchgeführt. Sie wird von der Institution aus eigener Initiative angefordert oder (vom Kostenträger oder Gesetzgeber) auferlegt. Die Vorteile eines externen Beraters sind Neutralität, Erfahrung mit der Einführung von QM-Systemen und im Umgang mit Widerständen. Ein Externer wird u.U. eher als Projektleiter akzeptiert und hat leichteren Zugang zu allen Entscheidungsträgern.
  Es besteht die Gefahr, dass die externe QS lediglich als Maßnahme der Qualitätskontrolle verstanden wird. Dies kann kontraproduktiv wirken, wenn Widerstände der Mitarbeiter ausgelöst werden.

- Interne Qualitätssicherung findet innerhalb des Arbeitsteams (einer Abteilung, o.Ä.) statt. Mitarbeiter aus verschiedenen Berufen und unterschiedlicher Hierarchiestufen sollen befähigt werden, gemeinsam die Qualität ihrer Arbeit zu analysieren. Gemeinsam werden Problemfelder und Schwachstellen definiert. Lösungsansätze werden entwickelt und erprobt.
  Interne Maßnahmen erreichen zumeist bessere Akzeptanz und Ergebnisse als externe Maßnahmen. Die Mitarbeiter selbst kennen am besten potentielle Problemfelder und Fehlerquellen in ihren Arbeitsgebieten („jeder ist Experte seines eigenen Arbeitsplatzes"). Eine gewisse „Betriebsblindheit" kann jedoch die Ergebnisse beeinträchtigen.

Interne Programme können – sofern sie ernsthaft implementiert werden – effektiver als externe QS sein. Erfolgversprechend ist insbesondere die Kombination interner Maßnahmen mit externer QS, da der externe Ratgeber gewisse betriebliche Eigenarten mit kritischeren Augen sieht.

Qualitätszirkel (QZ). Viele Betriebe und Organisationen haben QZ eingerichtet, die sich in regelmäßigen Abständen treffen, um über Produktions- oder Produktprobleme zu sprechen und Vorschläge zur Verbesserung zu diskutieren. Außerdem dienen QZ dazu, die Mitarbeiter an das Unternehmen zu binden, das Verständnis für den Sinn ihrer Arbeit zu fördern und dadurch auch ihre Arbeitszufriedenheit zu erhöhen. Im QZ können auch Fragen von Arbeit und Gesundheit besprochen werden. QZ können auch „Gesundheitszirkel" sein *(→ Kap. 5.4)*. Als Moderator für einen Gesundheitsszirkel könnte auch der Betriebsarzt fungieren.

Der Begriff **Benchmarking** ist in Mode gekommen. Benchmarks sind Orientierungspunkte, anhand derer man sich messen, vergleichen und positionieren kann. Der Begriff stammt aus der Topographie (Höhenmarkierung) und wurde zunächst für den sportlichen Wettbewerb eingeführt. Es ist der externe Blick auf interne Prozesse.

Qualitätsdimensionen

Qualität hat verschiede Komponenten (nach Donabedian [4]):

- Strukturqualität,
- Prozessqualität,
- Ergebnisqualität.

Unter **Strukturqualität** versteht man die Beschaffenheit der organisatorischen, finanziellen, baulich-räumlichen, apparativen und personellen Ressourcen sowie der politisch-ökonomischen Rahmenbedingungen.

Unter **Prozessqualität** versteht man die Gesamtheit der Arbeitsabläufe der Organisation. Hinterfragt wird die Übereinstimmung zwischen expliziten Leitlinien bzw. Standards („Wie müsste es idealerweise ablaufen?") und den konkreten Durchführungsmodalitäten („Wie läuft es in Wirklichkeit ab?"). Diese Dimension umfasst alle Maßnahmen, die im Lauf des Arbeitsprozesses ergriffen oder auch nicht ergriffen wurden.

Die **Ergebnisqualität** (engl. „outcome") beschreibt das Verhältnis zwischen SOLL-Ergebnis (Prozessziel) und IST-Ergebnis (Zielrealisierung). Jede Maßnahme muss sich daran messen lassen, ob sie zu einer messbaren Ergebnisverbesserung beigetragen hat oder nicht.

Qualitätsmanagementsysteme

Begriffsunterscheidung Qualitätsmanagement/Qualitätssicherung

- **Qualitätssicherung** untersucht das Endprodukt auf Sollerfüllung. Sofern Mängel auftreten, werden rückwärts gewandt die Fehlerursachen analysiert. Qualitätssicherung ist mehr als nur Kontrolle. Ein Ziel der Qualitätssicherung ist Verbesserung der Transparenz der Abläufe und Interaktionen. Ein wichtiges Kriterium ist ferner die Effektivität und Wirtschaftlichkeit (Kosten-Nutzen-Relation) der untersuchten Prozesse.
  In den DIN ISO 9000–9004 ist der Trend erkennbar, vom Begriff „Qualitätssicherung" Abschied zu nehmen und eher Bezeichnungen wie „Qualitätssicherungssysteme" und „Qualitätsmanagement", die als Weiterent-

wicklung des ursprünglichen QS-Konzeptes verstanden werden, zu verwenden.

- **Qualitätsmanagement (QM)** ist eine vorwärtsgerichtete, langfristige Unternehmens- und Wettbewerbsstrategie, mit dem Ziel, unter dem gegebenen Konkurrenz- und Kostendruck die richtigen Dinge in der richtigen Weise zu tun, ja sogar ständig verbessert zu tun. Der Qualitätsgedanke soll alle Mitarbeiter betreffen und alle Ebenen umfassen. Qualität soll rechtzeitig geplant, nicht nur nachträglich geprüft werden. Es kann angenommen werden, dass die Mitarbeiter eines Betriebes bzw. einer Einrichtung selbst die eigenen Prozesse und ihre Schwachstellen kennen. Ziel ist die vorausschauende Vermeidung dieser Fehler durch geeignete Maßnahmen. Fehlerfreiheit wird zur Leitidee. Voraussetzung für dieses Konzept sind motivierte, eigenverantwortlich handelnde Mitarbeiter sowie eine intensive Kooperation zwischen verschiedenen Berufsgruppen und Abteilungen. Letztlich ist das Endziel aller Bemühungen die „Kundenzufriedenheit" im weitesten Sinn. Die Ansprüche des Kunden sollen genau beachtet werden.
  Um diese Ziele zu erreichen bzw. sich ihnen anzunähern, ist in der Führungsebene und bei den Mitarbeitern eine Bereitschaft zur Veränderung zu wecken. Der Prozess des QM ist, sofern zum Unternehmensziel erklärt, auch institutionell im Betrieb zu verankern.

Qualitätsmanagementsysteme (QMS) umfassen die Organisationsstruktur, Planungstätigkeiten, Verantwortlichkeiten, Verfahren und Ressourcen zur Entwicklung, Umsetzung, Bewertung und Aufrechterhaltung der Qualität.

Die Vorgehensweise im Qualitätsmanagement entspricht der Grundstruktur des Projektmanagements:

- Problemerkennung,
- Problemanalyse,
- Auswahl der Problemlösung,
- Realisierung der Problemlösung,
- Beobachtung des Ergebnisses,
- Evaluation, Bewertung der Problemlösung.

Erhöhte Qualitätsansprüche der Kunden bei hohem Kostendruck (Auswirkungen der Globalisierung) führten zu neuen Organisationsstrukturen in den Unternehmen. Die zwei wichtigsten Managementtechniken sind unter der Bezeichnung TQM und KVP bekannt geworden (siehe Kasten). Die beiden Unternehmensphilosophien ergänzen sich gegenseitig.

TQM = Total Quality Management
Letztlich geht es um eine konsequente Kundenorientierung. Die Ansprüche des Kunden definieren die notwendige Qualität. Kunde ist aber nicht nur der Käufer des Endprodukts, sondern auch der jeweils nächste Abnehmer in einer Prozesskette (somit also auch Mitarbeiter als „Kunden"!). Entscheidend beim Anstreben der Kundenzufriedenheit ist die Kommunikation zwischen allen Hierarchieebenen und die Bereitschaft zur Verbesserung (siehe KVP).

KVP = Kontinuierlicher Verbesserungsprozess
Der Produktionsbetrieb (das Dienstleistungsunternehmen) sieht sich in der Philosophie des KVP in einer ständigen Evolution. Die zyklische Abfolge der Handlungen lautet: „Planen-Ausführen-Überprüfen-Verbessern" (*„plan-do-check-act"*). Fehlerhafte und ineffiziente Arbeitsschritte müssen umgehend verbessert werden. Bewährte Verfahrensweisen sollen auf weitere Verbesserungsmöglichkeiten untersucht werden. Es ist also die ständige Reflexion, Kritikfähigkeit und Phantasie aller Mitarbeiter zur Erreichung einer möglichst effizienten Wirtschaftsweise (minimaler Aufwand) gefragt. Maßstab ist immer die anzustrebende Kundenzufriedenheit (siehe TQM).

Die Begriffe Qualitätssicherung und Qualitätsmanagement werden häufig mit unscharfer Bedeutung gebraucht. Eine Fehlinterpretation ist z.B. die Annahme, dass reine Datenerfassung (Qualitätsmonitoring durch Erhebung und Aufbereitung von Daten) oder reine Kontrolltätigkeit schon die gesamte Qualitätssicherung oder gar das Qualitätsmanagement ausmachen würden. Qualitätskontrolle ist für die Auffindung von Mängeln ein notwendiges Instrument, soll aber nicht im Mittelpunkt der Qualitätssicherung stehen.

Gängige QMS-Normen sind (Arbeitsschutzmanagementsysteme → *Kap. 5.6):*

- Die Normenreihe DIN EN ISO 9000, umgangssprachlich ISO 9000 genannt, ein umfangreiches Werk bestehend aus Leitfäden, Normen, Begriffen und QM-Modellen. Nach diesen Normen können sich Unternehmen durch einen Dritten zertifizieren lassen.
- Qualitätsmanagementnormen für Automobilzulieferer und deren Unterlieferanten: QS 9000, ISO/TS 16949, VDA 6.1.
- DIN EN ISO 13485, eine internationale Norm für Qualitätssicherungssysteme bei Herstellern und Vertreibern von Medizinprodukten.
- GMP (Good manufacturing practice), gängig in der Herstellung von Arzneimitteln und hygienischen Produkten.
- HACCP: Hygienische und sonstige Anforderungen an Lebensmittel können durch ein HACCP-Konzept (Hazard analysis and critical control point) erfüllt werden.
- EG-Öko-Audit (EMAS): Unternehmen können sich freiwillig ein Umweltmanagementsystem im Unternehmen einrichten und eine umfassende Umweltprüfung durchführen.
- ISO 14001: Internationale Norm für Umweltmanagementsysteme, ohne Selbstverpflichtung zur kontinuierlichen Verbesserung bezüglich konkreter Umweltauswirkungen.

Qualitätssicherung ist einerseits eine populäre Zeiterscheinung, die nachvollziehbaren Vorteil bringen kann, andererseits steht sie als Ideologie und in ihren praktischen Auswirkungen in der Kritik. Kritisiert wird die Verlagerung von knappen Ressourcen in den tertiären Sektor, ins „Controlling". Dort würden die Stellen geschaffen, die dann gerade in jenen Bereichen fehlen, die qualitätsgesichert werden sollen.

Es besteht die Gefahr des Missbrauchs des Qualitätsgedankens zu reinen Marketing-Zwecken. Andererseits ist es legitim, eine ernsthaft durchgeführte Qualitätssicherung oder ein bestehendes Qualitätsmanagement als einen Wettbewerbsvorteil zu propagieren.

Beispiel: Internet-Präsentation der Stadt Offenbach

Die Stadtverwaltung Offenbach am Main (...) hat ein Qualitätsmanagementsystem nach DIN EN ISO 9001:2000 eingeführt und wendet es an. Das Zertifikat, vergeben von der Deutschen Gesellschaft zur Zertifizierung von Managementsystemen mbH (DQS) wurde am 12.12.2000 von einem Vertreter der DQS Herrn Oberbürgermeister Grandke überreicht.

In einem Projektzeitraum von einem Jahr wurde ein prozessorientiertes Qualitätsmanagementsystem eingeführt.

In einem 4-tägigen Audit (eine Art „Überprüfung") wurde von den Organisationseinheiten der Nachweis erbracht, dass dieses Qualitätsmanagementsystem die Forderungen der Norm DIN EN ISO 9002 erfüllt.

Ziele der Stadtverwaltung:

- effektive Arbeitsorganisation – schnelle, einfache, transparente Sachbearbeitung durch beherrschte und kontinuierlich verbesserte Arbeitsabläufe,
- Kundenorientierung, Servicehaltung und -kompetenz bei den Sachbearbeitern, systematisches Aufgreifen von Verbesserungsideen und deren Einarbeitung in das alltägliche Arbeitsgeschehen,
- Wirtschaftlichkeit,
- Mitarbeiterorientierung – die Mitarbeiter und Mitarbeiterinnen selbst entwickeln das Qualitätsmanagement und nicht externe Experten.

Die Stadt mit ihren unterschiedlichen Leistungen macht hier der Bürgerschaft deutlich, dass sie ihren Auftrag im Sinne eines „Dienstleistungsunternehmens" sehr ernst nimmt und einen wichtigen Beitrag zum Standort Offenbach leisten möchte.

Jede Organisation, die ein Qualitätssicherungsprogramm praktiziert, sollte gelegentlich ganz pragmatisch die Frage prüfen, welche Konsequenzen die Erkenntnisse der Qualitätssicherung für den praktischen Alltag gebracht haben.

5.3.2 Qualitätssicherung in der Arbeitsmedizin

Fehler und Versäumnisse in der Arbeitsmedizin können ebenso fatale Folgen haben wie Kunstfehler in der klinisch-therapeutischen Medizin. Dies gilt für die betriebsärztliche Tätigkeit ebenso wie für Arbeitsmediziner im Bereich des staatlichen oder berufsgenossenschaftlichen Arbeitsschutzes.

Beispiele für Qualitätsmängel in der Arbeitsmedizin:

- Versäumte Primärprävention kann ein Malignom zur Folge haben, wenn z.B. Quarzstaubinhalation bei Steinmetzen nicht durch Absaugung oder P3-Maske vermieden wird.
- Versäumte Diagnose eines Berufsasthmas kann beispielsweise zur Chronifizierung führen.
- Mangelnde Betreuung eines chronisch Kranken kann u.U. vorzeitige Frühberentung zur Folge haben.

Arbeitsmedizin ist überwiegend eine präventive Disziplin. Es ist naturgemäß schwierig, die Erfolge der Prävention (die „Ergebnisqualität") nachzuweisen. Die meisten Erfolge manifestieren sich erst langfristig, sei es nun in Form einer verminderten Berufskrebsrate oder z.B. in Form eines Beitrags zu verbesserter Arbeitsmotivation der Beschäftigten (etwa aufgrund ergonomischer Arbeitsbedingungen oder des Gefühls einer guten Betreuung). Einfacher als der Nachweis der Ergebnisqualität ist der Nachweis der Struktur- und Prozessqualität arbeitsmedizinischer Tätigkeit.

Qualitätssicherung in der Arbeitsmedizin gibt es nicht erst seit den 1990er-Jahren. Schon zuvor wurden qualitätssichernde Regelungen und Leittexte eingeführt, auch wenn diese nicht immer den Qualitätsbegriff explizit nannten. Hier sind u.a. auch Gesetze und Unfallverhütungsvorschriften zu nennen.

Beispiele für „traditionelle" (und immer noch aktuelle) Qualitätsstandards in der Arbeitsmedizin sind:

1. Die Festlegung im Arbeitssicherheitsgesetz, dass nicht jeder Arzt betriebsärztlich tätig werden darf. Voraussetzung ist vielmehr die „arbeitsmedizinische Fachkunde". Die UVV „Betriebsärzte" (BGV A7, GUV 0.5) regelt die Details. Begründung: Betriebsärztliche Fachkenntnisse sind verschieden von den übrigen ärztlichen Disziplinen, sodass eine besondere Qualifizierung notwendig wird.
2. Anforderungen zur Erlangung der Gebietsbezeichnung Arbeitsmedizin oder Zusatzbezeichnung Betriebsmedizin (Weiterbildungsordnung).
3. Festsetzung der Aufgaben des Betriebsarztes in § 3 des ASiG. Hier werden, im Sinne eines „Pflichtkatalogs" Aufgaben genannt, die ein Betriebsarzt nicht versäumen darf. Die Aufzählung ist jedoch nicht abschließend. Von staatlicher Seite hat das zuständige Bundesministerium in einem Ratgeber die Aussagen des Arbeitssicherheitsgesetzes kommentiert und damit die gesetzlichen Standards bekräftigt [3].
4. Festlegung einer betriebsärztlichen Mindesteinsatzzeit durch die Träger der gesetzlichen Unfallversicherungen (in UVV „Betriebsärzte", BGV A7, GUV 0.5). Diese Zeit soll für die Erfüllung des Aufgabenkatalogs des § 3 ASiG mindestens zur Verfügung stehen. Ausreichende Zeit ist Voraussetzung für Qualität.
   Wenn z.B. im Rahmen der gesetzlichen Mindesteinsatzzeiten vom Betriebsarzt Einstellungsuntersuchungen oder sonstige vertrauensärztliche Untersuchungen durchgeführt werden sollen, so entspricht dies nicht der Absicht des Arbeitssicherheitsgesetzes und der Unfallverhütungsvorschrift „Betriebsärzte". Der Betriebsarzt sollte vom Unternehmer fordern, dass diese Untersuchungen außerhalb der Mindesteinsatzzeiten durchgeführt werden.
5. „Gesicherte arbeitsmedizinische Kenntnisse" sollen von Betriebsärzten angewandt werden (§ 1 ASiG).
6. Standards für arbeitsmedizinische Vorsorgeuntersuchungen werden in den „Berufsgenossenschaftlichen Grundsätzen" festgelegt. Die Grundsätze repräsentieren allgemeine wissenschaftliche, arbeitsmedizinische Standards. Abweichungen davon im Einzelfall sollten zumindest gut begründet sein.
7. Ermächtigungen zur Durchführung von arbeitsmedizinischen Untersuchungen nach staatlichen oder berufsgenossenschaftlichen Vorschriften. Neben den formalen Voraussetzungen (Approbation und Fachkunde) muss der untersuchende Arzt zur Erlangung

und Beibehaltung der Ermächtigung die notwendige Ausstattung vorweisen können. Das Führen der Ermächtigung verpflichtet zur ständigen Fortbildung.

8. Qualitätsgesicherte Labordiagnostik bei arbeitsmedizinischen Untersuchungen (z.B. Biomonitoring). Nach den Richtlinien der deutschen Bundesärztekammer sind medizinische Laboratorien sowohl zur internen als auch zur externen Qualitätssicherung verpflichtet. Das hierzu angebotene externe Qualitätssicherungsprogramm („Ringversuche", Institut für Arbeits-, Sozial- und Umweltmedizin der Universität Erlangen/ DGAUM) ist derzeit weltweit das umfangreichste Programm. Ringversuche werden auch beim Berufsgenossenschaftlichen Institut für Arbeitssicherheit (BIA) durchgeführt.
9. Zertifikat „Arbeitsmedizinische Zusammenhangsbegutachtung" der DGAUM. Durch Besuch eines besonderen Lehrgangs wird die fachliche Befähigung zur BK-Begutachtung ausgewiesen. Die DGAUM veröffentlicht Adressen zertifizierter Ärzte, um Versicherungsträger und Sozialgerichte bei der Suche nach qualifizierten Gutachtern zu unterstützen.
10. Standards für personelle und sachliche Ausstattung der betriebsärztlichen Praxis. Das Arbeitssicherheitsgesetz und die UVV „Betriebsärzte" legen nicht quantitativ fest, wie viel nicht-ärztliches Personal den Betriebsarzt unterstützen muss. Immerhin gibt es berufsgenossenschaftliche Normtexte [7, 8]. Die notwendige Ausstattung ergibt sich auch aus den notwendigen arbeitsmedizinischen Funktionstests (Audiometer, Sehtest-Gerät, Ergometer, Lungenfunktion, ...), die in den „Grundsätzen" (s.o.) festgelegt sind.
11. Arbeitsmedizinische Leitlinien der DGAUM (s.u.).
12. Pflicht zur Fortbildung nach ärztlicher Berufsordnung, garantierte Freistellung für Betriebsärzte im ASiG.

    Der 102. Deutsche Ärztetag in Cottbus beschloss die bundesweite Einführung freiwilliger Fortbildungsnachweise als ein Instrument der Qualitätssicherung.

Es war und ist wichtig, diese bewährten fachlichen Standards zu beherrschen und zu praktizieren. In den 1990er-Jahren wurde aber deutlich, dass zusätzliche Anstrengungen notwendig sind.

Die seit einigen Jahren unternommenen Anstrengungen um die Qualitätssicherung der betriebsärztlichen Tätigkeit haben folgenden aktuellen Hintergrund:

- Strukturelle Schwächen der europäischen (deutschen) Wirtschaft und des öffentlichen Sektors verbunden mit der zunehmenden Globalisierung bringen höhere Anforderungen in allen Bereichen, auch an die betriebsärztliche Betreuung.
- Anstrengungen für mehr Qualität in Produktion und Dienstleistung müssen heutzutage explizit ausformuliert und strukturiert werden. Es genügt in weiten Bereichen nicht mehr, Qualität implizit (intuitiv) zu praktizieren. Viele Betriebe haben systematische Qualitätssicherungsstrukturen und entsprechende Begrifflichkeiten entwickelt, denen sich der Betriebsarzt anpassen sollte. Der Betriebsarzt muss die Sprache des Betriebes verstehen und womöglich auch sprechen. Wenn er darüber hinaus in den Qualitätsbegriffen des Betriebes denkt und handelt, kann dies seine Integration in der Organisation verbessern.
- Skepsis und Abwehrhaltung gegenüber betriebsärztlicher Betreuung findet man besonders in Kleinbetrieben. Qualitätssicherung, also die Gewährleistung nachprüfbarer Mindestanforderungen, kann eine Antwort darauf sein. Gerade im Bereich der Kleinbetriebe muss allerdings der Praxisbezug der Betreuung besonders gut gewährleistet sein und vermittelt werden.

Sofern ein Arbeitsmediziner, z.B. in der Tätigkeit als Betriebsarzt, in seiner eigenen Arbeit Qualitätssicherung bzw. Qualitätsmanagement nachweislich praktiziert, kann er dies als einen Wettbewerbsvorteil propagieren. Der Unternehmer kann bei einem solchen Anbieter davon ausgehen, dass hier bestimmte Mindestvoraussetzungen gegeben sind und die gesetzlichen Auflagen erfüllt werden. Ferner signalisiert ein solcher Betriebsarzt dem Unternehmer, dass die Betreuung modernen Ansprüchen gerecht wird und dass diese auch in einer zeitgemäßen Sprache formuliert wird.

Diese Überlegungen führten letztlich zu einer Strategie der zertifizierten Qualitätssicherung der betriebsärztlichen Betreuung (s.u.).

In einer Umfrage unter Betriebsärzten wurde festgestellt, dass die generelle Bedeutung einer konsequenten Qualitätsstrategie durchaus bejaht wird. Allerdings stehen viele Betriebsärzte einer Zertifizierung skeptisch gegenüber [9].

Arbeitsmedizinische Leitlinien der DGAUM

Leitlinien in der Medizin sind schriftliche Empfehlungen bzw. Entscheidungshilfen zur Prävention, Diagnostik und Therapie, ohne direkte rechtliche Verbindlichkeit, aber doch mit normativer Kraft. Sie basieren auf wissenschaftlichen Untersuchungen sowie auf Expertenwissen (klinische Erfahrung). Sie sind Orientierungshilfen, von denen in begründeten Fällen auch abgewichen werden kann. Leitlinien werden meist in Konsensus-Konferenzen erstellt und spiegeln jeweils den aktuellen Wissensstand wider; sie müssen regelmäßig überarbeitet werden. Im Idealfall enthalten sie Handlungsanweisungen zum konkreten Vorgehen in bestimmten Situationen.

Den Leitlinien der DGAUM liegt das Konzept der Arbeitsgemeinschaft der wissenschaftlichen medizinischen Fachgesellschaften (AWMF) zugrunde. Danach sollen ausschließlich wissenschaftlich gesicherte Aspekte der Medizin berücksichtigt werden. Ökonomische, juristische, sozialpolitische und andere Zwänge sollen nicht einfließen. Bei fächerübergreifenden Inhalten sollen die Inhalte der Leitlinien verschiedener Fachgesellschaften harmonisiert werden.

Die Leitlinien der DGAUM sind im Internet abrufbar (http://www.uni-duesseldorf.de/WWW/AWMF/ll/leitlin1.htm).

Leitlinien der Deutschen Gesellschaft für Arbeits- und Umweltmedizin
(Stand 9/2003)
- Arbeiten unter Einwirkung von Blei und seinen Verbindungen
- Arbeiten unter Einwirkung von Cadmium und seinen Verbindungen
- Arbeiten unter Einwirkung von Quecksilber und seinen Verbindungen
- Arbeit unter Einwirkung von Benzol, seinen Homologen oder Styrol
- Arbeit unter Einwirkung von Kohlenmonoxid
- Arbeit unter Einwirkung von Schwefelkohlenstoff
- Arbeit unter Einwirkung von Asbeststaub
- Arbeit unter Einwirkung von Lärm
- Audiometrie in der Arbeitsmedizin
- Arbeit unter Einwirkung von mechanischen Schwingungen (Ganzkörperschwingungen; Teilkörperschwingungen)
- Arbeit unter Einwirkung von Wärmestrahlung
- Arbeiten in Überdruck
- Arbeiten mit Gefahr einer Infektion mit Hepatitis-Viren (A, B, C, D, E)
- Lungenfunktionsprüfungen in der Arbeitsmedizin
- Nutzung der Herzschlagfrequenz bei arbeitswissenschaftlichen Untersuchungen
- Blutdruckmessung in der Arbeitsphysiologie
- Elektromyographie in der Arbeitsphysiologie
- Untersuchung der Händigkeit
- Messung des Fettgehaltes des menschlichen Körpers
- Arbeitsmedizinische Vorsorgeuntersuchungen bei Belastung durch atembaren alveolengängigen Staub (A-Staub)
- Herzrhythmusanalyse in der Arbeitsmedizin
- Arbeit unter Einwirkung von organischen Phosphorverbindungen (Organophosphaten)
- Umweltmedizinische Leitlinie „Quecksilber"
- Prävention arbeitsbedingter obstruktiver Atemwegserkrankungen
- Umweltmedizinische Leitlinie – Human-Biomonitoring

Berufsgenossenschaftliche Grundsätze für arbeitsmedizinische Vorsorgeuntersuchungen *(→ Kap. 1.7)*

Es geht um arbeitsmedizinische Vorsorgeuntersuchungen von Beschäftigten (Versicherten), deren Tätigkeit mit außergewöhnlichen Unfall- oder Gesundheitsgefahren für sie oder Dritte und/oder mit außergewöhnlichen Belastungen oder Anforderungen verbunden ist.

Die „Grundsätze" beinhalten:

- ein Methodeninventar,
- Hinweise auf Fristen und Zeitabstände (Erstuntersuchungen, Nachuntersuchungen, nachgehende Untersuchungen),
- arbeitsmedizinische Beurteilungskriterien,
- ergänzende Hinweise (Lerntexte) und Verweise (Rechtsvorschriften, Literatur).

Die Grundsätze stellen Hinweise für den untersuchenden (ermächtigten) Arzt dar. Vorsorgeuntersuchungen bei bestimmten Tätigkeiten sollen einheitlich durchgeführt, beurteilt und ausgewertet werden. Die Grundsätze entsprechen den allgemein anerkannten Regeln der Arbeitsmedizin, sind als Hinweise zu verstehen und sollen die ärztliche Handlungsfreiheit im Einzelfall nicht einschränken.

Merkblätter zu den Berufskrankheiten

In Ergänzung zum Verordnungstext der Berufskrankheitenverordnung werden vom zuständigen Bundesminister im Bundesarbeitsblatt Merkblätter für die ärztliche Untersuchung zu den Berufskrankheiten der Anlage 1 der BKV veröffentlicht. Sie enthalten erläuternde Hinweise zu den einzelnen Berufskrankheiten und haben „Leitliniencharakter". Sie geben dem Arzt – auch dem primärpräventiv Tätigen – Hinweise über Berufskrankheiten und ihre Entstehung.

Die Merkblätter sind im Internet abrufbar (http://www-ifam.med.uni-rostock.de/bkvo/mb_list.htm).

Evidence based Occupational Medicine

[5, 14]

Es geht um eine Methodik zur Nutzbarmachung der wissenschaftlichen Erkenntnis für Fragestellungen der ärztlichen Praxis. Vorgehensweise [12]:

1. Die individuelle Fragestellung schematisieren, sodass sie wissenschaftlich zu beantworten ist.
2. Die vorhandene wissenschaftliche Erkenntnis in Datenbanken möglichst effizient suchen (ca. 20–40 Literaturstellen sind optimal).
3. Die gefundene wissenschaftliche Erkenntnis kritisch bewerten bezüglich Validität und Anwendbarkeit.
4. Die wissenschaftliche Erkenntnis übersetzen in eine praktische Vorgehensweise.
5. Den Erfolg der eigenen Vorgehensweise bewerten.

Dass das Instrument der EBM (Evidence based Medicine) auch in der Arbeitsmedizin eingesetzt werden kann, wurde in einer Publikation an 4 Beispielen aus der Praxis gezeigt *(→ Tab. 5.3-1)*.

Qualitätssicherung der betriebsärztlichen Tätigkeit

Qualitätsmerkmale der betriebsärztlichen Arbeit:

- Voraussetzungen der Betriebsarzttätigkeit wie Fachkunde, Ermächtigung, Mindestausstattung (personell, räumlich, apparativ) sollten selbstverständlich sein (s.o.);
- Einbeziehung des Betriebsarztes in betriebliche Entscheidungsabläufe, insbesondere auch bei der Arbeitsplatzgestaltung einschließlich der Neuplanung von Betriebsanlagen und der Neueinführung von Technologien sowie bei der Durchführung von Aktionen der betrieblichen Gesundheitsförderung,
- gute Zusammenarbeit zu betrieblichen Institutionen: Betriebs/Personalrat, Sicherheitsfachkraft, Sicherheitsbeauftragten, Personalabteilung, Management ... etc.,
- gute Ausstattung der Bibliothek des Betriebsarztes,
- ständige Fortbildung zu praxisrelevanten Themen,
- Bereitschaft des Betriebsarztes, die Grenzen der eigenen Kompetenz zu erkennen und gegebenenfalls mit Fachkollegen oder interdisziplinär zu kooperieren. Der Betriebsarzt als Berater des Unternehmens und seiner Mitarbeiter muss also die betrieblichen Entscheidungsträger auf den Beratungsbedarf durch weitere Experten hinweisen.

Wichtige Indikatoren für qualitativ hochwertige betriebsärztliche Tätigkeit sind ferner:

Tab. 5.3-1 Beispiele für die Anwendung der EBM in der Arbeitsmedizin (Verbeek, zitiert nach [5]).

Kasuistiken (Ausgangsfragestellung)	Formulierung der Suchbegriffe	Suchergebnisse in Pubmed oder Medline	Aussage der Literatur
Ein 52 Jahre alter Psychologe, der den größten Teil seiner Arbeitszeit am PC verbringt, klagt über Augenbrennen und wünscht daher einen neuen Bildschirm.	„computers", „asthenopia"	53 Artikel, davon 4 Reviews	• Bildschirm sollte von einem Techniker auf Mängel untersucht werden. • Gleichzeitige Beratung des Beschäftigten zur Bedeutung der Arbeitszufriedenheit und anderer Faktoren empfohlen.
Ein Müllarbeiter erfährt, dass bei einem Arbeitskollegen eine Hepatitis A als Berufskrankheit anerkannt wurde und möchte über sein Erkrankungsrisiko informiert werden.	„sewage", „hepatitis A", „occupation"	19 Artikel, kein Review	• Kein epidemiologischer Hinweis auf erhöhtes Hepatitis-A-Risiko für Müllarbeiter. • HAV-Impfung kann wegen guter Verträglichkeit dennoch angeboten werden.
Ein 45 Jahre alter Lehrer ist wegen eines „Burn-out-Syndroms" arbeitsunfähig. Er möchte wieder in seinen Beruf zurückkehren und erkundigt sich nach einer möglichst wirkungsvollen Therapie.	„burn-out", „behavior therapy"	14 Reviews	• Eine Verhaltenstherapie hat bei „Burn-out" eine gewisse Erfolgswahrscheinlichkeit und kann (soll) dem Beschäftigten angeboten werden.
Eine 35 Jahre alte Krankenschwester ist in der 12. Woche schwanger. Es wird eine Schwangerschaftshypertonie diagnostiziert. Sie würde gerne weiterarbeiten und fragt nach dem Risiko für das Ungeborene.	Bluthochdruck, Schwangerschaftsverlauf, Arbeit	10 Artikel, davon 2 Reviews	• Arbeit mit hoher körperlicher und psychischer Belastung ist nachweislich ein unabhängiger Risikofaktor für den Schwangerschaftsverlauf. • Schon das Basisrisiko für Komplikation ist in der Schwangerschaft recht hoch (10–25%). • Empfehlenswert ist deswegen erleichterte Arbeit unter Blutdruckkontrolle. Die Arbeit sollte abgebrochen werden, wenn Blutdruck erhöht und nicht innerhalb von 2 Wochen normalisierbar (siehe auch Mutterschutzgesetz).

- Zufriedenheit der „Kunden" (Arbeitgeber und Beschäftigte),
- Erreichbarkeit des Betriebsarztes für die Beschäftigten,
- Ansehen des Betriebsarztes im Betrieb und in der lokalen Ärzteschaft,
- Offenheit für Nachbargebiete (Personalwesen, Sozialwesen, Jura, Naturwissenschaft, Technik, einschließlich Sicherheitstechnik).

Das Selbstbild des Betriebsarztes (Selbstbewusstsein, „Berufsstolz") spielt wohl ebenfalls eine Rolle für die Qualität der Arbeitsleistung.

Betriebsärztliche Betreuung nach dem Arbeitssicherheitsgesetz ist letztlich eine Dienstleistung. Deswegen einige Bemerkungen zu den Themen „Akzeptanz" und „Kundenorientierung".

Akzeptanz betriebsärztlicher Betreuung

Das Ergebnis betriebsärztlicher (und sicherheitstechnischer) Tätigkeit kann nur dann gut sein, wenn der Betrieb auch bereit ist, die Beratung durch Betriebsarzt (und Fachkraft für Arbeitssicherheit) zu akzeptieren. Es handelt sich hier um eine Wechselwirkung. Die Aufgabe des Betriebsarztes besteht auch darin, die Beratung „akzeptabel" zu gestalten. So betrachtet, kann die Akzeptanz und Wertschätzung der Beratung durch den Betrieb ein Kriterium der Ergebnisqualität sein.

Die betriebsärztliche Betreuung ist aus der Sicht des Unternehmens vielleicht gerade deshalb schwer zu akzeptieren, da sie gemäß ASiG zur Pflicht gemacht wird. Umso wichtiger ist es, dass der Betriebsarzt das Unternehmen davon überzeugt, dass ergonomische und gesundheitsgerechte Arbeitsgestaltung ein Beitrag zur Organisations- und Personalentwicklung ist, und dass der Betriebsarzt hier einen Beitrag im Sinne einer Qualitätssteigerung leisten kann.

Kundenorientierte betriebsärztliche Betreuung

Es ist also die konsequente Kundenorientierung, die einen Betriebsarzt erfolgreich machen kann. Wer ist aber der „Kunde", also der Empfänger, bei dieser Dienstleistung und welche Wünsche und Interessen hat er?

Die „Kunden" des Betriebsarztes sind u.a. der Unternehmer, die Beschäftigten, die Arbeitnehmervertretung (Personalrat, Betriebsrat), die Schwerbehindertenvertretung.

Die Interessen dieser ganz unterschiedlichen Rollenvertreter sind teilweise verschieden, teilweise deckungsgleich (ausführliche Darstellung der Erwartungen an den Betriebsarzt → *Kap. 5.7*).

- Alle haben (oder sollten haben) ein objektives Interesse an ergonomischer, gesundheitsgerechter und effizienter Arbeitsgestaltung und an einem leistungsgerechten Einsatz motivierter und gesunder (leistungserbringender) Mitarbeiter.
- Bei Konflikten im Einzelfall können diese „Kundenwünsche" durchaus auch widersprüchlich sein.

Konzept des Verbandes Deutscher Betriebs- und Werksärzte (VDBW)

Die Qualitätssicherung betriebsärztlicher Arbeit ist das Ziel von Bestrebungen des Verbandes. Der VDBW hat ein Konzept „Qualitätssicherung in der betriebsärztlichen Versorgung" entwickelt. Ein freiwillig zu erwerbendes Gütesiegel (Zertifizierung) für betriebsärztliche Leistungen wurde konzipiert [11].

Im Jahr 1998 wurde die privatrechtliche Gründung einer *Gütegemeinschaft zur Qualitätssicherung betriebsärztlicher Tätigkeit (GQB)*[1] in die Wege geleitet. Der VDBW ist der Gesellschafter dieser Gütegemeinschaft. Die QS soll für alle Anbieter und Betreuungsformen offen und anwendbar sein.

Fachbeirat der GQB

Unter breiter Einbeziehung aller Institutionen des Arbeitsschutzes und der Arbeitsmedizin wird der GQB ein Fachbeirat zur Seite gestellt. Dem Fachbeirat gehören an: das zuständige Bundesministerium, Länderausschuss für Arbeitsschutz und Sicherheitstechnik (LASI), die Träger der gesetzlichen Unfallversicherung (HVBG, LBG, BUK), Bundesvereinigung der deutschen Arbeitgeberverbände, Deutscher Gewerkschaftsbund, Deutsche Gesellschaft für Arbeits- und Umweltmedizin (DGAUM), Verband Deutscher Sicherheitsingenieure e.V. (VDSI) sowie Bundesärztekammer und eine Landesärztekammer.

Durch den Fachbeirat wird die GQB legitimiert und mit Autorität ausgestattet.

Die Gütergemeinschaft soll, unter der Mitwirkung qualifizierter Auditoren, auf Antrag Qualitätsprüfungen durchführen. Dies geschieht im kollegialen Gespräch zwischen Auditor und dem Betriebsarzt (oder der Einrichtung, die sich zertifizieren lässt). Es handelt sich also um externe Qualitätsprüfungen, eine Art „peer review".

Auditor kann nur werden, wer die Gebietsbezeichnung Arbeitsmedizin führt und eine mindestens 5-jährige Berufserfahrung als Betriebsarzt besitzt.

[1] Gesellschaft für Qualitätssicherung und Beratung bei betrieblichen und überbetrieblichen arbeitsmedizinischen Diensten sowie niedergelassenen haupt- und nebenberuflich tätigen Betriebsärzten. Sitz der Gesellschaft: Friedrich-Eberle-Str. 4a in 76227 Karlsruhe.

Spezielle Auditorenschulungen werden durchgeführt. Grundkenntnisse als Fachauditor gemäß DIN ISO 1001 müssen erworben werden.

Inhalte der Auditorenschulung:

- QS-Systeme, Normung,
- Evaluationsmethoden (Datensammlung durch Befragung oder Untersuchung, Beurteilung, Berichterstattung),
- Methodenkompetenz und Sozialkompetenz in Planung, Organisation, Kommunikation, Führung.

Die Auditoren werden vertraglich zur Verschwiegenheit verpflichtet. Sie dürfen das während der Güteprüfung erlangte Wissen nicht zu ihrem Vorteil ausnützen. Auditoren werden als solche durch ein Zeugnis der GQB ausgewiesen (akkreditiert) und werden von der zuständigen Ärztekammer bestätigt. Die Qualitätssicherung bleibt also in ärztlicher Hand.

Bisher wurden von der GQB 61 Auditoren ausgebildet, von denen sich 40 vertraglich zum Einsatz verpflichtet haben (Stand 8/2002).

Die Zertifizierung eines Betriebsarztes oder eines überbetrieblichen Dienstes wird durch ein Gütesiegel der GQB bescheinigt. Bisher wurden 48 Gütesiegel vergeben, dabei sind 178 Betriebsärzte geprüft worden (Stand 8/2002). Nur in einem Fall musste wegen grober Qualitätsmängel das Gütesiegel verweigert werden.

Als Prüfinstrument wurde ein Qualitätshandbuch geschaffen[2]. Zu diesem existiert eine Checkliste [11].

Im Qualitätshandbuch werden Fragen gestellt zu:

- Strukturqualität,
- Prozessqualität,
- Ergebnisqualität.

Die Fragen sind von unterschiedlicher Bedeutung:

1. Es gibt Fragen, deren negative Beantwortung (Nichterfüllung der Anforderung) zur Verweigerung des Gütesiegels führt („K.o.-Kriterium").
2. Es gibt ferner Kriterien, die wichtig sind und bei Nichterfüllung nachgebessert werden können und müssen.
3. Schließlich gibt es Kriterien, deren Erfüllung wünschenswert ist, aber nicht notwendig.

Seit 1999 kritisierte der Beirat dieses erste Prüfinstrument. Es konzentriere sich zu sehr auf die Strukturqualität und zu wenig auf die Prozess- und Ergebnisqualität. Ferner orientiere es sich zu wenig an anderen Qualitätsprüfsystemen im Inland oder Ausland. Auffallend war auch die Zurückhaltung der großen überbetrieblichen Dienste gegenüber dem Qualitätssicherungssystem.

Die GQB stellte 2002 ein überarbeitetes Prüfsystem vor, um dieser Kritik Rechnung zu tragen. Mit der Neufassung ist auch die Hoffnung verbunden, dass die Akzeptanz und Nutzung des Gütesiegels erhöht wird. Das neue Prüfsystem im Einzelnen [6]:

- Vor Beginn des eigentlichen Prüfvorgangs wird die Strukturqualität abgefragt (Qualifikation der Ärzte, Einsatzzeiten, Vertragsregelungen, Kapazität, Ausstattung, Räumlichkeiten, Qualifikation des Assistenzpersonals, etc.).
- Danach kommt die eigentliche Prüfliste mit 6 Themenkomplexen:
    1. Kundenorientierung in der betriebsärztlichen Betreuung (Vertragsgestaltung; zeitliche und inhaltliche Planung; Beratung von Arbeitgeber und anderen Verantwortlichen des Gesundheitsschutzes bzw. Arbeitsschutzes; Erkennen, Benennen und Bearbeiten von Beratungsthemen; Organisation und Durchführung von Vorsorgeuntersuchungen; Betriebliche Gesundheitsvorsorge und Gesundheitsförderung),
    2. Mitarbeiterorientierung[3] (Personalplanung, Weiter- und Fortbildungsplan, Regelwerke und Fachliteratur, ausreichend und qualifiziertes Assistenzpersonal),
    3. Gewährleistung des Gesundheits- und Arbeitsschutzes (Betreuung der Beschäf-

[2] Basierend auf dem Pilotprojekt des Landesverbandes Württemberg im VDBW in Zusammenarbeit mit dem Landesgesundheitsamt Baden-Württemberg, Abteilung Arbeitsmedizin – Staatlicher Gewerbearzt

[3] Gemeint sind die personellen Voraussetzungen der betriebsärztlichen Betreuung (Ärzte und Assistenzpersonal)

tigten durch Betriebsarzt und Sicherheitsfachkraft, arbeitsmedizinische Untersuchungen, Arbeitsschutzbekleidung und -ausrüstung, Blutabnahmen und -aufbereitung, Reinigungs- und Hygieneplan, Gefährdungsbeurteilung),
4. Informationswesen (Führung, Dokumentation und Archivierung der Versichertendaten; Arbeitsplatzdaten; Informationsweiterleitung),
5. Führung der betriebsärztlichen Einrichtung (Leitbild, Zielvorgaben, festgelegte Verantwortung und Befugnis, Aufsicht durch Leiter, regelmäßige Dienstbesprechungen),
6. QM in der betriebsärztlichen Einrichtung (QM-System, jährliche Überprüfung, QM-Handbuch, QM-Steuerungsgruppe, Kundenbeschwerden und -anregungen, Kundenbefragung zur Ergebnisqualität).

Insgesamt enthält die Prüfliste 14 Leit- und 65 Einzelfragen, zusammen also 79 Punkte.

Die Führung eines solchen Gütesiegels im Briefkopf ist erlaubt. Ein solches Gütesiegel kann ein Unterscheidungsmerkmal im Wettbewerb darstellen. Während offensichtlich einige Betriebsärzte versuchen, über ein niedriges Stundenhonorar den Abschluss eines Bestellungsvertrags zu erlangen, wird durch das Gütesiegel die entgegengesetzte Strategie unterstützt: das Angebot einer hoch qualifizierten betriebsärztlichen Betreuung, die ihren Preis hat.

Im Jahr 2002 wurde erstmals die Liste der von Auditoren der GQB geprüften Dienstleister im Datenjahrbuch der gewerblichen Berufsgenossenschaften („Betriebswacht") veröffentlicht.

Gemeinsame Erklärung der Beiräte der GQA und GQB vom 25.9.2000 (im Beirat u.a. Bundesministerium, BDA, DGB, HVBG, ...)
Appell an alle Unternehmer, die Qualität im Arbeitsschutz als integralen Bestandteil der Unternehmenskultur aufzunehmen, ihr den gleichen Stellenwert einzuräumen wie der Qualität ihrer Produkte und Dienstleistungen und deshalb mit der betriebsärztlichen und sicherheitstechnischen Betreuung ihres Betriebes möglichst solche Dienste zu beauftragen, die über ein Gütesiegel der GQA bzw. GQB verfügen.

Integration des Gesundheitsschutzes und der Arbeitssicherheit in betriebliche Qualitätsmanagementsysteme

Moderne Präventionskonzepte können nur verwirklicht werden, wenn Arbeits- und Gesundheitsschutz als integraler Bestandteil der unternehmerischen Führungsaufgabe praktiziert wird. Die Arbeitsschutzexperten – auf dem Gebiet der Sicherheitstechnik und der Arbeitsmedizin – müssen „die Sprache des Betriebes sprechen", um als Unternehmensberater eine solche Integration ihrer Themen zu erreichen.

Integration des Arbeitsschutzes in das betriebliche Qualitätsmanagement

Es kann betriebswirtschaftlich sinnvoll sein, betriebliche Aufgaben zu bündeln und integriert zu bearbeiten. Eine solche gemeinsame Betrachtungsweise bietet sich auch an für folgende Aufgabenfelder:

- Produktsicherheit und -qualität,
- Umweltschutz,
- Arbeitsschutz (Gesundheitsschutz der Mitarbeiter bei der Arbeit),
- Gesundheitsförderung *(→ Kap. 5.4)*.

Betriebliches Qualitätsmanagement ist den Prinzipien des Arbeitsschutzes wesensverwandt. Im Begriffssystem des Arbeitsschutzes kann man die Strategie des Qualitätsmanagements folgendermaßen umschreiben: Gesundheitsgefährdende Arbeitsbedingungen sind gleichsam eine „Qualitätsstörung". Die Behebung dieses Qualitätsmangels durch gesundheitsgerechte Arbeitsgestaltung und damit Primärprävention arbeitsbedingter Gesundheitsstörungen ist die wichtigste Aufgabe. Sie ist der Früherkennung von Gesundheitsstörungen, die z.B. im Rahmen von Vorsorgeuntersuchungen stattfindet, und der Rehabilitation von Berufskrankheiten vorzuziehen.

Die Integration des Arbeitsschutzes und der Arbeitsmedizin in das betriebliche Qualitätsmanagement muss somit aus der Sicht des Betriebsarztes und der Arbeitssicherheitsfachkraft ein anzustrebendes Ziel sein, sofern der betreffende Betrieb in diesen Kategorien denkt und handelt [13].

Wichtiger noch als Früherkennung ist primäre Prävention durch gesundheitsgerechte Gestaltung der Arbeitsbedingungen. Dies entspricht der Grundidee des Qualitätsmanagements (QM), dass Qualität von Anfang an geplant und durchgeführt und nicht nur nachträglich geprüft werden soll.

Jedes im Wettbewerb stehende Unternehmen sieht sich den Anforderungen des Marktes hinsichtlich Produktqualität (oder Dienstleistungsqualität) und Kosteneffizienz ausgesetzt. Zusätzlich muss eine ganze Reihe von gesetzlichen Auflagen und Vorgaben erfüllt werden. All diese Aufgaben müssen mit einer geringen Personaldecke realisiert werden. Mit dem Aufbau von so genannten **Managementsystemen** kann es gelingen, wettbewerbsfähige und flexible betriebliche Organisationsstrukturen zu schaffen. Aspekte der Qualität, Sicherheit, und des Gesundheits- und Umweltschutzes werden hierin integriert [2]. Solche „Arbeitsschutzmanagementsysteme" streben eine systematische Integration des Arbeitsschutzes in betriebliche Qualitätsbemühungen an *(→ Kap. 5.6)*.

Abschließend kann festgestellt werden, dass der Arbeitsschutz in mehrfacher Hinsicht eine Änderung der Paradigmen erlebt [1]:

- Ergänzung des klassischen Arbeitsschutzes durch betriebliche Gesundheitsförderung,
- verstärkte Berücksichtigung psychischer Arbeitsbelastungen und -beanspruchungen,
- verstärkte Berücksichtigung der betrieblichen Organisationsstrukturen und des Verhaltens der Mitarbeiter (statt ausschließlich technischer oder medizinischer Betrachtung) bei der Realisierung der Arbeitsschutzziele,
- Einbeziehung aller technischen, organisatorischen und personellen Ressourcen (innerbetrieblich und außerbetrieblich) für die interdisziplinäre Aufgabenlösung,
- Einsatz von Steuerungsmechanismen zur Optimierung der betrieblichen Abläufe auch im Arbeitsschutz („Arbeitsschutzmanagement"),
- Orientierung am wirtschaftlichen Nutzen und Erfolg.

Wenn neben dem Arbeitsschutz auch die betriebliche Gesundheitsförderung (BGf, *→ Kap. 5.4)* in betriebliche Managementstrukturen integriert wird, spricht man vom „Betrieblichen Gesundheitsmanagement". Ein Beispiel für ein Managementsystem, welches nicht nur betriebswirtschaftliche Ziele und Produktionsziele regelt, sondern auch mitarbeiterorientiert und damit offen für Aspekte des Gesundheitsschutzes und der Gesundheitsförderung ist, ist die „Balanced Scorecard" *(→ Kap. 5.6)*.

Entwicklung eines Qualitätssicherungsprogramms

Die konkrete Möglichkeit der Entwicklung eines Qualitätssicherungsprogramms für Arbeitsmediziner wird sehr von den Umständen abhängen. Für Betriebsärzte stellen sich u.a. folgende Fragen:

- Wie ist die Unterstützung durch die Geschäftsleitung, die Personalabteilung, durch den Betriebsrat?
- Qualitätssicherung gemeinsam mit der Arbeitssicherheitsfachkraft?
- Integriert in sonstige Qualitätssysteme des Unternehmens?
- Welche sonstigen Partner bieten sich an?

Elemente einer Qualitätssicherung der betriebsärztlichen Betreuung kann man der Prüfliste der GQB entnehmen (s.o.).

Zur besseren Einbindung in betriebliche Abläufe kann z.B. eine praxistaugliche Anleitung des LASI (Länderausschuss für Arbeitsschutz und Sicherheitstechnik) zur Einführung eines Arbeitsschutzmanagementsystems weiterhelfen [10].

Diese Schrift richtet sich an kleine und mittlere Unternehmen und gibt dem Unternehmer u.a. Hinweise, wie verschiedene Rollenträger in das Arbeitsschutzmanagement einzubinden sind *(→ Kap. 5.6)*. Die betriebsärztliche Tätigkeit kann beispielsweise durch eine „Verfahrensanweisung" in Betriebsabläufe integriert werden.

Literatur

1. Bullinger, H.-J., Braun, M.: Präventive Arbeitsgestaltung und nachhaltige Unternehmensentwicklung. Zentralblatt für Arbeitsmedizin, Arbeitsschutz und Ergonomie 2000; 50,11: 379–382.
2. Bundesanstalt für Arbeitsschutz und Arbeitsmedizin (Hrsg.): Eingliederung von Maßnahmen im Bereich von Sicherheit und Gesundheitsschutz in ein betriebliches Managementsystem, Broschüre Nr. 3 aus der Reihe „Organisation".
3. Bundesministerium für Arbeit und Sozialordnung (Hrsg): Ratgeber für die betriebsärztliche Betreuung nach dem Arbeitssicherheitsgesetz.
4. Donabedian, A.: The seven pillars of quality. Archives of Pathology and Laboratory Medicine 1990; 114: 1115–1118.
5. Drexler, H.: Evidence based occupational medicine. In: Harwerth, A. (Hrsg.): Tagungsbericht 2002, Verband Deutscher Betriebs- und Werksärzte e.V. Gentner Stuttgart, 2003.
6. Groß, D.: Aktueller Stand der Qualitätssicherung in der betriebsärztlichen Betreuung. In: Harwerth, A. (Hrsg.): Tagungsbericht 2002, Verband Deutscher Betriebs- und Werksärzte e.V. Gentner, Stuttgart 2003.
7. Grundsätze über Ärzte, Hilfspersonal, Räume, Einrichtungen, Geräte und Mittel für überbetriebliche arbeitsmedizinische Dienste (ZH 1/529).
8. Grundsätze über Hilfspersonal, Räume, Einrichtungen, Geräte und Mittel für Betriebsärzte im Betrieb (ZH 1/528).
9. Kliemt, G., Voullaire, E.: Tätigkeitsspektrum und Rollenverständnis von Betriebsärzten in Deutschland – Ergebnis einer bundesweiten Befragung. Forschungsbericht Fb 1000, Bundesanstalt für Arbeitsschutz und Arbeitsmedizin 2003.
10. Länderausschuss für Arbeitsschutz und Sicherheitstechnik (Hrsg): Handlungshilfe zur freiwilligen Einführung und Anwendung von Arbeitsschutzmanagementsystemen für kleine und mittlere Unternehmen, LV 22, 2001.
11. Mitteilungen des Verbandes Deutscher Betriebs- und Werksärzte e.V., Karlsruhe: Qualitätssicherung in der betriebsärztlichen Betreuung. Arbeitsmed. Sozialmed. Umweltmed. 1998; 33,3: 116–124.
12. Sackett, D.L., Strauss, S.E., Richardson, W.S., Rosenberg, W., Haynes, R.B.: Evidence-based medicine, how to teach and practice, 2nd ed. Churchill Livingstone, London 2000.
13. Scheuermann, K., Merdian, J.: Leitfaden Arbeitsschutzmanagement. Loseblattsammlung. Beuth, Berlin – Wien – Zürich.
14. Verbeek, J.H. et al.: Evidence-based medicine for occupational health. Scand J Work Environ Health 2002; 28,3: 197–204.

5.4 Betriebliche Gesundheitsförderung

Betriebliche Gesundheitsförderung (BGf) ist eine arbeitsplatzspezifische Strategie zum Erhalt oder zur Wiedergewinnung der Gesundheit der Beschäftigten. Es geht dabei um die Förderung gesundheitsstabilisierender Arbeitsplatzeinflüsse. Wohlbefinden und gute Arbeitsmotivation des Beschäftigten sollen erreicht werden [2].

Oftmals wird auch die Verminderung krankmachender Faktoren in das Begriffsverständnis mit eingeschlossen. Es geht allerdings bei den entsprechenden Präventionsbemühungen weniger um Arbeitsunfall und Berufskrankheit. Der Blick wird vielmehr erweitert auf die Gesamtheit der arbeitsbedingten Erkrankungen *(→ Kap. 4.4)*. Das Ziel ist also die Umsetzung des Prinzips der umfassenden Prävention in die betriebliche Praxis.

Sehr viele Themenbereiche sind denkbar:

- ergonomische Verbesserungen am Arbeitsplatz *(→ Kap. 2.1)*;
- Entwicklung gesundheitsförderlicher Arbeitszeitregelungen und Schichtplangestaltungen und andere organisatorische Verbesserungen *(→ Kap. 2.3)*;
- Pflege einer Kultur der „erholsamen Arbeitspause“:
  Es wurde z.B. in einer Studie gezeigt, dass insbesondere liegende Körperstellungen in einer Arbeitspause zu einer Reduzierung der spinalen Beanspruchung beim Handhaben von Lasten unter Zwangshaltungsbedingungen beitragen können [6].
  Ein Kurzschlaf von 15–20 Minuten in der Mittagspause hat eine besondere gesundheitsförderliche Wirkung. Die unfallpräven-

tive Wirkung und Produktivitätssteigerung wurde in Studien gezeigt. Der Betriebsarzt sollte die rationalen Argumente, die für die Schlafpause sprechen, dem Betrieb zur Kenntnis geben. Die geringsten Akzeptanzprobleme für diese nützliche Form der Rekreation der Arbeitskraft dürfte in Unternehmen zu erwarten sein, in denen extrem lange Arbeitszeiten (Schichtlängen) üblich sind, wie z.B. in Werbeagenturen oder Teilen der EDV-Branche. Liegemöglichkeiten oder Schlafsessel in einem abgelegenen Bereich des Unternehmens werden i.d.R. gut akzeptiert.

- Programme zur Verbesserung des „Betriebsklimas“, Schulung der Vorgesetzten in Mitarbeiterführung und Kommunikation;
- Betriebssportprogramme, Sportunterricht für Auszubildende, Pausengymnastik, Rückenschule gegen Bewegungsmangel und Fehlbelastung;
- Stressbewältigung durch Autogenes Training, progressive Muskelentspannung, Schulungen zum Umgang mit Stress;
- Verbesserung der Kantinenverpflegung und der Bedingungen beim Einnehmen der Mahlzeiten;
- individuelle Ernährungs- und Fitnessberatung;
- Fachberatung bei psychosozialen Problemen;
- Tabakrauchentwöhnungskurse, Alkoholpräventionsprogramme, Gewichtsreduzierungskurse;
- Vorbeugung von Venenerkrankungen;
- regelmäßiges Screening auf Risikofaktoren, z.B. für Herz-Kreislauf- und Stoffwechselerkrankungen.

Stressbewältigung einmal anders
Heiterkeit im Sinne einer ausgeglichenen Einstellung zum Leben – und zur Arbeit – auch unter wechselnden Bedingungen wirkt salutogenetisch und bewirkt Stressabbau. Der Betriebsarzt kann dieses Thema im Betrieb propagieren, muss sich aber davor hüten, dass er missverstanden wird. Es wäre fatal, wenn das Verordnen einer „rosaroten Brille" den Beschäftigten als seine einzige Maßnahme erscheint.

Verschiedenste Aktivitätsformen sind möglich:

- Initiierung von Gesundheitskursen/Betriebssportveranstaltungen/Pausenaktionen,
- Durchführung von betrieblichen Sonderaktionen zu bestimmten Gesundheitsthemen,
- Beitragsermäßigungen in kooperierenden Sportzentren,
- Kantinenaktionen,
- Artikel in der Werkszeitung,
- Gründung eines werkseigenen Erholungsheimes.

Die Arbeit hat für die meisten Menschen einen geringen Zeitanteil (20–25% der Gesamtzeit), jedoch wegen der hohen Intensität der Arbeitseinflüsse eine besondere Bedeutung. Der entscheidende (pathogene oder salutogene) Einfluss von Lebens- und Arbeitsbedingungen für Wohlbefinden und Gesundheit des Menschen ist von der Epidemiologie und von der Sozial-, Arbeits- und Umweltmedizin vielfach gezeigt worden.

Eine praktische Nutzung dieses Wissens in Gesundheitsförderung, Prävention und Rehabilitation findet gleichwohl nur unzureichend statt. Das Gesundheitswesen wird dominiert von den technikintensiven Leistungen der kurativen Medizin [3].

5.4.1 Grundbegriffe der Prävention und der Salutogenese

BGf ist eine Erweiterung der Sichtweise des Arbeitsschutzes. Dessen traditionelle Themen sind die Gesundheitsgefährdungen und -risiken am Arbeitsplatz. Belastungsspezifische Präventionsstrategien zum Schutz vor Berufskrankheiten und arbeitsbedingten Erkrankungen werden entwickelt.

Dieser „klassische Arbeitsschutz“ wird ergänzt durch die Perspektive der betrieblichen Gesundheitsförderung. Es geht um die Stärkung der persönlichen und situationsbedingten Ressourcen, die den arbeitenden Menschen gesund erhalten und sein Wohlbefinden und seine Arbeitsmotivation fördern.

Betriebliche Gesundheitsförderung will alle Faktoren stärken, die die Arbeit gesünder, effektiver und ansprechender gestalten können. Der Mitarbeiter soll die erforderliche Leistung nicht nur ohne kurz- und langfristigen Verschleiß, sondern auch mit innerer Motivation und in der notwendigen Qualität erbringen. Zum Erreichen dieser Ziele ist ein gewisses Instrumentarium und eine zielgerichtete Strategie notwendig.

Nach dem umfassenden Gesundheitsbegriff der WHO ist Gesundheit im Idealfall ein Zustand des völligen körperlichen, geistigen, seelischen und sozialen Wohlbefindens des Menschen. Gemäß der **Ottawa-Charta** der WHO (1986) können Menschen ihr Gesundheitspotential nur dann optimal entfalten, wenn sie auf Faktoren, die ihre Gesundheit beeinflussen, selbst auch Einfluss nehmen können.

Das **Konzept der Salutogenese** (Aaron Antonovsky, 1923–1994) untersucht die gesunderhaltenden Eigenschaften, über die ein Mensch verfügt *(→ Abb. 5.4-1)* [9].

Gesundheit wird als ein labiler Zustand aufgefasst, der aktiv erhalten werden muss. Es wird die Frage gestellt, wie trotz einwirkender psychomentaler und sonstiger Belastungen der Mensch gesund bleiben kann. Es ist die Frage nach den „Selbstheilungskräften", die z.B. auch in der Rehabilitationsmedizin eine Rolle spielen.

Besonderes Interesse finden bei Antonovsky die belastungsspezifischen Widerstandskräfte und Schutzfaktoren des Menschen (soziale und personale Ressourcen), die die Ausbildung eines Kohärenzgefühls ermöglichen.

Konzept der Salutogenese (A. Antonovsky)

Bedürfnisse der Mitarbeiter an die Arbeit, gesundheitsförderliche Eigenschaften der Arbeit

- Vorhersagbarkeit, Durchschaubarkeit, Verstehbarkeit der Arbeit
- Handhabbarkeit der Arbeit
- Sinnhaftigkeit der Arbeit

Σ „Kohärenzgefühl" (Eingebundensein)

Abb. 5.4-1: Salutogenese nach Antonovsky.

Ein Mensch kann Vertrauen („Kohärenz") in die Lebens- und Arbeitssituation auf 3 verschiedenen Ebenen ausbilden:

- Überschaubarkeit (comprehensibility): die Erwartung, dass die Geschehnisse und Entwicklungen des Lebens (der Arbeit) zu ordnen und vorherzusagen sind;
- Handhabbarkeit (manageability): das optimistische Vertrauen, aus eigener Kraft oder mit fremder Unterstützung künftige Aufgaben meistern zu können;
- Sinnhaftigkeit (meaningfullness): die Überzeugung, dass künftige Aufgaben sinnvoll und lohnend sein werden.

Nur der flexible Umgang mit den Anforderungen des Lebens und die Anerkennung der Grenzen, die dem Menschen gesetzt sind, wird die Ausbildung eines solchen Kohärenzgefühls erlauben.

Nach Antonovsky wird das Kohärenzgefühl im Wesentlichen in den ersten 10 Lebensjahren des Menschen gebildet und wird zur zeitstabilen Persönlichkeitskonstante. Aber selbst Antonovsky erkennt an, dass auch durch spätere Lebenserfahrungen diesbezügliche Eigenschaften bis zu einem gewissen Grad erworben werden können. Es geht also um die Stärkung der persönlichen Ressourcen d.h. um Qualifizierung und Schulung (Personalentwicklung) der Mitarbeiter.

Sinnvoll und notwendig ist es auch, durch entsprechende Arbeitsgestaltung und -organisation (Organisationsentwicklung), die Arbeit möglichst so zu gestalten, dass die Ausbildung des „Kohärenzgefühls" erleichtert wird. Diese gesundheitsförderlichen Merkmale von Arbeit bringen auch Arbeitsmotivation hervor *(→ Kap. 2.4)*. Dagegen sind unnötige Erschwernisse (z.B. „Bürokratismen") motivationsfeindlich.

Salutogenese beschreibt die Adaptation an eine Welt, die voller Stressoren ist *(→ Kap. 2.4)*. Ein wichtiger Schutzfaktor für psychomental hoch belastete Menschen ist soziale Integration. Diese mindert Angst- und Hilflosigkeitsgefühle. Ungünstigen Wirkungen z.B. auf das Herz-Kreislauf-System wird entgegengewirkt.

Manager und Führungskräfte – ein Beispiel für die salutogene Bedeutung der sozialen Integration und Anerkennung, aber auch für das mögliche Versagen dieser Schutzfaktoren

Im Vordergrund der Belastungen der Führungskräfte steht die psychomentale Inanspruchnahme durch viele, teilweise unvorhergesehene, Kontakte und Ereignisse. Dies alles steht unter Zeitdruck. Entscheidungen müssen getroffen werden. Die Verantwortung ist hoch. Hinzukommen kann Schlafmangel, der auch am Wochenende nicht immer ausgeglichen wird.

Nach außen muss ein Mitarbeiter in der Führungsebene sich (vermeintlich) jederzeit als stark, belastbar, souverän und kontrollierend darstellen. Ängste, psychische Konflikte, Depressionen haben in der Welt des Topmanagements keinen Platz.

Besonders problematisch sind die so genannten „Sandwich"-Positionen der leitenden Angestellten. In diesen mittleren Hierarchieebenen kann Druck von „oben" und von „unten" zu einer ungünstigen Kombinationsbelastung werden.

All diese Belastungen werden bis zu einem erstaunlich hohen Grad ertragen und kompensiert, da v.a. soziale Anerkennung und hohe Entlohnung einen Ausgleich bilden. Die emotionale und soziale Situation der Manager kann jedoch auch in einen Circulus vitiosus führen. Überschaubarkeit und Handhabbarkeit der Arbeit kann in bestimmten Arbeitssituationen des Managers verloren gehen. Die Sinnhaftigkeit kann ihm abhanden kommen, z.B. wenn er größere betriebliche Kündigungswellen innerlich nicht mittragen kann.

Zur inneren Bewältigung solcher Probleme ist der durchschnittliche Manager kaum gerüstet. Kollegen kann er sich nur schwer anvertrauen, dies könnte als Führungsschwäche ausgelegt werden. Die Familie, da oftmals vernachlässigt, ist in der Regel Teil des Problems, und bietet wenig Unterstützung. Die Scheidungsrate bei Managern liegt über dem Durchschnitt.

Entscheidend ist auch ein ausgewogenes Verhältnis von Arbeit und Freizeit, damit pathogene Faktoren der Arbeit durch salutogene Einflüsse der Freizeit ausgeglichen werden können („Work-life-balance"). Eine Situation der Selbstüberforderung und der chronischen Erschöpfung („Burn-out") soll vermieden werden.

Bei Führungskräften, Selbständigen und Freiberuflern ist die Trennlinie zwischen Arbeitszeit und Freizeit häufig unscharf oder kann ganz verloren gehen *(→ Kap. 2.3 und 3.4).* Dies wird durch neuartige technische Möglichkeiten (Mobilrechner, Internet) und Globalisierung (unterschiedliche Zeitzonen und Feiertage) gefördert.

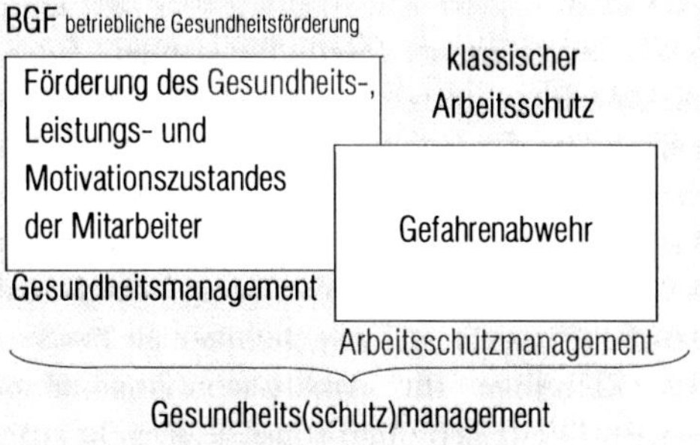

Abb. 5.4-2: Begriffsunterscheidung BGf/Arbeitsschutz.

Das Wort „Entschleunigung" bezeichnet eine Lebens- und Arbeitsphilosophie, die in der Verminderung der Aufgabenverdichtung einen Schlüssel nicht nur zur Stressbewältigung, sondern auch eine berufliche Schlüsselqualifikation sieht („In der Ruhe liegt die Kraft"). Literarisch wurde eine solche Haltung beschrieben im Roman „Die Entdeckung der Langsamkeit" von Sten Nadolny.

Es gilt dabei, ein Gefühl für die Bedeutsamkeit der eigenen Arbeit zu entwickeln und ein besseres Verständnis der innerbetrieblichen Abläufe zu erreichen.

Wenn die Aktivitäten der betrieblichen Gesundheitsförderung in einer systematischen und flächendeckenden Weise in sonstige betriebliche Abläufe integriert sind, spricht man von **Gesundheits(schutz)management.** Dieses stellt eine Ergänzung (bzw. Erweiterung[1]) des Arbeitsschutzmanagements dar *(→ Abb. 5.4-2).* Gesundheit der Mitarbeiter ist Bestandteil der Unternehmenskultur geworden. „Gesund" ist ein Unternehmen, das nicht nur kunden- sondern auch mitarbeiterorientiert handelt.

[1] Viele Experten verwenden den Begriff Gesundheitsmanagement (Gesundheitsschutzmanagement) als übergeordneten Begriff, der auch das Management des klassischen Arbeitsschutzes umfasst.

Betriebliche Gesundheitsförderung (BGf) geht also in ihrer Zielsetzung über den klassischen betrieblichen Gesundheitsschutz hinaus. Dieser widmet sich vorwiegend, aber nicht ausschließlich, der Gefahrenabwehr (auch der klassische Arbeitsschutz enthält Elemente der Arbeitsorganisation und der ergonomischen Arbeitsplatzgestaltung, die darauf abzielen, die Arbeit effektiver und angenehmer zu machen). Als Richtlinie für Arbeitsschutzmaßnahmen werden Grenzwerte und sonstige Regeln aufgestellt.

Die Grenzen zwischen Arbeitsschutz und BGf sind fließend, beide widmen sich den arbeitsbedingten Gesundheitsgefahren. Die Prävention arbeitsbedingter Gesundheitsgefahren kann auf verschiedenen Ebenen stattfinden:

- Verringerung von schädigenden Einflüssen (klassischer Arbeitsschutz),
- Erhöhung gesundheitsfördernder Einflüsse (Ansatz der Salutogenese, betriebliche Gesundheitsförderung), wie z.B. partizipativer Führungsstil, Transparenz von Unternehmensentscheidungen, Identifikationsmöglichkeit der Beschäftigten mit dem Betrieb.

Von einer erfolgreichen betrieblichen Gesundheitsförderung profitieren die Beschäftigten durch gesündere und befriedigendere Arbeit und die Unternehmen durch motivierte Mitarbeiter und effektivere Arbeitsstrukturen.

Gesundheit und Wohlbefinden ist Voraussetzung für Leistungsvermögen und – abhängig auch von der Motivation – für Leistungserbringung. Dies wird insbesondere auch für zukünftige Arbeitsformen mit ihren komplexen Anforderungen gelten. Die „Pflege des betrieblichen Humankapitals" wird vermutlich in einer zukünftigen Belegschaft mit höherem Anteil älterer Mitarbeiter eine größere Rolle spielen.

Verhältnis- und Verhaltensprävention

(→ Kap. 1.2.)

Nach den WHO-Richtlinien zur betrieblichen Gesundheitsförderung ist die Verhältnisprävention als vorrangig zu betrachten. Die Schulung der Mitarbeiter im Sinne der Verhaltensprävention hat zwar große Bedeutung und auch Erfolge, ohne Einbeziehung der Verhältnisprävention blieben die Bemühungen jedoch inadäquat.

Pointiert formuliert: mit autogenem Training oder mit Rückenschulen allein sind bessere Effizienz und gesündere Mitarbeiter nicht zu erreichen. Für eine effektive Gesundheitsförderung in Unternehmen ist ein ganzheitlicher Ansatz (einschließlich Verhältnisprävention) erforderlich.

In die Sprache der Betriebe transponiert: es ist nicht nur die Personalentwicklung, sondern auch die Organisationsentwicklung gefragt.

Abbau krankmachender Faktoren und Unterstützung gesundheitsförderlicher Ressourcen

Für manche arbeitsbedingten Gesundheitsgefahren gilt aus guten Gründen ein Minimierungsgebot (z.B. kanzerogene Gefahrstoffe).

Ansonsten gilt: Der Unterschied zwischen krankmachenden Faktoren der Arbeit und gesundheitsförderlichen Arbeitseinflüssen ist nicht immer fundamental, sondern kann eine Frage der Dosis sein. Im Bereich der psychomentalen und körperlichen Belastungen kann ein Zuviel aber auch ein Zuwenig krank machen. Der gesundheitsförderliche Bereich (das „menschliche Maß") liegt bei mittlerer Belastungsintensität *(→ Abb. 5.4-3)*.

Jede körperliche Belastung bedeutet zunächst Schädigung (meist subklinisch, z.B. Ery-

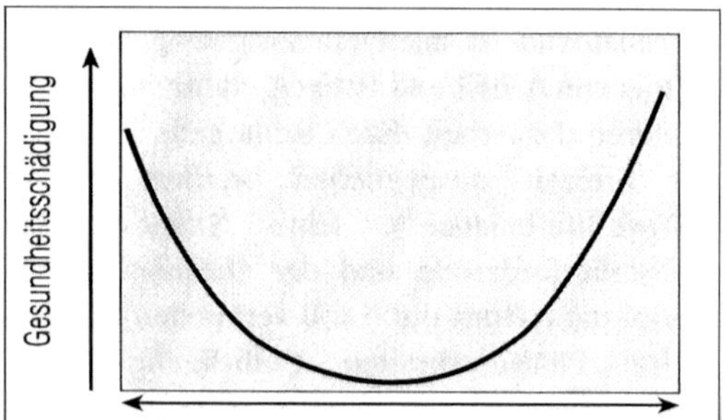

Abb. 5.4-3: Ein mittleres Maß an körperlicher Belastung ist gesundheitlich optimal.

throzytolyse bei Druck auf Gewebe). In der folgenden Erholungsphase wird die Leistungsfähigkeit wiederhergestellt. Es resultiert erhöhte Leistungsfähigkeit (Trainingseffekt, Superkompensation). Nach Belastungskarenz kommt es zu einem Trainingsverlust.

Viele Menschen sind in heutiger Zeit körperlich unterfordert, dies gilt für die Freizeit und für viele Berufe. Aus den genannten arbeitsphysiologischen Überlegungen leitet sich die Bedeutung von Bewegungsprogrammen im Rahmen der BGf ab.

Psychomental besteht dagegen vielfach Überforderung. Stresspräventionsprogramme sind fester Bestandteil fast aller BGf-Aktivitäten.

5.4.2 Projekte zur betrieblichen Gesundheitsförderung

Strategien und systematische Vorgehensweise

BGf soll kontinuierlich und langfristig, in interdisziplinärer Zusammenarbeit, orientiert an Effekt und Effizienz durchgeführt werden (zitiert aus den WHO-Kriterien). Bestandteile einer nachhaltigen BGf sind folgende Punkte:

- Entwicklung und Realisierung einer Kommunikationsstrategie. Ziel: Interdisziplinäre Information und Kooperation aller Beteiligten. Die zielgruppenspezifische Information soll klar und verständlich sein.
- Klare Zielvereinbarungen und Budgetregelungen, evtl. als Betriebsvereinbarung (BGf-Kurse innerhalb oder außerhalb der Arbeitszeit? Kostenverteilung?).
- Die aktive Einbeziehung der Beschäftigten und die Unterstützung durch den Betriebsrat ist Voraussetzung für BGf. Alle Beteiligten in diesem Prozess, einschließlich aller Mitarbeiter, sollen sich anerkannt und eingebunden fühlen. Betriebliche Gesundheitsförderung läuft Gefahr, kontraproduktiv zu werden, wenn die Mitarbeiter den Eindruck bekommen, dass ihre Probleme nicht ernsthaft erörtert und beseitigt werden sollen.
- Vorhandene betriebliche Strukturen (Betriebskrankenkasse, Sportgruppen, Selbsthilfegruppen) sollen eingebunden werden.
- Kooperation mit außerbetrieblichen Institutionen (GKV, GUV) ist vor allem für kleinere Betriebe wünschenswert.

Es werden 5 grundlegende Phasen der BGf unterschieden:

1. Vorbereitung (Unternehmensentscheidung, Expertengespräche, Mitarbeiterbefragung, Arbeitsplatzbeobachtung, Informationsveranstaltung),
2. Erkennen des Handlungsbedarfs und Planung notwendiger Maßnahmen (s.u.),
3. Präsentation der geplanten Aktionen und Angebote im Betrieb,
4. Umsetzung geeigneter Vorschläge in technische, organisatorische und personenbezogene Maßnahmen,
5. Bilanzierung von Aufwand und Ertrag der Maßnahmen (evtl. erneute Mitarbeiterbefragung); Anpassung der weiteren Strategie je nach Resultat der bisherigen Vorgehensweise; Information aller Beteiligten und Öffentlichkeitsarbeit.

Inner- und überbetriebliche Kooperation

Führungskräfte scheinen betriebliche Gesundheitsförderung durchaus als ihre Aufgabe anzusehen. Für eine Bedarfsanalyse für einen berufsbegleitenden Studiengang fragte die Universität Bielefeld ca. 500 Manager in NRW, ob sie Interesse an einer Weiterbildung zu diesem Thema hätten. 62 % der Befragten äußerten Interesse.

Die folgenden Institutionen und Rollenträger sollen in der betrieblichen Gesundheitsförderung kooperieren, im ungünstigen Fall können sich einzelne Konkurrenzverhältnisse bilden:

- Personalabteilung, Abteilungsleiter, Meister: kennen die Arbeitsbedingungen und vermögen Änderungen durchzusetzen;
- Betriebs- und Personalrat, Gewerkschaften: können Bedürfnisse der Mitarbeiter artikulieren und die Motivation der Belegschaft für gesundheitsfördernde Maßnahmen erhöhen;
- Betriebsarzt: verfügt über arbeitsmedizini-

sches Spezialwissen und über die Kenntnis der Arbeitsbedingungen;
- behandelnder Arzt: kennt die Befunde der auftretenden Erkrankungen;
- Fachkraft für Arbeitssicherheit: verfügt über sicherheitstechnisches Spezialwissen und über die Kenntnis der Arbeitsbedingungen;
- physiotherapeutische Arbeitsplatzberater: verfügen über physiotherapeutisches Spezialwissen, angereichert durch Kenntnisse über Arbeitsplatzgestaltung und betriebliche Abläufe;
- betriebliche Sozialdienste (Fachkräfte für Sozial- und Suchtberatung);
- betriebliche Fachkräfte für Weiterbildung;
- Krankenkassen: verfügen über epidemiologische Daten über Krankheitsdauer und Krankheitshäufigkeit, sowie über Strategien zur allgemeinen und betrieblichen Gesundheitsförderung;
- Betriebskrankenkassen: falls vorhanden, können sie die Durchführung der BGf wesentlich erleichtern;
- Berufsgenossenschaften sowie staatliche Gesundheits- und Arbeitsschutzbehörden: verfügen über Kenntnisse der Entstehungsursachen berufsbedingter Erkrankungen und über Präventionserfahrung aus Sicht der Technik, Organisation und Ergonomie.

Bei der inhaltlichen Gestaltung und den eventuell nötigen Materialien kann man sich an die Bundeszentrale für gesundheitliche Aufklärung wenden, die validierte Programme hat und zur Verfügung stellt.

Rolle des Betriebsarztes in der BGf

Konsequent interpretierte BGf bedeutet eine Akzentverschiebung der betriebsärztlichen Tätigkeit über den Pflichtbereich des § 3 ASiG hinaus (zusätzliche Einsatzstunden wären notwendig). Immerhin: Der Begriff der arbeitsbedingten Erkrankungen ist im Arbeitsicherheitsgesetz (1973) enthalten. Der Betriebsarzt soll ferner nach ASiG Berater sein bei *„arbeitsphysiologischen, arbeitspsychologischen und sonstigen ergonomischen sowie arbeitshygienischen Fragen, insbesondere des Arbeitsrhythmus, der Arbeitszeit und der Pausenregelung, der Gestaltung der Arbeitsplätze, des Arbeitsablaufs und der Arbeitsumgebung.“* Hier geht es nicht nur um Gefahrenabwehr, sondern um gesundheitsgerechte Verhältnisse im weiteren Sinn. Gewisse Elemente der BGf sind also schon im ASiG enthalten.

Dem Betriebsarzt kann eine Schlüsselrolle in der BGf zukommen (z.B. als Moderator in Gesundheitszirkeln, s.u.), er hat aber keine Monopolstellung. Viele Betriebsärzte sind auf dem Gebiet der BGf (noch) nicht aktiv. BGf wird aber zunehmend als wichtiges Betätigungsfeld einer modernen Arbeitsmedizin erkannt.

Eine Umfrage im Jahr 2001 unter Mitgliedern des Betriebsärzteverbands (Quelle: www.vdbw.de) ergab, dass die befragten Betriebsärzte in großer Variationsbreite mit dem Thema BGf befasst sind. Die Kooperation der Betriebsärzte mit anderen Akteuren ist ausgeprägt. Nach der genannten Umfrage bevorzugen Betriebsärzte unter den verschiedenen verfügbaren Methoden der Gesundheitsförderung eher die personenbezogenen, seltener die organisationsgestützten. Im Ablauf ihrer Projekte neigen sie eher zu autonomem, zeitlich begrenztem Vorgehen als zu langfristigen, vertraglich abgesicherten Strukturen.

Problemfall Kleinbetrieb. Hier fehlt noch die Erfahrung für die Durchführung betrieblicher Präventionsstrategien. Der Betriebsarzt hat knappe Einsatzzeiten und findet kaum innerbetriebliche Kooperationspartner für Gesundheitsförderungsstrategien. Als Ausweg bietet sich die Zusammenarbeit mit Innungen, Kreishandwerkerschaften oder Berufsgenossenschaften an.

Partizipation

Betriebliche Gesundheitsförderung gelingt am besten mit einem partizipativen Führungsstil. Die Mitarbeiter selbst kennen am besten potentielle Problemfelder und vielleicht auch die Verbesserungsmöglichkeiten in ihren Arbeitsgebieten („jeder ist Experte seines eigenen Arbeitsplatzes“).

Gesundheitszirkel und Gesundheitsaktionen dürfen keine Fremdkörper in der Organisation sein. BGf kann nur erfolgreich sein, wenn die Beschäftigten sie als Teilelement einer stimmigen betrieblichen Gesamtpolitik wahrnehmen. Die Realität ihrer Arbeitssituation muss für die Mitarbeiter in den Aktivitäten der BGf erkennbar sein. Nur dann werden die Mitarbeiter „aus der Reserve" kommen und ihre Ideen und Vorschläge einbringen.

Beispiel einer BGf-Aktion: Gesundheitsförderung in einem Nahverkehrsunternehmen [13]

- Ausgangspunkt: Hohe Fehlzeitenquote von 12,5 %, schlechtes Betriebsklima.
- Mitarbeiterbefragung ergab folgende Probleme:
  - Belastungen durch Schicht- und Wochenendarbeit,
  - mangelnde Information und Mitsprachemöglichkeit der Fahrdienstmitarbeiter bei sie direkt betreffenden Entscheidungen,
  - fehlende Betreuung und soziale Unterstützung,
  - Öffnungszeiten der Kantine nicht am Schichtplan orientiert,
  - fehlende Schulung zur Stressbewältigung,
  - einseitige Belastungen am Steuer der Fahrzeuge,
  - schlechte Zusammenarbeit zwischen Busfahrern und Werkstattpersonal,
  - Ängste vor Fahrdienstuntauglichkeit.
- Durchführung eines Maßnahmenpakets:
  - ergonomische Verbesserungen am Arbeitsplatz,
  - sorgfältige Überarbeitung des Einsatzplans,
  - Abstimmung mit Kantinenöffnungszeiten,
  - kostenlose Massagen für alle Mitarbeiter,
  - Förderung des Betriebssports,
  - Kurse „Fit im Fahrdienst" und „Nie mehr Ärger mit dem Fahrgast",
  - Aktion zur gesunden Ernährung,
  - kleine Belohnungen für Mitarbeiter mit niedrigen Fehlzeiten,
  - Sachpreise für die Teilnahme an Gesundheitskursen.
- Propagierung dieser Aktionen durch Aushänge, Plakataktionen, Handzettel, Ankündigungen in der Werkszeitung und auf der Rückseite von Speiseplänen, Anschreiben an die Beschäftigten, Beilage zu Lohn- und Gehaltsabrechnungen, Ankündigungen bei Betriebsversammlungen, Durchführung von Aktionen (Gesundheitstagen), Preisausschreiben, etc.
- Zeitgleich mit der Durchführung dieser Maßnahmen beobachtete man eine Fehlzeitenquotenreduzierung (1989–1993) von 12,5 auf 8,5% (zu interpretieren vor dem Hintergrund der allgemeinen Entwicklung).

Führt die Analyse des betrieblichen Gesundheitsberichtes oder die Zirkelarbeit zur Identifizierung arbeitsplatzbedingter Krankheitsursachen und möglicher Maßnahmen zur Gesundheitsförderung, so sollte dann auch ein angemessenes Budget zur Verbesserung der Bedingungen vorhanden sein.

5.4.3 Instrumente betrieblicher Gesundheitsförderung

Gesundheitsberichterstattung

(→ *Kap. 4.4*)

Bevor Maßnahmen der BGf durchgeführt werden, muss der „Ist-Zustand" festgestellt werden („betriebliche Gesundheitsberichterstattung"). Die Frage lautet: Wie ist der Gesundheitszustand der Belegschaft? Welches sind arbeitsbedingte Gesundheitsgefahren? Wo sind Ansatzpunkte für eine Gesundheitsförderung?

Informationsquellen:

- Betriebs- und branchenspezifische Analyse von Belastungen und Beanspruchungen am Arbeitsplatz (schriftlich dokumentierte Gefährdungsbeurteilung nach ArbSchG), Statistik von Arbeitsunfällen und Berufskrankheiten,
- Mitarbeiterbefragungen (s.u.),
- Auswertung vorhandener betriebsärztlicher Informationen (Vorsorgeuntersuchungen, etc.),
- Arbeitssituationserfassung durch Gruppendiskussion in einem Gesundheitszirkel (s.u.),
- Verwendung sonstiger Datenquellen (siehe Textkasten).

Indikatoren für den Gesundheits- und Motivationszustand der Belegschaft sind:

- Fluktuation der Belegschaft,
- Frühberentlichkeit (früher Renten wegen Erwerbs- bzw. Berufsunfähigkeit),
- Fehlzeitenquote,
- AU-Diagnosen,
- Arbeitszufriedenheit der Mitarbeiter,
- wirtschaftlicher Erfolg eines Unternehmens (mit Einschränkungen).

Am Ende dieser Phase steht die Zusammenfassung der Ergebnisse. Der daraus entstehende betriebliche Gesundheitsbericht soll allen Befragten und Beteiligten zugeleitet werden. Dies fördert die Bereitschaft zur weiteren Mitarbeit an der BGf.

Auf Basis der Datenanalyse werden Gestaltungsvorschläge abgeleitet.

Mitarbeiterbefragungen

Mitarbeiterbefragungen sind ein Instrument zur Erfassung von Beanspruchung und Überforderung der Beschäftigten. Zufriedenheit und Unzufriedenheit mit bestimmten Arbeitsbedingungen können deutlich werden. Befragungen bilden eine Erkenntnisquelle zur Abfassung des betrieblichen Gesundheitsberichtes.

Die Befragungen können offen oder anonym durchgeführt werden, die Ergebnisse werden je nach Methode und Betriebskultur unterschiedlich sein.

Von den Mitarbeitern werden z.B. folgende Probleme artikuliert:

- Belastungen durch Schicht- und Wochenendarbeit, einseitige Belastungen bei der Bedienung von bestimmten Maschinen,
- Probleme mit dem Raumklima, Zugluft, Hitze im Sommer,
- Öffnungszeiten der Kantine nicht am Schichtplan orientiert,
- mangelnde Information und Mitsprachemöglichkeit der Mitarbeiter bei sie direkt betreffenden Entscheidungen,
- fehlende Betreuung und soziale Unterstützung,
- fehlende Schulung zur Stressbewältigung,
- schlechte Zusammenarbeit zwischen Berufsgruppe A und B,
- Ängste vor Leistungsnichterfüllung, Entlassung.

Nicht alle Probleme können durch Gesundheitsförderungsmaßnahmen gelöst werden. Manche Probleme reichen weit in die Arbeitsorganisation hinein und würden zur Lösung tief greifende Änderungen der Zusammenarbeit und Aufgabenverteilung erforderlich machen. Nicht jeder Betrieb ist dazu bereit. Eine Teillösung kann schon Fortschritt bedeuten.

Andere Probleme führen ganz in den Bereich des klassischen Arbeitsschutzes, wenn es zum Beispiel um die Lärmminderung an einer Maschine geht.

Nahezu jede sinnvoll konzipierte Mitarbeiterbefragung lässt im Ergebnis erkennen, wo Ansatzpunkte für Aktionen der BGf liegen könnten.

Gesundheitszirkel

Vorbemerkung: Im Folgenden wird begrifflich zwischen Projektsteuerungsgremium und Gesundheitszirkel unterschieden. Diese Begriffsverwendung wird nicht von allen Autoren geteilt.

Betriebliche Koordinierung der BGf: Ein **Projektsteuerungsgremium** („Gesundheitsforum", „Arbeitskreis Gesundheit", o.Ä.) setzt die Schwerpunkte der BGf und unterstützt/betreibt die Umsetzung der vorgeschlagenen Maßnahmen. Die Steuerungsgruppe besteht aus Mitgliedern der Unternehmens- und Personalleitung, des Betriebsrates, des Betriebsarztes, der Sicherheitsfachkraft, der Abteilungsleitungen, Vertretern der Meisterebene und der Beschäftigten, sowie auch möglicherweise der Krankenkassen und der Berufsgenossenschaft. Die Beteiligung einer Person aus einer höheren Hierarchieebene ist auch deswegen unabdingbar, da für die Umsetzung von Maßnahmen die entsprechende Handlungskompetenz und -fähigkeit gebraucht wird. Die Arbeitsgruppe sollte max. 9–10 Mitglieder umfassen. Die Aufgabe dieses Gremiums besteht also darin, herauszufinden, was am Arbeitsplatz „kränkt" oder krank macht bzw. wo Potentiale für jegliche Art von gesundheitsförderlichen Änderungen zu finden sind [11].

Kann der „Arbeitskreis Gesundheit" identisch mit dem Arbeitsschutzausschuss nach ASiG sein? Diese Frage ist nicht generell zu beantworten. Die Antwort kann je nach betrieblicher Situation ja oder nein lauten (weitere Diskussion dieser Frage bei Schröer/Sochert [11]).

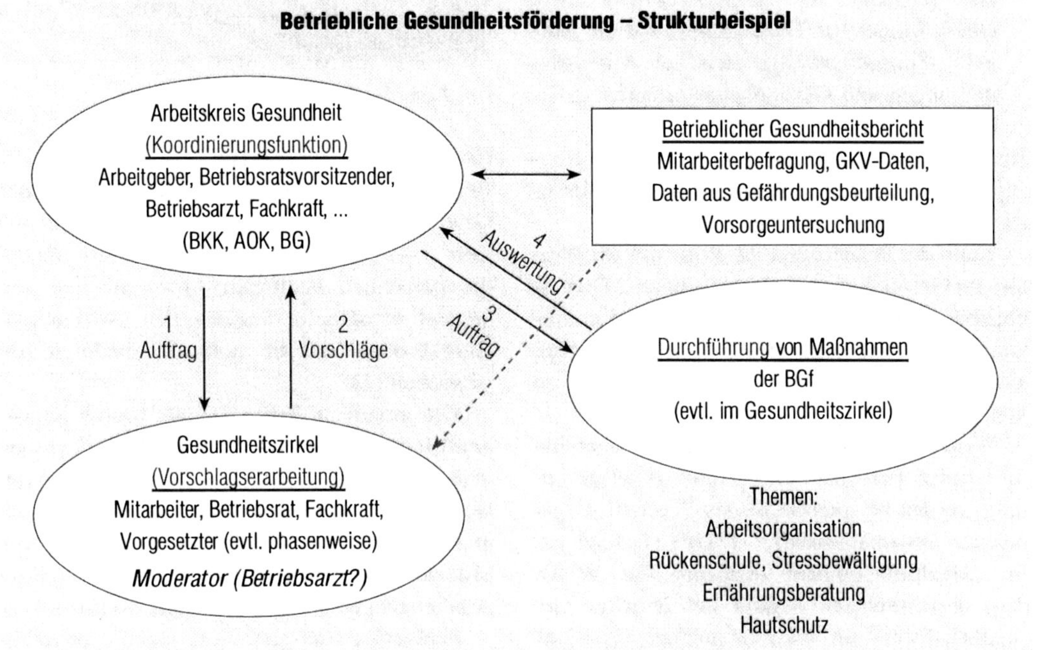

Abb. 5.4-4: Institutionen und Prozesse der betrieblichen Gesundheitsförderung.

Die Projektsteuerungsgruppe setzt Gesundheitszirkel ein und beauftragt sie mit Aufgaben im Rahmen der BGf *(→ Abb. 5.4-4)*. Nach einem anderen Verständnis erarbeiten die Gesundheitszirkel selbst Themen und Lösungsvorschläge.

Ein **Gesundheitszirkel** besteht aus Mitarbeitern, Vorgesetzten, Betriebsrat, Betriebsarzt, Fachkraft für Arbeitssicherheit (zu Beginn und zum Abschluss der Zirkelarbeit sollte auch der Betriebs-/Abteilungsleiter anwesend sein). Er wird geleitet durch einen geschulten Moderator, trifft sich regelmäßig (z.B. alle 3 Wochen für 1–2 Stunden) und soll Gesundheitsbeeinträchtigungen und Überbeanspruchungen der Mitarbeiter erkennen, bewerten und Gestaltungsvorschläge zur Problemlösung erarbeiten.

Parallel zur Arbeit der Projektsteuerungsgruppe bzw. der Gesundheitszirkel können Seminarveranstaltungen durchgeführt werden. Diese Seminare können für Mitarbeiter (zu allen Fragen von Arbeit und Gesundheit) oder für Vorgesetzte (z.B. über richtiges Führungsverhalten) angeboten werden.

Früher unterschied man 2 Archetypen des Gesundheitszirkels:

- Berliner Modell (nach Friczewski): Nach diesem Ansatz trifft sich zunächst eine Kleingruppe von 12–15 Mitarbeitern aus ein und derselben hierarchischen Ebene über einen begrenzten Zeitraum unter der Leitung eines externen Moderators (Basisphase). In einer zweiten Phase (Umsetzungsphase) werden 3–4 Teilnehmer aus dieser Basisgruppe ausgewählt und ergänzt um Betriebsarzt, Abteilungsvertreter, Vertreter der Personalabteilung und Betriebsrat. Im Blickpunkt stehen v.a. stressverursachende Arbeitsbedingungen.
- Düsseldorfer Modell (nach Slesina): Der kontinuierlich arbeitende Gesundheitszirkel wird gebildet aus 3–5 Beschäftigten, einem Meister, Betriebsrat, Betriebsleiter, Betriebs-

arzt, Fachkraft für Arbeitssicherheit sowie einem Moderator. Dieser Zirkel hat die Aufgabe, Zusammenhänge zwischen Arbeitsbedingungen und Gesundheitsstörungen zu erkennen und Abhilfe zu schaffen.

Nur noch zum Teil findet man heute diese Konzepte in Reinkultur. Zunehmend sind es Mischformen, die sich in der Praxis bewähren.

Kann der Betriebsarzt die Rolle des Moderators im Gesundheitszirkel übernehmen? Dies ist denkbar, sofern Moderationskompetenz erworben wurde. Es spricht aber auch einiges dafür, sich als Betriebsarzt auf die Expertenrolle zu konzentrieren.

Weiterführende Konzepte einer gesundheitsfördernden Personal- und Organisationsgestaltung werden beispielsweise als „Technik-Organisation-Personal-Ansatz" (TOP) bezeichnet. Im „Healthy-Company"-Konzept der WHO, dem umfassendsten Ansatz betrieblicher Gesundheitsförderung, wird Gesundheit als wichtigstes Unternehmensziel aufgefasst.

5.4.4 Arbeitsunfähigkeit und Gesundheitsquoten

(→ *Kap. 6.1.9*)

Krankenstandsanalysen

Beschäftigte können aus sehr unterschiedlichen Gründen vom Arbeitsplatz abwesend sein *(→ Abb. 5.4-5)*. Der Begriff Fehlzeit sollte nur für die persönlich bedingten Abwesenheiten verwendet werden, er umfasst den „wirklichen" Krankenstand und die motivationsbedingte Abwesenheit [1].

Die manifeste Fehlzeitenrate (durch Krankheit/Motivationsmangel) lässt sich mit der sichtbaren Spitze des Eisbergs vergleichen. Unsichtbar, aber sehr bedeutsam für den Betrieb, ist das nicht eingebrachte Potential der anwesenden Mitarbeiter, die demotiviert oder kränkelnd ihrer Arbeit nachgehen (Eisbergmodell, Siemens AG).

Fehlzeiten sind also nicht nur ein betriebliches Problem, sondern auch ein Symptom be-

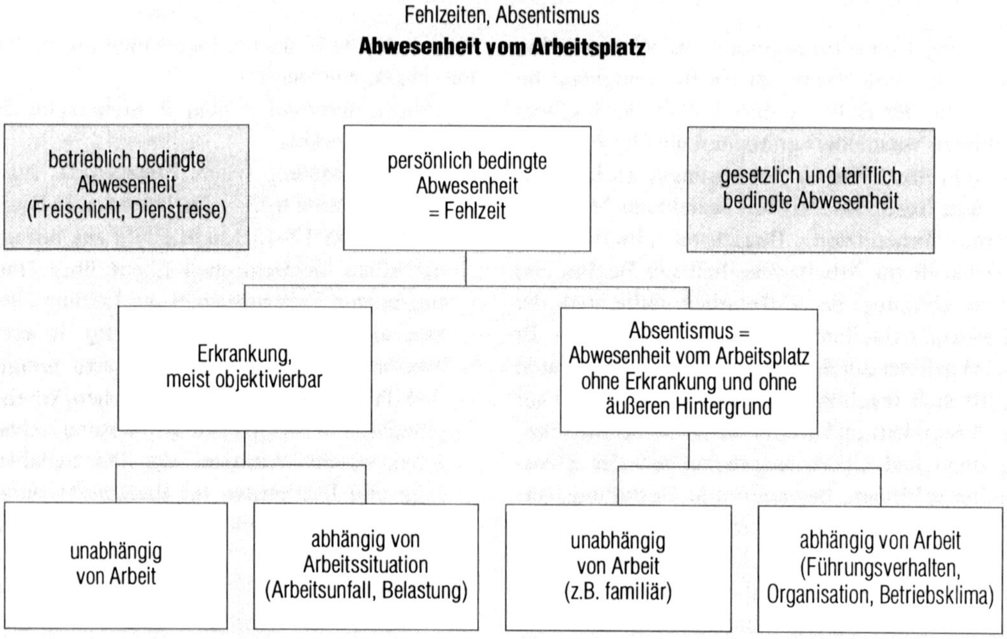

Abb. 5.4-5: Formen der Abwesenheit vom Arbeitsplatz, teilweise betrieblich beeinflussbar.

trieblicher Probleme. Die notwendige Analyse kann mitarbeiter- oder arbeitsplatz- bzw. produktionsbereichzentriert durchgeführt werden. Analysen von Arbeitsunfähigkeitsdiagnosen sind in diesem Zusammenhang von begrenzter Aussagekraft.

Das Bemühen um Fehlzeitenreduktion durch Gestaltung der Arbeitsbedingungen im weitesten Sinne ist nicht nur für die Teilgruppe der motivationsbedingten Fehlzeiten sinnvoll, sondern auch bei den „echten", krankheitsbedingten Fehlzeiten.

Folgen von Fehlzeiten

Fehlzeiten reduzieren grundsätzlich die Produktivität eines Betriebes, verursachen direkte und indirekte Kosten. In der Regel erhält der (fehlende) Mitarbeiter zunächst eine Entgeltfortzahlung – obwohl der Betrieb von ihm keine Arbeitsleistung bekommt. Auch wenn die Krankenversicherung danach das Krankengeld (maximal 78 Wochen) übernimmt, so ist der Betrieb doch immer noch über seinen 50%igen Versicherungsbeitrag auch daran beteiligt. Man spricht von finanziellen Aufwändungen ohne Wertschöpfung. Ein Abwesenheitstag eines Beschäftigten kostet einen Betrieb je nach Branche zwischen 50 und 150 Euro, inklusive aller indirekten Kosten u.U. auch weit mehr.

Indirekte Kosten: Besonders in schlanken Organisationen macht sich das Fehlen eines Mitarbeiters deutlich bemerkbar. Ein „Auffangen" der erwarteten Arbeitsleistung durch die anwesenden Mitarbeiter ist in der bekannten wirtschaftlichen Situation nur ausnahmsweise möglich.

Das Fehlen eines Mitarbeiters ist vielleicht u.a. vom Betriebsklima abhängig, kann aber auch umgekehrt das Betriebsklima negativ beeinflussen (Circulus vitiosus). Andere Mitarbeiter sind u.U. nicht oder nur für eine gewisse Zeit und bis zu einem bestimmten Grad motiviert, die durch fehlende Arbeitskollegen verursachte Mehrarbeit mitzutragen.

Die Stabilität und Harmonie eines Arbeitsablaufes kann gestört werden. Die Qualität des Produktes kann darunter leiden.

Ursachen von Fehlzeiten

Es gibt also, wie oben dargestellt, einerseits einen „harten Kern" medizinisch begründeter Arbeitsunfähigkeit, andererseits einen Typ des Absentismus, der von Einflussgrößen wie Motivation, Betriebsklima, betrieblicher Fehlzeitenkultur, Zumutbarkeit der Arbeit, Arbeitsbedingungen etc. bestimmt wird.

Fehlzeitenbeeinflussende Faktoren am Arbeitsplatz [8]:

- Betriebsgröße, Personalplanung,
- Arbeitszeitregelungen, Entlohnungssysteme,
- Formen der Arbeitsorganisation (Fließbandarbeit, Gruppenarbeit),
- Belastungen am Arbeitsplatz (Lärm, Hitze, Kälte, Vibrationen, Gefahrstoffe),
- ergonomische Gestaltung der Arbeit,
- Gestaltung der Arbeitsinhalte (Ausmaß von Handlungs- und Entscheidungsspielräumen, Anforderungsvielfalt, Überforderung/Unterforderung, Vollständigkeit der Aufgabe, Wichtigkeit der Aufgabe, Verantwortlichkeit, Rückmeldungen durch die Arbeit),
- Wahrnehmung des Verhaltens der Vorgesetzten (Führungsqualitäten, Anerkennung) und der Kollegen (Qualität zwischenmenschlicher Beziehungen).

Mit dem traditionellen Begriff „schlechtes Betriebsklima" werden viele dieser Faktoren umschrieben. Umgekehrt ist ein „gutes Betriebsklima" nicht nur für die psychische und physische Befindlichkeit der Beschäftigten, sondern auch für die Sicherheit und Produktivität des Unternehmens wichtig.

Bei aller Wichtigkeit der Arbeitsplatzfaktoren: Arbeitspsychologische Untersuchungen weisen darauf hin, dass von identischen Arbeitsbedingungen sehr unterschiedliche Motivierungswirkungen in Abhängigkeit von der Motivausprägung der Person ausgehen können (Näheres bei [8]). Qualifizierte Mitarbeiter haben geringere Fehlzeiten, sofern sie nicht von der Arbeit unterfordert werden. Personalentwicklung ist ein Beitrag zur Fehlzeitensenkung.

Fehlzeiten sind grundsätzlich von der subjektiv empfundenen Zumutbarkeit der Arbeit und von betrieblichen Rahmenbedingungen abhängig. Wenn es im Betrieb üblich ist, bei einem bestimmten Beschwerdebild zuhause zu bleiben, werden sich auch die Beschäftigten anpassen, die spontan eher am Arbeitsplatz geblieben wären („betriebliche Fehlzeitenkultur").

Wie können nun die Gründe erkannt werden, die zu einer Befindlichkeitsstörung des Mitarbeiters und nachfolgend vielleicht zum Absentismus bzw. zur Krankmeldung geführt haben bzw. beigetragen haben?

Als eine Möglichkeit können Rückkehrgespräche durchgeführt werden, wenn der Mitarbeiter nach einer Phase der Arbeitsunfähigkeit wieder am Arbeitsplatz erscheint. Auf diese Weise kann versucht werden, den Einfluss der Arbeitsplatzbedingungen (im weitesten Sinn) auf die Entstehung der Arbeitsunfähigkeit herauszufinden. Solche Rückkehrgespräch können aber auch Elemente der Druckausübung beinhalten und zu Abwehrreaktionen führen (s.u.).

Gesundheitszirkel (betriebliche Gesundheitsförderung) bzw. Qualitätszirkel (Qualitätsmanagement) können versuchen, die Ursachen hoher Fehlzeiten zu erkennen. Dabei soll nicht nur der einzelne Mitarbeiter ins Blickfeld kommen (Verhaltensprävention), sondern die Arbeitsbedingungen einer Abteilung oder eines Werksteils (Verhältnisprävention).

Maßnahmen zur Senkung der Arbeitsunfähigkeit

Vorbemerkung: Um die Erfolge der verschiedenen Bemühungen zur Senkung der Fehlzeiten in einem bestimmten Betrieb beurteilen zu können, muss die Entwicklung der Quote in der gesamten Wirtschaft beachtet werden. Ein betrieblicher Erfolg gegen den generellen Trend dürfte kaum zu schaffen sein.

Wenn von betrieblicher Seite versucht wird, Fehlzeiten zu senken, so können naturgemäß nur die Ursachen im betrieblichen Bereich beeinflusst werden *(→ Abb. 5.4-5)*. Die Privatsphäre des Mitarbeiters soll nicht angetastet werden. Auch sein Recht auf informationelle Selbstbestimmung, dazu gehört u.a. die Vertraulichkeit medizinischer Diagnosen, soll nicht verletzt werden.

Wie reagieren Unternehmen auf hohe Fehlzeiten (nach einer Umfrage des Kölner Instituts der deutschen Wirtschaft)?

- Gespräche mit auffälligen Mitarbeitern (94 %),
- Kündigungen (58 %),
- Abmahnungen (57 %),
- Attestpflicht ab dem 1. Krankheitstag (50 %),
- Gesundheitsvorsorge (43 %),
- Rückkehrgespräche nach jeder Fehlzeit (34 %),
- fehlzeitenabhängige tarifliche Zahlungen (16 %),
- Zahlung von Anwesenheitsprämien (10 %),
- Kontakt zu Mitarbeitern bei Krankmeldung (9 %).

Maßnahmen zur Senkung von Fehlzeiten dürfen nicht nur den Mitarbeiter mit hoher Fehlzeit im Auge haben. Auch die Verhältnisse im gesamten Unternehmen und der Führungsstil der Vorgesetzten müssen überdacht werden.

Man kann die Reaktionen (Interventionen) in verschiedene Kategorien einteilen:

- Sanktionierung der Arbeitsunfähigkeit, Disziplinarmaßnahmen,
- Erhöhung der Attraktivität der Präsenz am Arbeitsplatz (Anreize),
- Qualifizierung der Mitarbeiter (Verstärkung des Leistungsmotivs),
- personenbezogene Gesundheitsförderung (Betriebssport u.Ä., Verhaltensprävention),
- Wiedereingliederung leistungsgewandelter Mitarbeiter,
- arbeitsplatzbezogene Gesundheitsförderung (Arbeitsbedingungen, Verhältnisprävention, Erhöhung des Motivierungspotentials der Arbeit),
- Training zur Verbesserung des Führungsverhaltens Vorgesetzter.

Bekannt wurde der Fall zweier Meister im Volkswagenwerk Kassel. In der Arbeitsgruppe des einen lagen überdurchschnittliche, in der Gruppe des anderen unterdurchschnittliche Fehlzeiten vor. Nachdem beide ihren Zuständigkeitsbereich tauschten, dauerte es ca. 6 Monate bis die beiden Arbeitsgruppen auch ihre Fehlzeitencharakteristik tauschten.

Nach der zitierten Umfrage scheint als Intervention bei hohen Fehlzeiten gegenwärtig die Anwendung von Disziplinarmaßnahmen zu überwiegen. Die Zweckmäßigkeit solcher Maßnahmen ist jedoch umstritten. Ein Gegenargument lautet: Die Mitarbeiter bleiben aus Furcht vor Disziplinarmaßnahmen im arbeitsunfähigen Zustand am Arbeitsplatz. Die Erkrankungen kommen nicht zur Ausheilung. Nachfolgende Arbeitsunfähigkeit wird zu beobachten sein. Ein bislang motivierter Mitarbeiter verliert evtl. seine positive Einstellung zur Berufstätigkeit.

Rückkehrgespräche können im Betrieb durchgeführt werden, wenn der Mitarbeiter nach einer Phase der Arbeitsunfähigkeit wieder am Arbeitsplatz erscheint. Sofern diese Unterredungen richtig gestaltet werden, können sie eine konstruktive Wirkung entfalten. Im ungünstigen Fall werden sie vom Beschäftigten lediglich als Disziplinarmaßnahme interpretiert.

Meistens werden solche Rückkehrgespräche vom Vorgesetzten des Mitarbeiters durchgeführt, es gibt aber auch Modelle, in denen der Betriebsarzt eine wichtige Rolle spielt. Das Rückkehrgespräch des Betriebsarztes sollte niemals zusammen mit dem Rückkehrgespräch des Vorgesetzten durchgeführt werden (zu empfehlen ist ein eigener Termin und ein getrenntes Einladungsschreiben).

Führt das Rückkehrgespräch zur Identifizierung arbeitsplatzbedingter Krankheitsursachen, so sollte dann auch ein Budget zur Verbesserung der Bedingungen vorhanden sein.

Bei der Fa. Opel sank zeitgleich mit der Einführung von Rückkehrgesprächen der Krankenstand, der 1992 noch bei 8,7 % lag, auf 4,7 %. Das Rückkehrgespräch bei Opel fand dann zahlreiche Nachahmer. Langfristige Erfahrungen zeigten jedoch, dass auf Dauer durch Rückkehrgespräche keine Senkung der Fehlzeiten zu erwarten ist. Modifizierte Formen der Kontaktaufnahme des Rückkehrers mit dem Vorgesetzten wurden entwickelt (aktive Rückmeldung statt passives Eingeladenwerden zum Rückkehrgespräch), bei denen auch dem Betriebsarzt eine wichtige Rolle zukommt [10].

Rückkehrgespräche des Vorgesetzten und des Betriebsarztes

- Das „Rückkehrgespräch" des Vorgesetzten
  - stellt eine Begrüßung nach beendeter Arbeitsunfähigkeit dar,
  - vermittelt dem Beschäftigten das Interesse des Betriebs an seiner Arbeitskraft und an seiner Mitwirkung im Betrieb,
  - informiert den Mitarbeiter über die Entwicklungen im Betrieb während der Arbeitsunfähigkeitsphase,
  - informiert den Mitarbeiter darüber, welche Aufgaben nunmehr anstehen.
- Das betriebsärztliche „Rückkehrgespräch"
  - unterliegt, sofern vom Betriebsarzt geführt, der ärztlichen Schweigepflicht,
  - darf nicht zur Prüfung der Berechtigung der stattgehabten Arbeitsunfähigkeit dienen,
  - soll lediglich der Klärung dienen, ob arbeitsplatzbedingte Faktoren an der Krankheitsentstehung beteiligt waren,
  - sollte frei sein von jeglicher Drohgebärde oder realen Drohung, sondern ein Hilfsangebot mit dem Ziel der Verbesserung der Bedingungen im weitesten Sinne.

Beschäftigte sollen sich an den zuständigen Betriebsarzt wenden können, wenn sie der Meinung sind, dass die Arbeitsbedingungen die wesentliche Ursache der Fehlzeit darstellen oder dass krankheitsbedingt das Leistungsvermögen nicht den Leistungsanforderungen entspricht.

Wie kann ein betriebliches „Motivationsprogramm" aussehen? Welche Schwerpunkte sollte es setzen?

- Entscheidungsbefugnis der Mitarbeiter erhöhen;
- Verbesserungsvorschläge und Klagen der Mitarbeiter einholen und in betriebliche Veränderungen umsetzen (ein Mitarbeiter der über Rückenschmerzen klagt, soll nicht Misstrauen ernten, sondern möglicherweise einen besseren Bürostuhl bekommen);
- Einrichtung von neutralen Gesundheitszirkeln, in denen Probleme angstfrei genannt werden können; konsequenterweise muss es auch erlaubt sein, den Führungsstil von Vorgesetzten zu kritisieren, die Bereitschaft zur Akzeptanz von Kritik und zur Verhaltensän-

derung muss bei Vorgesetzten vorhanden sein bzw. geschult werden;
- Fort- und Weiterbildung der Mitarbeiter;
- Rotation der Mitarbeiter: Jeder Arbeitnehmer ist abwechselnd an jeder Stufe des Produktionsprozesses beteiligt, dadurch kann das Verständnis für den Betriebsablauf erhöht und die Arbeit abwechslungsreicher werden;
- Sozialberatung bei Problemen aller Art;
- soziale Unterstützungen, wie z.B. durch eine betriebseigene Kindertagesstätte;
- Gesundheitsprämien (Argument gegen Prämien: Diese könnten einen Gruppendruck auslösen, der bis zum Mobbing ausartet; außerdem könnte man einwenden, dass damit nur Selbstverständlichkeiten entlohnt werden).

Das Ziel motivationsfördernder Maßnahmen im Betrieb ist eine grundsätzlich positive Einstellung des Mitarbeiters zu seiner Berufstätigkeit. „Was soll ich denn im Krankenbett, da habe ich doch auch Kopfschmerzen", diese Äußerung umschreibt etwa die angestrebte Haltung. Es muss jedoch gewarnt werden vor der Ausübung von Zwang und Druck, gesundheitlich notwendige Schonungs- und Rekonvaleszenzphasen dürfen nicht verhindert werden.

Beitrag des Betriebsarztes zur Senkung der Fehlzeiten

Die Möglichkeiten des Betriebsarztes dürfen nicht überschätzt werden. Andererseits kann der Betriebsarzt einen wichtigen Beitrag leisten bei folgenden Themen:
- personenbezogene Gesundheitsförderung (Betriebssport u.Ä., Verhaltensprävention),
- Wiedereingliederung leistungsgewandelter Mitarbeiter *(→ Kap. 6.4)*,
- arbeitsplatzbezogene Gesundheitsförderung (Arbeitsbedingungen, Verhältnisprävention).

Das persönliche Gespräch mit dem Mitarbeiter und die Nutzung betriebsinterner Medien (Werkszeitung, schwarzes Brett, Intranet) zur fürsorglichen Information kann bei den Beschäftigten ein Gefühl des Betreutseins auslösen, welches motivationsfördernd wirkt.

Arbeitgeber wünschen sich oft eine Kontaktaufnahme des Betriebsarztes mit der lokalen Ärzteschaft zur Thematisierung des Fehlzeitenproblems. Der Betriebsarzt könnte hier tatsächlich einen gewissen Beitrag leisten, da er sowohl die Situation des Betriebs als auch des niedergelassenen Arztes kennt. Zu beachten ist immer § 3[3] ASiG: *„Zu den Aufgaben der Betriebsärzte gehört es nicht, Krankmeldungen der Arbeitnehmer auf ihre Berechtigung zu überprüfen."*

Der Betrieb sollte jedoch die Erfolgsaussichten einer Kontaktaufnahme des Betriebsarztes mit dem Hausarzt nicht überschätzen.

Bezweifelt der Arbeitgeber die Berechtigung von Arbeitsunfähigkeitsbescheinigungen des behandelnden Arztes, so kann er den Medizinischen Dienst der Krankenkassen (MdK) einschalten.

Auch der Gang zum MDK ist für den Arbeitgeber nur begrenzt aussichtsreich. In einer internen Untersuchung des MDK („PAULA") wurden bei über 13.000 untersuchten Arbeitsunfähigkeitsfällen nur bei 5,0 % der Verdacht auf medizinisch nicht begründete AU ausgesprochen (jedoch waren immerhin 23,3 % der Fälle nicht zuordnungsfähig).

Ein erfolgversprechender Beitrag des Betriebsarztes ist die Initiierung der stufenweisen Wiedereingliederung bei Langzeitkranken. Nach bisherigen Erfahrungen ist der niedergelassene Arzt oftmals nicht in der Lage, den Kontakt zum Betrieb herzustellen. Betriebsärzte könnten sich den Hausärzten der Region als Partner für die stufenweise Wiedereingliederung anbieten *(→ Kap. 6.2)*.

In einer schlechten Konjunkturlage oder in einer wirtschaftlichen Strukturkrise gehen möglicherweise die Mitarbeiter aus Angst vor Arbeitsplatzverlust auch dann noch zur Arbeit, wenn sie dies aus gesundheitlichen Gründen nicht mehr sollten. Der Betriebsarzt sollte dies erkennen und dem Betrieb diese Einschätzung mitteilen. Es droht Chronifizierung von Krankheiten und Demotivierung von Mitarbeitern.

Die betriebliche Fehlzeitenstatistik sollte regelmäßig auch für den Betriebsarzt verfügbar sein.

Fehlen Mitarbeiter häufig aus medizinisch nicht nachvollziehbarem Anlass, so liegt u.U. ein disziplinarisches Problem vor, welches durch alle Bemühungen des Betriebes um gesundheits- und motivationsfördernde Arbeitsbedingungen vielleicht nicht gelöst werden kann. Ein solches disziplinarisches Problem kann auch vom Betriebsarzt nicht gelöst werden. Eine negative Gesundheitsprognose als Baustein einer krankheitsbedingten Kündigung kann vom Betriebs- bzw. Vertrauensarzt in diesen Fällen nicht abgegeben werden.

Zum Thema krankheitsbedingte Kündigung → *Kap. 6.4.*

5.4.5 Arbeitsbezogene Befindlichkeitsstörungen

Erscheinungsformen und Häufigkeit arbeitsassoziierter Befindlichkeitsstörungen

Die Europäische Stiftung zur Verbesserung der Lebens- und Arbeitsbedingungen veröffentlichte im Jahr 1997 die Ergebnisse einer Umfrage über die Bedingungen der Erwerbsarbeit (alle Zahlen sind Selbsteinschätzungen) [5].

- Körperlich schwere Arbeit, während mehr als ¾ ihrer täglichen Arbeitszeit, haben 35 % der Beschäftigten zu verrichten.
- Kurze, sich wiederholende Tätigkeiten und monotone Tätigkeiten sind immer noch häufig. 37 bzw. 50 % der Arbeitskräfte sind betroffen.
- 56 % der Beschäftigten arbeiten unter reglementierten Vorgaben. 80 % der Beschäftigten können ihr Arbeitstempo nicht selbst bestimmen. Bei 30 % der Erwerbstätigen erstreckt sich der Termin- und Zeitdruck über den ganzen Arbeitstag.

Die Auswirkungen dieser Belastungssituation belegt die schon zitierte Umfrage (Selbsteinschätzungen der Erwerbstätigen):

- Rückenschmerzen (30 %) und Stress (28 %) sind die häufigsten arbeitsbedingten Gesundheitsprobleme.
- Muskelschmerzen und allgemeine Erschöpfung beklagen jeweils 23 %.
- Über Kopfschmerzen und Gereiztheit berichten 15 bzw. 11 %.

Derartige Befindlichkeitsstörungen bzw. Gesundheitsprobleme hängen nach Einschätzung der Betroffenen mit unzulänglichen Arbeitsbedingungen zusammen. Fehlzeiten aufgrund arbeitsbedingter Gesundheitsprobleme betreffen nach Selbsteinschätzung jährlich 23 % der Arbeitnehmer [12].

Nicht nur ungünstige Arbeitsbedingungen, sondern auch drohende Arbeitslosigkeit führt nachweislich zu gesundheitlichen Beschwerden der Beschäftigten. Allerdings hat die Arbeitsplatzgestaltung einen größeren Einfluss auf Wohlbefindlichkeitsmerkmale der Beschäftigten als die Arbeitsmarktlage [7].

Anlässe, fördernde Bedingungen, Formen des Auftretens

(→ Kap. 2.4 und 4.4)

Identifizierung der betrieblichen Auslöser

(→ Kap. 2.4, 3.2 und 4.4)

Besonderer Beitrag des Betriebsarztes zum betrieblichen Umgang mit arbeitsassoziierten Befindlichkeitsstörungen

Der Betriebsarzt sollte Klagen der Beschäftigten über Befindlichkeitsstörungen i.d.R. ernst nehmen. Die Assoziation zwischen Belastungen am Arbeitsplatz und subjektiv empfundenen Gesundheitsbeschwerden wurde in verschiedenen Studien gezeigt (z.B. [4]).

In einer wirtschaftlichen Situation, die durch hohe Arbeitslosigkeit und der Angst der Mitarbeiter vor Arbeitsplatzverlust geprägt ist, werden Mitarbeiter ohnehin mit Klagen über Beschwerden zurückhaltend sein. Auch eine „klaglose" Belegschaft kann möglicherweise unter Befindlichkeitsstörungen und arbeitsbedingten Erkrankungen leiden und der Betriebsarzt sollte dies erkennen.

Die Beschwerden der Mitarbeiter müssen auch vor der psychosozialen Situation der

Arbeitsgruppe oder der Abteilung beurteilt werden (siehe Kasuistik). Der Betriebsarzt sollte Beschwerden eines Mitarbeiters über Gesundheitsstörungen niemals zur alleinigen Grundlage einer Stellungnahme machen. Immer sind auch die Arbeitsverhältnisse zu erkunden und in bestimmten Fällen – mit der gebotenen Diskretion – auch das soziale Umfeld.

Kasuistik:
In einer Klinikwäscherei wurde für die Mitarbeiterinnen ein Rotationsverfahren eingeführt, wonach alle 2 Stunden der Arbeitsplatz gewechselt wird. So durchlaufen alle Mitarbeiterinnen der Reihe nach die verschiedenen Arbeitsstationen (Waschmaschine, Heißmangel, Bügelmaschine, Legetisch, etc.). Dadurch soll eine möglichst abwechslungsreiche, vielseitige Tätigkeit erreicht werden.

Im zeitlichen Zusammenhang mit Konflikten in der Arbeitsgruppe häuften sich beim Betriebsarzt die Klagen über die Schwere der Arbeit an den Maschinen und über schmerzhafte muskulo-skelettale Folgen. Gewünscht wurde jeweils eine betriebsärztliche Stellungnahme, dass nur noch die leichte Arbeit am Legetisch in Frage käme.

In einer solchen Situation ist der Betriebsarzt gut beraten, mit Attesten über Leistungseinschränkungen zurückhaltend zu sein. Das ergonomisch und arbeitsphysiologisch sinnvolle Rotationsprinzip (Mischarbeit) sollte nicht aufgegeben werden. Zielführend ist vielmehr die Suche nach möglichen ergonomischen Verbesserungen an den einzelnen Arbeitsplätzen. Sonstige Maßnahmen nach den Prinzipien der betrieblichen Gesundheitsförderung sind angezeigt.

Vorausschauende Vermeidung von auslösenden Anlässen und Situationen

(→ Kap. 2.1, 2.3 und 2.4)

Literatur

1. Badura, B. et al.: Partnerschaftliche Unternehmenskultur und betriebliche Gesundheitspolitik. Fehlzeiten durch Motivationsverlust. Bertelsmann, Gütersloh, 1997.
2. Badura, B., Hehlmann, T.: Betriebliche Gesundheitspolitik. Der Weg zur gesunden Organisation. Springer, Heidelberg 2003.
3. Badura, B.: Betriebliches Gesundheitsmanagement. Bundesgesundheitsbl – Gesundheitsforsch – Gesundheitsschutz 2001; 44: 780–787.
4. Elliehausen, H.-J. et al.: Assoziationen zwischen Belastungen am Arbeitsplatz und gesundheitsbezogener Lebensqualität. In: 43. Jahrestagung der Deutschen Gesellschaft für Arbeitsmedizin und Umweltmedizin e.V. in Dresden 2003, 104–108. Rindt-Druck, Fulda, 2003.
5. European Foundation for the Improvement of Living and Working Conditions: Workplace Health Promotion in Europe. Luxemburg: Office for Official Publications of the European Communities, Bulletin Nr. 53, SX-05-97-414-DE-C, 1997.
6. Haker, A., Janik, H., Schultz, K.: Liegen in der Arbeitspause? Arbeitsmed. Sozialmed. Umweltmed. 2002; 37: 6–9.
7. Jahn, F., Hacker, W.: Machen unsichere Arbeitsplätze trotz gesundheitsförderlich gestalteter Arbeitsplätze krank? In: 43. Jahrestagung der Deutschen Gesellschaft für Arbeitsmedizin und Umweltmedizin e.V. in Dresden 2003, S. 99–103. Rindt-Druck, Fulda 2003.
8. Kleinbeck, U., Wegge, J.: Fehlzeiten in Organisationen – Motivationspsychologische Ansätze zur Ursachenanalyse und Vorschläge für die Gesundheitsförderung am Arbeitsplatz. Zeitschrift für Arbeits- und Organisationspsychologie 1996; 40 (N.F. 14), 4: 161–172.
9. Lamprecht, F., Johnen, R. (Hrsg.): Salutogenese – ein neues Konzept in der Psychosomatik? Verlag für akademische Schriften, Frankfurt/Main 1997.
10. Mall, G., Sehling, M.: Das Fehlzeiten-Informations-Management. Praxiswissen Wirtschaft. Expert-Verlag, Renningen 1998.
11. Schröer, A., Sochert, R.: Gesundheitszirkel im Betrieb. Modelle und praktische Durchführung. PraxisReihe Arbeit Gesundheit Umwelt, Universum Verlag, Wiesbaden 1997.
12. von Henninges, H.: Arbeitsbelastungen aus der Sicht von Erwerbstätigen. Beiträge zur Arbeitsmarkt- und Berufsforschung, BeitrAB 219. Institut für Arbeitsmarkt- und Berufsforschung der Bundesanstalt für Arbeit, Nürnberg 1998.
13. Zangemeister, C., Nolting, H.-D.: Kosten-Wirksamkeitsanalysen als Entscheidungshilfe im Arbeits- und Gesundheitsschutz. Schriftenreihe der Bundesanstalt für Arbeitsschutz und Arbeitsmedizin, Projekt F 1356, Dortmund 1997.

5.5 Kommunikation im Betrieb und im betrieblichen Umfeld

5.5.1 Kommunikationstheoretische Grundlagen

Wie jeder Arzt, wird auch der Arbeitsmediziner bzw. der Betriebsarzt versuchen, die Arztrolle überzeugend zu verkörpern. Vieles davon hat mit zwischenmenschlicher Kommunikation zu tun. Die Meisterschaft in der (Rollen-)Ausübung der ärztlichen Kunst beinhaltet vielleicht auch intuitive Elemente. Doch können Regeln der (verbalen, nonverbalen) Kommunikation beschrieben und bis zu einem gewissen Grad erlernt werden.

Strukturelemente der Kommunikation

Eine Nachricht kann sich u.a. zusammensetzen aus:

- Sachinformation,
- Selbstoffenbarung („Ich bin ..."),
- Beziehungsinhalt („Du bist für mich ..."),
- Appell („Ich möchte, dass Du ...").

Bei normaler Konversation wird nur ca. ⅓ der Bedeutung auf verbaler Ebene kommuniziert, ⅔ der Bedeutung auf nonverbaler Ebene. Nonverbale Äußerungen – wie Körperhaltung, Mimik und Gestik – sowie auch präverbale Anteile – wie der Tonfall und die Sprachmelodie – sind bei den meisten Menschen nicht-intentional, also unbewusst *(→ Abb. 5.5-1).*

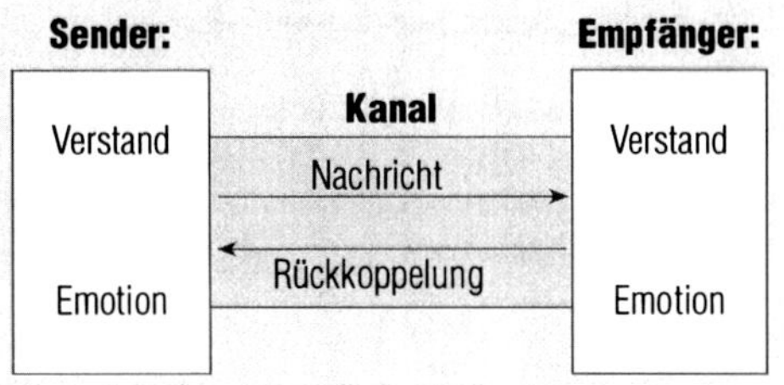

Abb. 5.5-1: Einfaches Schema der zwischenmenschlichen Kommunikation.

Kommunikationsbedingungen

Verbale und nonverbale Signale können widersprüchlich sein. Der Empfänger verlässt sich dann intuitiv eher auf die nonverbalen Signale, denn diese sind vom Urheber weniger steuerbar und daher „aufrichtiger". Wenn verbale und nonverbale Signale in der Bedeutung übereinstimmen, erzeugt dies beim Empfänger einer Nachricht den Eindruck der Stabilität und Verlässlichkeit.

Kommunikation wird beeinflusst durch Machtverteilung. Man unterscheidet:

- symmetrische, herrschaftsfreie Kommunikation (nach Habermas),
- asymmetrische Kommunikation (ökonomische, rechtliche, soziale, psychologische Ungleichheiten).

Partner in einer konstruktiven Kommunikation gleichen Sprachebene und Gestik unbewusst an (Spiegeleffekt). Manche Gesten sind individuell, regional oder national beschränkt, andere sind universal.

Kommunikationsstörungen

Störungsfreie Kommunikation ist eine Kunst, die von allen Beteiligten gepflegt werden sollte.

Kommunikationsregeln

1. Zuhören ist mindestens so wichtig wie Sprechen.
2. Als **Zuhörer** dem Sprecher eine Rückkoppelung geben (Zustimmung, sachliche Kritik, Präzisionsfragen – „Wenn ich Sie richtig verstanden habe, dann sagten Sie eben ...").
3. Offene Fragen sind dialogförderlich (Wie? Was? Warum?).
4. Blickkontakt signalisiert Kommunikationsbereitschaft. Überlange Blicke können provozierend sein.
5. Lächeln ist die „Brücke zum Anderen", Aggressionspuffer.
6. Erlernte Gestik wirkt oft unecht, es kommt vor allem auf Authentizität an. Ratsam ist allerdings die Vermeidung von Übersprungshandlungen (Kratzen am Kopf etc.), die sehr verräterisch sein können.

5.5.2 Kommunikation im Betrieb und im betrieblichen Umfeld

(→ *Kap. 1.4*)

Kommunikation mit Arbeitnehmern und ihrer Vertretung

Der Beschäftigte soll als eigenverantwortlich Handelnder betrachtet werden, der selbst ein Interesse an Gesundheitsschutz und Sicherheit hat. Die Aufgabe des Betriebsarztes (bzw. der Fachkraft für Arbeitssicherheit) ist somit Beratung und Unterstützung und nicht Kontrolle und Dominanz. Diese Grundhaltung sollte in der Kommunikation für den Beschäftigten erkennbar sein (siehe obige Kommunikationsregeln). Der Beschäftigte ist „Experte seiner Arbeitsplatzsituation" (vergleiche §§ 15–17 ArbSchG). Dennoch kann – nach sorgfältiger Prüfung – eine Stellungnahme des Betriebsarztes (oder der Fachkraft) sehr konträr zur Auffassung des Beschäftigten ausfallen, sie sollte aber im Ton immer verbindlich bleiben.

Sofern der Beschäftigte (Versicherte, Proband, Patient) mit einem Anliegen zum Arzt (Betriebsarzt, Gutachter) kommt, empfiehlt es sich, zunächst keine Zwischenfragen zu stellen, sondern aufmerksam zuzuhören. Durchschnittlich nach weniger als 1 Minute ist der einleitende Bericht beendet. In den meisten Fällen sind wichtige Informationen in dieser Eingangsrede enthalten gewesen. Studien haben gezeigt, dass Menschen, die beim Arzt zunächst einmal angehört werden, später weniger Anliegen vorbringen und insgesamt mit der Beratung/Betreuung zufriedener sind. Die eingangs vom Arzt „investierte" Zeit ist gut genutzt. Eine anschließend direktive Gesprächsführung wird eher akzeptiert.

Kommunikation mit der Unternehmensleitung

Betriebsärzte und Fachkräfte für Arbeitssicherheit unterstehen unmittelbar dem Leiter des Betriebes (§ 8 ASiG). Es handelt sich also um Stabspositionen. Eine solche Position sollte gelebt werden, durch direkte Kommunikation mit der Betriebsleitung. Ist das direkte mündliche Gespräch nicht möglich, muss mindestens der schriftliche Pflichtbericht nach Unfallverhütungsvorschrift „Betriebsärzte“ genutzt werden (BGV A7, § 5: *„Der Unternehmer hat den Betriebsarzt zu verpflichten, über die Erfüllung der übertragenen Aufgaben regelmäßig einen Bericht zu erstatten“).*

Kommunikation mit betrieblichen Führungskräften in Stab und Linie

Die Aufgabe des Betriebsarztes (bzw. der Fachkraft für Arbeitssicherheit) ist Beratung und Unterstützung. Zuhören ist sehr wichtig, die Führungskräfte sind Hauptträger der betrieblichen Erfahrung. Nach sorgfältiger Recherche sollte dann der Betriebsarzt seine Stellungnahme zur jeweiligen Fragestellung abgeben. Auch unangenehme Botschaften können deutlich übermittelt werden, sofern sie im Ton verbindlich sind und Verständnis für die Rahmenbedingungen (ökonomische und organisatorische Sachzwänge) mitformuliert wird.

Kommunikation mit Fachkräften für Arbeitssicherheit

Nach § 10 des ASiG sind Betriebsarzt und Sicherheitsfachkraft zur Zusammenarbeit aufgefordert (gemeinsame Betriebsbegehungen und Gefährdungsbeurteilungen). Diese Kooperation ist ausschlaggebend für die Qualität der Arbeitssicherheit und des Gesundheitsschutzes im Betrieb.

In der Praxis ist die Zusammenarbeit zwischen Medizinern und Technikern im Arbeitsschutz häufig verbesserungsbedürftig. Dies ist u.a. auf Ausbildungs- und Status-Unterschiede zurückzuführen. Ein weiterer Unterschied besteht oftmals darin, dass die Fachkraft im Betrieb angestellt ist (oftmals „im Betrieb groß geworden“), während der Betriebsarzt nicht selten externen Status hat (Bestellungsvertrag ohne Anstellungsvertrag).

Der Arbeitsmediziner steht als Arzt in der Tradition einer personenzentrierten, individuellen Betrachtungsweise. Die Sicherheitsfachkraft ist Techniker bzw. Ingenieur und neigt deshalb zu einer systematischen, abstrahierenden Denktradition.

Techniker (Ingenieure) und Mediziner sind durch unterschiedliche Stärken und Schwächen charakterisiert:

- Nach moderner Arbeitsschutzphilosophie ist eine verstärkte Berücksichtigung des Verhaltens der Mitarbeiter anzustreben, statt ausschließlich technischer oder medizinischer Betrachtung. Wenn also das Instrumentarium der Psychologie und Soziologie dem Arbeits- und Gesundheitsschutz nutzbar gemacht werden soll, hat der Arzt einen Vorteil gegenüber dem Ingenieur und Techniker. Auch im Hinblick auf die heute so dominanten psychischen Arbeitsbelastungen kann die ärztliche Qualifikation eine gute Grundlage zur Expertise sein.
- Die Anleitung zum systematischen Handeln im Rahmen betrieblicher Organisationsstrukturen – statt punktueller Vorgehensweise – ist ebenfalls ein Element moderner Arbeitsschutzphilosophie. Dies könnte bei Ingenieuren und Technikern eher auf fruchtbaren Boden fallen, als bei Medizinern (die traditionell eher assoziativ und spontan, statt systematisch, handeln).

Um die Zusammenarbeit zwischen Betriebsarzt und Fachkraft für Arbeitssicherheit zu fördern, ist es notwendig, institutionelle Hürden abzubauen und das gegenseitige Verständnis – einschließlich Rollenverständnis – zu verbessern. Die Unterschiede im ärztlichen und sicherheitstechnischen Denken und Vokabular müssen überbrückt werden [1].

Verhältnis Betriebsarzt/Fachkraft für Arbeitssicherheit – Rollenaspekte, kommunikative Interaktion (aus der Sicht des Betriebsarztes)

- Der Betriebsarzt sollte den Expertenstatus der Sicherheitsfachkraft respektieren. Die Kernbereiche dieser Expertise liegen in der Unfallprävention, Maschinensicherheit und Anlagensicherheit.
- Der Betriebsarzt sollte seine Rolle als Arzt nicht verleugnen. Die Arztrolle ist charakterisiert durch den hauptsächlichen Bezug zum Menschen, also zu den Beschäftigten des Betriebs.

- Gleichzeitig sollte der Betriebsarzt jedoch ein echtes Interesse an Arbeitsbedingungen (Technik, Naturwissenschaft) zeigen.
- Der Betriebsarzt, insbesondere der „Externe", braucht vielleicht in manchen Situationen die Hilfe der Sicherheitsfachkraft, die im Betrieb fest „verwurzelt" ist.
- Andererseits kann es vorkommen, dass die Sicherheitsfachkraft den Betriebsarzt um Unterstützung in einer bestimmten Situation im Betrieb bittet, da das ärztliche Wort bei den Mitarbeitern besonderes Gewicht hat.

Kommunikation mit überbetrieblichen Arbeitsschutzinstanzen

Betriebsarzt und Sicherheitsfachkraft sollten die Kommunikation mit den Experten des staatlichen und berufsgenossenschaftlichen Arbeitsschutzes pflegen, denn hier sind wertvolle Informationen zu erhalten. Allerdings sollte in Konflikt- und Problemsituationen jede Äußerung nur in Abstimmung mit dem Betrieb gemacht werden. Letztlich sieht das Arbeitssicherheitsgesetz nur eine innerbetriebliche Beratung vor. Die Kommunikation nach außen geht über andere Wege (siehe BGV A4 sowie Betriebsverfassungsgesetz).

Vergleiche hierzu ASiG § 8: *„Können sich Betriebsärzte oder Fachkräfte für Arbeitssicherheit über eine von ihnen vorgeschlagene arbeitsmedizinische oder sicherheitstechnische Maßnahme mit dem Leiter des Betriebs nicht verständigen, so können sie ihren Vorschlag unmittelbar dem Arbeitgeber (…) unterbreiten. (…) Lehnt der Arbeitgeber (…) den Vorschlag ab, so ist dies den Vorschlagenden schriftlich mitzuteilen und zu begründen; der Betriebsrat erhält eine Abschrift."*

5.5.3 Kommunikationsstrategien und -techniken

Prinzipien der Moderation

Moderation ist die effektive Steuerung einer Besprechung. Alle sollen demokratisch zu Wort kommen. Der Moderator beeinflusst im Idealfall nicht Inhalte oder Ergebnisse der Besprechung. Manche Moderatoren bringen sich auch inhaltlich ein, sollten dies jedoch vorsichtig und diplomatisch machen.

Aufgaben des Moderators in der Gesprächsleitung:

- Beachtung von Zeit, Umgangsformen, Regeln der sprachlichen Kommunikation,
- eine Struktur in die Besprechung bringen („roter Faden"),
- Inhalte des Gesprächs geordnet wiedergeben,
- in einer Konfliktsituation vermitteln (s.u.).

Kommunikationsstrategien in betrieblichen Arbeitsgruppen, Gremien, Versammlungen

Besprechungen werden oft kritisiert. Mangelnde Planung und Organisation führen zu überlangen Besprechungen mit unklarer Zieldefinition. Notwendige Entscheidungen werden oftmals versäumt oder nicht nachverfolgt.

Regeln für die effiziente Durchführung von Besprechungen:

- Entscheidend ist die richtige Auswahl des Ortes und der Teilnehmer.
- Die rechtzeitige Bekanntgabe des Termins, des zeitlichen Rahmens und des Themas ist unverzichtbar.
- Ein Gesprächsleiter (Moderator) und ein Protokollführer werden bestimmt. Eine bestehende Tagesordnung wird ergänzt.
- Die Besprechung soll möglichst kurz gehalten werden. Ein Zeitrahmen wird benötigt und soll möglichst auch eingehalten werden. Es hat sich als sinnvoll erwiesen, zu Beginn der Sitzung eine Zeitschätzung durch die Gruppe durchführen zu lassen. Dadurch werden erstellte Zeitpläne eher eingehalten, da sich alle dem Plan verpflichtet fühlen.
- Zu Beginn der Sitzung wird die Erledigung der Aufgaben aus der letzten Sitzung abgefragt. Bei Nichterledigung werden die Gründe sachlich besprochen und bei fortbestehendem Handlungsbedarf wird die Angelegenheit weiterhin im Protokoll geführt.
- Danach werden die einzelnen Tagesordnungspunkte der Reihe nach abgehandelt. Möglichst schnell sollen die Kernthemen an-

gesprochen werden. Alle Beteiligten sollen sich bemühen, möglichst zu einer Entscheidung zu kommen.

- Die Terminvereinbarung für die nächste Sitzung ist an den Schluss zu legen.
- Der Gesprächsleiter soll die wichtigsten Besprechungsinhalte zusammenfassen.
- Das schriftliche Protokoll der Sitzung soll festhalten, welche Entscheidungen gefallen sind. Nicht erledigte Punkte sollen ebenfalls aufgeführt werden. Sofern Aufgaben verteilt wurden, soll dies namentlich im Protokoll festgehalten werden, mit Zieldatum und mit dem Namen desjenigen, der die Erledigung überprüfen soll.

Umgang mit schwierigen Gesprächssituationen (Konfliktmoderation, -mediation)

Der Umgang mit verbalen Aggressionen kann nach dem folgenden Schema erfolgen:

- Aktiv zuhören: den Störer bitten seine Äußerung näher zu erklären.
- Brücke bauen: dem Anliegen des Störers inhaltlich und/oder atmosphärisch entgegenkommen.
- Committment: einen „Vertrag“ mit dem Störer schließen.

Die Begriffe Moderation und Mediation sind nicht bedeutungsgleich *(→ Abb. 5.5-2)*:

- Konfliktmoderation: Anwendung von Gesprächstechniken, die Gedanken und Äußerungen der Konfliktparteien strukturieren sollen, um auf eine Klärung hinzuwirken.
- Konfliktmediation: Hier wird der Kern des Konfliktes durch qualifizierte Fachleute unter Mitwirkung der Konfliktparteien bearbeitet. Es geht darum, eine Lösung zu finden, die für beide Seiten akzeptabel ist oder die sogar für beide Seiten günstiger ist, als das ursprüngliche Ziel.

Institutionalisierte Konfliktlösung kann ein wichtiger Bestandteil einer Organisations- und Personalentwicklung sein:

- Festlegung der Teilnehmer, Sitzungsraum,
- Festlegung des Ziels,

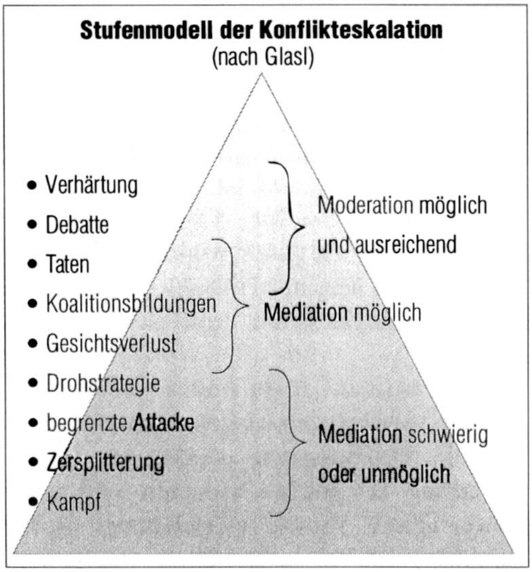

Abb. 5.5-2: Moderation/Mediation bei Konflikteskalation.

- Ermahnung zur Bereitschaft zu Emotionalitätsabbau, zu Selbstoffenbarung und zu offener Kommunikation,
- Konfliktlösungsgespräch, Moderation, Mediation,
- Dokumentation der Ursachen und der Lösung/Maßnahmen,
- Festlegung weiterer Termine.
- Protokoll an alle Beteiligten.

5.5.4 Risikokommunikation

(→ Kap. 6.7)

Kommunikation zum Thema „Gesundheitsschutz im Betrieb“ geschieht oft mit dem Ziel einer Verhaltensänderung. Menschliches Verhalten zu beeinflussen ist ein langwieriger und aufwändiger Prozess. Einmalige Interventionen genügen i.d.R. nicht. Der Mensch unterliegt oftmals der „Illusion der eigenen Unverletzbarkeit“. Andererseits können auch übertriebene Befürchtungen heranwachsen.

Die Charakterisierung und Mitteilung einer Gesundheitsgefährdung soll klar und verständlich sein. Für rein wissenschaftliche Zwecke mag die Darstellung der Gefährdung genügen, für praktische Zwecke ist auch möglichst ein Vorschlag zur Gefährdungsbeseitigung bzw. Risikominimierung beizufügen.

Auf welcher Ebene liegen die Ursachen eines Fehlverhaltens und was ist die entsprechende Kommunikation *(→ Tab. 5.5-1)*.? Nicht jedes „Fehlverhalten" ist durch Worte (Kommunikation) zu lösen, manchmal müssen die Bedingungen (Arbeitsorganisation, -gestaltung) geändert werden.

Es ist meist ein „Nicht Wollen", welches hinter dem gesundheitswidrigen Verhalten steht, z.B. die Nichtbenutzung persönlicher Schutzausrüstung. Ein solches Verhalten wird beibehalten, wenn es Vorteile mit sich bringt, die Regeln oder die Vernunftgründe zu missachten. Der Appell zum Gesundheitsschutz ist also wirksamer, wenn das richtige Verhalten auch erleichtert oder „belohnt" wird. Mit anderen Worten: psychologisch-kommunikative Maßnahmen des Gesundheitsschutzes müssen mit technischen und organisatorischen Maßnahmen einhergehen.

Die Mitarbeiter mit Suchtproblematik bedürfen einer speziellen Betreuung *(→ Kap. 6.4)*.

Im Arbeits- und Gesundheitsschutz geht es zunächst einmal um die Vermeidung von Unfällen und Berufskrankheiten. Der Erfolg liegt in der Abwesenheit eines Problems („Vermeidungsziel"). Der gewissenhafte Anwender von Gehörschutzstöpseln im Lärmbereich empfindet den Erhalt des Gehörs nicht als Belohnung, denn ein gutes Gehör hatte er schon zuvor.

Die überzeugende Darlegung des notwendigen Arbeitsschutzes bedarf deswegen unterstützender Begleitumstände:

- Vorteile der Regelbeachtung verdeutlichen, Anreize schaffen.
- Wenn Risikominderung betrieben wird (z.B. Einführung persönlicher Schutzausrüstung), sollten die Mitarbeiter dauerhaft beteiligt werden („selbstbestimmte Verwirklichung").
- Kommunikativ-psychologischer Aspekt: Das Entdecken eines Sicherheitsmangels bedeutet – psychologisch betrachtet – für den Betriebsarzt (bzw. die Fachkraft) ein Erfolgserlebnis. Es ist wichtig, dass diese Entdeckung verbal/nonverbal nicht als „Sieg" kommuniziert wird. Die Mitarbeiter am Arbeitsplatz und die zuständigen Vorgesetzten sollen die Situation nicht als „Niederlage" erleben.

Tab. 5.5-1 Ursache von Fehlverhalten und Beeinflussungsstrategien (nicht nur kommunikativ!).

Ebene des Problems	kommunikative Lösung	organisatorische und technische Lösung	Lösungsbeispiele
Nicht Wissen	informieren	–	Mitarbeiter unterschätzt Lärmgefahr, bis in einer Simulation der Höreindruck bei Lärmhypakusis demonstriert wird.
Nicht Können	trainieren (bzw. zum Training bewegen), schulen	Mitarbeiterauswahl („richtiger Mitarbeiter am richtigen Platz"), Arbeitsanforderungen verringern	Adipöser Mitarbeiter der Feuerwehr erfüllt erst nach speziellem Trainingsprogramm die Anforderungen der Vorsorgeuntersuchung G 26 (Atemschutz).
Nicht Wollen	motivieren, appellieren	sicherheitskonformes Verhalten erleichtern	Betriebliches Motivationsprogramm zum Tragen von Gehörschutz, kombiniert mit der Anschaffung tragefreundlicher Stöpsel.
Nicht Dürfen	–	organisatorische Änderungen, damit sicherheitskonformes Verhalten möglich	Die Schichtpläne von LKW-Fahrern müssen so erstellt werden, dass der Fahrer sicherheitskonforme Lenkzeiten realisieren kann.
Nicht Müssen	Schulung der Vorgesetzten (Vorbild, Abmahnung)	regelwidriges Verhalten konsequent abmahnen	Nach einer speziellen Schulung der Meister und Abteilungsleiter ist das Tragen von Helm und Gehörschutz zur allgemeinen Gewohnheit geworden.

Vielmehr soll die Information wie ein gutgemeinter Ratschlag mitgeteilt werden. Gleichwohl soll auf der inhaltlichen Ebene durchaus deutlich auf die Gefährdung der Mitarbeiter und auf die Verletzung von Vorschriften hingewiesen werden.

Beispiel für eine Risikokommunikation
Szenario:

- Betriebsärztliche Betreuung eines Verwaltungsbetriebes mit 90 Mitarbeitern.
- In den Medien Berichte über Krebsgefahren durch Kopierer und Laserdrucker.
- Die Betriebsärztin erfährt zufällig, dass unter vielen Mitarbeitern Besorgnis herrscht, da im Betrieb sehr viel kopiert wird.
- Eine betriebsärztliche Stellungnahme (s.u.) wird über Intranet und Werkszeitung veröffentlicht. Die Stellungnahme ist im Hinblick auf die Belegschaft des Betriebs für ein überdurchschnittlich gebildetes und differenziertes Publikum abgefasst.
- Ergänzend wird im Arbeitsschutzausschuss das Thema beraten. Ergebnis: Bei der Neuanschaffung von Kopierern soll das BG-Zeichen „schadstoffarm“ beachtet werden. Geschulte Mitarbeiter sollen mit dem Wechsel der Tonerkartuschen und der Beseitigung kleinerer Störungen betraut werden.

Literatur

1. Wienhold, L., Kiesau, G., Wettberg, W.: Sicherheitsingenieur 2000; 31, 2: 12–16.

Sehr geehrte Damen und Herren,

als Betriebsärztin der Firma XY GmbH möchte ich Ihnen einige Informationen zu der Frage geben, ob Tonerstäube gesundheitsschädlich sind.
Die Arbeitsschutzexperten der Berufsgenossenschaften untersuchen seit längerem die Gefahrstoffemissionen handelsüblicher Laserdrucker und Kopierer. Dabei konnten bei normalem Betrieb und auch bei intensiver Nutzung der Geräte keine gefährlich hohen Werte festgestellt werden. Eine mögliche vorübergehende Reizwirkung an Schleimhäuten bei empfindlichen Personen ist allerdings bekannt.
Eine vieldiskutierte neue Studie zeigt nun, dass das Einatmen von Tonerstaub (in hohen Konzentrationen!) bei Versuchstieren Lungenkrebs hervorruft.
Diese Ergebnisse können nicht ohne weiteres auf die Niedrigdosisexposition beim Menschen übertragen werden. Die Bedeutung dieser Befunde für den Menschen wird derzeit geprüft.
Einige Vorsichtsregeln im Umgang mit Tonerstäuben sind empfehlenswert. Bei Einhaltung dieser Regeln ist keine Gesundheitsgefährdung anzunehmen.
Verhaltensempfehlungen:

- Nur mit geschlossener Abdeckung kopieren („Trauerränder“ vermeiden).
- Papierstaus vorsichtig und sorgfältig beheben, damit nicht unnötig Staub aufgewirbelt wird.
- Verunreinigungen durch Toner immer mit feuchtem Tuch aufnehmen.
- Die Reinigung der Geräte sollte nur mit geprüften Saugern erfolgen (niemals Ausblasen).
- Wichtig ist übrigens auch die regelmäßige Wartung der Geräte zur Vermeidung übermäßiger Ozon-Produktion. Dauerbetrieb der Geräte sollte vermieden werden.

Für Fragen stehe ich gerne zur Verfügung.

Mit freundlichen Grüßen
Ihre Betriebsärztin
Dr. med. Caroline Rathgeber

5.6 Management und Ökonomie im Betrieb

5.6.1. Grundprinzipien eines Arbeitsschutzmanagements

(→ *Kap. 5.3 zum Begriff des Qualitätsmanagements)*

Der Arbeitsschutz erfährt gegenwärtig einen Paradigmenwechsel. Nachdem in der Vergangenheit Sicherheit und Arbeitshygiene überwiegend mit technischen Mitteln bearbeitet wurden, sind nun zunehmend die betriebliche Organisation und das Verhalten der Mitarbeiter im Blickpunkt des Interesses. Das Instrumentarium der Psychologie, Soziologie und Betriebswirtschaftslehre soll dem Arbeits- und Gesundheitsschutz nutzbar gemacht werden.

Die punktuelle Bearbeitung von Arbeitsschutzproblemen wird aufgegeben zugunsten einer systemischen Arbeitsplatzanalyse und Maßnahmengestaltung. Gesucht werden Steuerungsmechanismen zur Optimierung der betrieblichen Abläufe. Das Schlagwort für diese moderne Auffassung des Arbeitsschutzes lautet „Arbeitsschutzmanagement".

Arbeitsschutzmanagement. Es geht im Kern darum, dass die Aktivitäten des Arbeitsschutzes in einer systematischen und flächendeckenden Weise durchgeführt und in die übrigen und üblichen betrieblichen Abläufe integriert werden. Betriebsarzt und Sicherheitsfachkraft leisten definierte Beiträge und müssen ihre Mitarbeit im Unternehmen nicht immer wieder neu anbieten.

Gesundheits(schutz)management. Dieser weniger häufig verwendete Ausdruck stellt eine begriffliche Erweiterung (bzw. Ergänzung) des Arbeitsschutzmanagement(s) dar. Gesundheitsfürsorge für die Mitarbeiter soll Bestandteil der Unternehmenskultur werden, über die Gefahrenabwehr hinaus.

Welche Anforderungen müssen erfüllt werden?

Es sollen einerseits klare Strukturen für Aktivitäten des Gesundheitsschutzes und der Gesundheitsförderung vorgegeben werden, andererseits sollen die betrieblichen Akteure vor bürokratischem Formalismus bewahrt bleiben. Ein modernes Arbeitsschutzmanagement soll mit den bewährten Formen des betrieblichen Arbeitsschutzes (nach ArbSchG und ASiG) kompatibel sein:

- Sitzungen des Arbeitsschutzausschusses mindestens 1-mal vierteljährlich,
- regelmäßige Begehungen der Arbeitsstätten.

Richtschnur sollten folgende Prinzipien sein (Quelle: WHO, Prinzipien der BGf):

- Verhältnisprävention als oberstes Ziel,
- Verhaltensprävention darin integriert,
- Partizipation der Beschäftigten,
- interdisziplinäre Zusammenarbeit,
- Orientierung an Effekt und Effizienz,
- Kontinuität und langfristige Anlage.

Der Betriebsarzt sollte – im Rahmen seiner Beratungsfunktion – der Geschäftsleitung ein Arbeitsschutzmanagement vorschlagen. In vielen Unternehmen ist ein solches noch nicht bekannt, das Interesse an einer Systematisierung des Arbeitsschutzes ist meist vorhanden.

Richtig eingesetzt, wird ein Managementsystem mehr Nutzen bringen als es Aufwand erfordert:

- geringere Ausfallzeiten von Mitarbeitern,
- höhere Verfügbarkeit der Betriebsmittel.

Verschiedene Arbeitsschutzmanagementsysteme (AMS) wurden geschaffen (in Auswahl):

- Die Internationale Arbeitsorganisation (International Labour Organisation – ILO) hat einen Leitfaden zur freiwilligen Einführung von AMS erarbeitet. Auf dieser Grundlage wurde in Deutschland ein nationaler Leitfaden zur freiwilligen Anwendung in Organisationen entwickelt.
- Occupational Health and Risk Management System (OHRIS), Bayerisches Staatsministerium für Gesundheit, Ernährung und Verbraucherschutz (Vollversion unter www.lfas.bayern.de). Die Einführung des OHRIS ist freiwillig und beinhaltet eine vereinfachte Überprüfung bayerischer Unternehmen durch die Behörden. Mit Prüflisten können u.a. Betriebsbegehungen und Gefährdungsanalysen durchgeführt werden. Ferner ist die Integration in bestehende QM-Systeme möglich („Integriertes Managementsystem", s.u.).
- „Arbeitsschutz und sicherheitstechnischer Check in Anlagen" (ASCA) der hessischen Landesregierung. Die Einrichtung von ASCA-Überprüfungen in Unternehmen ist freiwillig. Unternehmen mit ASCA werden von den hessischen Aufsichtsbehörden in vereinfachter Form überwacht.
- „5 Bausteine für einen gut organisierten Betrieb" des Hauptverbandes der gewerblichen Berufsgenossenschaften (sehr einfache Prinzipien, auch für Kleinbetriebe geeignet).
- Sicherheit – Gesundheit – Umwelt (SGU): ein AMS der Süddeutschen Metall-BG. An dem Verfahren können Mitgliedsbetriebe auf Antrag teilnehmen. Es werden allgemeine Kriterien und Verfahren festgelegt zur Durchführung von Audits und Zertifizierungen.

Arbeitsschutzmanagementsysteme sind natürlich am ehesten in großen Betrieben zu realisieren. Auch in mittelgroßen Unternehmen kann ein AMS aufgebaut werden, das sich bei Bedarf in bestehende Qualitäts- oder Umweltmanagementsysteme einfügt. Eine Handlungshilfe des Länderausschusses für Arbeitsschutz und Sicherheitstechnik (LASI) beschreibt dies. Für Kleinbetriebe sind darin Erleichterungen vorgesehen [4, 5].

In 22 Schritten zum Arbeitsschutzmanagementsystem (AMS, Quelle LASI [4, 5]):

1. Entscheidung zur Einführung eines AMS,
2. Festlegen von Leitlinien für Sicherheit und Gesundheitsschutz,
3. Bereitstellen der Mittel,
4. Durchführen der Bestandsaufnahme,
5. Festlegen der Verantwortungs- und Aufgabenbereiche,
6. Festlegen und Vereinbaren von Zielen,
7. Aufbau des AMS,
8. Regeln des Informationsflusses und der Zusammenarbeit,
9. Ermittlung gesetzlicher und weiterer Vorgaben,
10. Ermittlung von Gefahren und Gefährdungen; Bewertung von Risiken,
11. Beseitigung oder Minimierung von Gefahren, Gefährdungen und Risiken,
12. Regelungen für Betriebsstörungen und Notfälle,
13. Prävention bei der Beschaffung,
14. Aktionsprogramme,
15. Durchführung arbeitsmedizinischer Vorsorgemaßnahmen,
16. Ermittlung der Eignung der Beschäftigten,
17. Einarbeitung, Unterweisung und Fortbildung,
18. Mitwirkung, Rechte und Pflichten der Beschäftigten,
19. Überprüfung und Überwachung; Mängelbehebung,
20. Auditierung; Korrektur und Verbesserung,
21. Bewertung; Verbesserung,
22. Regelungen zur Dokumentation.

Unter Punkt 1 steht u.a. geschrieben: *„Verpflichten und berechtigen Sie auch das Fachpersonal im Arbeitsschutz und den Betriebsrat an der Einführung, Umsetzung und ständigen Weiterentwicklung Ihres Arbeitsschutzmanagementsystems mitzuwirken."*

Unter Punkt 15 steht u.a. geschrieben: *„Legen Sie aufgrund der Zahl Ihrer Mitarbeiter und deren Tätigkeit den personellen und zeitlichen Bedarf an arbeitsmedizinischer und arbeitshygienischer Betreuung fest. Dabei sind die Einsatzzeiten des Betriebsarztes mindestens in dem Umfang vorzusehen, der durch den Unfallversicherungsträger vorgegeben ist. Ermitteln Sie gemeinsam mit dem Betriebsarzt alle Tätigkeiten, die arbeitsmedizinische Untersuchungen der Beschäftigten erfordern und vereinbaren Sie mit dem Betriebsarzt oder einem arbeitsmedizinischen Dienst die Durchführung dieser gesetzlich vorgeschriebenen arbeitsmedizinischen Vorsorgeuntersuchungen.*

Prüfen und ermitteln Sie dabei auch, ob für bestimmte Tätigkeiten arbeitsmedizinische Eignungsuntersuchungen erforderlich sind. Legen Sie fest, wer die fristgerechte Durchführung dieser Untersuchungen überwacht. Setzen Sie die im Weg der arbeitsmedizinischen Betreuung ermittelten Maßnahmen zur Minimierung von gesundheitlichen Gefährdungen im Zusammenwirken mit Ihren Führungskräften um. Binden Sie den Betriebsarzt im Rahmen der arbeitsmedizinischen Betreuung in Betriebsbesichtigungen und in die Erstellung der Gefährdungsbeurteilung ein." (Der letzte Punkt wird für Kleinbetriebe nicht gefordert.)

Unter Punkt 16 steht u.a. geschrieben: *„Ermitteln Sie gemeinsam mit Ihren Führungskräften und dem Fachpersonal für Arbeitsschutz, welchen Anforderungen ein Beschäftigter genügen muss. Stellen Sie sicher, dass Ihre Führungskräfte und anderen Beschäftigten, die mit besonderen Aufgaben im Arbeitsschutz betraut sind, die für die Erfüllung dieser Aufgaben erforderliche fachliche Qualifikation besitzen und diese – soweit erforderlich durch Zeugnisse und andere Referenzen – nachweisen können. Jeder Beschäftigte muss für die ihm im Unternehmen übertragenen Aufgaben geeignet sein. Prüfen Sie daher bei der Neubesetzung einer Stelle, bei der Umsetzung von Beschäftigten auf eine andere Stelle oder nach längeren Erkrankungen, ob der Beschäftigte aufgrund seiner körperlichen, psychischen und motorischen Leistungsfähigkeit die Eignung für die vorgesehene Tätigkeit besitzt."*

Die Anhänge der LASI-Schrift enthalten interessante Mustertexte für die Organisation des Arbeitsschutzes:

- Anhang 4.2: Übertragung von Arbeitgeberpflichten
- Anhang 4.3: Bestellung zum Managementsystembeauftragten
- Anhang 4.4: Bestellung zur Fachkraft für Arbeitssicherheit (Muster-Vertrag)
- Anhang 4.5: Bestellung zum Betriebsarzt (Muster-Vertrag)
- Anhang 4.12: Einweisung und Verpflichtung von Fremdfirmen
- Anhang 4.13: Bestätigung von Einarbeitung, Unterweisung und Fortbildung
- Anhang 4.15: Vorschlag- und Mängelmeldung
- Anhang 4.18: Auditplan für den Zeitraum ...
- Anhang 4.20: Aufbau einer Verfahrensanweisung

Integrierte Managementsysteme

Managementsysteme erfüllen grundlegende Funktionen eines Unternehmens: Planen, Organisieren, Standardisieren, Sichern, Verbessern, Strukturieren und Dokumentieren.

Es gibt unterschiedliche Systeme:

- Managementsysteme für die Aufgabenerfüllung in speziellen Unternehmensbereichen (Personal-, Finanz- oder Produktionsmanagement sowie auch Umwelt- und Arbeitsschutzmanagement, s.o.),
- integrierte Managementsysteme für alle Unternehmensbereiche (z.B. QM-Systeme auf der Basis der Norm ISO 9000 ff.).

Derzeit findet eine Diskussion statt, wie Managementsysteme, die den Fokus auf die Themenfelder Umwelt und Arbeitsschutz legen, in bestehende, integrierte Managementsysteme implementiert werden können. Ein Beispiel für ein Managementsystem, welches nicht nur betriebswirtschaftliche Ziele und Produktionsziele regelt, sondern auch mitarbeiterorientiert und damit offen für Aspekte des Gesundheitsschutzes und der Gesundheitsförderung ist, ist die „Balanced Scorecard" [3].

Konzeption und Implementierung eines integrierten Managementsystems

- Umfassende Bestandsaufnahme der Unternehmenssituation:
  - Unternehmensstrukturen und -prozesse,
  - Rahmenbedingungen (Gesetze, Normen, unternehmensinterne Sachzwänge, kundenseitige Anforderungen),
- gemeinsame Konzipierung der gewünschten, künftigen Unternehmensstrategie,
- Durchführung des komplexen Veränderungsprozesses im Unternehmen (Projektmanagement, Schulung der Mitarbeiter, ...),
- Überprüfung des Prozesses (Controlling, Audits, Begehungen), Korrekturmaßnahmen.

Das anspruchsvolle Motto lautet: „Suche ständig nach den Ursachen von Problemen, um alle Systeme von Produktion und Dienstleistung sowie alle anderen Aktivitäten im Unternehmen beständig und immer wieder zu verbessern."

Praxisbeispiel [6]:
Die Spenner Zement GmbH & Co. KG, ein mittelständisches Familienunternehmen aus Ost-Westfalen, entschloss sich im Jahr 2001, im

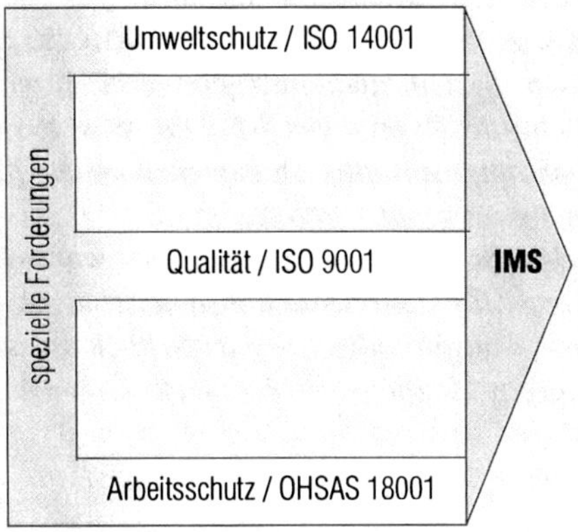

Abb. 5.6-1: Schema eines integrierten Managementsystems.
Erläuterung: OHSAS 18001 ist ein angelsächsisches AMS. Es wurde speziell im Hinblick auf die Kompatibilität der Arbeitsschutzaktivitäten mit Umweltschutzaktivitäten (ISO 14001) geschaffen. Eine Integration in allgemeine Qualitätsstandards (ISO 9001) ist möglich.

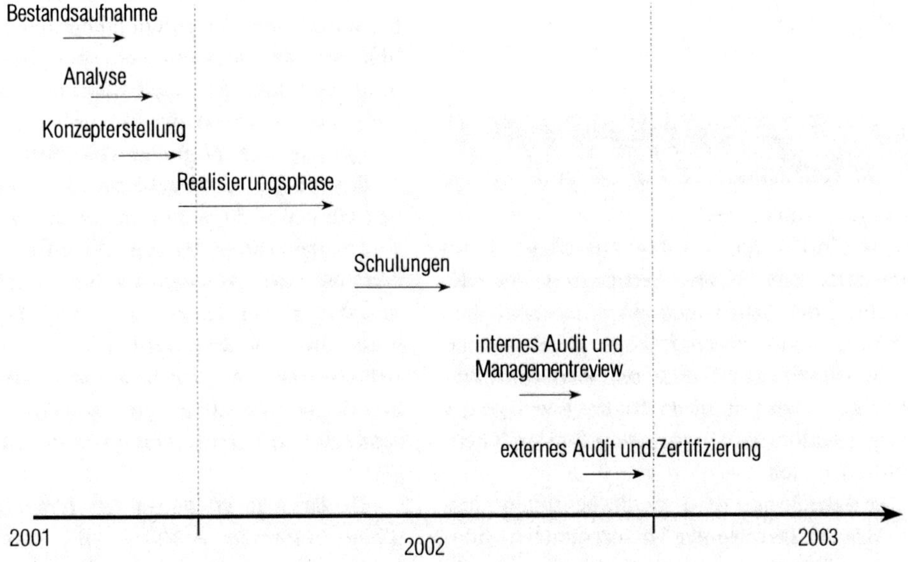

Abb. 5.6-2: Zeitablauf der Einführung eines integrierten Managementsystems am Beispiel der Fa. Spenner Zement.

Rahmen der Umstellung ihres bestehenden Qualitätsmanagementsystems nach DIN EN ISO 9001 auf die revidierte Fassung 2000, auch die Belange des Umweltschutzes und des Arbeitsschutzes stärker zu beachten und in einem integrierten Managementsystem zusammenzuführen (→ Abb. 5.6-1 und 5.6-2). Dadurch sollten System-Redundanzen vermieden und bestehende Regelungen, die für alle Systeme gelten (interne Audits, Dokumentenlenkung etc.) gemeinsam genutzt werden.

Der gesamte Produktionsprozess wurde analysiert. Alle Umwelt- und Arbeitsschutzaspekte wurden ausformuliert, einschließlich der notwendigen Maßnahmen (hier nicht näher dargestellt).

5.6.2 Betriebswirtschaftliche Grundlagen

(→ Lehrbücher der Betriebwirtschaft)

5.6.3 Definition und Organisation der arbeitsmedizinischen Dienstleistung

(→ Kap. 1.1–1.7)

5.6.4 Effizienz arbeitsmedizinischer Dienstleistung

(→ Kap. 1.5 und 6.1)
Arbeitsmedizin spielt sich überwiegend im Wirtschaftsleben ab. Der Betriebsarzt, der BK-Gutachter, der Arbeitsmediziner im staatlichen oder berufsgenossenschaftlichen Arbeitsschutz, sie alle müssen auf Effizienz und Wirtschaftlichkeit achten. Dies gilt intern, für die jeweils eigene Organisation, aber auch extern für den Klienten oder Kunden.

Der Betriebsarzt wird v.a. dafür sorgen müssen, dass die Termine der Vorsorgeuntersuchungen so gelegt sind, dass keine Wartezeiten für die Beschäftigten entstehen. Umgekehrt müssen die Beschäftigten lernen, dass betriebsärztliche Termine verbindlich einzuhalten sind, damit ein effizienter Ablauf möglich wird.

Entscheidend ist auch die günstige Lokalisierung der werksärztlichen Büro- und Untersuchungsräume im Betrieb. Für die Versorgung von Befindlichkeitsstörungen und kleinen Verletzungen in der Betriebsambulanz ist der unmittelbare ökonomische Nutzen für das Unternehmen evident. Für Vorsorgeuntersuchungen setzt z.B. der arbeitsmedizinische Dienst der Bau-Berufsgenossenschaften für kleinere Betriebe Untersuchungsmobile vor Ort ein, damit die Beschäftigten keine langen Arbeitsausfallzeiten haben. Sehtestgeräte, Lungenfunktionsgeräte u.a. gibt es heute in kleiner und leichter Ausführung. Dies erleichtert die Ausübung der betriebsärztlichen Tätigkeit vor Ort. Für Kleinbetriebe ist v.a. die Optimierung des Fahraufwandes entscheidend.

Der Betriebsarzt handelt effizient, wenn er die Themen einer Einzelberatung in geeigneter Form allen Beschäftigten zugänglich macht (Intranet, Vortrag, Werkszeitung, etc.).

Der Betriebsarzt soll „Öl im Getriebe" sein und die betrieblichen Abläufe beschleunigen und nicht behindern. Andererseits muss er im Einzelfall, wenn es fachlich begründet ist, deutlich auf die Notwendigkeit des Gesundheitsschutzes hinweisen, auch wenn dies ausnahmsweise die Betriebsabläufe zunächst behindert (langfristig aber möglicherweise fördert).

Betriebsarzt und Fachkraft für Arbeitssicherheit können nicht isoliert betrachtet werden. Sie sind Unternehmensberater. Arbeitsschutz muss Aufgabe und Anliegen der betrieblichen Führungskräfte (in Linie) sein. Die Perspektive muss also erweitert werden auf den gesamten Arbeitsschutz. Wie ist die Kosten-Nutzen-Relation der betrieblichen Bemühungen um die Gesundheit und Leistungsfähigkeit der Mitarbeiter [7]?

Ein Ursache-Wirkungs-Zusammenhang zwischen einzelnen Arbeits- und Gesundheitsschutzmaßnahmen und einzelnen nicht stattgefundenen Ereignissen – dem verhinderten

Unfall oder der verhinderten Erkrankung – ist aus logischen Gründen nur indirekt herzustellen. Ein verhindertes Ereignis bleibt fiktiv. Ein großer Zeitraum zwischen vermiedener Noxe und verhinderter Schädigung erschwert den Kausalnachweis (Beispiel stressbedingter Herzinfarkt oder Lungenkrebs durch Gefahrstoffe). Wir treffen hier auf die bekannten methodischen Probleme, wie sie auch beim Nutzennachweis sonstiger Bereiche der Präventivmedizin auftreten.

Simple Kosten-Nutzen-Berechnungen („Der Arbeitsunfall verursachte Kosten in Höhe von ..., das Anbringen eines Schutzgitters zur Verhinderung des Unfalls hätte ... gekostet.") greifen zu kurz und sind nicht hilfreich. Realitätsnahe Berechnungen sind kompliziert und bleiben dennoch unvollständig [9].

Dennoch ist es unbestritten, dass ein gewisses Maß an Arbeitsschutz ökonomisch sinnvoll ist. Unternehmen würden auch dann Arbeitsschutz betreiben, wenn es keine gesetzliche Verpflichtung gäbe. Die Schwierigkeit besteht allerdings im Bestimmen des „richtigen" (wirtschaftlichsten) Arbeitsschutzniveaus. Mit dem Prinzip der Kosten-Wirksamkeitsanalyse und dem Relevanzbaumprinzip ist es möglich, ein optimales Budget für den Arbeits- und Gesundheitsschutz festzulegen [10].

Zum Auffinden des optimalen Niveaus sind Kosten-Nutzen-Betrachtungen notwendig, und seien sie auch nur halb quantitativ. Die ausschließliche Betrachtung der Kostenseite ist jedenfalls nicht sachgerecht [2].

Im Folgenden werden zunächst die Kosten (der finanzielle Aufwand) und danach der resultierende Nutzen erläutert:

- Aufwand *(→ Kap. 6.1.4):* Dieser ist relativ einfach zu erfassen (schwieriger allerdings, wenn ein integrierter Arbeitsschutz mit allen Unternehmensaktivitäten verflochten ist). Die Aufstellung sollte aber die jährlichen Gesamtaufwendungen umfassen und nicht nur etwa ein einzelnes Schutzgitter oder eine einzelne Impfung. Unbestritten ist, dass Arbeitsschutz bei der Projektrealisierung möglichst effizient und kostensparend vorgehen soll.
- Zum Nachweis des Nutzens der Arbeitsschutzmaßnahme können die nachfolgend genannten Parameter (z.B. Arbeitsunfallzahlen) herangezogen werden (auch wenn damit vielleicht nicht der gesamte Nutzen dargestellt wird und Störgrößen mit im Spiel sind, da diese Parameter durch weit mehr Faktoren als nur Arbeitsschutzaktivitäten beeinflusst werden):
  - verringerte Unfallzahlen,
  - verringerte Häufigkeit von arbeitsbedingten Erkrankungen und Berufskrankheiten,
  - niedrigere Fehlzeiten, seltenere Frühberentung,
  - Verminderung von Wege- und Wartezeiten durch Behandlung geringfügiger Verletzungen in der werksärztlichen Ambulanz,
  - verringerte Ersthelferquote (mit Genehmigung der Berufsgenossenschaft) bei Existenz einer betrieblichen Sanitätsstelle,
  - niedrigere Fluktuation der Belegschaft, höhere Leistungsfähigkeit und Arbeitszufriedenheit der Beschäftigten,
  - Verringerung der Personal- und Personalnebenkosten (verbesserte Schadensklasse in der Unfallversicherung, verringerte Lohnfortzahlungskosten, verringerte Personalpuffer),
  - indirekte Verringerung der Personalnebenkosten durch Entlastung der Sozialversicherungen,
  - Sicherung der ungestörten Produktion (Kontinuität des Produktionsprozesses, Planbarkeit, Termintreue), bessere Produktqualität, höhere Kundenzufriedenheit,
  - produktionsbezogene Verbesserungsvorschläge, die sich aus Arbeitsschutzmaßnahmen ergeben („kontinuierlicher Verbesserungsprozess"),
  - Optimierung des rationellen Personaleinsatzes (Einsatz der Mitarbeiter entsprechend ihrer physischen und psychischen Belastbarkeit und Leistungsfähigkeit),

– verbessertes Image des Unternehmens bei den Kunden.

Arbeitsschutzmaßnahmen und Unternehmenserfolg scheinen korreliert zu sein („Wer im Arbeitsschutz gut ist, ist überall gut“). Ein positiver Zusammenhang zwischen Sicherheit und Gesundheitsschutz und dem betriebswirtschaftlichen Erfolg wurde in einer Untersuchung an Handwerksbetrieben gefunden. Unternehmen, die sich um den Gesundheitsförderpreis bewarben, wiesen im Betrachtungszeitraum (1994–2001) eine längere Existenzdauer auf als die Grundgesamtheit aller Handwerksbetriebe auf Bundesebene [8].

Laut dieser Studie scheinen sich Arbeitsschutzmaßnahmen auf folgende Bereiche positiv auszuwirken:

- sinkende Mitarbeiterfluktuation,
- Steigerung der Produktqualität,
- Imagegewinn bei den Kunden.

Nach den Schilderungen von Packebusch et al. [8] waren die befragten Handwerksmeister vom Erfolg ihrer Arbeitsschutzmaßnahmen überrascht. Ihre Erwartungen seien übertroffen worden.

Arbeitsplatzqualität und Unternehmenserfolg: Eine Liste von 100 führenden Unternehmen („GPW 100“) wurde ermittelt vom Great Place to Work Institute (USA) nach Kriterien der Qualität der Arbeitsplatzgestaltung und der Mitarbeiterorientierung. Der Vergleich dieser „100 besten Arbeitgeber“ (GPW 100) mit den 500 Werten des Standard & Poor Index (S&P 500) zeigte für die „GPW 100“ eine erheblich bessere Entwicklung des Aktienkurses *(→ Abb. 5.6-3)*.

Die systematische gesundheitsgerechte Gestaltung der Arbeitsplätze und Arbeitsabläufe (und die Sicherheit von Produktionsanlagen) kann wesentliche Faktoren für den wirtschaftlichen Erfolg, die Innovationsfähigkeit des Unternehmens und die Motivation der Beschäftigten sein.

In Zukunft wird bei der Abschätzung der Bonität eines Unternehmens (Stichwort „Basel II“) verstärkt das Humankapital des Unternehmens berücksichtigt (mit einem Gewicht von bis zu 70%). Dies ist ein weiterer Beleg für den Nutzen der menschengerechten Arbeitsgestaltung, da Kreditwürdigkeit direkte ökonomische Auswirkungen hat.

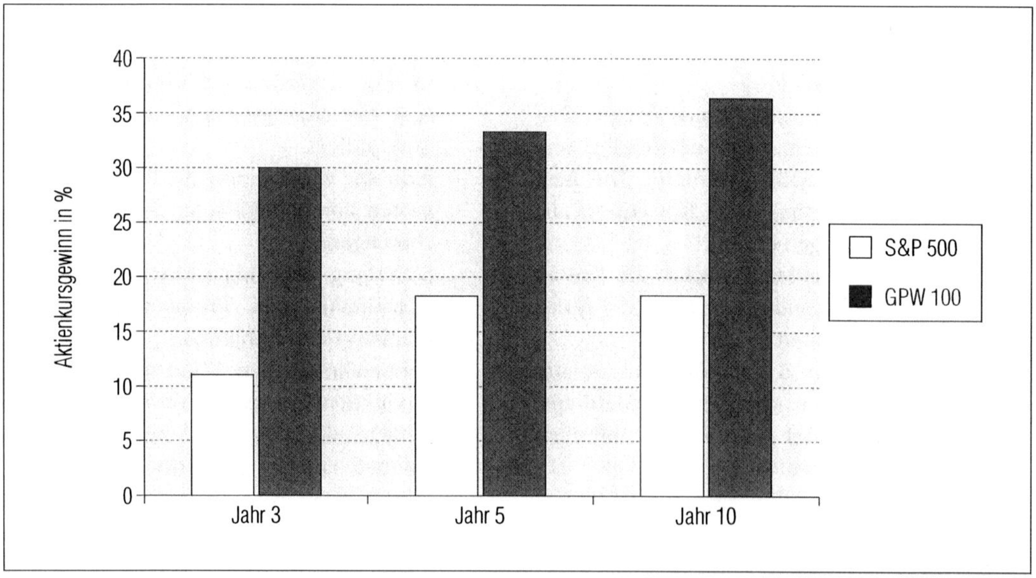

Abb. 5.6-3: Arbeitsplatzqualität und Unternehmenserfolg (Aktienkursgewinn). Vergleich der „100 besten Arbeitgeber“ (GPW 100) mit den 500 Werten des Standard & Poor Index (S&P 500); Quelle: Amtliche Mitteilungen der BAuA 1/2004.

Fazit: Mit der konsequenten Anwendung eines betrieblichen Arbeitsschutzmanagements wird der Unternehmer gemeinsam mit seinen Führungskräften und Beschäftigten Störungen im Betriebsablauf verringern sowie Abläufe und Prozesse optimieren. Es gibt verschiedene Hinweise dafür, dass der erzielte Nutzen die investierten Kosten erheblich übersteigt.

Viele Experten sind davon überzeugt, dass Unternehmen marktfähiger sind, die sich aktiv um Organisation, Mitarbeitermotivation und Qualitätsmanagement kümmern. Hier kann sich ein moderner Arbeits- und Gesundheitsschutz einbringen. Er geht weit über das reine Verhindern von unerwünschten Ereignissen hinaus. Als „betriebliche Gesundheitsförderung" soll er alle gesundheits- und motivationsstabilisierenden Arbeitsplatzeinflüsse verstärken *(→ Kap. 5.4)*.

Ausblick: Die Gesunderhaltung der Mitarbeiter wird in Zukunft voraussichtlich einen noch höheren Stellenwert als heute bekommen. Eine zahlenmäßig kleine, aber hoch qualifizierte Belegschaft, die durchschnittlich wesentlich älter als heute sein wird, muss geschützt, gefördert und motiviert werden. Dies dürfte für die Unternehmen von Morgen eine selbstverständliche Maxime werden und wird vermutlich keiner Begründung mehr bedürfen.

Nach Bullinger und Braun [1] sind Arbeitsschutzmaßnahmen *„Potenzialinvestitionen in das Humanvermögen. Sie sind zunächst auf eine immaterielle Verbesserung des individuellen und betrieblichen Leistungsvermögens sowie auf die Sicherung personaler, organisationaler und arbeitskultureller Unternehmensressourcen ausgerichtet, bevor sie mittel- bis langfristig zu einer Verbesserung der Wettbewerbsposition führen und auf diese Weise indirekt ertragswirksam werden."*

5.6.5 Teamarbeit im Arbeitsschutz

(→ Kap. 5.5)

Wer sollte beim Gesundheitsmanagement die Federführung haben, initiativ werden? Welche Rolle spielt dabei der Betriebsarzt?
Wichtig für das betriebliche Gesundheits(schutz)management ist v.a. das Zusammenwirken möglichst vieler betrieblicher Funktionsträger. Wer die Federführung innehaben sollte, ist nicht allgemein zu beantworten. Entscheidend ist, dass die Zuständigkeiten klar verteilt sind.

Der Betriebsarzt kann je nach Neigung, Fähigkeit, Einsatzzeit und betrieblicher Situation eine führende oder eine begleitende Rolle einnehmen. Entscheidend ist seine Teamfähigkeit als unverzichtbare Schlüsselkompetenz.

Der Betriebsarzt muss also in der Weiterbildung auf eine solche Teamarbeit im Betrieb vorbereitet werden (Zusammenarbeit mit Fachkraft für Arbeitssicherheit, Arbeitnehmervertretung, etc.). Als Einzelkämpfer wird er bei niedrigen Einsatzzeiten wenig erreichen können. Ziel ist somit die Integrationsfähigkeit des Betriebsarztes in die Strukturen des Betriebes. Hierzu ist eine gute Kenntnis der Rollenverteilungen und Interessenlagen im Betrieb und Beherrschung der „Sprache des Betriebs" notwendig.

Jedoch soll auch im betrieblichen Gesundheitsschutz-Team die spezifisch ärztliche Rolle des Betriebsarztes erkennbar bleiben. Der Betriebsarzt ist Arzt, der ärztlichen Berufsordnung verpflichtet und in der Anwendung seiner arbeitsmedizinischen Fachkunde weisungsfrei. Es ist also nicht wünschenswert, die ärztliche Identität aufzulösen, vielmehr geht es darum, eine genuin präventivmedizinische Sichtweise zu fördern. Der konsequent präventive Ansatz bedeutet, dass der Arzt sich gedanklich nicht auf den einzelnen „Patienten" einengt. Stattdessen muss sich der Arbeitsmediziner mental (und auch real) zum arbeitenden Menschen und zu dessen Arbeitsbedingungen hinwenden (und erst im zweiten Schritt unter Umständen wieder zurück in den Untersuchungsraum zur Früherkennung von Gesundheitsschäden und zur Betreuung chronisch Kranker). Die Hinwendung zum arbeitenden Menschen erfordert gute allgemeine und branchenspezifische Kenntnisse der Arbeitsmittel und -verfahren und ein profundes Wissen über gesundheitsgerechte Gestaltung der Arbeitsplätze.

Literatur

1. Bullinger, H.-J., Braun, M.: Präventive Arbeitsgestaltung und nachhaltige Unternehmensentwicklung. Zentralblatt für Arbeitsmedizin, Arbeitsschutz und Ergonomie 2000; 50,11: 379–382.
2. Janßen, H.: Zur Frage der Effektivität und Effizienz betrieblicher Gesundheitsförderung – Ergebnisse einer Literaturrecherche. Zeitschrift für Präventivmedizin und Gesundheitsförderung 1991; 3 (Heft 1.91): 1–7.
3. Kentner, M., Janssen, Ph., Rockholtz, C.: Betriebliches Gesundheitsmanagement und Balanced Scorecard – Die Verknüpfung von Prävention und Produktivität bei der Arbeit. Arbeitsmed. Sozialmed. Umweltmed. 2003; 38: 470–476.
4. Länderausschuss für Arbeitsschutz und Sicherheitstechnik: Handlungshilfe zur freiwilligen Einführung und Anwendung von Arbeitsschutzmanagementsystemen (AMS) für kleine und mittlere Unternehmen (KMU). LASI-Veröffentlichung Nr. 22, 2001. Volltext im Internet: http://lasi.osha.de/publications/lv/lv22.htm
5. Länderausschuss für Arbeitsschutz und Sicherheitstechnik: Spezifikation zur freiwilligen Einführung, Anwendung und Weiterentwicklung von Arbeitsschutzmanagementsystemen (AMS). LASI-Veröffentlichung Nr. 21, 2000/2001.
6. Löbus, S., Schiemionek, A.: Integrierte Management-Systeme. Die Industrie der Steine und Erden (Hrsg.: Steinbruchs-Berufsgenossenschaft) 5/2003.
7. Mossink, J., Licher, F. (eds.): Costs and Benefits of Occupational Safety and Health. Proceedings of the European conference on Costs and Benefits of Occupational Safety and Health. The Hague, Netherlands, 28–30 May 1997.
8. Packebusch, L., Herzog, B., Laumen, A.: Erfolg durch Arbeitsschutz. Bundesanstalt für Arbeitsschutz und Arbeitsmedizin, Forschungsanwendung Fa 57, 2003.
9. Thiehoff, R.: Von der Unfallkostenrechnung zu neuen Ansätzen betriebswirtschaftlicher Kosten-Nutzen-Analysen. In: Hauptverband der gewerblichen Berufsgenossenschaften (Hrsg.): BGZ-Report 4/95. Produktivitätsfaktor Gesundheit – mehr Wirtschaftlichkeit durch Sicherheit und Gesundheit bei der Arbeit, S. 67–75. Sankt Augustin 1995.
10. Zangemeister, C., Nolting, H.-D.: Kosten-Wirksamkeitsanalysen als Entscheidungshilfe im Arbeits- und Gesundheitsschutz. Schriftenreihe der Bundesanstalt für Arbeitsschutz und Arbeitsmedizin, Projekt F 1356, Dortmund 1997.

5.7 Arbeitsmedizin im gesellschaftlichen und betrieblichen Spannungsfeld

5.7.1 Darstellung und Diskussion des Bildes der Arbeitsmedizin und der an sie gerichteten Erwartungen

Position von Wirtschaft und Gesellschaft

Ein Wirtschaftsunternehmen in unserer Gesellschaftsordnung zielt darauf ab, aus der Geschäftstätigkeit einen Gewinn zu erzielen. Die Gesundheit der Beschäftigten ist nicht primäres Unternehmensziel. Jedoch ist im Rahmen der Organisations- und Personalentwicklung die Erhaltung der Gesundheit und die Pflege der Motivation der Beschäftigten von großer Bedeutung für den wirtschaftlichen Erfolg des Unternehmens.

So bekennt sich die Bundesvereinigung der Deutschen Arbeitgeberverbände ausdrücklich zum Arbeitsschutz. Arbeitssicherheit wird auch als ein Gebot ökonomischer Vernunft angesehen (J. Husman, BDA, anlässlich der Eröffnungsveranstaltung der A+A 2001). Die Zuständigkeit und Kompetenz des Staates und der Berufsgenossenschaften in Fragen des Arbeitsschutzes werden anerkannt. Nichtsdestotrotz wird eine vereinfachende Überarbeitung des staatlichen und berufsgenossenschaftlichen Regelwerks angemahnt („Deregulierung").

Deregulierung – zu weit getrieben?
Das Land Bayern hat eine Bundesratsinitiative zur Neuordnung der Zuständigkeiten der Unfallversicherungsträger in den Bundesrat eingebracht (Bundesratsdrucksache 820/2003). Der Vorschlag des Landes Bayern wird von vielen Arbeitsschutzexperten als eine Gefährdung der wirksamen Überwachung der Betriebe in Fragen des Arbeits- und Gesundheitsschutzes durch die Unfallversicherungsträger interpretiert. Eine Destabilisierung des betrieblichen Arbeitsschutzes wird befürchtet. DGAUM, VDBW und Ordinarien für Arbeitsmedizin haben protestiert und Vorschläge unterbreitet.

In der Gewichtung des Gesundheitsschutzes gibt es große Unterschiede. In einer vereinfachten Darstellung können 3 Typen von **Unternehmen** benannt werden:

- Unternehmen mit positiver und aktiver Grundhaltung zum Gesundheitsschutz,
- Unternehmen mit neutraler, abwartender Grundhaltung,
- Unternehmen mit skeptischer und ablehnender Grundhaltung.

Von Arbeitsmedizinern wird oftmals beklagt,

dass Firmen den Preis der betriebsärztlichen Einsatzstunde unangemessen niedrig aushandeln wollen. Es besteht die Gefahr des Verdrängungswettbewerbs durch Preisdumping und des Absinkens des allgemeinen Qualitätsniveaus bei der betriebsärztlichen Arbeit [16].

Andererseits gibt es Firmen, die traditionell eine engagierte und fachlich hochstehende werksärztliche Abteilung unterhalten. Hier ist die betriebsärztliche Arbeit anerkannt und ihr Nutzen wird wahrgenommen, so dass ein Wettbewerb allein über den Preis der betriebsärztlichen Einsatzstunden nicht stattfindet.

Immerhin geben 45,4 % der Betriebe an, dass sie allgemeinen Informations- und Beratungsbedarf in Fragen des Arbeitsschutzes und der betrieblichen Gesundheitsförderung haben. Bei 13 % der Betriebe handelt es sich sogar um einen erheblichen Unterstützungsbedarf [7].

Die **Gewerkschaften** sehen den Gesundheitsschutz der Beschäftigten als vordringliche Aufgabe an. Durch Marktmechanismen könne der betriebliche Gesundheitsschutz beeinträchtigt sein. Es ist erklärtes Ziel gewerkschaftlicher Arbeit, durch Wahrnehmung der gesetzlichen Mitbestimmungsrechte u.a. die Anforderungen an eine betriebsärztliche Betreuung im Sinne einer besseren Qualität zu beeinflussen. Ferner sehen es die Gewerkschaften als ihre Aufgabe an, die Motivation der Beschäftigten für gesundheitsgerechtes Handeln zu fördern [19].

Ein besonderes Umwelt- und Arbeitsschutzbewusstsein hat sich, teilweise unter dem Druck der öffentlichen Meinung, in der chemischen Großindustrie herausgebildet. Erklärte Leitlinien sind u.a. (nach [6]):

- wirtschaftlichen Belangen keinen Vorrang gegenüber dem Umwelt- und Arbeitsschutz zu geben,
- auf die Sicherheit von Betrieb und Arbeit größte Sorgfalt zu verwenden,
- Belastungen von Mensch und Umwelt (...) zu minimieren,
- als notwendig Erkanntes aus eigenem Antrieb auch ohne gesetzliche Verpflichtung oder behördliche Auflagen in Angriff zu nehmen.

Kritik an der gegenwärtigen Praxis des Arbeitsschutzes und der Arbeitsmedizin

Kritiker weisen auf die Grenzen des klassischen Arbeitsschutzes hin. Vor allem in den Bereichen der Wissens- und Dienstleistungsgesellschaft, wo physische, chemische, physikalische und biologische Risiken an Bedeutung verlieren, sei ein erweitertes Präventionsverständnis notwendig. Es steige der gesellschaftliche und betriebliche Bedarf nach Prävention psychomentaler Belastungen und nach Maßnahmen der Gesundheitsförderung [2].

Die gegenwärtige Realität des betrieblichen Arbeits- und Gesundheitsschutzes wird auch in anderer Hinsicht kritisiert [13]: Arbeitsschutz werde von den betrieblichen Entscheidungsträgern zunehmend unter dem Gesichtspunkt der Kosteneinsparung betrachtet, der Nutzen – der teilweise langfristiger Natur ist – wird ausgeblendet. Durch Vertragsabschlüsse mit Billiganbietern, insbesondere im Bereich der Mittel- und Kleinbetriebe, sinke die Qualität der betriebsärztlichen Betreuung. Das Arbeitssicherheitsgesetz werde auf diese Weise sukzessive unterlaufen. Insbesondere in Klein- und Mittelbetrieben bereite die Umsetzung der neuen Arbeitsschutzbestimmungen große Probleme.

Die Überprüfung der Umsetzungsergebnisse durch den Staat oder die Unfallversicherungsträger wird als mangelhaft bezeichnet. Auch offensichtliche Verstöße gegen das Arbeitssicherheitsgesetz oder die Unfallverhütungsvorschrift „Betriebsärzte" würden oftmals nicht verfolgt.

In diesem Zusammenhang wird die Medizinerausbildung und die arbeitsmedizinische Weiterbildung (und Fortbildung) als verbesserungsbedürftig genannt. Sie müsse den zukünftigen Betriebsärzten ein klares Berufsbild als Präventivmediziner vermitteln.

Nach Hahn [15] erfüllen Betriebsärzte die Aufgaben nach dem Arbeitssicherheitsgesetz nur unzureichend. Es mangle an Transparenz.

Das Rollenverständnis der Betriebsärzte wird in der Diskussion in Fachkreisen häufig als unbefriedigend kritisiert. Bei den Beschäftigten und ihren Vorgesetzten entstehe nicht selten der Eindruck, dass betriebsärztliche Betreuung sich in der Vorsorgeuntersuchung erschöpft. Eine Vielzahl von speziellen oder allgemeinen (freiwilligen) Vorsorgeuntersuchungen werde von manchen Betriebsärzten nicht ausreichend koordiniert.

Vor allem von Gewerkschaftsseite wird kritisiert, dass Betriebsärzte in die Personalpolitik und -beurteilung mit einbezogen werden (Einstellungsuntersuchung, krankheitsbedingte Kündigung, etc.). Dies diene nicht zur Vorbeugung von arbeitsbedingten Erkrankungen, sondern der gesundheitlichen Auslese von Mitarbeitern.

Bei Eignungs- oder Tauglichkeitsuntersuchungen sei ein präventivmedizinischer Nutzen für die Beschäftigten nicht vorhanden[1]. Der Intention des Arbeitsschutzgesetzes entsprächen sie nicht. Der Betriebsarzt sollte vom Unternehmer fordern, dass diese Untersuchungen außerhalb der Mindesteinsatzzeiten durchgeführt werden.

Arbeitsmediziner und Gewerkschafter kritisieren die betriebsärztlichen Mindesteinsatzzeiten nach Unfallverhütungsvorschrift „Betriebsärzte" als zu gering. Verschärft werde dieses Problem dadurch, dass die Einsatzzeiten – jedenfalls im Bereich einiger Unfallversicherungsträger – sehr stark durch spezielle arbeitsmedizinische Vorsorgeuntersuchungen beansprucht werden. Diese Untersuchungen brächten jedoch zum Teil nur geringen Nutzen für die Prävention arbeitsbedingter Gesundheitsstörungen.

Ein anderes kontroverses Thema ist die Gutachterauswahl bei BK-Kausalbegutachtungen. Beispielhaft sei hier (nach [12]) der Verband arbeits- und berufsbedingt Erkrankter e.V. (AbeKra [1]) zitiert, der vermutet ... *„dass es sich hier um höchst korruptionsanfällige Grauzonenbereiche handelt ... Diese BG-Listengutachter stehen unter Kuratel ... Begutachten sie nicht so, wie der Versicherer es will, verschwinden sie von der Liste und verlieren ihre Gutachtenaufträge ... Sie haben keine Chance unabhängig zu gutachten ...".*

Die Berufsgenossenschaften erwidern, dass hauptsächliche Kriterien für die Gutachterauswahl Prozess- und Ergebnisqualität seien. Wichtig sei vor allem der Nachweis der spezifischen, fachlichen Befähigung des Gutachters, z.B. durch Zertifikat der einschlägigen Fachgesellschaft (DGAUM, Qualifizierung „Arbeitsmedizinische Zusammenhangsbegutachtung"). Tatsächlich scheint die GUV die Gutachter richtig auszuwählen: ca. 90 % der angefochtenen Bescheide werden in juristischen Auseinandersetzungen von den Sozialgerichten bestätigt (siehe Jahresberichte der Berufsgenossenschaften).

Das Bundesversicherungsamt führte im Jahr 2001 eine Sonderprüfung durch und wertete mittels einer standardisierten Prüfliste 838 Gutachten aus. Lediglich 2 Gutachten (0,25 %) wurden als mangelhaft eingestuft (Quelle: Antwort des Bundesversicherungsamtes auf die Anfrage des MdB Hans Büttner vom 6.7.2001).

Erwartungen des Unternehmens an den Betriebsarzt

(→ Kap. 1.4)

In einer Befragung von 974 Betrieben in Deutschland *(→ Abb. 5.7-1)* zeigten sich Erwartungen an den Arbeitsschutz, die vor allem von unmittelbar ökonomischen Interessen geprägt sind (ungestörter Produktionsablauf, Minimierung von Ausfallkosten). Interessant ist der hohe Stellenwert, welcher der Motivierung der Beschäftigten beigemessen wird. Hier liegt für die Arbeitsmedizin ein interessanter Ansatzpunkt für die Beratung der Betriebe [8].

Eine andere Studie über die Erwartungen von Arbeitgebern an Betriebsärzte erbrachte folgende Ergebnisse [4]:

[1] Kommentar: Bei Eignungs- oder Tauglichkeitsuntersuchungen geht es i.d.R. sowohl um Fremd- als auch um Eigengefährdung. Dies hat sehr wohl primärpräventive Aspekte (Vermeidung der Gefährdung für und durch einen Prädisponierten an einem ungeeigneten Arbeitsplatz).

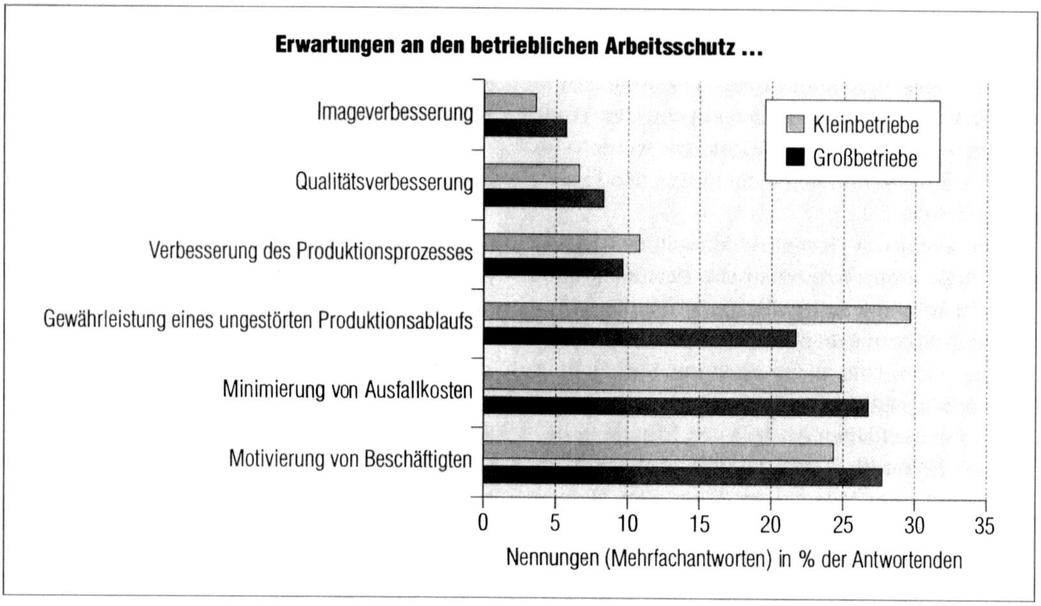

Abb. 5.7-1: Erwartungen an den betrieblichen Arbeitsschutz von Unternehmensseite – Befragung von 974 Betrieben in Deutschland [8].

- Die „Beurteilung der Arbeitsbedingungen und Beratung der Beschäftigten und des Arbeitgebers zu arbeitsmedizinischen Problemen am Arbeitsplatz" wird als wichtigste betriebsärztliche Aufgabe angesehen. Diese Auffassung der Arbeitgeber steht im Einklang mit der vorherrschenden Prioritätensetzung der Experten im Bereich des Arbeitsschutzes und der Arbeitsmedizin.
- Andererseits sind es die Bereiche „Organisation des Gesundheitsschutzes" und „Betriebliche Gesundheitsförderung", die von Arbeitgebern auffallend selten als betriebsärztliche Aufgabe genannt wurden. Hier wird anscheinend das Potential des Betriebsarztes (eines Unternehmensberaters) nicht richtig erkannt. Es mangelt dem Arbeitgeber wohl an der entsprechenden Erfahrung mit der bislang erlebten Tätigkeit des zuständigen Betriebsarztes. Betriebsärzte sollten stärker vermitteln, welchen Beitrag sie leisten können.
- Für einige Fragestellungen fühlen sich die Arbeitgeber selbst am kompetentesten („Beleuchtung am Arbeitsplatz", „Wiedereingliederung nach schwerer Krankheit", „Konflikte unter Kollegen"). Hier würden sich wohl nur wenige Arbeitgeber aktiv an den Betriebsarzt wenden.
- Ein handelnder Betriebsarzt wird jedoch in den meisten Fällen von den Arbeitgebern akzeptiert (Ausnahme: „Betriebsarzt schaltet die Gewerbeaufsicht ein" und „Betriebsarzt unterbricht Arbeit, um Ruhepausen zu gewährleisten"). Insbesondere Vorschläge für Arbeitsplatzhilfen und Arbeitsentlastungsvorschläge stoßen i.d.R. auf Akzeptanz.

Fazit: Die Erwartungen des Arbeitgebers an den Arbeitsmediziner im Betrieb sind vielschichtig und abhängig von der Grundhaltung des Betriebes zum Arbeits- und Gesundheitsschutz. Verallgemeinernd lässt sich jedoch sagen: Aus der Sicht des Arbeitgebers ist der Betriebsarzt Experte und Berater, der gut aufbereitete und gewichtete Informationen zur Verfügung stellen soll in einem Bereich, in dem der Arbeitgeber verantwortlich ist. Der Betriebsarzt soll einen

Beitrag zur Effektivität und Produktivität des Betriebs leisten. Er soll erreichbar und engagiert sein. Seine Stellungnahmen und Informationen sollen zeitgerecht abgegeben werden. Sie sollen in einer verständlichen Sprache gehalten sein.

Anspruchsvolle Arbeitgeber sehen den Werksarzt als „Gesundheitsmanager". Hier ist die umfassende Beratung des Betriebes und seiner Mitarbeiter in allen Fragen von Arbeit und Gesundheit gefragt. Dabei soll jedoch ein effektiver, ungestörter Betriebsablauf gewährleistet sein.

Erwartungen der Arbeitnehmervertretung und der Arbeitnehmer an den Betriebsarzt

(→ Kap. 1.4)

Die Erwartungen der Beschäftigten an den Betriebsarzt sind von der Größe, Branche und Tradition des Betriebes abhängig [14]:

- Vom Betriebsarzt wird erwartet, dass er zumindest eine unabhängige Position zwischen Arbeitgeber und Arbeitnehmer einnimmt. Gelegentlich gehen die Erwartungen der Beschäftigten weiter: Der Betriebsarzt soll den Beschäftigten Unterstützung gegen reale oder vermeintliche Überforderung oder Ungerechtigkeit bieten. Nicht selten wird der Betriebsarzt verdächtigt, die Position des Arbeitgebers einzunehmen oder vom Arbeitgeber abhängig zu sein.
- Vom Betriebsarzt wird erwartet, dass er die Gesundheitsgefährdungen in einer komplexen Arbeitswelt kennt und fürsorglich im Interesse der Beschäftigten handelt. Diese Erwartung findet man insbesondere in Situationen, wo eventuelle Gefährdungen mit den menschlichen Sinnesorganen nicht erfassbar sind (Strahlenschutzbereich, Gentechnikbereich, etc.). Diese Feststellung bedeutet noch nicht, dass ein wirkliches Verständnis für die präventive Aufgabe des Betriebsarztes vorhanden ist (s.u.).
- Wenn Beschwerden oder Erkrankungen mit der beruflichen Tätigkeit oder mit den Räumlichkeiten der Arbeitsstätte in Verbindung gebracht werden, erwartet ein Teil der Beschäftigten Hilfe vom Betriebsarzt.
- Bei akuten gesundheitlichen Problemen am Arbeitsplatz erwarten einige Beschäftigte (v.a. bei entsprechender betrieblicher Tradition), dass der anwesende Betriebsarzt therapeutisch handelt. Hier gibt es Einschränkungen, die den Beschäftigten nicht immer ohne weiteres verständlich zu machen sind *(→ Abschnitt 5.7.2)*.
- In bestimmten Situationen wird es vom Beschäftigten als sehr wichtig erachtet, dass der Betriebsarzt die ärztliche Schweigepflicht wahrt.

Die andere bereits erwähnte Studie über die Erwartungen von Arbeitnehmern an Betriebsärzte erbrachte folgende Ergebnisse [4]:

- Beschäftigte, die ihre Arbeit als gesundheitsschädigend empfinden, halten die betriebsärztliche Betreuung für sehr wichtig. Solche Beschäftigte fühlen sich betriebsärztlich oftmals nicht ausreichend betreut.
- Auch Beschäftigte, die unter fehlender Anerkennung durch die Vorgesetzten leiden, fühlen sich in vielen Fällen betriebsärztlich unzureichend betreut. Stärkere betriebsärztliche Betreuung wünschen sich auch Beschäftigte, die fehlendes Vertrauen innerhalb der Kollegengruppe und zu hohe Ansprüche von Patienten/Kunden konstatieren.
- Beschäftigte wünschen sich vom Betriebsarzt eine eher personenbezogene (und damit v.a. auch sekundärpräventive) Vorgehensweise. Dagegen ist bei den Arbeitnehmern bislang etwas weniger Verständnis für die systematische Gefährdungsbeurteilung und die verhältnisorientierte betriebliche Gesundheitsförderung vorhanden. Ein gutes Drittel der Arbeitnehmer sieht die Beurteilung der Arbeitsbedingungen gar nicht als betriebsärztliche Aufgabe an (!). Es ist hier wohl ein schrittweiser Überzeugungs-, Lern- und Informationsprozess notwendig.
- Die Tendenz, sich bei gesundheitlichen Problemen im Betrieb an den Betriebsarzt zu wenden, ist beim durchschnittlichen Arbeit-

nehmer wenig ausgeprägt. Beispielsweise würden sich nur 34% der Arbeitnehmer mit der Frage, ob ein neuer Arbeitsstoff gesundheitlich unbedenklich ist, an den Betriebsarzt wenden (ebenso viele an die Fachkraft für Arbeitssicherheit). Für manche Probleme wird eher der Hausarzt als Ansprechperson gesehen (z.B. „Schlafstörung bei beruflichen Problemen" oder „häufige Rückenschmerzen während der Arbeit").

- Gleichzeitig wird jedoch ein engagierter Betriebsarzt gewünscht. Ein handelnder Betriebsarzt wird in den meisten Fällen von den Arbeitnehmern akzeptiert (Ausnahme: „Betriebsarzt gibt unaufgefordert präventive Beratung"). Insbesondere Vorschläge zu Arbeitsplatzhilfen für gesundheitlich beeinträchtigte Beschäftigte stoßen i.d.R. auf Akzeptanz.
- Nur 10% der in der Studie befragten Personen halten eine betriebsärztliche Betreuung für nicht wichtig.

An den einzelnen Betriebsarzt werden von Gewerkschaftsseite – neben der oben angeführten Kritik [15] – folgende Erwartungen gerichtet [14]:

- transparente Arbeitsplanung, Dokumentation und Evaluation der Maßnahmen,
- Vorsorge mit dem Schwerpunkt der Beratung der Arbeitnehmer – gute Information der Arbeitnehmer über die Untersuchungsergebnisse – strikte Beachtung der Vorschriften bei der Weitergabe des Ergebnisses an den Arbeitgeber,
- gute Zusammenarbeit mit den Betriebsräten, Arbeitsschutzbehörden, Berufsgenossenschaften und den Krankenkassen.

Fazit: Betriebsärztliche Tätigkeit wird nicht immer nachgefragt, obwohl gleichzeitig das Gefühl der ungenügenden Betreuung besteht. Arbeitnehmer erwarten vom Betriebsarzt – vielleicht weil sie es nicht anders kennen – oftmals v.a. arbeitsmedizinische Vorsorgeuntersuchungen. Eine aktive arbeitsplatzbezogene, primärpräventive Tätigkeit des Betriebsarztes kann jedoch meistens mit Zustimmung und Akzeptanz der Beschäftigten rechen. Unaufgeforderte präventive Beratung – vor allem wenn sie mit expliziter oder impliziter Kritik am Verhalten verbunden ist – wird nicht so gerne gesehen.

Aktuelle Anforderungen an die Arbeitsmedizin – neue Konzepte der Arbeitsmedizin

Neue Betreuungs- und Beratungskonzepte müssen entwickelt werden. Beispielsweise ist es die Fragmentierung und häufige Umstrukturierung betrieblicher Einheiten und die wachsende Mobilität und Flexibilität der Arbeitnehmerschaft, welche die kontinuierliche Erfassung der Arbeitsverhältnisse und der Gesundheitsgefährdungen erschwert. Neue Konzepte der personenbezogenen Erfassung von Expositionen, Prädispositionen und Erkrankungen werden notwendig werden [11, 18].

Eine zunehmend wichtige Aufgabe der Arbeitsmedizin wird die Gesunderhaltung sowie die Rehabilitation und Wiedereingliederung älterer Mitarbeiter sein. Deren lang dauernde Integration in das Wirtschaftsleben wird angesichts der demografischen Veränderungen unentbehrlich werden. Die in der Vergangenheit betriebene Sozialpolitik der Frühberentung wird abgelöst werden durch eine bewusste Förderung der betrieblichen Integration der älteren Mitarbeiter. Gerade in dieser zukünftigen Aufgabe liegt eine große Chance für die Arbeitsmedizin, denn hier ist für den Beschäftigten eine Steigerung der Lebensqualität zu erreichen, daneben sind aber auch ökonomische Nutzeffekte für den Betrieb zu erzielen.

Die Gefahr des Absinkens der Qualität betriebsärztlicher Arbeit, gerade auch in Kleinbetrieben, wird auch in arbeitsmedizinischen Kreisen vielfach genannt. Eine konsequente Qualitätsorientierung *(→ Kap. 5.3)* der betriebsärztlichen Arbeit ist wohl die beste Gegenstrategie gegenüber Phänomenen wie Preisdumping, Scheinverträgen, etc. [5].

5.7.2 Typische Konflikt- und Problemsituationen der betriebsärztlichen Tätigkeit

(→ *Kap. 5.1 „Ärztliche Berufsordnung"*
→ *Kap. 5.2 „Ethik der Arbeitsmedizin"*
→ *Kap. 5.5 „Kommunikation im Betrieb und im betrieblichen Umfeld"*
→ *Kap. 6.7 „Risikoabschätzung und Risikokommunikation"*
→ *Kap. 3.4 „Einsatzmöglichkeiten infektiöser Beschäftigter [Hepatitis B, Hepatitis C, HIV] im Gesundheitsdienst"*)

Darf der Betriebsarzt therapeutisch tätig werden?

(Gefragt ist hier nicht nach Notfalltherapie, da diese ohnehin selbstverständliche Pflicht eines jeden Arztes ist.)

Das Arbeitssicherheitsgesetz nennt keine therapeutischen Aufgaben des Betriebsarztes. Die Aufzählung der Aufgaben des Betriebsarztes in § 3 ASiG ist allerdings nicht abschließend. Durch Vereinbarung können dem Betriebsarzt weitere Aufgaben übertragen werden. Dabei sind jedoch Grenzen zu beachten:

- Durch die ärztliche Berufsordnung und Weiterbildungsordnung ist der Tätigkeitsbereich des Arztes definiert (s.u.).
- Die Ausübung ambulanter ärztlicher Tätigkeit ist weitgehend den niedergelassenen (Vertrags-)Ärzten vorbehalten (§ 17 MBO).
- Die ambulante Behandlung von Versicherten der GKV erfolgt ausschließlich durch Vertragsärzte (§§ 15, 95 SGB V).
- Ferner wird der grundlegende Satz des § 3 ASiG (*„Die Betriebsärzte haben die Aufgabe, den Arbeitgeber beim Arbeitsschutz und bei der Unfallverhütung in allen Fragen des Gesundheitsschutzes zu unterstützen."*) von den meisten Experten als eine Grenzziehung aufgefasst, die therapeutisches Handeln auf Notfälle beschränkt.

Argumente gegen einige der zitierten Auffassungen finden sich in einem Gutachten, welches der Verband Deutscher Betriebs- und Werksärzte (VDBW) in Auftrag gab (http://www.vdbw.de/vservice/recht/gut_ulsenheimer.pdf). Bei Interesse wird Mitgliedschaft im VDBW und entsprechende Informationsbeschaffung empfohlen.

Ebenfalls sollte die zuständige Ärztekammer befragt werden.

Niederlassung in den Räumen des Betriebs?

Unter welchen Bedingungen ein Arzt sich evtl. in Räumen des Betriebs niederlassen kann, sollte im Gespräch mit der zuständigen Ärztekammer geklärt werden. In diesem Zusammenhang ist die erweiterte Definition der Arbeitsmedizin in der neuen Weiterbildungsordnung interessant (siehe Textkasten). Eine Niederlassung könnte aber auch möglicherweise mit einer anderen Gebietsbezeichnung, sofern vorhanden, erfolgen. Auf jeden Fall müssen die Mindesteinsatzzeiten nach BGV A7 der Erfüllung der Aufgaben des ASiG vorbehalten bleiben.

> Die Grenzen für die Ausübung der fachärztlichen Tätigkeit sind durch die Definition eines Gebiets bestimmt (§ 2 MWBO). Die Definition des Gebietes Arbeitsmedizin in der neuen (Muster-)Weiterbildungsordnung (Köln, 2003) spricht von einem **„präventivmedizinischen Fach"** aber auch von der „Vorbeugung, Erkennung, **Behandlung** und Begutachtung arbeits- und umweltbedingter Erkrankungen und Berufskrankheiten".

Manche Arbeitgeber und Arbeitnehmer erwarten (v.a. bei entsprechender betrieblicher Tradition), dass bei gesundheitlichen Problemen am Arbeitsplatz der anwesende Betriebsarzt therapeutisch handelt. Die oben angedeuteten Einschränkungen sind nicht immer ohne weiteres verständlich zu machen.

Hinzufügen muss man jedoch, dass eine Behandlung von Bagatell-Gesundheitsproblemen und kleinen Befindlichkeitsstörungen von vielen Betriebsärzten seit Jahrzehnten durchgeführt wurde und von den Ärztekammern i.d.R. toleriert wurde.

> Impfungen bei Vorliegen arbeitsbedingter biologischer Gesundheitsgefahren gehören eindeutig zu den Aufgaben des Betriebsarztes (sind ohnehin eine präventive Maßnahme).

Rechtliche Verantwortung des Betriebsarztes?

Was die rechtliche Verantwortung und Haftung des Betriebsarztes anbelangt [9], so ist zu unterscheiden zwischen

1. den Aufgaben nach Arbeitssicherheitsgesetz,
2. den zivilrechtlichen Aspekten,
3. und der strafrechtlichen Verantwortung und Haftung.

ad 1 Verantwortung bezüglich Arbeitssicherheitsgesetz:

Der Betriebsarzt trägt hier eine besondere Verantwortung als Berater des Unternehmens in Fragen von Gesundheit und Krankheit. Eine Haftung des Betriebsarztes bei mangelnder Erfüllung oder Nichterfüllung der Aufgaben des Arbeitssicherheitsgesetzes ist jedoch im ASiG nicht vorgesehen.

ad 2 Zivilrechtliche Verantwortung:

Es geht um Schadensersatz bei Körperschaden oder Vermögensschaden als Folge der Erteilung falscher Ratschläge. Denkbar ist auch Schadensersatz bei Schädigung nach unterlassener Beratung (Nichtbeachtung eines Gesundheitsrisikos). Allerdings tritt die gesetzliche Unfallversicherung für Personenschäden durch Arbeitsunfälle und Berufskrankheiten ein. Ein Regress der GUV wegen „Vorsatzes" und „grober Fahrlässigkeit" des Betriebsarztes ist wohl in der Praxis bisher kaum jemals vorgekommen.

ad 3 Strafrechtliche Verantwortung und Haftung:

Eine strafrechtliche Verantwortung kann vorliegen, wenn der Betriebsarzt – oder die Fachkraft für Arbeitssicherheit – durch ein sorgfaltswidriges aktives Tun einen Unfall oder eine Erkrankung verursacht. Dies könnte z.B. dann der Fall sein, wenn eine Sicherheitsvorrichtung für unnötig erklärt wird und durch aktive Handlung außer Betrieb genommen wird.

Wenn nicht aktives Tun eine Gesundheitsschädigung verursacht, sondern die Unterlassung der richtigen betriebsärztlichen Beratung, so ist der Betriebsarzt deswegen nicht strafbar zu machen. Er hat als Unternehmensberater nicht die „Herrschaft über die Quelle der Gefahr", hat keine „Garantenpflicht".

Herzberg [10] vertritt jedoch die Auffassung, dass der Betriebsarzt – wenn er sich dem Arbeitnehmer individuell im Gespräch oder mit einer ärztlichen Untersuchung zuwendet – eine „Garantenpflicht", also eine besondere ärztliche Schutzverantwortung trägt. Diese gehe soweit, dass auch durch bloßes Unterlassen eines Sicherheitsratschlages oder einer Präventionsmaßnahme eine strafrechtlich Verantwortung und Haftbarkeit eintreten könne. Wenn also ärztliche Sorgfalt und Fürsorge den Gesundheitsschaden vermieden hätte, so entstehe durch Unterlassung derselben eine Strafbarkeit gemäß §§ 222, 229, 13 StGB. Diese Auffassung ist allerdings nicht durch ein höchstrichterliches Urteil bestätigt!

Kasuistik:

Ein Kraftfahrer mit Rückenproblemen wurde auf Veranlassung des Arbeitgebers vom Betriebsarzt untersucht. In seiner – wie sich später herausstellte – falschen Diagnose äußerte der Arzt Bedenken an der beruflichen Eignung des Fahrers. Diesem wurde daraufhin von seinem Arbeitgeber gekündigt. Der Betroffene klagte und es kam zum Kündigungsschutzprozess.

Das Landgericht Paderborn entschied sinngemäß mit Urteil vom 5.11.2001 (Az. 2 O 42/01): Führt die Fehldiagnose eines Betriebsarztes zu einer unberechtigten Kündigung des Arbeitnehmers, so hat dieser nur einen Schadensersatzanspruch gegen den Arbeitgeber, nicht aber gegen den Arzt selbst.

Das Gericht begründete die Ablehnung der Klage des Kraftfahrers gegen den Arzt damit, dass kein Behandlungsvertrag, auf den sich ein Ersatzanspruch stützen könne, zu Stande gekommen sei. Auch ein vertragsähnliches Verhältnis liege nicht vor. Gehe ein Arbeitnehmer auf Wunsch seines Chefs zu einer Untersuchung beim Betriebsarzt, so diene dies nur der medizinischen Einschätzung des Gesundheitszustandes. Der Arbeitnehmer habe lediglich Anspruch auf Mitteilung des Untersuchungsergebnisses, könne jedoch keine weitergehenden Ansprüche auf Schadensersatz geltend machen. Der Betriebsarzt sei Erfüllungsgehilfe des Arbeitgebers.

Eine rechtswidrige Kündigung aufgrund fehlerhafter betriebsärztlicher Beratung ist somit juristisch als Verschulden des Arbeitgebers zu werten.

Betreuung von Kleinbetrieben

Vorbemerkung: folgende Terminologie hat sich durchgesetzt:

- Kleinstbetriebe sind Betriebe mit weniger als 10 Beschäftigten,
- Kleinbetriebe sind Betriebe mit 10–49 Beschäftigten.

Die gegenwärtige Situation in vielen Kleinbetrieben ist folgendermaßen zu charakterisieren:

- eine junge Belegschaft, meistens unter 45 Jahren,
- Auflösung patriarchalischer und familiärer Strukturen, Tendenz zu reinem Kostendenken,
- weitverbreitete Frustration über die Arbeitsbedingungen und die wirtschaftliche Situation.

Handwerksbetriebe machen einen wesentlichen Teil der Kleinbetriebe aus. Der Betriebsarzt muss zunächst die Organisationsstruktur im Handwerk verstehen [3]:

- Die Einzelbetriebe eines Fachgebietes sind zusammengefasst in der Innung.
- Die Innungen verschiedener Fachgebiete sind zusammengefasst in der Kreishandwerkerschaft.

Das Arbeitsschutzgesetz des Jahres 1996 gilt ausdrücklich für Beschäftigte in allen Tätigkeitsbereichen, also auch in Kleinstbetrieben. Mit Ablauf aller Übergangsfristen der BGV A6/A7 ist ab 2004 eine sicherheitstechnische und arbeitsmedizinische Betreuung für Betriebe aller Größenordnungen gefordert.

In Kleinbetrieben ist alles „Chefsache", auch der Arbeitsschutz. Anlass für Arbeitsschutz-Aktivitäten in Kleinbetrieben sind meist wirtschaftliche Gründe. Ein hoher Krankenstand oder offensichtlich unzureichende Arbeitsbedingen geben den Anstoß. Aber auch Mitarbeiterbeschwerden oder Unfälle können Auslöser sein. Gesetzliche Auflagen bewirken weniger, als man meinen möchte.

Kleinbetriebe müssen nicht zwangsläufig hinter dem Arbeitsschutzstandard von Großbetrieben zurückbleiben. Handlungsfähigkeit ist vorhanden und muss nicht über komplizierte organisatorische Strukturen hergestellt werden.

Ein Handwerksmeister, der sich mit seinen Beschäftigten zusammensetzt und gemäß einer kurz gefassten Anleitung und Beratung eine Gefährdungsbeurteilung vornimmt, entsprechende Maßnahmen plant und diese nach ihrer Durchführung bewertet, kann mit geringem Aufwand viel bewirken.

Betriebsärztliche Betreuung von Kleinbetrieben – eine Herausforderung für die Arbeitsmedizin

Der Betriebsarzt hat nach den derzeitigen Regelungen für einen kleinen Betrieb nur sehr geringe Einsatzzeiten zur Verfügung, so dass er den Betrieb nur selten aufsuchen kann (z.B. 15 Minuten pro Arbeitnehmer alle 4 Jahre). Außerdem fehlt im Kleinbetrieb die Infrastruktur eines Arbeitsschutz- und Sozialsystems.

In Kleinbetrieben herrscht oft Skepsis und Abwehrhaltung gegenüber der arbeitsmedizinischen (und sicherheitstechnischen) Betreuung, die als untragbarer, zusätzlicher Kostenfaktor empfunden wird.

In einer Befragung von Handwerksbetrieben ergab sich ein bedenkliches Bild: Die Handwerksbetriebe vermissen konkrete, umsetzbare und praxisnahe Empfehlungen und Prioritätshinweise. Solche erwarten sie von den Betriebsärzten, wie von jedem anderen Dienstleister, den sie gegen Honorar in Anspruch nehmen.

Immerhin registrieren die befragten Handwerker, wenn sie auch keinen direkten (erkennbaren) Nutzen in ihrer betriebsärztlichen Betreuung sehen, zu einem überraschend hohen

Anteil einen positiven Einfluss bezüglich der Mitarbeiter [20].

Bei der zitierten Befragung von Handwerksbetrieben und Betriebsärzten fand man Anzeichen, das das Interesse an der Betreuung auch bei den Anbietern nachlässt (Dumpingkonkurrenz, Frustration, hohe Fahrtkosten).

Gestaltung einer sinnvollen Betreuung

- Der Betriebsarzt muss anstreben, mehrere gleichartige Betriebe in einer Region zu betreuen, um Synergieeffekte zu erreichen.
- Für überbetriebliche Dienste bietet sich territoriale Zuständigkeit, ergänzt durch ein „Expertensystem", an.
- In Handwerksbetrieben ist die Kontaktaufnahme mit den Innungen oder mit den (thematisch sehr breit gestreuten) Kreishandwerkerschaften zu suchen. Auch in anderen Branchen existieren berufsständische Einrichtungen ähnlich wie die Ärztekammer. Falls ein Rahmenvertrag mit diesen Institutionen über arbeitsmedizinische Betreuung geschlossen wird, muss dieser durch Einzelverträge mit den Betrieben ergänzt werden.
- Veranstaltungen der Kreishandwerkerschaften (oder Innungen) sollten genutzt werden für betriebsärztliche Vorträge mit Multiplikatoreffekt.
- Bei der Gefährdungsbeurteilung muss verstärkt auf branchenorientierte Durchführungssystematiken zurückgegriffen werden („Checklisten").
- Die inhaltlichen Schwerpunkte der betriebsärztlichen Tätigkeit im Kleinbetrieb sind teilweise abweichend vom Großbetrieb:
  - Arbeitszeit: Im Kleinbetrieb besteht ein Beratungsbedarf vor allem zum Thema Arbeitszeitflexibilisierung und Arbeitszeitmanagement im Team. Dagegen wird das Thema Absentismus selten als Problem genannt, da die entsprechenden Mitarbeiter durch starken sozialen Druck aus dem Betrieb gedrängt werden.
  - Arbeitsunfälle/Berufskrankheiten: Versicherte in Kleinbetrieben tragen ein erhöhtes Arbeitsunfall- und Berufskrankheitenrisiko.
  - Gefahrstoffe: In Kleinbetrieben gibt es nur wenig Möglichkeiten, durch technische Schutzmaßnahmen eine vorhandene Gefahrstoffexposition zu verringern. Dies gilt umso mehr, wenn es sich um nichtstationäre Arbeitsplätze auf Baustellen etc. handelt. Der Schwerpunkt des Arbeitsschutzes muss in solchen Fällen auf der Suche nach Ersatzstoffen/Alternativverfahren und auf der persönlichen Schutzausrüstung liegen.
- Die Präsentation der Betreuung sollte nach den Regeln des professionellen Dienstleistungsdesigns gestaltet werden.

Das vertrauliche Gespräch anlässlich der Vorsorgeuntersuchung hat im Kleinbetrieb einen besonderen Stellenwert.

Zukünftige Modelle der Kleinbetriebsbetreuung

(→ Kap. 5.6)

In der bereits zitierten Befragung von Handwerksbetrieben und Betriebsärzten kristallisierte sich für das Betreuungsmodell „Poolverträge" (s.u.) ein gewisser Vorteil hinsichtlich Akzeptanz und Praktikabilität. Probleme bleiben bei der Wirksamkeit (Effektivität) der Betreuung [20].

Positionspapier des VDBW (2001) zur Kleinbetriebsbetreuung [17]

- Das Modell der „Einsatzzeit pro Beschäftigen" ist für Kleinbetriebe nicht unverändert anwendbar.
- Zukünftig sollte statt einer Zeitpauschale ein bedarfsgerechtes Betreuungsangebot erfolgen.
- Beim Betreuungsmodell „Poolverträge" müssen die Einsatzzeiten nicht zwangsläufig im Einzelbetrieb erbracht werden, sondern sie können gebündelt und problemorientiert eingesetzt werden (Basisbetreuung für jeden Betrieb bleibt erhalten).
- Schulung der Unternehmer im Arbeitsschutz durch GUV ist sinnvoll (unter Einbeziehung von Betriebsarzt und Sicherheitsfachkraft).
- Hohe Priorität behält die direkte Zugangsmöglichkeit der Beschäftigten zum Betriebsarzt.

Eine Reihe von Berufsgenossenschaften hat in den letzten Jahren Alternativmodelle zur sicherheitstechnischen und arbeitsmedizinischen Regelbetreuung entwickelt („Unternehmermodelle"). Der Unternehmer kann durch den Besuch von Schulungsveranstaltungen, die von der Berufsgenossenschaft angeboten werden, die Zahl der Einsatzstunden durch zu bezahlende Spezialisten (Fachkräfte für Arbeitssicherheit) reduzieren.

Probleme seien nur angedeutet: fehlender Sachverstand des Unternehmers, Interessenskonflikte, Datenschutzprobleme; für den Beschäftigten fehlender Zugang zum Betriebsarzt.

In jüngster Zeit hat sich die Skepsis der Fachwelt gegenüber alternativen Modellen verringert, da die klassische Präsenzbetreuung nicht die gewünschten Erfolge erzielte.

Der Fachausschuss „Organisation des Arbeitsschutzes" beim HVBG erarbeitet gegenwärtig *„Rahmenbedingungen für einheitliche Strukturlösungen für alternative Betreuungsmodelle der bedarfsorientierten betriebsärztlichen und sicherheitstechnischen Betreuung"*. Elemente dieser Rahmenbedingungen werden voraussichtlich sein:

- systematische Vorgehensweise, einheitliche Betreuungsmaßstäbe,
- Eigenverantwortlichkeit der Unternehmer im Arbeitsschutz,
- Motivations- und Informationsmaßnahmen unter Beteiligung der Betriebsärzte und Sicherheitsfachkräfte (Einordnung der Betriebe in Gruppe I, II, III),
- branchenspezifische, definierte Beratungsanlässe mit Präsenzberatung durch Betriebsarzt und Sicherheitsfachkraft (Anlässe sind z.B. Vorsorgeuntersuchungen, Arbeitsplatzveränderungen, Suchterkrankungen, Eingliederung von Rehabilitanden, Häufung gesundheitlicher Probleme),
- Information der Beschäftigten über Zugangswege zu Betriebsarzt und Fachkraft.

Vorsorgeuntersuchung G 25 – für den Beschäftigten unverbindlich?

(→ Kap. 3.4 „Einsatzmöglichkeiten infektiöser Beschäftigter")

Einführung

Der berufsgenossenschaftliche Grundsatz G 25 sowie die BGI 504 (Auswahlkriterien) beschreiben für Versicherte, die Fahr-, Steuer- und Überwachungstätigkeiten ausüben, arbeitsmedizinische Vorsorgeuntersuchungen. An die gesundheitliche Eignung werden bestimmte Anforderungen gestellt. Ziel der Untersuchung ist es, Unfall- oder Gesundheitsgefahren für den Betroffenen (oder auch Dritte) zu verhindern. Bei geringer Gefahr (z.B. kleine Hebebühnen) kann auf diese Vorsorgeuntersuchungen verzichtet werden.

Folgende Berufsgruppen werden untersucht:

- Lokführer, Omnibusfahrer, Straßenbahnfahrer, Binnenschiffer,
- Gabelstaplerfahrer, Kranführer, Bagger, Muldenfahrzeuge etc.,
- Bedienungspersonal in der Leitzentrale von Kraftwerken etc.

Typische Problemstellung

Eine arbeitsmedizinische Vorsorgeuntersuchung nach G 25 ist **nicht** verpflichtend für Arbeitgeber und Mitarbeiter. Es handelt sich um eine „allgemeine Vorsorge" (keine Voraussetzung für weitere Beschäftigung, *→ Kap. 1.7*). Begründung: Diese Arbeiten gehören nicht zu den „gefährdenden Tätigkeiten", die in Anhang 1 der BGV A4 aufgezählt sind.

Was kann getan werden, wenn der Beschäftigte die Einladung zur Vorsorgeuntersuchung G 25 nicht annimmt? Was ist zu tun, wenn der Arzt im Einzelfall (z.B. wegen Alkoholproblematik) „gesundheitliche Bedenken" gegen die Ausübung der Fahr- und Steuertätigkeiten hat, der Beschäftigte aber der Übermittlung des Untersuchungsergebnisses nicht zustimmt?

Lösungsansätze:

- Ärztliche Autorität und Überzeugungskraft sowie ggf. eine entsprechende Firmentradition („G 25 gehörte schon immer dazu") sollten den Betroffenen zur verantwortungsvollen Einsicht bringen.

- Die Untersuchung nach G 25 kann durch eine Betriebsvereinbarung in den Rang einer obligatorischen Untersuchung gehoben werden (empfehlenswert).

Eine ärztliche Eignungsuntersuchung, inhaltlich an den G 25 angelehnt, könnte möglicherweise unter Bezug auf eine der nachfolgend genannten Vorschriften als verbindlich betrachtet werden. Hierzu ist jedoch eine Abstimmung mit Betrieb und GUV unerlässlich. Die Thematik ist schwierig.

- Es kann sich eine Untersuchungspflicht nach staatlichen Normen (Fahrerlaubnisverordnung u.a.) ergeben, diese Untersuchungen sind jedoch zu G 25 nicht ganz analog. Beim G 25 geht es v.a. um die Vermeidung der Eigengefährdung. Dagegen hat z.B. die Fahrerlaubnisverordnung v.a. Vermeidung von Fremdgefährdung als Ziel.
- Nach § 7 der BGV A1 „Grundsätze der Prävention" darf der Unternehmer Versicherte, die erkennbar nicht in der Lage sind, eine Arbeit ohne Gefahr für sich oder andere auszuführen, mit dieser Arbeit nicht beschäftigen.
- Unfallverhütungsvorschriften wie z.B. BGV D 6 „Krane" können verbindliche Bestimmungen enthalten, die an eine Untersuchung nach G 25 denken lassen.
  BGV D 6 „Krane", § 29 (Kranführer, Instandhaltungspersonal): *„Der Unternehmer darf mit dem selbständigen Führen ... eines Kranes nur Versicherte beschäftigen, die ... körperlich und geistig geeignet sind ... und von denen zu erwarten ist, dass sie die ihnen übertragenen Aufgaben zuverlässig erfüllen."*
- Anhang 2 (Absatz 3.1.) der Betriebssicherheitsverordnung lautet: *„Der Arbeitgeber hat Vorkehrungen zu treffen, damit das Führen selbstfahrender Arbeitsmittel den Beschäftigten vorbehalten bleibt, die im Hinblick auf das sichere Führen dieser Arbeitsmittel eine angemessene Unterweisung erhalten haben und dazu geeignet sind."*

Wenn die Fremdgefährdung in der ärztlichen Abwägung eine sehr dringliche Bedeutung erlangt, ist nach Ansicht mancher Experten ein Beschäftigungsverbot in Anlehnung an Artikel 2[2] GG zu diskutieren. Nach § 34 StGB ist der Bruch der Schweigepflicht gerechtfertigt, *„wenn ein Arzt in einer gegenwärtig nicht anders abwendbaren Gefahr für Leben, Leib ... oder ein anderes Rechtsgut eine Tat begeht (Bruch der Schweigepflicht) um die Gefahr ... von einem anderen abzuwenden ... Dies gilt jedoch nur, soweit die Tat ein angemessenes Mittel ist."*

Inhalte der Untersuchung nach G 25

- Die Funktion der Sinnesorgane und des zentralen Nervensystems ist zu prüfen. Andere Organe, die die Funktion des ZNS und der Sinnesorgane aufrechterhalten, spielen ebenfalls eine Rolle (Herz-Kreislauf, Lunge, Niere, Leber, Schilddrüse). Zu Details der Untersuchung siehe Originaltext des G 25.
- Zur Überprüfung des Dämmerungssehens bzw. der Blendempfindlichkeit („Lichtsinn"):
  Diese ist laut G 25 nur bei erhöhten Anforderungen erforderlich. Diese Gewichtung des Dämmerungssehens in der Vorsorgeuntersuchung wird vielfach kritisiert, da auch im Arbeitsleben nächtliche Beleuchtungsverhältnisse vorkommen können. Dämmerungssehen und Blendempfindlichkeit sind als die kritischsten Sehfunktionen anzusehen. Unfallstatistische Daten zeigen, dass Kraftfahrer mit reduziertem Dämmerungssehschärfe und/oder erhöhter Blendempfindlichkeit gehäuft nächtliche Verkehrsunfälle verursachen.

Literatur

1. AbeKra-Resolution, Ausschuss für Arbeits- und Sozialordnung, Ausschussdrucksache 14/703 vom 16.6.2000.
2. Badura, B.: Betriebliches Gesundheitsmanagement. Bundesgesundheitsbl – Gesundheitsforsch – Gesundheitsschutz 2001; 44: 780–787.
3. Boldt, U. et al.: Arbeitsmedizinische Information und Beratung von Handwerkern. Schriftenreihe der Bundesanstalt für Arbeitsschutz und Arbeitsmedizin, Fb 766, 1997.
4. Brucks, U., Schmidt, C., Wahl, W.-B., Scheuch, K., Haufe, E., Dietze, J., Neumann, M., Dzuck, M.: Erwartungen von Arbeitnehmern, Arbeitgebern und Betriebsräten an Betriebsärzte. Forschungbericht Fb 966. Schriftenreihe der

Bundesanstalt für Arbeitsschutz und Arbeitsmedizin, Dortmund/Berlin 2003.
5. Dietrich, M.: Thesen zur zukünftigen betriebsärztlichen Tätigkeit. ASU 1997; 32,3: 110–115.
6. Fonds der Chemischen Industrie: Arbeitssicherheit im Chemiestudium.
7. Gröben, F.: Prävention 01 / 2000 (S. 17–21)
8. Hemmer, E.: Arbeits- und Gesundheitsschutz: eine Unternehmensbefragung. Deutscher Instituts-Verlag, Köln 1999.
9. Herzberg, R.: Die rechtliche Verantwortung von Betriebsärzten und Fachkräften für Arbeitssicherheit. In: Die BG, November 1997, 632–638.
10. Herzberg, R.: Die rechtliche Verantwortung von Betriebsärzten und Fachkräften für Arbeitssicherheit. In: Florian, Franz, Zerlett: Handbuch betriebsärztlicher Dienst – 58. Erg.-Lfg. 10/99, II – 7.13, S. 1–12.
11. Hinnen, U., Krueger, H.: Arbeitsmedizin – zukünftige Herausforderungen. Zentralblatt Arbeitsmedizin 2001; 51: 479–481.
12. Holtstraeter, R.: Nach welchen Kriterien wird ein Gutachter ausgewählt? – Aus Sicht eines Leistungsträgers. Der medizinische Sachverständige 2004; 2: 42–45.
13. IG Metall, Abteilung Sozialpolitik, Referat Arbeits- und Gesundheitsschutz: Unterläuft der Markt das Arbeitssicherheitsgesetz? Betriebsärztliche Tätigkeit unter den Bedingungen von Angebot und Nachfrage. Tagungsdokumentation der 3. Sprockhöveler Gespräche, Eigenverlag, Frankfurt/Main 2001.
14. IG Metall, Abteilung Sozialpolitik, Referat Arbeits- und Gesundheitsschutz (Hrsg.): Eckpunkte zur Verbesserung der Rahmenbedingungen für die betriebsärztliche Betreuung. Eigenverlag, Frankfurt/Main 2000.
15. IG Metall, Abteilung Sozialpolitik, Referat Arbeits- und Gesundheitsschutz (Hrsg.): Hahn, H.: Recherche zur Weiterbildungssituation von Betriebsärzten. Eigenverlag, Frankfurt/Main 1999.
16. Jancik, J.M.: Wieviel Minuten hat die Stunde? Wettbewerbsverhalten bei der Jagd nach Betreuungsverträgen. ASU 1996; 31, 8: 338–339.
17. Leitlinien des Verbandes Deutscher Betriebs- und Werksärzte e.V. zur betriebsärztlichen Betreuung von Klein- und Kleinstbetrieben. Arbeitsmed. Sozialmed. Umweltmed. 2001;36,3: 136–139.
18. Rüdiger, H.W.: Arbeitsmedizin in der Arbeitswelt der Zukunft. ASU 2000; 35: 168–175.
19. Schmitthenner, H.: Zusammenfassung der Werkstattgespräche – Ergebnisse und Ausblick. In: IG Metall, Abteilung Sozialpolitik, Referat Arbeits- und Gesundheitsschutz: Unterläuft der Markt das Arbeitssicherheitsgesetz? Betriebsärztliche Tätigkeit unter den Bedingungen von Angebot und Nachfrage. Tagungsdokumentation der 3. Sprockhöveler Gespräche. Eigenverlag, Frankfurt/Main 2001.
20. Schulte, A., Ritter, A., Rentzsch, M.: Betriebsärztliche Betreuung von Handwerksbetrieben. Modelle und deren Bewertung. Forschungsbericht, Schriftenreihe der Bundesanstalt für Arbeitsschutz und Arbeitsmedizin, Dortmund/ Berlin/Dresden 2003.

5.8 Beiträge anderer Disziplinen – Erkenntnisse und Methoden

Interdisziplinäres Denken wird oft gefordert. Es ist nicht immer leicht zu verwirklichen. Für den Arbeitsmediziner ist der Blick über den medizinischen Bereich hinaus geradezu unerlässlich. Sein Fach hat weite Berührungsfelder zu folgenden nichtmedizinischen Disziplinen:

- Arbeits-, Betriebs- und Industriesoziologie,
- Arbeits-, Betriebs- und Organisationspsychologie *(→ Kap. 2.4)*,
- Ingenieurswissenschaften, Naturwissenschaften,
- Wirtschaftswissenschaften,
- Jura *(→ Kap. 1.3)*.

Die Arbeitsmedizin muss Inhalte anderer Fachgebiete zur Kenntnis nehmen und zu den eigenen Fachinhalten in Beziehung setzen. Die Themenerweiterung über die medizinischen Bereiche hinaus ist unumgänglich und gleichzeitig aber auch nicht ohne Schwierigkeit. Denn der Arbeitsmediziner stößt in neue Bereiche vor, in denen er nicht a priori der Experte ist. Gleichzeitig darf er nicht die Kenntnisse in seinem angestammten Fachbereich vernachlässigen, wo er Experte ist und bleiben soll.

5.8.1 Arbeits-, Betriebs- und Industriesoziologie

[2, 3] *(→ Kap. 2.4 und 5.2)*

Max Weber (1864–1920) war ein bedeutender Wirtschaftshistoriker und Soziologe. Er untersuchte das Verhältnis von Religion, Wirtschaft und Gesellschaft.

Ein namhafter Arbeitssoziologe war René König (1906–1992). Seine Arbeiten konzentrierten sich auf Themen der Familien-, Gemeinde- und Industriesoziologie.

Die Arbeits- und Industriesoziologie erlebte einen Schub vor allem in den 1970er-Jahren („Humanisierung der Arbeitswelt"). In der „Deutschen Gesellschaft für Soziologie" gibt es eine „Sektion Arbeits- und Industriesoziologie".

AusgewählteThemen der Arbeitssoziologie in Stichworten:

- Ausbildung,
- Beruf,
- Arbeit und Persönlichkeit,
- Industrielle Beziehungen,
- Arbeitsmarkt,
- Arbeitsteilung und Geschlechterrollen,
- Herrschaft und Macht in Betrieb und Gesellschaft,
- Mitbestimmung,
- Dynamik und Zwänge kollektiven Handelns,
- Strukturwandel,
- Arbeitslosigkeit,
- Herauslösung der Arbeit aus traditionalen Bindungen,
- Globalisierung der Arbeit,
- Zukunft der Arbeitsgesellschaft.

Besonders interessant ist aus soziologischer Sicht die Rolle der Führungskräfte im Wandel der Firmenkulturen. Sind sie „Quasi-Unternehmer" oder Arbeitnehmer? Dieser Frage widmen sich viele Untersuchungen.

Die Abgrenzung zwischen Arbeitssoziologie und Wirtschaftswissenschaften ist in angelsächsischen Ländern weniger ausgeprägt. „Management science" und „organization theory" integrieren ganz selbstverständlich ökonomische und soziologische Ansätze.

5.8.2 Gesundheitswissenschaften (Public Health)

(→ Kap. 6.1)

5.8.3 Ingenieurswissenschaften

Die Ingenieurswissenschaften bringen einen wichtigen Beitrag bei allen Fragen der technischen Arbeitsplatzgestaltung *(→ Kap. 2.1 und 6.4)*.

Oftmals ist es eine Ingenieursqualifikation (z.B. als Maschinenbauingenieur), welche als Basis für den Ausbildungsgang zur Fachkraft für Arbeitssicherheit dient.

5.8.4 Arbeitswissenschaftliche Disziplinen

Die Aufgabe der Arbeitswissenschaft ist die interdisziplinäre Untersuchung der menschlichen Arbeit unter Berücksichtigung von Mensch, Organisation, Technik und Umwelt [1].

Grundlagenfächer sind Arbeitssoziologie, Arbeitspsychologie, Arbeitsphysiologie, Arbeitsmedizin, Arbeitspolitik, Arbeitspädagogik sowie Ingenieurs-, Wirtschafts- und Rechtswissenschaften. Die Ergonomie ist Teilgebiet der Arbeitswissenschaften.

Es geht also um die technischen, organisatorischen und sozialen Bedingungen von Arbeitsprozessen. Stichworte sind: Organisationsentwicklung, Technologiemanagement, Arbeitssystemanalyse und -gestaltung, Produktgestaltung und Personalentwicklung.

Wirtschaftliche Ziele sollen erreicht werden, jedoch unter Einhaltung humaner Bedingungen.

Die Gesellschaft für Arbeitswissenschaft (GfA) setzt sich – nach ihrem Selbstverständnis – mit *„international orientierten disziplinübergreifenden, ganzheitlichen Forschungs- und Gestaltungskonzepten für die Qualität der Arbeits- und Lebensbedingungen ein."*

Die Arbeitswissenschaft versteht sich als übergreifendes Fach, deswegen unter anderem auch zum Thema „Arbeit und Gesundheit" zuständig. Hier nennt die GfA als hauptsächliche Aufgaben:

- Diagnostik der Gesamtbeanspruchung durch Arbeit,
- Berücksichtigung psychosozialer Faktoren,
- Multikausalität arbeitsbedingter Erkrankungen.

Literatur

1. Landau, K. (Hrsg.): Good-Practice Ergonomie und Arbeitsgestaltung. Ergonomia-Verlag, Stuttgart 2003.
2. Mikl-Horke, G.: Industrie- und Arbeitssoziologie, 4. Aufl. Oldenbourg-Verlag, München – Wien 1997.
3. Negt, O.: Arbeit und menschliche Würde. Steidl, Göttingen 2001.

6.1 Sozialmedizinische Grundlagen und Kompetenzen für arbeitsmedizinische Aufgaben

6.1.1 Historische Entwicklung und gegenwärtige Struktur sozialer Sicherungssysteme

Soziale Sicherungssysteme haben den Zweck, Notlagen möglichst nicht entstehen zu lassen, sie zu lindern, Hilfsbedürftige ggf. vor dem Untergang zu schützen. Eine natürliche, prinzipiell nicht Regelungen unterworfene Schutzfunktion kommt primär der Familie, der Großfamilie und größeren Gemeinschaften zu, wobei letztere auch Wertegemeinschaften sein können. Staatliche oder vom Staat vorgegebene und dann von anderen (z.B. Arbeitgebern, Arbeitnehmern) auszugestaltende Sicherungssysteme charakterisieren alle modernen Gesellschaften.

In diesem Sinn eine moderne Gesellschaft war bereits das alte Athen im 6. Jahrhundert vor der Zeitenwende und auch das alte Rom. In Athen existierte unter Perikles ein Programm zur Minderung der Arbeitslosigkeit (öffentliche Baumaßnahmen). Es gab eine staatliche Fürsorge für unbemittelte Bürger bei Erwerbslosigkeit und Arbeitsunfähigkeit. Mittellose Kranke erhielten eine Behandlung durch Armenärzte. Daneben existierten Vereine und Handwerker-Gilden, z.B. auch als Krankenhilfsvereine. In Rom gab es zur Zeit des Kaisers Marc Aurel (161–180 n. Chr.) Sterbekassen-Vereine (Collegia funeratica) mit Leistungen auch für Hinterbliebene und Krankenkassenvereine (Collegia tenuiorum) mit einem modern erscheinenden Leistungskatalog: Ersatz des Verdienstausfalls durch Geld und Lebensmittel bei Krankheiten und Unfällen sowie ärztlich-arzneiliche Pflege. Beide Systeme handelten nach dem Versicherungsprinzip.

Klöster und z.T. auch Ritterorden nahmen sich im Heiligen Römischen Reich Deutscher Nation (und anderswo) der Fürsorge für Arme und Kranke an. Im späten Mittelalter und der frühen Neuzeit Deutschlands charakterisieren Zünfte und die Gemeinschaften der Bergleute, die Knappschaften, die strukturierte Arbeitswelt. Auch sie knüpften ein soziales Netz für ihre Mitglieder, finanziert durch Beitragsleistungen (Büchsenpfennig, Knappschaftskasse). Die Kuttenberger Bergordnung ist der erste schriftliche Beleg des Knappschaftsrechts, erlassen in Böhmen zur Zeit König Wenzels II (1283–1305). Prinzipiell erstreckten sich die Leistungen auf die folgenden Bereiche:

- Im Krankheitsfall Behandlung durch den Bergmedikus, Medikamente, Geldentschädigung in Höhe des Verdienstausfalls. Bei längeren Krankheiten Behandlung im Lazarett, das durch die Gewerkschaft und die Kasse unterhalten wird.
- Bei Unfällen Bezahlung des Arztes, Weiterzahlung des Lohns bis zu 4 Wochen, ggf. auch länger. Nach Ablauf der Frist Rente bis zur Erlangung der Arbeitsfähigkeit.
- Im Todesfall Begräbnisgeld, das von der Kasse oder der Gewerkschaft getragen wird.
- Bei Invalidität kleine Rente. Desgleichen an die Witwe. Erziehungsbeihilfe für Kinder.

In diesen historischen Beispielen sind alle Strukturprinzipien der sozialen Sicherungssysteme und die Rolle des Staates darin angesprochen:

- Versicherungsprinzip:
  Eine Gemeinschaft zahlt einen festen Beitrag zur Risikoabsicherung. Beim Eintritt des Schadens erfolgt eine Leistung aus der gemeinsam geschaffenen Geldmenge.
- Versorgungsprinzip:
  Der Staat zahlt eine Kompensation bei einem Schadenseintritt. Der Geschädigte selbst hat formal keine (Mitglieds-)Beiträge entrichtet. Geschädigte können z.B. Kriegsteilnehmer oder Geimpfte (§ 60 Infektionsschutzgesetz) sein. Im Fall eines Arbeitsunfalles oder einer Berufskrankheit sind aus der Sicht des Arbeitnehmers die Leistungen des Unfallversicherungsträgers im weitesten Sinne eine „Versorgung“, da der Arbeitnehmer keine Beiträge bezahlt.
- Fürsorgeprinzip:
  Die Gemeinschaft, bzw. der Souverän, in der Regel die Kommune, das Land oder der Staat leisten Hilfe aus ethischen oder sonstigen Motiven, z.B. zum Schutz der Menschenwürde. Wenn Bedürftigkeit vorliegt, besteht Rechtsanspruch. Der Geschädigte/Notleidende hat vorher keine eigene Beitragsleistung erbracht.

Die Rolle des Staats ist durchaus unterschiedlich. Je nach Gestaltung und Selbstverständnis des Staatswesens können für Staatsgebilde neuzeitlicher Prägung 4 Typen der sozialen Sicherung unterschieden werden *(→ Tab. 6.1-1)*.

Die Bismarcksche Sozialgesetzgebung sollte zuerst mit der Unfallversicherung beginnen *(→ Kap. 1.4)*. Verabschiedet wurden 1883 die gesetzliche Krankenversicherung, dann erst 1884 die gesetzliche Unfallversicherung, 1889 die Rentenversicherung der Arbeiter, später nach der 1913 erfolgten Einbeziehung der Rentenversicherung für die Angestellten, zur Reichsversicherungsordnung zusammengefasst. 1927 wurde die Arbeitslosenversicherung gegründet.

Tab. 6.1-1 Soziale Sicherung – Unterschiedliche Rollen des Staates.

1. Typ	Staat organisiert, plant, betreibt und erbringt Leistungen in unmittelbarer oder mittelbarer Regie. Es besteht ein „Durchgriffsrecht" zum Staatshaushalt.
2. Typ	Staat organisiert, plant, betreibt und teilt nachgeordneten Instanzen Mittel im Budgetweg zu. Erbringung von Leistungen kann auch „außerstaatlich" erfolgen.
3. Typ	Staat setzt sozialpolitische Ziele und sozialrechtliche Rahmenbedingungen. Er überträgt die Durchführung an dazu bestimmte nichtgewinnstrebende Einrichtungen. Optionen: • sozialverträglicher Wettbewerb • Selbstverwaltung • sozialverträglicher Einfluss marktwirtschaftlichen Handelns
4. Typ	Der Staat betreibt Verelendungsschutz für bestimmte Personenkreise und überlässt das Gesundheitsgeschehen dem Markt. Option: Staat für Kosten nur bedingt verantwortlich. Marktbildung der Kosten. Risiko: Verelendungsschutz gelingt nur unzureichend mit der Folge einer Ausgrenzung.

1995 wurde eine gesetzliche Pflegeversicherung eingeführt.

Seit 1975 wurde schrittweise aus der Reichsversicherungsordnung ein neues Sozialgesetzbuch erarbeitet. Es besteht aus einzelnen Büchern für die Zweige der Sozialversicherung. 1997 wurde das SGB VII zur „Gesetzlichen Unfallversicherung" geschaffen. Im Jahr 2001 trat das SGB IX – „Rehabilitation und Teilhabe behinderter Menschen" – in Kraft. Es löst u.a. das vormalige „Gesetz zur Eingliederung Schwerbehinderter in Arbeit, Beruf und Gesellschaft" ab.

Das Sozialgesetzbuch

SGB I:	Allgemeiner Teil
SGB III:	Arbeitsförderung
SGB IV:	Gemeinsame Vorschriften für die Sozialversicherung
SGB V:	Gesetzliche Krankenversicherung
SGB VI:	Gesetzliche Rentenversicherung
SGB VII:	Gesetzliche Unfallversicherung
SGB VIII:	Kinder- und Jugendhilfe
SGB IX:	Rehabilitation und Teilhabe behinderter Menschen
SGB X:	Verwaltungsverfahren
SGB XI:	Pflegeversicherung

Das gesamte Spektrum des gegenwärtigen Sozialversicherungssystems ist in *Tabelle 6.1-2* zusammengefasst. In Deutschland überwiegt der in *Tabelle 6.1-1* genannte 3. Gestaltungstyp. Für die Länder der europäischen Union gilt das jedoch nicht durchweg, so tritt z.B. in Großbritannien der Staat sehr viel stärker in den Vordergrund. Für Vergleiche und eventuelle Angleichungsüberlegungen werden die grundlegenden Risiken und besondere Lebensumstände der Menschen wie folgt benannt:

- Alter,
- Krankheit,
- Hinterbliebene,
- Invalidität/Erwerbsunfähigkeit,
- Familie,
- Arbeitslosigkeit,
- Arbeitunfall- und Berufskrankheit,
- Mutterschaft,
- Sonstige.

Nicht für jedes „Risiko" gibt es auch einen eigenen Sozialversicherungszweig. Hinzugekommen ist seit 2003 die neue „bedarfsorientierte Grundsicherung" als eigenständige beitragsunabhängige Sozialleistung, aus Steuermitteln finanziert. Sie wird auf Antrag an Personen überwiesen, die mindestens 65 Jahre alt oder dauernd erwerbsgemindert sind, d.h., dem Arbeitsmarkt aus gesundheitlichen Gründen weniger als 3 Stunden täglich zur Verfügung stehen können. Die Höhe der Grundsicherung setzt sich zusammen aus 115% des für die Sozialhilfe maßgebenden Regelsatzes, den angemessenen Kosten für Unterkunft und Heizung, der Übernahme von Kranken- und Pflegeversicherungsbeiträgen und – bei Schwerbehinderten – zusätzlichen 20% des Regelsatzes, wenn in ihrem Ausweis das Merkzeichen „G" (gehbehindert) steht. – Die Durchführung liegt bei den von Städten und Gemeinden neu eingerichteten „Grundsicherungsämtern".

Tab. 6.1-2 Übersicht über das System der sozialen Sicherung in Deutschland (Stand 2003). Die Darstellung dient als Orientierungshilfe, sie ist keinesfalls vollständig.

	Gesetzliche Krankenversicherung (1883)	Gesetzliche Unfallversicherung (1884)	Rentenversicherung (1889)	Arbeitsförderung (1927/1969)	Versorgungswesen	Pflegeversicherung (1994)	Sozialhilfe
(Versichertes) Risiko	Arbeitsunfähigkeit wegen Krankheit, Krankenheilkosten	wie Krankenversicherung, aber berufsbezogen (Arbeitsunfall, Berufskrankheit)	Alter, vorzeitige Minderung der Erwerbsfähigkeit	Arbeitslosigkeit	Kriegsfolgen, Wehrdienstbeschädigung, Impfschäden	Pflegebedürftigkeit	Bedrohung der sozialen Existenz
Zusätzliche Stichworte	Versicherungsprinzip	Versicherungsprinzip, Versorgungsprinzip (aus Sicht des Arbeitnehmers), Ablösung der Unternehmer-Haftpflicht	Versicherungsprinzip, „Generationenvertrag"	Versicherungsprinzip	Versorgungsprinzip „Dank des Vaterlandes", „Knochentaxe"	Versicherungsprinzip	Fürsorgeprinzip, „Menschenwürde"
Träger	Selbstverwaltung	Selbstverwaltung	Selbstverwaltung	Staat	Staat	Selbstverwaltung	Kommune
Verwaltung	paritätisch Arbeitgeber und Arbeitnehmer	paritätisch Arbeitgeber und Arbeitnehmer	paritätisch Arbeitgeber und Arbeitnehmer	drittelparitätisch: Bund, Arbeitgeber, Arbeitnehmer	Staat	paritätisch Arbeitgeber und Arbeitnehmer	Kommune
Finanzierung	paritätisch Umlageverfahren	Arbeitgeber	paritätisch, Bundeszuschuss, Umlageverfahren	paritätisch, Bundeszuschuss, Umlageverfahren	Steuermittel	paritätisch Umlageverfahren	Steuermittel
Beitragshöhe (2004)	ca. 14 %	branchenspezifisch	ca. 20,5 %	ca. 6 %		1,7 %	
Leistungen	Vorsorge, medizinische Behandlung, Heil- und Hilfsmittel, Krankengeld	bei Vorliegen der Kausalität (Leistungen wie bei Krankenversicherung) plus berufliche Rehabilitation, Rente bei BK und Arbeitsunfall	Altersrente, Hinterbliebenenrente, Rente wegen Erwerbsminderung, medizinische Rehabilitation, berufliche Rehabilitation, Übergangsgeld	Arbeitslosengeld und -hilfe, Schlechtwettergeld etc., berufliche Rehabilitation	Renten, medizinische und berufliche Rehabilitation	Leistungen bei häuslicher und stationärer Pflege	Unterhaltsgeld, Wohngeld, sonstige Hilfen, Krankenhilfe, Rehabilitation

Tab. 6.1-2 Fortsetzung.

	Gesetzliche Krankenversicherung (1883)	Gesetzliche Unfallversicherung (1884)	Rentenversicherung (1889)	Arbeitsförderung (1927/1969)	Versorgungswesen	Pflegeversicherung (1994)	Sozialhilfe
Ärztliche Aufgaben	Vorsorge, ärztliche Behandlung, Medizinischer Dienst	Prävention, ärztliche Behandlung, Gutachten (MdE)	Begutachtung, medizinische Rehabilitation, berufliche Rehabilitation	Begutachtung vor beruflicher Reha	Begutachtung, GdB, MdE, Kriegsleiden, allgemeine Behinderung	Begutachtung Pflegestufen I–III	wie bei Krankenversicherung
Anmerkungen	Solidargemeinschaft, finale Betrachtung*	Entschädigung nach Kausalitätsprinzip, Unfallverhütungsvorschriften, BG-Grundsätze, MdE	Rentenhöhe beitragsbezogen, finale Betrachtung*, regionale LVA's für gewerbliche Arbeitnehmer, BfA für Angestellte		Schwerbehindertengesetz**, Opferentschädigungsgesetz, Versorgungsprinzip		subsidiär*, wenn keine Versicherungs- bzw. Versorgungsansprüche, Fürsorge

* → *Abschnitt 6.1.2*
** jetzt im SGB IX aufgegangen

Das in Deutschland bestehende System der sozialen Sicherung gerät zunehmend unter finanziellen Druck. Seine Finanzierung aus Beiträgen von Arbeitgebern und Arbeitnehmern (Lohnnebenkosten!), sowie über Steuermittel des Bundes und der Kommunen, ist seit Jahren Gegenstand der politischen Debatte.

Im Jahr 2003 wurde die Zusammenlegung von Arbeitslosenhilfe und Sozialhilfe beschlossen.

6.1.2 Begriffe der Finalität, Kausalität und Subsidiarität

Die starke Gliederung des deutschen Sozialversicherungssystems, welches jetzt nach und nach in die verschiedenen Sozialgesetzbücher (SGB) überführt wird, macht eine eindeutige Abgrenzung der Zuständigkeiten erforderlich. Dabei entstehen auch Schnittstellen.

Eindeutig definiert ist die Zuständigkeit der Gesetzlichen Unfallversicherung (SGB VII) für alle kausal auf Grund des Beschäftigungsverhältnisses und der Arbeitstätigkeit entstandenen Gesundheitsschäden. Wir haben hier ein strenges Kausalitätsprinzip *(→ Kap. 4.1)*. Die Kausalität, also die ursächliche Verbindung von Exposition im weitesten Sinne (z.B. Kriegsdienst oder Tätigkeit im Zivildienst), gilt auch im Versorgungswesen (nicht bei der Schwerbehindertengesetzgebung). Nur wenn der kausale Zusammenhang von schädigendem Ereignis in dem definierten Umfeld und ein daraus erwachsener Schaden vorliegt, besteht ein Leistungsanspruch.

Finalität bedeutet, den bestehenden, d.h. jetzt vorgefundenen existentiellen Zustand (die gesundheitliche Einschränkung, die Armut) und die bestehende Hilfebedürftigkeit als Ausgangspunkt für das Handeln zu akzeptieren, ohne die Ursachen kennen zu müssen. Finalität ist demnach ein Prinzip der gesetzlichen Krankenversicherung (GKV) und auch der Sozialhilfe. Wenn die GKV allerdings die **Kausalität** z.B. in der Erwerbstätigkeit vermutet, muss sie dies abklären, um ihre Leistungen ggf. ersetzt zu bekommen (z.B. vom Unfallversicherungsträger).

Subsidiarität wird als Begriff unterschiedlich definiert. Definitionsversuch: Subsidiarität bedeutet, dass die größere Gemeinschaft nur jene Aufgaben übernehmen soll, die die kleinere Gemeinschaft nicht angemessen erfüllen kann. Subsidiarität im sozialen System bezeichnet das ersatzweise Eintreten des Staates, weil andere Einrichtungen des Sozial- und Gesundheitswesens dies nicht dürfen – wegen fehlender Mitgliedschaft des Betroffenen, eventuell auch wegen unzureichender Dauer der Mitgliedschaft oder wegen zeitlicher Begrenzung der Leistung (z.B. Krankengeld in der GKV). Subsidiär (ersatzweise) tritt dann die Einrichtung der Sozialhilfe mit ihrem Leistungskatalog nach dem Bundessozialhilfegesetz ein. Allerdings werden zuvor auch die Ansprüche an die Familie, wie sie aus dem bürgerlichen Gesetzbuch resultieren, geprüft; das Sozialamt tritt ggf. subsidiär für die Familie ein.

Genannt werden muss noch der Begriff der **Solidarität.** Das Solidaritätsprinzip ist ein grundlegendes Element eines Sozialstaates. Es bedeutet eine verstärkte Verpflichtung besser gestellter Staatsbürger, zum Gemeinwohl beizutragen. Das Solidaritätsprinzip in der GKV bedeutet eine Beitragshöhe nach der finanziellen Belastbarkeit, Leistungen jedoch unabhängig von den tatsächlich gezahlten Beiträgen nach dem medizinischen Bedarf. Auch in der Pflegeversicherung ist es so verwirklicht. Die Finanzierung der Rentenversicherung basiert auf dem „Generationenvertrag", eine Solidarleistung zwischen den Jungen (im Erwerbsleben stehenden) und den Alten.

6.1.3 Aufgaben der Sozialleistungsträger bezogen auf arbeitsmedizinische Problemstellungen

Gesetzliche Krankenversicherung (GKV)

Die GKV wird gemeinsam von Arbeitgebern und Arbeitnehmern geleitet und finanziert. Eine formalisierte Beziehung zum Arbeitsmediziner oder den Betriebsärzten in den Unternehmungen der Mitglieder besteht nicht. Wenn z.B. Zweifel bezüglich der Arbeitsunfähigkeit bestehen, können sowohl GKV als auch der Unternehmer den Medizinischen Dienst der Krankenversicherung (MDK) einschalten. Betriebsärzte haben als solche nichts mit der Arbeitsunfähigkeit zu tun.

Die GKV ist freilich an der Gesundheit ihrer Mitglieder interessiert und richtet dazu ihr Interesse auch auf den Arbeitsplatz. Sie ist, gemeinsam mit den Unfallversicherungsträgern, nach § 20 SGB V und § 14 SGB VII verpflichtet, bei der Verhütung arbeitsbedingter Gesundheitsgefahren mitzuwirken. Die Krankenkassen sollen sich in der betrieblichen Gesundheitsförderung engagieren *(→ Kap. 5.4)*. Hierbei sollten die Betriebsärzte eingebunden sein. Die Krankenkassen kennen die AU-Daten ihrer Mitglieder und die medizinischen Gründe (Diagnosen), der Betriebsarzt ist der Kenner der konkreten Arbeitsplätze. Zusätzlich ist auch auf individueller Ebene eine Zusammenarbeit erforderlich, z.B. bei der stufenweisen Wiedereingliederung nach einer Krankheitsphase.

Des Weiteren kann die Krankenversicherung, wie auch der Arbeitgeber, über den MDK Auffälligkeiten nachgehen, bei denen dann auch der Arbeitsplatz des Versicherten betrachtet wird.

Gesetzliche Rentenversicherung (GRV)

Außer der Rentenleistung (Alter, Erwerbsminderung, Hinterbliebene) hat die GRV die Aufgabe der medizinischen und beruflichen Rehabilitation („Leistungen zur Teilhabe"). Diese Rehabilitation ist letztlich ausschließlich auf die Fortführung bzw. Wiederaufnahme einer Erwerbstätigkeit ausgerichtet, so wichtig auch die Heilmaßnahme selbst sein mag.

Arbeitsmedizinische Fragestellungen gibt es demnach bereits bei der Beurteilung eines Heilverfahrensantrages (Erfolgsaussicht, auf den konkreten oder einen verwandten Arbeitsplatz bezogen) und bei der Wiedereingliederung nach der medizinischen Maßnahme.

Das SGB IX (Rehabilitation und Teilhabe behinderter Menschen) nennt die Schnittstellen und erwähnt, erstmals in einem Sozialgesetzbuch, den Berufsstand des Arbeitsmediziners in § 13 (gemeinsame Empfehlungen) Abs. 2.8 in seiner Funktion als Betriebs- oder Werkarzt.

SGB IX, § 13, Abs. 2.8: *„Die Rehabilitationsträger (...) vereinbaren (...) gemeinsame Empfehlungen, (...) in welchen Fällen und in welcher Weise der behandelnde Hausarzt oder Facharzt und der Betriebs- oder Werkarzt in die Einleitung und Ausführung von Leistungen zur Teilhabe einzubinden sind."*

Für den Bereich der beruflichen Rehabilitation, durchgeführt von der Arbeitsverwaltung, der Unfallversicherung und auch der Rentenversicherung, gilt dies in gleicher Weise *(→ Kap. 6.2)*.

Gesetzliche Unfallversicherung

Diese ist Gegenstand vieler (Teil-)Kapitel dieses Buches, so z.B.:

- 1.4.6 Gesetzliche Unfallversicherung,
- 1.7 Konzeption arbeitsmedizinischer Vorsorgeuntersuchungen,
- 2.5 Sicherheit, Unfallverhütung, Erste Hilfe,
- 4.1 Berufskrankheiten – allgemein,
- 4.2 Berufskrankheiten – speziell.

Die gesetzliche Unfallversicherung ist der selbstverständliche Partner des Arbeitsmediziners in allen Fragen des Themenkomplexes Arbeit und Gesundheit.

Gesetzliche Arbeitslosenversicherung – Arbeitsverwaltung

Die Arbeitsverwaltung ist auf dem Gebiet der beruflichen Rehabilitation durch die versicherungsrechtliche Zuständigkeit besonders engagiert. Folgende Aufgaben der gesetzlichen Arbeitslosenversicherungen zeigen Bezüge zur Arbeitsmedizin:

- Ausbildungs- und Arbeitsvermittlung,
- Berufs- und Arbeitsberatung,
- Förderung der Teilhabe behinderter Menschen am Arbeitsleben.

Bei allen diesbezüglichen Entscheidungen ist die gesundheitliche Eignung des Berufsanfängers/Bewerbers/Rehabilitanden zu beurteilen, arbeitsmedizinischer Sachverstand kann bestimmte geplante berufliche Tätigkeiten als gesundheitsförderlich oder -abträglich einordnen und den Rehabilitationsträger entsprechend beraten *(→ Abschnitt 6.1.7)*.

Pflegeversicherung

Keine Beziehung zu arbeitsmedizinischen Problemstellungen – wohl aber als betriebsärztlicher Betreuer der professionell Pflegenden!

Schwerbehindertenrecht – Integrationsämter

Seit neuestem ist das Schwerbehindertenrecht in das SGB IX aufgenommen, mit den §§ 68–160. Die Begutachtung bezüglich des Grades der Behinderung (GdB) gilt nicht spezifisch der Erwerbsfähigkeit, richtet sich nicht ausschließlich am Erwerbsleben aus. Eine so genannte Gleichstellung der Personen mit einem GdB von 30 (mit denen mit einer Schwerbehinderung, GdB ≥ 50) kann von der Arbeitsverwaltung ausgesprochen werden, wenn ein geeigneter Arbeitsplatz ohne sie nicht erreicht werden kann. Mit Schwerbehinderung bzw. behinderten Menschen haben Arbeitgeber und Betriebsarzt in besonderer Weise zu tun *(→ Kap. 6.4)*.

Sozialhilfe

Üblicher ärztlicher Partner des Sozialamtes, z.B. bei den Begutachtungsfragen bezüglich der Hilfen in besonderen Lebenslagen (§§ 27–75 des Bundessozialhilfe-Gesetzes), ist der Öffentliche Gesundheitsdienst (ÖGD). Im Fall von gesundheitlichen Einschränkungen und der Frage eines Arbeitseinsatzes (Schaffen von Arbeitsgelegenheiten § 19) können arbeitsmedizinische Fragestellungen auftreten. Der Arzt des ÖGD hat die Möglichkeit, hierfür Arbeitsmediziner heranzuziehen.

6.1.4 Gesundheitsökonomische Fragestellungen im arbeitsmedizinischen Kontext

Die **Kosten des Gesundheitswesens** betragen ca. 10% des Bruttoinlandsprodukts. Die Trägerschaft der Wirtschaft daran beträgt ca. ein Drittel, sie kommen im Wesentlichen zustande durch:

- Beiträge zur Sozialversicherung (Rentenversicherung, Krankenversicherung, Pflegeversicherung),
- Lohnfortzahlung,
- Beitrag zur Berufsgenossenschaft (gesetzliche Unfallversicherung),
- Kosten des Arbeitsschutzes im Betrieb (Sicherheit; Betriebsmedizin).

Der betriebliche Arbeitsschutz und die Kosten für die Unfallversicherung machen hiervon nur einen kleinen Teil aus. Vom Gesamtetat der Unfallversicherungsträger im Jahr 2001 in Höhe von ca. 12 Mrd. € entfielen ca. 1,2 Mrd. auf Leistungen im Zusammenhang mit Berufskrankheiten und ca. 8 Mrd. € auf die Kosten von Arbeits- und Wegeunfällen.

Die **Kosten der Arbeitsunfähigkeit** lassen sich volkswirtschaftlich abschätzen. Man spricht von einem Arbeitsunfähigkeitsvolumen, errechnet aus der Zahl von 34,8 Mio. Arbeitnehmern und durchschnittlich 14,6 Arbeitsunfähigkeitstagen je Arbeitnehmer (Stand 2001). Die Bundesanstalt für Arbeitsschutz und Arbeitsmedizin schätzt die volkswirtschaftlichen Produktionsausfälle (gemessen am Lohnniveau der arbeitsunfähigen Arbeitnehmer) auf insgesamt 44,8 Mrd. € bzw. dem Ausfall an Bruttowertschöpfung auf 70,8 Mrd. € (Zahlen für das Jahr 2001). Unter den medizinischen Diagnosen, die dies bewirken, stehen wie üblich die „Krankheiten des Muskel-Skelett-Systems und des Bindegewebes" an erster Stelle, gefolgt von „Verletzungen und Vergiftungen" und den „Krankheiten des Atmungssystems".

Die Kosten pro Arbeitsunfähigkeitstag in den einzelnen Wirtschaftszweigen (Produktionsausfallkosten, gemessen am Lohnniveau) liegen im produzierenden Gewerbe (ohne Baugewerbe) mit 113 €/Tag höher als im Durchschnitt (83 €/Tag), in der Land- und Forstwirtschaft und der Fischerei mit 56 €/Tag besonders niedrig. Der Ausfall der Bruttowertschöpfung durch einen Arbeitsunfähigkeitstag liegt entsprechend höher (um den Faktor 1,2–3, je nach Wirtschaftszweig).

Berücksichtigt man auch die Störungen durch Arbeitsunfähigkeit im Arbeitsablauf mit allen Konsequenzen (u.a. Bereitstellung von Ersatzkräften im Betrieb, Qualitätsmängel des Produkts), so kommt man auf Gesamtkosten pro AU-Tag, die noch deutlich darüber liegen (möglicherweise bis zu 400–500 € und mehr).

Nun ist es ja keinesfalls so, dass das Krankheitsgeschehen ursächlich allein mit dem Arbeitsplatz zusammenhängt, also einer Prävention am Arbeitsplatz durchweg zugänglich wäre! Eine saubere Abgrenzung wird von den Unfallversicherungsträgern zwar angestrebt, sie ist aber selbst bei den Kosten für Unfälle nur scheinbar exakt, da hier Arbeits- und Wegeunfälle zusammen berechnet werden *(→ Kap. 3.5)*. Die Beitragshöhe für die einzelnen Unternehmungen zur Unfallversicherung gründet sich auch auf das eigene Unfallgeschehen *(→ Kap. 1.4)*.

Die betriebliche Arbeitsmedizin hat, wie gesagt, keine direkte Einflussmöglichkeit auf die Arbeitsunfähigkeit, da die AU-Bescheinigung vom niedergelassenen Arzt stammt. Sie enthält ja auch keine Aussage zum Kausalbezug, also zur Frage der Ätiologie des die Arbeitsunfähigkeit begründenden Gesundheitszustandes. Schaut man sich, wie in *Abschnitt 6.1.9* ausführlich dargestellt, die Gründe für Fehlzeiten an, so ergibt sich eben doch eine Handlungsmöglichkeit, die v.a. mit den „weichen" Einflussfaktoren zu tun hat; gemeint ist das Betriebsklima in all seinen Facetten und die Motivierungspotenziale der Arbeit. Hier ist der Betriebsarzt gefordert, bei der Arbeitsgestaltung beratend mitzuwirken.

Arbeitsgestaltung spielt auch eine Rolle bei den arbeitsbedingten Erkrankungen, d.h. den

Erkrankungen, die durch Arbeitseinflüsse nicht wesentlich verursacht, aber mitbedingt werden. Maßnahmen der Prävention können z.B. eine Reduktion der Zahl von Herzinfarkten anstreben durch Stressabbau und durch Betriebssport, Programme für den Bewegungsapparat und andere Initiativen.

Große gesundheitsökonomische Bedeutung haben natürlich auch die Arbeitsunfälle, deren Zahl in den letzten Jahrzehnten deutlich reduziert werden konnte. Hier ist vor allem die Fachkraft für Arbeitssicherheit gefordert, wenn es z.B. um die Beseitigung einer Stolperfalle im Betrieb geht.

Kosten des betriebsärztlichen Dienstes. Der Umfang der betriebsärztlichen Versorgung ist durch die UVV „Betriebsärzte“ festgelegt. Einsparungen an betriebsärztlichem Personal dürfen nur bis zur Einhaltung der Mindesteinsatzzeiten gehen. Der Preis der betriebsärztlichen Einsatzstunde ist den Regeln des Marktes unterworfen. Die UVV „Betriebsärzte“ legt aber bereits nicht mehr fest, wie viel nicht-ärztliches Personal den Betriebsarzt unterstützt. Immerhin gibt es berufsgenossenschaftliche Normtexte [1,2].

Die Ausstattung der betriebsärztlichen Ambulanz für die arbeitsmedizinischen Funktionsteste (Audiometrie, Sehtest-Gerät, Ergometer, Lungenfunktionseinheit) richtet sich nach den in den Untersuchungsgrundsätzen festgelegten Anforderungen. Hier sind Entscheidungen nötig und möglich, ob z.B. ein Audiometer (mitsamt der Ermächtigung nach G 20) im eigenen Haus vorgehalten werden soll, wenn nur vereinzelte Untersuchungen anfallen oder ob es dann nicht sinnvoller ist, diese Audiometrie nach außen zu vergeben.

Der betriebsärztliche Dienst im eigenen Haus oder eine externe Betreuung – jede Lösung kostet Geld. Schätzungen geben den weiten Bereich von 80–160 € pro Beschäftigten und Jahr an. Es hat sich in Deutschland ein Preiswettbewerb unter den Anbietern betriebsärztlicher Leistungen entwickelt. Viele Betriebe wählen gegenwärtig einen externen Betriebsarzt. Die interne Lösung scheint aber, unter rein betriebswirtschaftlichen Aspekten, günstiger zu sein, wenn nach den Einsatzzeiten eine volle Betriebsarztstelle erforderlich ist (wirtschaftlich ab etwa 3.000 Beschäftigten).

Kosten-Nutzen-Analysen machen vor der betriebsärztlichen Versorgung nicht halt *(→ Kap. 5.6)*. Gute betriebsärztliche Präventionsarbeit bringt einen konkreten Nutzen, dessen genaue Höhe allerdings nur schwer abschätzbar ist. Es gibt Argumente dafür, dass betriebsärztliche Tätigkeit vor Ort im Betrieb durch einen ständig anwesenden Betriebsarzt besonders günstig ist.

Die nachfolgende Liste (nach [17]) nennt stichwortartig die verschiedenen Bereiche:

- Einstellungsuntersuchungen (Ziel ist die Vermeidung der Einstellung ungeeigneter Arbeitnehmer, die ein erhöhtes Risiko für Ausfallzeiten haben): verminderte Krankheitskosten, verminderte Kosten für Ersatzeinstellungen.
- Jugendarbeitsschutzuntersuchung: wie Einstellungsuntersuchung.
- rechtzeitiger Arbeitsplatzwechsel: wie Einstellungsuntersuchung.
- Vorsorgeuntersuchungen: Zeitersparnis bei Untersuchung im Haus, Prävention von Berufskrankheiten und Arbeitsunfällen.
- Versorgung von Bagatellverletzungen: Zeitersparnis.
- Reduktion der Ersthelferzahl nach Antrag: Gebührenersparnis.
- Prävention durch Beiträge zur Ergonomie, zur Arbeitshygiene, zur Arbeitsablauforganisation, durch Präventionsprogramme im Betrieb: verminderte Krankheitsrate, erhöhte Arbeitsmotivation.

Gesundheitsökonomische Analysen wurden im *Kapitel 5.6* abgehandelt. Eine Studie aus dem Jahre 1994 kommt zu dem Ergebnis, dass jeder im eigenen betriebsärztlichen Dienst eingesetzte € noch im selben Jahr einen betrieblichen Nutzen von ca. 2 € bringt [9].

6.1.5 Aufgaben und Methoden von Sozialmedizin und Public Health im Verhältnis zur Arbeitsmedizin

Auch im deutschsprachigen Raum hat sich, aus der Medizin und ihr nahestehenden Sozialwissenschaften heraus, Forschung und Weiterbildung auf dem interdisziplinären, präventiv orientierten Gebiet von Public Health entwickelt, im Deutschen häufig „Gesundheitswissenschaften" genannt. Public Health wird, wiederum in englischer Sprache, definiert als *„the science of art of preventing disease, prolonging life and promoting health through organized efforts of the society"*. Dementsprechend ist Gegenstand von Public Health:

- die Untersuchung und Gestaltung der Lebens- und Umweltbedingungen im Hinblick auf Gesundheit und Krankheit von Bevölkerungsgruppen,
- die Untersuchung und Gestaltung gesundheitsrelevanter Versorgungssysteme im Hinblick auf die optimale Organisationsform und ihre Effektivität.

Sozialmedizin als Fachgebiet kann jetzt zunehmend als Mutterdisziplin aufgefasst werden, aus der Epidemiologie und Gesundheitsberichterstattung, Demographie, Prävention und Gesundheitsforschung, Sozialversicherungsmedizin, Gesundheitssystemforschung und schließlich auch Gesundheitsökonomie hervorgegangen sind – alles ebenfalls Themen von Public Health.

Essentiell für Public Health ist der Gruppenbezug, die gesellschaftliche Verankerung, der primär präventive Ansatz und der Anspruch, auf die Politik Einfluss nehmen zu können. Unter den medizinischen Disziplinen mit Bezug zu Public Health steht deswegen das Fach Arbeitsmedizin ganz vorn, wesentliche Teile der Arbeitsmedizin könnten auch als Teile von Public Health verstanden werden; Arbeitsmedizin als wissenschaftliches Fach und auch Betriebsmedizin haben eine wesentliche Verantwortung für die Entwicklung von Public Health. Zentral sind Prävention im Betrieb, d.h. Gesundheitsförderung und -erhaltung in der Bevölkerungsgruppe der Beschäftigten, die Analyse psychosozialer Belastungsfaktoren, soweit sie auch am Arbeitsplatz relevant werden, ggf. auch gesundheitsökonomische Aspekte [13, 18].

Wenn die Sozialmedizin sich z.B. mit dem Thema „Arbeitslosigkeit und Gesundheit" beschäftigt, so steht dies außerhalb der arbeitsmedizinischen Kernthematik und ist dennoch auch für den Arbeitsmediziner von großem Interesse.

Die Arbeitsmedizin kann auf die anderen humanwissenschaftlichen Disziplinen wie z.B. Psychologie, Soziologie, Epidemiologie nicht verzichten. Zum großen Teil werden diese Disziplinen, wenn sie die Arbeitswelt zum Thema haben, von Public Health integriert. Public-Health-Absolventen haben in der Regel eine Ausbildung in Epidemiologie, Biostatistik und Medizinischer Dokumentation, Planung und Durchführung von Gesundheitskampagnen, ja vielfach auch in Gesundheitsökonomie. Public-Health-Absolventen werden zunehmend zu Partnern von Arbeitsmedizinern und Betriebsärzten, weniger in der betriebsärztlichen Untersuchungsstelle oder bei Arbeitsplatzbegehungen, sehr wohl aber bei vielen Aktivitäten, in denen sich der Betriebsarzt an die Belegschaft wendet, sowie in nahezu allen anderen Einrichtungen des Gesundheitswesens.

6.1.6 Definition sozialrechtlicher Grundbegriffe

Arbeitsunfähigkeit

Im Sinne der gesetzlichen Krankenversicherung (SGB V) ist arbeitsunfähig, wer infolge einer Erkrankung nicht oder nur mit der Gefahr, seinen Zustand zu verschlimmern, seine bisherige Erwerbstätigkeit weiter verrichten kann. Unter der bisherigen Erwerbstätigkeit ist grundsätzlich nur die unmittelbar vor der Erkrankung versicherte konkrete Tätigkeit zu verstehen, eine Verweisung auf andere, insbesondere unterwertige Tätigkeit ist in der Regel nicht zulässig.

Behinderung

Zunächst eine allgemeine Bezeichnung für Einschränkungen des Wahrnehmungs-, Denk-, Sprach-, Lern- und Verhaltensvermögens. Im Sinne der Schwerbehindertengesetzgebung (jetzt in das SGB IX, Rehabilitation und Teilhabe behinderter Menschen integriert und nach § 2 definiert): Menschen sind behindert, wenn ihre körperliche Funktion, geistige Fähigkeit oder seelische Gesundheit mit hoher Wahrscheinlichkeit länger als 6 Monate von dem für das Lebensalter typischen Zustand abweichen und daher ihre Teilhabe am Leben in der Gemeinschaft beeinträchtigt ist. Sie sind von Behinderung bedroht, wenn die Beeinträchtigung zu erwarten ist.

Berufskrankheit

Erkrankung, die auf berufliche Einwirkung zurückzuführen ist und als solche durch die Gesetzgebung (BK-Liste, → *Kap. 4.1*) als entschädigungspflichtig anerkannt ist. Es handelt sich also um eine Teilmenge der arbeitsbedingten Erkrankungen *(→ Kap. 4.4)*.

Berufsunfähigkeit/Erwerbsunfähigkeit

Beide Begriffe waren im Rentenversicherungsrecht verankert. Sie sind abgelöst durch „teilweise" bzw. „volle" Erwerbsminderung, siehe unten.

Berufsunfähigkeit

Der Begriff hat im Rahmen des Vertrauensschutzes für die Versicherten der Rentenversicherung Gültigkeit, die vor dem 2.1.1961 geboren sind. Berufsunfähig ist ein Versicherter, dessen Erwerbsfähigkeit aus gesundheitlichen Gründen in seinem bisherigen (Ausbildungs-)Beruf und in zumutbaren Verweisungsberufen auf weniger als 6 Stunden täglich gesunken ist.

Duldungspflicht

Verpflichtung des Geschädigten, im Interesse der Schadensminderung bestimmte Maßnahmen, insbesondere ärztliche Behandlung zu dulden. In der gesetzlichen Unfallversicherung durch die Bestimmungen der §§ 62 ff. SGB I über die Mitwirkungspflicht des gesetzlich Versicherten geregelt.

Erwerbsfähigkeit

In der Rentenversicherung die Fähigkeit, unter den üblichen Bedingungen des allgemeinen Arbeitsmarktes mindestens 6 Stunden täglich einsatzfähig zu sein, d.h. auch sich unter Ausnutzung aller Arbeitsgelegenheiten, die sich dem Versicherten nach seinen gesamten Kenntnissen und körperlichen wie geistigen Fähigkeiten bieten, einen Erwerb zu verschaffen. Dazu gehört auch die Fähigkeit, eine Arbeitsstelle erreichen zu können.

Grad der Behinderung (GdB)

Die Feststellung des Grades der Behinderung (jetzt erforderlich für bestimmte Leistungen nach SGB IX, in das das frühere „Schwerbehindertengesetz" integriert wurde), geht in finaler Betrachtungsweise von einem gesunden Menschen aus und quantifiziert die Einschränkungen durch jeden regelwidrigen Zustand, d.h. jede Gesundheitsstörung körperlicher, geistiger oder seelischer Art, soweit sie vom Lebensalter-Typischen abweicht (siehe „Behinderung"). Ein Grad der Behinderung von 50 und mehr begründet eine Schwerbehinderung.

Kraftanstrengung

Über das normale alltägliche Maß hinausgehende, besondere (erhöhte) Kraftentfaltung. Von Belang in der privaten Unfallversicherung.

Krankheit

Ein von der Norm abweichender regelwidriger Körper- oder Geisteszustand, der – in der Regel – eine Heilbehandlung erfordert. Die Krankheit kann einen solchen Schweregrad oder eine solche Krankheitsdauer erreichen, dass je nach Rechtsgebiet des Sozialrechts dadurch ein Anspruch auf Krankenhausbehandlung, auf die Bescheinigung einer Arbeitsunfähigkeit, ein Anspruch auf Krankengeld, auf eine Rente wegen verminderter Erwerbsfähigkeit und/oder Maßnahmen der Rehabilitation begründet ist.

Mehrstufenschema des Bundessozialgerichtes

Zusammenfassung gleichwertiger Berufstätigkeiten in Berufsgruppen nach der Qualität der zu verrichtenden Arbeit. In der Rentenversicherung beim Begriff der Berufsunfähigkeit und der Möglichkeit des Verweises von Bedeutung.

- Schema für Arbeiter (nach Leitberufen):
  - I Vorarbeiter mit Vorgesetztenfunktion; besonders hochqualifizierter Facharbeiter,
  - II Facharbeiter (Ausbildungszeit mehr als 2 Jahre),
  - III angelernter Arbeiter (kürzere Ausbildungszeit; definierte Anlernzeiten),
  - IV ungelernter Arbeiter.
- Schema für Angestellte:
  - I Angestellte mit hoher beruflicher Qualifikation (akademische Ausbildung),
  - II Angestellte mit einer Regelausbildung von mehr als 2 Jahren Dauer,
  - III Angestellte mit einer Regelausbildung bis zu 2 Jahren Dauer,
  - IV Angestellte ohne Ausbildung.

Mitwirkung

- Verpflichtung des gesetzlich Versicherten in der gesetzlichen Unfallversicherung zur Aufklärung des Sachverhaltes beizutragen, persönlich beim Leistungsträger zu erscheinen, sich untersuchen, einer Heilbehandlung zu unterziehen oder an berufsfördernden Maßnahmen teilzunehmen. Bei mangelnder Mitwirkung kann der Unfallversicherer ggf. eine Leistungskürzung vornehmen.
- Obliegenheit für alle Leistungsberechtigte, die eine Sozialleistung beantragt haben oder erhalten.

Solidaritätsprinzip

Solidarität ist kein sozialrechtlicher Begriff. Das Prinzip der Solidarität bedeutet die Forderung nach einem sozialen Ausgleich. Es ist ein sozialkompensatorisches Versicherungsprinzip, bei dem eine bedarfsabhängige Leistungsgewährung erfolgt, unabhängig von der Beitragshöhe. Dies ist nicht auf die GKV beschränkt. Der progressive Steuersatz ist z.B. ebenfalls Ausdruck dieses auf Solidarität aufgebauten Sozialstaatsprinzips. – Das Prinzip der Äquivalenz, z.B. in der privaten Krankenversicherung, ist dem gegenüber zu stellen: Leistungsumfang und Leistungshöhe entspricht der vereinbarten Beitragsleistung.

Unfall

Ein plötzliches von außen, zeitlich begrenzt einwirkendes Ereignis, das zu einem Gesundheitsschaden oder zum Tod führt. Relevant ist vor allem die Definition im Rahmen des SGB VII (Unfallversicherungsrecht, § 8).

Verminderte Erwerbsfähigkeit

Im **Rentenversicherungsrecht** (§ 43 SGB VI) als teilweise bzw. volle Erwerbsminderung eingeführter Begriff, der ein vorzeitiges, gesundheitlich begründetes Ausscheiden aus dem Erwerbsleben und, bei zusätzlicher Erfüllung der versicherungsrechtlichen Voraussetzungen, den Bezug einer Erwerbsminderungsrente ermöglicht. Seit 01.01.2001 löst der Begriff der Erwerbsminderung die frühere Terminologie von Berufs- und Erwerbsunfähigkeit ab. Die verminderte Erwerbsfähigkeit bemisst sich nach folgenden Zeitkategorien: Eine „teilweise Erwerbsminderung" liegt vor, wenn noch zwischen 3 und weniger als 6 Stunden täglich gearbeitet werden kann, eine „volle Erwerbsminderung", wenn gar nicht mehr oder nur noch bis zu 3 Stunden täglich gearbeitet werden kann (bezogen auf den allgemeinen Arbeitsmarkt).

Im **Unfallversicherungsrecht** (SGB VII). Die „Minderung der Erwerbsfähigkeit (MdE)" ergibt sich gutachterlich als prozentual festzustellende Beeinträchtigung des körperlichen und geistigen Leistungsvermögens und den daraus resultierenden verminderten Arbeitsmöglichkeiten auf dem gesamten Gebiet des Erwerbslebens (also ein abstrakter Bezug zum allgemeinen Arbeitsmarkt!) als Folge eines Arbeitsunfalls oder einer Berufskrankheit.

Verschlimmerung

Rechtsbegriff der gesetzlichen Unfallversicherung. Verschlimmern können sich anerkannte Unfallfolgen oder ein unfallfremder Vorschaden. Die Verschlimmerung ist nur dann rechtlich relevant, wenn sie wesentlich durch einen Versicherungsfall verursacht und messbar ist, also eine MdE von 5 % übersteigt.

Verweisbarkeit

Die gesetzliche Rentenversicherung hat zu prüfen, ob zumutbare Verweisungstätigkeiten vorliegen, wenn für leichte Arbeiten ein vollschichtiges Leistungsvermögen besteht und eine Tätigkeit, für die Berufsschutz besteht, nur noch weniger als 6 Stunden ausgeübt werden kann bzw. erhebliche qualitative Funktionseinschränkungen vorhanden sind (z.B. Einarmigkeit).

Voraussetzungen für eine Verweisbarkeit sind:

- Die Tätigkeit muss vollschichtig ausgeübt werden können.
- Sie muss objektiv zumutbar sein, d.h. den Kenntnissen und Fähigkeiten des Versicherten entsprechen.
- Sie muss subjektiv zumutbar sein, d.h. sie darf keinen unzumutbaren sozialen Abstieg bedeuten. Die „Wertigkeit" des bisherigen Berufs bestimmt die Zumutbarkeit. Im Mehrstufenschema des Bundessozialgerichtes (siehe oben) gilt die Verweisung auf die nächst niedrigere Gruppe als zumutbar.
- Sie muss in genügender Anzahl auf dem Arbeitsmarkt zur Verfügung stehen.

Vorschaden

Rechtsbegriff der gesetzlichen Unfallversicherung. Ein Vorschaden ist ein Gesundheitsschaden, der die „Vorerwerbsfähigkeit" mindert, also mehr als eine Schadensanlage ist.

6.1.7 Arbeitsmedizinische Kompetenz in sozialmedizinischen Begutachtungsaufgaben

Begutachtungsaufgaben im Bereich der gesetzlichen Rentenversicherung

Die Rentenversicherung hat unter dem Stichwort Rehabilitation in den folgenden zwei Themenbereichen Fragen an den ärztlichen Gutachter.

Rehabilitationsantrag

Es ist zu beurteilen, ob eine „positive Rehabilitations-Erfolgsprognose" abgegeben werden kann. Versicherte haben Anspruch auf Rehabilitation, wenn bei einer erheblichen Gefährdung oder Minderung der Erwerbsfähigkeit durch eine Reha-Maßnahme mit überwiegender Wahrscheinlichkeit letztendlich die Vermeidung oder zumindest das Hinausschieben der Berentung wegen verminderter Erwerbsfähigkeit („teilweise" oder „volle" Erwerbsminderung) erreicht werden kann, d.h. die Erwerbsfähigkeit wesentlich gebessert oder wiederhergestellt werden kann.

- Fallbeispiel 1:
  Der Schlaganfall, der bei einem 55-jährigen Versicherten zu einem schweren hirnorganischen Psychosyndrom und einer halbseitigen Parese führt, hat sich nur geringfügig therapeutisch beeinflussen lassen. Er bewirkt gravierende funktionelle Einschränkungen und hebt das Leistungsvermögen im Erwerbsleben dauerhaft auf. Das Rehabilitationsziel der gesetzlichen Rentenversicherung kann nicht mehr erreicht werden. – Die negative Prognose überwiegt also. – Der Antrag dieses Versicherten ist in einen Antrag auf Rente wegen verminderter Erwerbsfähigkeit „umzudeuten" (§ 116 Abs. 2 Nr. 1 SGB VI).
- Fallbeispiel 2:
  Für ein therapeutisch schwer zugängliches Schulter-Arm-Syndrom sind die Möglichkeiten der ambulanten vertragsärztlichen Behandlung ausgeschöpft, ohne dass die Arbeitsfähigkeit wieder hergestellt werden konnte. Das in der medizinischen Rehabilita-

tion vorhandene breite Spektrum – ambulant nicht ohne weiteres verfügbarer – Behandlungsformen ermöglicht die gezielte Kombination unterschiedlicher Therapien in erforderlicher hoher Dichte, so dass mit überwiegender Wahrscheinlichkeit erwartet werden kann, dass sich der Krankenstand durch medizinische Rehabilitationsleistungen der gesetzlichen Rentenversicherung verkürzen lässt. – Also eine positive Prognose.

- Fallbeispiel 3:
  Seit Jahren besteht eine chronische Emphysembronchitis. Seit dem Auftreten einer pulmonalen Globalinsuffizienz ist der Versicherte körperlich nicht mehr belastbar und die Leistungsfähigkeit im Erwerbsleben aufgehoben. Bei diesem klinischen Bild können auch rehabilitative Maßnahmen die Erwerbsfähigkeit nicht mehr herstellen. – Der Antrag dieses Versicherten ist – ebenso wie bei Fallbeispiel 1 – in einen Antrag auf Rente wegen verminderter Erwerbsfähigkeit „umzudeuten".

Im Vordergrund steht also die prognostische Aussage auf der Grundlage der Kenntnis des Krankheitsbildes und seiner Heilungschancen, konzentriert auf die **Anforderungen im Beruf.** Die *Abbildungen 6.1-1 und 6.1-2* geben die Vordrucke für dieses ärztliche Gutachten bei der Antragstellung und den für die dabei vorgesehene sozialmedizinische Leistungsbeurteilung wieder; bei Letzterem ist ausdrücklich von positivem und negativem Leistungsbild die Rede (siehe unten).

Antrag auf Rente wegen verminderter Erwerbsfähigkeit

Das verminderte Leistungsvermögen infolge einer oder mehrerer Gesundheitsstörungen ist festzustellen, durch Bestimmung qualitativer und quantitativer Funktionseinschränkungen (negatives und positives Leistungsbild, → *siehe unten).* Schließlich geht es evtl. auch um die Verweisbarkeit auf eine andere berufliche Tätigkeit durch den Abgleich des Leistungsprofils mit einem beruflichen Anforderungsprofil. – Bei dieser Begutachtung ist arbeitsmedizinische Kompetenz im höchsten Maße gefordert. Die sozialmedizinische Epikrise im Reha-Entlassungsbericht soll ausdrücklich auf das Arbeitsvermögen und die Leistungsfähigkeit des Rehabilitanden/Versicherten eingehen.

Begutachtungsaufgaben im Bereich der Versorgungsverwaltung bzw. des sozialen Entschädigungsrechts

Im **Schwerbehindertenrecht** (bzw. dem SGB IX) wird das Vorliegen eines Grades der Behinderung (GdB) gutachterlich beurteilt, ohne spezifische Beachtung einer beruflichen Beanspruchung. Arbeitsmedizinische Kompetenz ist dann erforderlich, wenn der Grad der Behinderung zwischen 30 und unter 50 liegt und der Antrag auf eine Gleichstellung gestellt wird, wenn nämlich ohne Gleichstellung ein geeigneter Arbeitsplatz (!) nicht erlangt oder nicht behalten werden kann. Im Gesetz steht weiter, dass die Leistungen zur Teilhabe die notwendigen Sozialleistungen umfassen, um, u.a., die Teilhabe am Arbeitsleben entsprechend der Neigungen und Fähigkeiten dauerhaft zu sichern. Solche Leistungen können ein besonders großer Bildschirm an einem PC-Arbeitsplatz, ein anderer Stuhl, ein anderer Arbeitstisch usw. sein – die Notwendigkeit arbeitsmedizinischer Kompetenz liegt auf der Hand.

Begutachtungsaufgaben im Bereich der Sozialhilfe

Die subsidiäre Zuständigkeit der Sozialhilfe hat die Konsequenz, dass arbeitsmedizinische Begutachtungsaufgaben hier anfallen, wenn die Sozialhilfe der Leistungsträger ist (Stichwort: Hilfe in besonderen Lebenslagen). Ein eigenständiger Bezug zum Arbeitsleben besteht in § 19 Bundessozialhilfegesetz (Schaffung von Arbeitsgelegenheiten) und in § 25, in dem es heißt: *„Wer sich weigert, zumutbare Arbeit zu leisten, hat keinen Anspruch auf Lebensunterhalt".* Die Zumutbarkeit von Arbeit kann aus gesundheitlichen Gründen reduziert oder nicht gegeben sein. Dies muss arbeitsmedizinisch beurteilt werden, in der Regel wird diese Aufgabe

Versicherungsnummer:

Blatt 1

Bundesversicherungsanstalt für Angestellte, Landesversicherungsanstalten, Bundesknappschaft, Bahnversicherungsanstalt und Seekasse im Verband Deutscher Rentenversicherungsträger

ÄRZTLICHES GUTACHTEN FÜR DIE GESETZLICHE RENTENVERSICHERUNG

Angaben zum Begutachtungsanlass (Zutreffendes ankreuzen):

- ☐ Antrag auf Leistungen zur medizinischen Rehabilitation
- ☐ Antrag auf Leistungen zur beruflichen Rehabilitation
- ☐ Antrag nach § 51 SGB V
- ☐ Antrag nach § 125 SGB III
- ☐ Antrag auf Rente wegen verminderter Erwerbsfähigkeit
- ☐ Nachuntersuchung
- ☐ ______

Name, Vorname, Geburtsname, Geburtsdatum:

Anschrift:

Die Angaben zur Person wurden überprüft

durch: ☐ Personalausweis/Reisepass ☐ Sonstiges ______

Besteht Arbeitsunfähigkeit?

☐ ja Seit wann? ______ Aufgrund welcher Erkrankungen?

☐ nein

Behandelnde Ärzte/Fachrichtung:

Gutachterin/Gutachter:

(Stempel) Tag der Untersuchung: ______ Uhrzeit: ______

Das Gutachten ist **entsprechend „Gliederung und Anforderungsprofil des ärztlichen Gutachtens für die gesetzliche Rentenversicherung“** abzufassen, d.h.

1. **Anamnese**
2. **Untersuchungsbefunde**
3. **Diagnosen**
4. **Epikrise**
5. **Sozialmedizinische Leistungsbeurteilung**

Abb. 6.1-1: Vordruck für das Ärztliche Gutachten für die gesetzliche Rentenversicherung bei Anträgen auf Leistungen zur medizinischen bzw. beruflichen Rehabilitation.

Versicherungsnummer:

Ärztliches Gutachten **Schlussblatt Teil 2**

Diagnosen	**Diagnosenschlüssel ICD-10**	**-zusatz**	**-sicherheit**
1.			
2.			
3.			

5. Die getroffenen Feststellungen gelten **seit** ________________ (Tag, Monat, Jahr)
   - ☐ Besserung wahrscheinlich bis ________________
   - ☐ Besserung unwahrscheinlich

   (Begründung zu den Angaben in der Epikrise)

6. **Gesundheitsschäden/Leistungsminderung** (vermutlich) verursacht **durch**
   - ☐ Arbeitsunfall
   - ☐ Wehrdienstbeschädigung
   - ☐ Berufskrankheit
   - ☐ Fremdverschulden (z.B. Unfall, gem. Opferentschädigungsgesetz)

7. Werden **Rehabilitationsleistungen** zur Besserung einer erheblich gefährdeten oder geminderten Leistungsfähigkeit vorgeschlagen?
   - **Medizinische Rehabilitation** ☐ Nein ☐ Ja
   - **Berufliche Rehabilitation** ☐ Nein ☐ Ja

   (Begründung in der Epikrise)

8. Kann bei Vorliegen einer psychischen Krankheit oder einer geistigen oder seelischen Behinderung die Versicherte/der Versicherte ihre/seine Angelegenheiten selbst besorgen? ☐ Nein ☐ Ja

9. Wurden wesentliche, bisher unbekannte Erkrankungen oder Krankheitskomplikationen festgestellt? ☐ Nein ☐ Ja

   Am ________ (Datum) wurde ________________ (Versicherte(r)) davon unterrichtet.

   Am ________ (Datum) wurde ________________ (behandelnde Ärztin/behandelnder Arzt) davon unterrichtet.

10. Für die Fahrt zur Untersuchung war(en) erforderlich:
    - a) öffentliche Verkehrsmittel ☐ Nein ☐ Ja
    - b) PKW ☐ Nein ☐ Ja
    - c) eine Begleitperson ☐ Nein ☐ Ja

________________ (Datum des Gutachtenabschlusses)

________________ (Stempel der Gutachterin/des Gutachters) ________________ (Unterschrift der Gutachterin/des Gutachters)

➲ Bitte alle Blätter ausfüllen und jeweils mit Seitenzahl und Versicherungsnummer kennzeichnen! ➲

Abb. 6.1-2: Vordruck für die sozialmedizinische Leistungsbeurteilung im Rahmen des Ärztlichen Gutachtens für die gesetzliche Rentenversicherung bei Anträgen auf Leistungen zur medizinischen bzw. beruflichen Rehabilitation. (Vorderseite)

Versicherungsnummer: | | | | | | | | | | |

Ärztliches Gutachten Schlussblatt Teil 1

Sozialmedizinische Leistungsbeurteilung

A. **Letzte berufliche Tätigkeit**

Bezeichnung der Tätigkeit

Beurteilung des zeitlichen Umfanges, in dem die letzte berufliche Tätigkeit ausgeübt werden kann:	☐ 6 Stunden und mehr	☐ 3 bis unter 6 Stunden	☐ unter 3 Stunden

B. **Positives und negatives Leistungsbild** (allgemeiner Arbeitsmarkt) Zutreffendes ankreuzen (X), Mehrfachnennungen möglich

1. **Positives Leistungsbild** Folgende Arbeiten können verrichtet werden:

Körperliche Arbeitsschwere ☐ schwere Arbeiten ☐ mittelschwere ☐ leichte bis mittelschwere ☐ leichte

Arbeitshaltung	im Stehen			im Gehen			im Sitzen		
	☐ ständig	☐ überwiegend	☐ zeitweise	☐ ständig	☐ überwiegend	☐ zeitweise	☐ ständig	☐ überwiegend	☐ zeitweise

Arbeitsorganisation

☐ Tagesschicht ☐ Früh-/Spätschicht ☐ Nachtschicht

☐ **Keine wesentlichen Einschränkungen**

2. **Negatives Leistungsbild**
Einschränkungen beziehen sich auf (Art/Ausmaß müssen **differenziert unter Ziff. 3 beschrieben** werden):

☐ **geistig/psychische Belastbarkeit**
(Zu beachten sind insbesondere Konzentrations-/Reaktionsvermögen, Umstellungs-, Anpassungsvermögen, Verantwortung für Personen und Maschinen, Publikumsverkehr, Überwachung, Steuerung komplexer Arbeitsvorgänge).

☐ **Sinnesorgane**
(Zu beachten sind insbesondere Seh-, Hör-, Sprach-, Sprech-, Tast- und Riechvermögen).

☐ **Bewegungs-/Haltungsapparat**
(Zu beachten sind insbesondere Gebrauchsfähigkeit der Hände, häufiges Bücken, Ersteigen von Treppen, Leitern und Gerüsten, Heben, Tragen und Bewegen von Lasten, Gang- und Standsicherheit, Zwangshaltungen).

☐ **Gefährdungs- und Belastungsfaktoren**
(Zu beachten sind insbesondere Nässe, Zugluft, extrem schwankende Temperaturen, inhalative Belastungen, Allergene, Lärm, Erschütterungen, Vibrationen, Tätigkeiten mit erhöhter Unfallgefahr, häufig wechselnde Arbeitszeiten).

3. **Beschreibung des Leistungsbildes** (insbesondere der unter Ziffer 2 genannten Einschränkungen).

4. Beurteilung des zeitlichen Umfanges, in dem eine Tätigkeit entsprechend dem positiven und negativen Leistungsbild ausgeübt werden kann:	☐ 6 Stunden und mehr	☐ 3 bis unter 6 Stunden	☐ unter 3 Stunden

➲ Bitte alle Blätter ausfüllen und jeweils mit Seitenzahl und Versicherungsnummer kennzeichnen! ➲

Abb. 6.1-2: (Rückseite).

dem Arzt vom Öffentlichen Gesundheitsdienst übertragen.

Erstellung des positiven und negativen Leistungsbildes

Das persönliche Leistungsvermögen hat eine somatische und eine psychisch/mentale Dimension. Der – eingegrenzte – Bezug auf das Erwerbsleben lässt sich in entsprechenden Anforderungen *(→ Kap. 2.1)* darstellen:

- muskulo-skelettale Anforderungen,
- sensorische Anforderungen,
- psycho-mentale Anforderungen.

Das so erfassbare persönliche Leistungsvermögen steht in Beziehung zu den individuellen Beanspruchungen in der Arbeitswelt und den dort vorgefundenen weiteren Belastungsumständen, d.h. den äußeren, nicht im Individuum begründeten Bedingungen der Arbeit wie Raumklima, Gruppenarbeit, Aufstiegsmöglichkeiten, Erreichbarkeit der Arbeitsstätte und vieles mehr.

Bei der Begutachtung des Leistungsvermögens ist es hilfreich, schlicht danach zu fragen, was eine Person kann, also das positive Leistungsbild zu erstellen. Welche Berufsanforderungen kann der Versicherte in quantitativer und qualitativer Hinsicht noch erfüllen? Beim negativen Leistungsbild ist zu beachten, was wegen der gesundheitlichen Beeinträchtigung nicht (mehr) geleistet werden kann und auch, was nicht mehr gefordert/geleistet/durchgeführt/verantwortet werden sollte. Ein Traumberuf, über eine Umschulung angestrebt, kann sich verbieten, d.h. vom Gutachter als Zielberuf abgelehnt werden, wenn die spezifische Anforderung an das Leistungsvermögen auf ein Defizit stößt, auch wenn dies gegenwärtig noch nicht relevant erscheint. Welchen Anforderungen des bisherigen Berufs und anderer Tätigkeiten ist der Betroffene nicht mehr gewachsen? Das negative Leistungsbild wird von den Betroffenen sehr viel eher selbst formuliert. Es unterliegt selbstverständlich ebenso der gutachterlichen Überprüfung.

Im Vordergrund der Ermittlung des individuellen Leistungsvermögens steht nach §43 des SGB VI die noch mögliche tägliche, in Stunden bemessene Einsatzfähigkeit. Neben diesen quantitativen stehen qualitative Merkmale des Leistungsvermögens:

- körperliche, geistige und seelische Belastbarkeit,
- zusätzliche Leistungseinschränkungen (z.B. durch die Arbeitsplatzbedingungen),
- Wegefähigkeit.

Fallbericht

Eine 53-jährige Frau hat bis vor 5 Jahren 32 Jahre lang ohne Ausbildung als Näherin im Akkord gearbeitet. Seit 8 Jahren zunehmend Schwierigkeiten bei der Arbeit wegen Beschwerden an der Halswirbelsäule, verbunden mit Erschöpfungsgefühl, „Gliederschmerzen" und Schwindel. In einer neuen Firma leichte Montagetätigkeit, z.B. Zusammenbau von Computerdruckern, im Wechsel von Sitzen, Stehen und Gehen. Zunehmende Beschwerden im linken Arm, Bandscheibenvorfälle im Halswirbelsäulenbereich, anschließende Operation und Reha-Maßnahme, verbunden mit langen Arbeitsunfähigkeitszeiten. Kündigung. Danach noch einmal 1 Jahr Tätigkeit mit einer ABM-Stelle Montagetätigkeit im Wechsel zwischen Sitzen, Gehen und Stehen, überwiegend an Maschinen sitzend. Die Montage erfordert große Fingerfertigkeit und Geschicklichkeit, gleichzeitig Kraftanstrengung v.a. der Arme. Gelegentliches schweres Heben und Tragen. Zunehmende Schwierigkeiten, sich mental auf ständig neue Arbeitsanforderungen und -abläufe einzustellen. Zur Zeit arbeitsunfähig krank. Antrag auf Rente wegen voller Erwerbsminderung.

Beantwortung der Fragen im Gutachten (nach Anamnese, körperlicher Untersuchung und in Kenntnis von Vorbefunden) am Beispiel des Fallberichts

1. Welche Gesundheitsstörungen liegen bei der Klägerin vor?

- Zervikalsyndrom bei Z.n. Bandscheiben-OP C5/C6 links mit anschließender Spon-

dylodese C5/C6, degenerativem Bandscheibenschaden C6/C7 mit Brachialgie, diskrete radikuläre Symptomatik im Segment C6 beiderseits, links betont,
- Thorakolumbalsyndrom ohne radikuläre Symptomatik,
- Fibromyalgie,
- Minderung der kortikalen Fähigkeit, besonders der rechtshirnigen Funktion,
- Rotatorenmanschettenarthropathie rechts, bilaterale Omarthrose,
- Senk-, Spreiz- und Knickfuß beiderseits,
- initiale Heberden- und Bouchardarthrosen.

2. In welchem Ausmaß werden die körperlichen und geistigen Funktionen durch das Krankheitsbild beeinträchtigt?

Es resultieren eine erheblich reduzierte, sowohl physische als auch psychische Belastbarkeit, rasche physische und psychische Ermüdbarkeit, reduzierte Anpassungsfähigkeit.

(Die Antwort kann zunächst recht pauschal erfolgen, da die folgenden Fragen die verschiedenen Bereiche des Leistungsvermögens ansprechen.)

3. Wie wirken sich diese Beeinträchtigungen auf das körperliche Leistungsvermögen aus? (Angaben im Einzelnen, welche Arbeiten ohne unmittelbare Gefährdung der Gesundheit verrichtet werden können und welche Tätigkeiten zu vermeiden sind, z.B.: schwere – mittelschwere – leichte Arbeiten; dauernd/überwiegend im Stehen – Gehen – Sitzen; mit Heben, Tragen oder Bewegen von Lasten bis ? kg; im Freien – in geschlossenen Räumen; im Akkord – am Fließband – in Schicht- oder Nachtarbeit.)

Es können leichte Arbeiten im Wechsel von Sitzen, Stehen und Gehen ausgeführt werden, kein Heben und Tragen von Lasten über 5 kg, nur Arbeiten in geschlossenen wohltemperierten Räumen ohne Zugluft, keine Akkord- oder Fließbandarbeit, kein Zeitdruck, keine Tätigkeit in Schicht- oder Nachtarbeit, keine Anforderungen an die Umstellungsfähigkeit, keine Zwangshaltungen, keine Überkopfarbeiten.

4. Kann die Versicherte unter Beachtung der für geboten erachteten Einschränkungen noch vollschichtig (8 Stunden an 5 Tagen in der Woche) arbeiten? Falls nicht mehr vollschichtig: Wie viele Stunden kann sie an 5 Tagen pro Woche arbeiten? Was ist der Grund für die zeitliche Einschränkung?

Aufgrund der mit den Diagnosen verbundenen, raschen physischen und psychischen Ermüdbarkeit mit notwendigen Erholungsphasen kann die Versicherte an 5 Tagen pro Woche für jeweils 2–3 Stunden arbeiten.

4.1 Besteht Umstellungsfähigkeit auf einen neuen Arbeitsplatz?

Aufgrund der Minderung der kortikalen Fähigkeit mit resultierender verminderter Anpassungsfähigkeit: Nein.

4.2 Kann die zuletzt ausgeübte Montagetätigkeit noch ausgeführt werden?

Nein.

5. Handelt es sich bei den die Erwerbsfähigkeit einschränkenden Befunden um solche von Dauercharakter (d.h. besteht keine Aussicht auf Wiederherstellung in absehbarer Zeit) oder um einen – ggf. durch welche Heilmaßnahmen in welchem Zeitraum besserungsfähigen – vorübergehenden Zustand?

Die Wirbelsäulenbeschwerden, sowohl die zervikalen, als auch die thorakalen und lumbalen, haben unter Würdigung der aktuellen Befunde, der Vorbefunde und der anamnestischen Angaben, ebenso wie die Minderung der kortikalen Fähigkeit, Dauercharakter. Der weitere Verlauf der Fibromyalgie kann bei der Klägerin nicht abschließend beantwortet werden. Die Prognose der Fibromyalgie wird in der Literatur jedoch als schlecht bewertet.

Feststellung des erwerbsbezogenen Leistungsvermögens

Die Feststellung des erwerbsbezogenen Leistungsvermögens ist eine allgemeine ärztliche Aufgabe des Arbeitsmediziners, sie wird jedoch insbesondere im Rahmen der Begutachtung für die Unfallversicherung (MdE) und für die Rentenversicherung (Renten wegen teilweiser oder voller Erwerbsminderung) gefordert. Aus den Wissensgebieten der Leistungsphysiologie und der Sportmedizin sowie aus dem Katalog der den Einsatz begrenzenden Leistungsanforderungen bei den Vorsorgeuntersuchungen (G 25, 26, 30, 41) gibt es dazu orientierende Beiträge, zum Teil aus der Grundlagenforschung, zum Teil an den Grenzwerten bei den arbeitsmedizinischen Funktionstesten orientiert. Sie haben jedoch eher den Charakter einer Hintergrundinformation.

Leistungsphysiologie. Ein objektives Maß des körperlichen Leistungsvermögens ist z.B. der Sauerstoffpuls (die pro Herzschlag aufgenommene O_2-Menge in ml). Damit wird die kardiopulmonale Leistungsfähigkeit charakterisiert, z.B. bei der Feststellung des Trainingsgrades unter Laborbedingungen in der Sportmedizin. Für den psychomentalen Leistungsbereich hat die Psychologie Erhebungsinstrumente geschaffen, die überwiegend in der wissenschaftlichen Beschäftigung mit den kognitiven Fähigkeiten, aber auch in der neurologischen Rehabilitation nach Schädel-Hirn-Traumen von großer Bedeutung sind. In beiden Bereichen kann die Zu- oder auch Abnahme des Leistungsvermögens objektiviert werden, bevorzugt in Situationen mit erheblichen Einschränkungen als Ausgangspunkt.

Mit dem Leistungsvermögen im Erwerbsleben hat dies nur bedingt zu tun. Als Parameter der funktionellen Diagnostik sind Ergometrie bzw. spiro-ergometrische Messungen ebenso wie psychopathometrische Tests (v. Zerssen Beschwerdeliste, Mehrfachwahl-Wortschatz-Test, Psychologisch-neurologischer Fragebogen [PNF II], Wiener Reaktionsgerät u.a.) in der Rentenbegutachtung geläufig.

Vorsorgeuntersuchungen. In der Arbeitsmedizin sind bei den Vorsorgeuntersuchungen einige berufliche Tätigkeiten aufgeführt (z.B. Arbeit mit Absturzgefahr, Hitzearbeit, Tragen von Atemschutzgerät), für die ein bestimmtes, apparativ messbares Leistungsvermögen Voraussetzung ist: funktionelle Parameter der Atmung, des Kreislaufsystems, der Sensorik. Die beruflichen Tätigkeiten erfordern eine Eignung, und das heißt eine bestimmte funktionelle Kapazität, ein Leistungsvermögen. Das System der Vorsorgeuntersuchungen ist allerdings nicht dafür geschaffen, um im Rahmen sozialmedizinischer bzw. sozialrechtlicher Fragestellungen zu dienen. Als Orientierung kann es, in Ermangelung anderer formalisierter Vorgaben, sehr wohl herangezogen werden.

Aus den Empfehlungen der „Grundsätze" lässt sich z.B. für die Lungenfunktion entnehmen, dass das Unterschreiten der Mindestsollwerte für die Vitalkapazität als wahrscheinlich krankhaft gilt. Eine Verminderung der Vitalkapazität unter den Mindestsollwert und/oder eine verminderte Einsekundenkapazität ist ein Ausschlussgrund für Tätigkeiten, die das Tragen von Atemschutz erfordern. Ein Unterschreiten des Sollwerts bei der Ergometrie ist ein Ausschlussgrund für Atemschutzgeräte der Gruppe 3 (20% Abweichung vom Sollwert wird zugestanden, siehe Anhang „Ergometrie" in den „Grundsätzen"). Für die Sehschärfe gelten Mindestanforderungen für die Arbeit an Bildschirmarbeitsplätzen (G 37). – Aus diesen Beispielen soll hervorgehen, dass Informationen über eine bestimmte funktionelle Kapazität von Körper und Geist für definierte Tätigkeiten als Forderung an das Leistungsvermögen vorliegen. Diese dabei zutage tretenden Einschränkungen eines Individuums müssen eine Rolle spielen bei der ganz allgemeinen Feststellung des Leistungsvermögens, das sich abstrakt und allgemein auf das Erwerbsleben bezieht.

In der **sozialmedizinischen Begutachtung** ist in der Regel nicht ein bestimmter Beruf das Bezugsystem, sondern der sog. allgemeine Arbeitsmarkt. Etwas anders ist dies bei der privat abgeschlossenen Berufsunfähigkeitsversicherung, und es war auch anders im Begutachtungsverfahren bezüglich einer Berufsunfähigkeitsrente *(→ Abschnitt 6.1.6)*. In beiden Fällen sind die Erwerbsmöglichkeiten im angestammten Beruf abzuschätzen. Anders ist auch die Situation im Schwerbehindertenrecht (SGB IX). Der Grad der Behinderung ist dort nicht auf das Erwerbsleben bezogen, sondern schließt ausdrücklich alle Lebensbereiche ein.

Die quantitative Abschätzung des Leistungsvermögens bezieht sich im **Unfallversicherungsrecht** auf:

- körperliche und geistige Funktionen, die im Erwerbsleben allgemein benötigt werden, wie Sehfähigkeit, Riechvermögen, Gedächtnisfunktion, Greiffunktion,
- die Belastbarkeit durch äußere Einwirkungen, wie Hitze, Kälte, gefährdende Arbeitsstoffe,
- die „psychische Stabilität", an die im Erwerbsleben Anforderungen gestellt werden,
- sonstige Anforderungen an die Einsetzbarkeit, die z.B. durch Schmerzzustände, die Gefährdung Dritter und andere persönliche Merkmale (z.B. Infektiosität) nicht realisierbar sind.

Die systematische Berücksichtigung dieser Bereiche kann die Abschätzung erleichtern, es gibt jedoch keine ausschließliche und verlässliche Grundlage der erforderlichen Funktionsbegutachtung. Die übliche Vorgehensweise der Unfallversicherung zur Abschätzung der MdE soll zunächst die Funktionen feststellen, die für die Leistungsfähigkeit bedeutsam sein können und das Ausmaß ihrer Beeinträchtigung, dann die Anforderungen bei bestimmten (welchen?) Erwerbstätigkeiten ermitteln und dann den Schluss ziehen, welchen Anteil die Tätigkeiten haben, die mit den nicht erfüllbaren Anforderungen verbunden sind (Urteil des Bundessozialgerichtes von 1976).

In der Praxis handelt es sich um ärztliche Schätzungen, die als Erfahrungswerte von verschiedenen Autoren, in Leitfäden zusammengestellt, zu anerkannten Richtwerten wurden, als Konvention zu Regelwerken wurden *(→ Literatur Kap. 4.1)*.

Im **Rentenrecht** ist das erwerbsbezogene Leistungsvermögen ebenfalls abstrakt festzustellen. Es geht um das zeitliche Maß, um die Dauer der täglich ausfüllbaren Arbeitszeit auf dem allgemeinen Arbeitsmarkt. Der Gutachter hat also das Durchhaltevermögen bei körperlicher und/oder psychisch-mentaler Leistungsanforderung zu beurteilen, die in Stunden bemessene Einsatzfähigkeit des Versicherten. Der Gutachter in der Rentenversicherung kann sich nicht auf tabellarisch aufgearbeitete Erfahrungswerte stützen, er muss die Begutachtungsliteratur verfolgen. Zusätzlich gibt es seitens der Rentenversicherungsträger Hinweise zur Begutachtung [20] sowie große Anstrengungen zur weiteren Qualifizierung der Gutachter.

Auf die konkreten Möglichkeiten der Abschätzung des erwerbsbezogenen Leistungsvermögens anhand von Assessment-Systemen – selbst bei leistungsgeminderten Personen bzw. Personen mit Schwerbehinderung – wird in den *Kapiteln 6.2 und 6.4* eingegangen.

Zur Begutachtung im Rahmen des **Unfallversicherungsrechts** → *Kapitel 4.1.* Im Gegensatz zur Begutachtung in der Rentenversicherung stehen dabei die Fragen der Kausalität im Vordergrund, gefolgt von der Einschätzung der Minderung der Erwerbsfähigkeit in Bezug zum allgemeinen Arbeitsmarkt.

Als eine Form der Begutachtung kann man auch einen anderen Kernbereich der arbeitsmedizinischen Tätigkeit betrachten, die **arbeitsmedizinischen Vorsorgeuntersuchungen:** Der Gesundheitszustand wird beurteilt im Hinblick auf die Eignung für eine bestimmte Tätigkeit, bzw. deren mögliche Folgen.

Eine weitere Gutachtertätigkeit außerhalb des Systems der sozialrechtlich organisierten Versicherungssysteme gibt es bei den **privaten Versicherungen.** Dort geht es um die gutachterliche Feststellung einer gesundheitlichen Einschränkung in Bezug auf die Berufsfähigkeit. Es geht um Entschädigungsleistungen und um eine (private) Berufsunfähigkeitsrente. Der Begriff Berufsunfähigkeit hat hier eine eigene im Vertrag festgelegte Definition.

6.1.8 Arbeitsvermögen und Leistungsfähigkeit

Die Arbeitsmedizin muss nicht nur die Gesunderhaltung, sondern auch die Arbeitsfähigkeit der Menschen im Blick haben.

Der Begriff Arbeitsfähigkeit ist umfassender und zutreffender als der Begriff der Leistungsfähigkeit. Leistungsfähigkeit bezeichnet einen Grenzbereich, ein Maximum. Arbeitsfähigkeit dagegen ist die Erfüllung einer realen Arbeitsaufgabe in einer bestimmten Zeit mit einem bestimmten Aufwand [15].

Gesundheit und Wohlbefinden sind natürlich Voraussetzung für Arbeits- und Leistungsfähigkeit und – abhängig auch von der Motivation – für Leistungserbringung. Dies wird auch für zukünftige Arbeitsformen mit ihren komplexen Anforderungen gelten.

Maßvolle und menschengerechte Arbeitsbelastung wirkt gesundheitsförderlich (leistungssteigernd, positiver Trainingseffekt). Bei unangemessener Arbeitsbelastung droht Überbeanspruchung und Erkrankung.

Anforderungen an das Leistungsvermögen in der heutigen Arbeitswelt

Die zweite industrielle Revolution mit dem Siegeszug der Informationstechnologie hat den vielfach zitierten Wandel der Arbeitswelt nahezu vollendet. Nachdem die erste industrielle Revolution durch die Bereitstellung von maschineller Energie dem Menschen in den entwickelten Ländern weitgehend von der Nutzung seiner Muskelkraft entlastet hat, stehen nunmehr die geistigen Fähigkeiten des Menschen auf dem Prüfstand: seine Lernfähigkeit, seine sozialen Kompetenzen, sein Gedächtnis, sein Intellekt. Auch hier entsteht ihm bereits Konkurrenz. Computer haben ein fast unbegrenztes Speichervermögen und Gedächtnis, und sie arbeiten im Idealfall weitgehend fehlerfrei. Auch wenn sie den Menschen in absehbarer Zukunft nicht ganz ersetzen, so verändern sie doch seine Arbeitswelt.

Trotz der generellen Entlastung von körperlicher Arbeit darf nicht vergessen werden, dass es nach wie vor Tätigkeiten mit erheblichen muskulo-skelettalen Anforderungen gibt, vor allem in der Bauwirtschaft, dem Transportwesen und der Landwirtschaft. Diesen Anforderungen an den Bewegungsapparat steht die hohe Prävalenz an Rückenleiden gegenüber. Inwieweit diese einerseits durch berufliche Überbeanspruchung oder andererseits durch Bewegungsarmut, Trainingsmangel und Fehlhaltung bedingt sind, ist Forschungsgegenstand.

Die Europäische Stiftung zur Verbesserung der Lebens- und Arbeitsbedingungen veröffentlichte im Jahre 1997 die Ergebnisse einer Umfrage über die Bedingungen der Erwerbsarbeit [7]:

- Computer sind mittlerweile zu einem wichtigen Arbeitsmittel geworden, das von 38 % der Arbeitskräfte (der EU) eingesetzt wird (Tendenz steigend).
- Körperlich schwere Arbeit, während mehr als drei Viertel ihrer täglichen Arbeitszeit, haben 35 % der Beschäftigten zu verrichten.
- Kurze, sich wiederholende Tätigkeiten und monotone Tätigkeiten sind immer noch häufig. 37 % bzw. 50 % der Arbeitskräfte sind betroffen.
- Die Arbeit wird weitgehend von externen Zwängen beherrscht. Der Kunde hat vielfach im Hinblick auf die Bestimmung des Arbeitstempos die Maschine abgelöst.
- 56 % der Beschäftigten arbeiten unter reglementierten Vorgaben. 80 % der Beschäftigten können ihr Arbeitstempo nicht selbst bestimmen. Bei 30 % der Erwerbstätigen erstreckt sich der Termin- und Zeitdruck über den ganzen Arbeitstag (alle Zahlen sind Selbsteinschätzungen).

Generelle Aussagen zu „der“ Arbeitswelt sind also kaum möglich. Es gibt nach wie vor die vier grundlegenden Anforderungsprofile, wie sie in *Kapitel 1.8 (→ Tab. 1.8-1)* dargestellt sind:

- äußere Arbeitsbedingungen,
- muskulo-skelettale Beanspruchung,
- sensorische Beanspruchung,
- psychomentale Beanspruchung.

Im Bereich der psychomentalen Belastung, die ja den Wandel am deutlichsten widerspiegelt, lohnt sich eine genauere Betrachtung. Mit Computern lassen sich Arbeitsabläufe optimieren, d.h. Wartezeiten, kleine Pausen werden geringer, die menschliche Arbeitskraft wird intensiver genutzt. Die neuen Informationstechnologien tragen so zu einer Leistungsverdichtung bei der Büroarbeit bei. Informationen können und sollen schneller verarbeitet werden. Unterschiedliche Aufgaben werden zu ganzheitlichen Tätigkeiten zusammengefasst, wodurch die Komplexität der zu erledigenden Aufgaben ansteigt.

Auf der anderen Seite können computergesteuerte Systeme bei Überwachungstätigkeiten die Anforderungen an die fortlaufende Steuerung, Aufmerksamkeit, Kontrolle und daraus resultierende Entscheidungen verringern. Dem Beschäftigten bleibt die wachsame Faulheit als Arbeitsaufgabe mit plötzlicher maximaler Leistungsanforderung in Notfallsituationen. Computer geben dem arbeitenden Menschen keine soziale Unterstützung, Führungsaufgaben nehmen sie nicht wahr. Die Verdichtung der Arbeit einerseits und die Konzentrierung auf die eben angeführten, von Computern nicht wahrgenommenen Aufgaben, schaffen eine neuartige Situation.

Aus der Auswertung der Vorsorgeuntersuchungen, hier dem Erheben gesundheitlicher Bedenken, können in begrenztem Umfang Informationen über das Nicht-Erfüllen der Anforderungen gewonnen werden: Eine geringe Zahl von Vorsorgeuntersuchungen endet mit dieser Aussage. Bei genauerer Betrachtung findet man oftmals Eignungsaspekte als zugrunde liegend, d.h. das Leistungsvermögen des Untersuchten entspricht nicht den gestellten Anforderungen. Nur ein kleiner Teil beruflicher Überforderungen wird im Rahmen von Vorsorgeuntersuchungen erkannt. Meist äußert sich die Überlastung des Individuums als Qualitätsmangel des Produktes, als verringerte Arbeitsleistung, aber auch vielleicht als Arbeitsunfall oder arbeitsbedingte Erkrankung. Auch soziale Interaktionen (Mobbing, gestörtes Betriebsklima) sind denkbar.

Eine Objektivierung der Leistungsfähigkeit des Menschen (z.B. bezüglich der Aufmerksamkeit oder der pulmonalen Vitalkapazität) findet zunehmend Eingang in die Funktionsdiagnostik (z.B. in der neurologischen Rehabilitation, bei der Fahrerlaubnisverordnung, bei einigen G-Grundsätzen).

Flexibilität – und damit aber auch Instabilität der Verhältnisse und Bedingungen – werden zu zentralen Merkmalen neuer Arbeits- und Organisationsformen. Die Ermittlung der zur Bewältigung erforderlichen mentalen Fähigkeiten und der psychischen Belastbarkeit bleibt vorläufig der experimentellen Psychologie vorbehalten. Einfacher zu erkennen sind Zeichen der Überbeanspruchung (z.B. Puls, Blutdruck).

Ein Hilfsmittel bei der ärztlichen Beurteilung des Gesundheitszustandes und der beruflichen Leistungsfähigkeit von Mitarbeitern ist der Arbeitsbewältigungsindex (Work Ability Index, WAI [19]).

Er basiert auf einer Selbstbeurteilung der Arbeitsfähigkeit und liefert Aussagen zum individuellen Gesundheitszustand und zum beruflichen Leistungsvermögen. Der WAI zeigt eine gute Übereinstimmung mit den Resultaten klinischer Untersuchungen. Eine hohe Vorhersagegenauigkeit für Veränderungen der Arbeitsfähigkeit wird angenommen.

Work Ability Index (WAI)

Der WAI setzt sich aus folgenden sieben Subskalen zusammen:

- derzeitige Arbeitsfähigkeit im Vergleich zur jemals besten Arbeitsfähigkeit (WAI 1),
- Bewältigung der derzeitigen (physischen bzw. psychischen) Arbeitsanforderungen (WAI 2),
- aktuelle, vom Arzt diagnostizierte Krankheiten (WAI 3),
- geschätzte Beeinträchtigung der Arbeitsleistung durch Krankheiten (WAI 4),
- Krankenstand in den letzten 12 Monaten (WAI 5),
- Einschätzung/Vorhersage der eigenen Arbeitsfähigkeit in den nächsten 2 Jahren (WAI 6),
- psychische Einstellung und Befindlichkeit (WAI 7).

Der WAI kann einen Summenwert zwischen 7 und 49 Punkten annehmen und dementsprechend als niedrig (7–27 Punkte), mittelmäßig (27–36 Punkte), gut (28–43 Punkte) bzw. hoch (44–49 Punkte) eingestuft werden.

Maßnahmen zur Förderung und zum Erhalt des Leistungsvermögens

Wie bleibt der Mensch trotz zahlreicher Belastungen gesund und leistungsfähig? Diese Frage nach der „Salutogenese“ kennzeichnet einen grundsätzlich anderen Denkansatz als die Frage nach der Pathogenese („Was macht den Menschen krank, was ist die Ursache seiner Krankheit?").

Das Konzept der Salutogenese (A. Antonovsky) untersucht die gesunderhaltenden Faktoren im menschlichen Leben. Besonderes Interesse finden dabei die belastungsspezifischen Widerstandskräfte und Schutzfaktoren (soziale und personale Ressourcen). Bei der Arbeit sollen durch Organisationsentwicklung (gesundheitsgerechte Arbeitsgestaltung und -organisation) und durch Personalentwicklung diese Ressourcen gestärkt werden. Eine gesundheitsförderliche Konstellation liegt vor, wenn der arbeitende Mensch Vertrauen („Kohärenz") in die Arbeitssituation auf drei verschiedenen Ebenen ausbilden kann:

- Vorhersagbarkeit, Durchschaubarkeit, Verstehbarkeit der Arbeit,
- Handhabbarkeit der Arbeit,
- Sinnhaftigkeit der Arbeit.

Diese Merkmale von Arbeit bedeuten auch Motivation zum Arbeiten. Dagegen sind unnötige Erschwernisse (z.B. „Bürokratismen") motivationsfeindlich.

Ein wichtiger Schutzfaktor für psychomental hoch belastete Menschen ist **soziale Integration.** Diese mindert Angst- und Hilflosigkeitsgefühle wie auch ungünstige Wirkungen auf das Herz-Kreislauf- und das Immunsystem.

Entscheidend ist auch ein ausgewogenes Verhältnis von Arbeit und Freizeit, damit pathogene Faktoren der Arbeit durch salutogene Einflüsse der Freizeit ausgeglichen werden können („Work-life-balance"). Eine Situation der Selbstüberforderung und der chronischen Erschöpfung („Burn-out") soll vermieden werden.

Der menschliche Organismus ist in hohem Maße in der Lage, sich selbst zu reparieren und zu regenerieren. Das Ausmaß dieser Erneuerung hängt von der Höhe der äußeren Belastung und der nachfolgenden Beanspruchung des Organismus ab.

Folgender Ablauf ist charakteristisch: Infolge einer Belastung kommt es durch (meist subklinische) Schädigung des Organismus zu einem Absinken der Leistungsfähigkeit. Nach einer Erholungsphase wird nicht nur die ursprüngliche Leistungsfähigkeit wiederhergestellt, sondern der Organismus tritt gestärkt aus der Belastungsprobe hervor. Es kommt zu einer vermehrten Leistungsfähigkeit (Superkompensation, Trainingseffekt). Die Grenzen der Superkompensation bzw. Trainingsfähigkeit werden durch Spitzensportler oder Schachmeister markiert.

Umgekehrt kommt es bei Fehlen von Belastungen zum Abbau von Leistungsfähigkeit. Schon innerhalb von Tagen lassen sich schonungsbedingte Fähigkeitsverluste nachweisen. Schwerelosigkeit z.B. bedeutet extreme körperliche Unterforderung. Astronauten können nur durch intensives Training die negativen Folgen vermeiden oder verringern.

Der Mensch kann nur gesund bleiben oder wieder gesund werden, wenn er (maßvoll) belastet wird. Nach der Belastung muss genügend Zeit für Reparatur und Regeneration gegeben sein. Der richtige Rhythmus zwischen Belastung und Regeneration ermöglicht eine stabile Gesundheit.

Die Bedeutung der **Erholungspause** ist damit angesprochen. Erholung von einer Belastung (oder Beanspruchung) ist nur möglich, wenn die Pausenzeit wirklich einen belastungsfreien Zeitabschnitt darstellt. Zumindest muss ein Wechsel der Belastungsarten stattfinden (z.B. ist für Verwaltungsangestellte körperliche Belastung in der Pause sinnvoller als Zeitunglesen). Auch Mischarbeit bedeutet Erholungsmöglichkeit bezüglich einer bestimmten vorausgegangenen Belastung, während aktuell andersartige Anforderungen bearbeitet werden.

Zu Beginn der Pause ist der Erholungswert hoch, später geringer. Mit anderen Worten, zunächst findet eine schnelle Verbesserung der Leistungsfähigkeit statt, später eine langsamere Rückkehr zum (ausgeruhten) Ausgangszustand. Deshalb sollten häufige Kurzpausen statt seltener langer Pausen empfohlen werden.

Es ist noch nicht ganz in Vergessenheit geraten: Der tariflich vereinbarte Urlaub dient – auch – dem Erhalt des Leistungsvermögens.

Dabei hat die Medizin durchaus eine Beratungsaufgabe bezüglich der Art und der Länge des Urlaubs zum Zweck einer Erholung. Viele Konzerne machen durch Werksferien festgelegte Vorgaben. – Urlaub wird durchaus unter dem Gesichtspunkt der Erholung geplant und dient dann auch dem Leistungsvermögen. Erholung bedeutet dann nicht nur Wiederherstellung und Regeneration, sondern auch Abwechslung und Erlebnis. Urlaub kann dann selbst anstrengend sein und wird quasi kompensatorisch für die berufliche Belastung geplant. Geistesarbeiter belasten sich körperlich, andere streben physische Ruhe, das Dolcefarniente oder Bildungserlebnisse an.

Der Förderung und Erhaltung des Leistungsvermögens sollen auch Maßnahmen im Betrieb selbst dienen.

Es sind dies:

- menschengerechte Gestaltung von Arbeitsplätzen (Ergonomie),
- Umsetzungen,
- Fortbildungen,
- Verhaltensprävention (Betriebssport, Rückenschule, etc.),
- betriebliche Gratifikationen,
- Förderung des Betriebsklimas.

Außerbetrieblich sind die **Maßnahmen zur Rehabilitation** zu nennen *(→ Kap. 6.2)*. Insbesondere die medizinischen Rehabilitationsmaßnahmen der Rentenversicherungsträger dienen ausdrücklich der Wiederherstellung und dem Erhalt des gefährdeten beruflichen Leistungsvermögens. Ein Unfall oder eine Erkrankung sind nicht Voraussetzung.

Es gibt Beschäftigtengruppen, bei denen das Erhalten des Leistungsvermögens ohne regelmäßige begleitende oder in Intervallen durchgeführte Maßnahmen nicht denkbar ist: Personen mit Morbus Bechterew, mit chronisch obstruktiven Atemwegserkrankungen, Personen im Rollstuhl. Gerade die letztere Gruppe macht deutlich, dass bei Maßnahmen zur Förderung und zum Erhalt des Leistungsvermögens auch an äußere Faktoren und die Ergonomie zu denken ist.

Leistungsminderungen und deren Ursachen

Die Zunahme von Fehlern, d.h. fehlerhaften Produkten bzw. fehlerhaften Entscheidungen, und die Abnahme der Stückzahl pro Zeiteinheit sowie das Nicht-Erfüllen von Normen in zeitgebundenen Arbeitsvorgängen sind zunächst Zeichen einer Ermüdung; halten sie längere Zeit an, muss man von einer Leistungsminderung sprechen. Sie kann somatische und psychische Ursachen haben.

Unter den psychisch verursachten Leistungsminderungen sind als Ursache Monotonie, Sättigung, Burn-out zu nennen *(→ Kap. 2.4)* – die Motivation für die Arbeit reicht nicht mehr aus. Fehlender Antrieb charakterisiert auch viele psychiatrische Erkrankungen.

Die somatischen Ursachen sind so vielfältig wie die Funktionsbereiche des Körpers. Am häufigsten sind die Einschränkungen des Bewegungsapparates, vor allem die der Wirbelsäule. Rückenschmerzen haben eine hohe Prävalenz. Diese und andere somatische Einschränkungen müssen nicht zu Arbeitsunfähigkeit führen, sie haben vielfach eine Leistungsminderung zur Folge. Quantitative Unterlagen dazu gibt es nicht, etwa zur Zahl der aus Gründen einer Leistungsminderung erfolgten Umsetzungen oder auch Rückstufungen in der Gehaltsklasse. Als statistische Unterlagen können die Anträge für medizinische Rehabilitationsmaßnahmen und die Zahl der durchgeführten Maßnahmen mit ihren Indikationen dienen. Nicht wesentlich davon unterschieden sind die Begründungen für das vorzeitige Ausscheiden aus dem Erwerbsle-

Tab. 6.1-3 Diagnosen bei Renten wegen voller oder teilweiser Erwerbsminderung (2001).

	Männer	Frauen
Erkrankungen des Bewegungsapparates	26 %	23 %
psychische Erkrankungen	22 %	34 %
Herz-, Kreislauferkrankungen	16,5 %	7,5 %
bösartige Neubildungen	12 %	14 %
neurologische Erkrankungen	4 %	3 %

ben, d.h. bei den Renten wegen teilweiser oder voller Erwerbsminderung. Im Jahr 2001 ergab sich das in *Tabelle 6.1-3* dargestellte Bild.

Zur Betreuung und zum Arbeitseinsatz von aus gesundheitlichen Gründen leistungsgeminderten Beschäftigten → *Kapitel 6.4.*

Hilfen beim Ausscheiden aus dem Erwerbsleben

Beschäftigte, die das formale Rentenalter noch nicht erreicht haben, empfinden die berufliche Arbeit vielfach als Last, führen ihre gesundheitlichen oder sonstigen Beschwerden u.U. auf die berufliche Belastung zurück. Sie überlegen, teilweise oder ganz „mit der Arbeit" aufzuhören. Das vorzeitige Aufhören ist seit Jahren in Deutschland die Regel, nicht die Ausnahme. Nur 50 % der 60-jährigen Männer stehen noch im Erwerbsleben. Für Frauen gelten ähnliche Zahlen.

Der Betriebsarzt ist bei dem Vorhaben eines Beschäftigten, vorzeitig auszuscheiden, lediglich begleitend und als Ratgeber tätig.

Beantragung einer Rente wegen Erwerbsminderung

Beim Vorliegen häufiger Arbeitsunfähigkeitszeiten wird der Betriebsarzt u.U. von der Betriebsleitung um eine außerordentliche Untersuchung mit einer prognostischen Aussage zur zukünftigen Einsatzfähigkeit gebeten. Wenn er eine schlechte Prognose stellen muss, kann er den Beschäftigten raten, einen Antrag auf Rente wegen Erwerbsminderung bei der Rentenversicherung zu stellen. Hat der Beschäftigte eine privat abgeschlossene Berufsunfähigkeitsversicherung, gilt hierfür das gleiche.

Hat der Rentenversicherungsträger Beratungsbedarf bei dem so angestoßenen Verfahren (→ *Kap. 6.2),* so kann er auch vom Betriebsarzt Informationen erbitten. Vor die Gewährung einer Rente wegen Erwerbsminderung hat der Rentenversicherungsträger entsprechend dem Motto „Reha vor Rente" die Prüfung der Möglichkeiten einer Rehabilitation gestellt.

Vorzeitige Altersrente bei Schwerbehinderung

Nach 35 Jahren „Wartezeit" (Beschäftigung in einem sozialversicherungspflichtigen Arbeitsverhältnis) können Schwerbehinderte ab dem vollendeten 60. Lebensjahr (vorzeitige) Altersrente beziehen.

Vorzeitige Altersrente bei Arbeitslosigkeit

Wer innerhalb der letzten 15 Monate mindestens 52 Wochen arbeitslos gemeldet war und das 60. Lebensjahr erreicht hat, kann (vorzeitige) Altersrente beziehen.

Betriebe haben sich in den letzten Jahren von älteren Beschäftigten getrennt, wobei die folgenden Umstände Realität waren: Entlassung in die Arbeitslosigkeit, Bezug von Arbeitslosengeld, Kompensation der finanziellen Differenz durch eine Ausgleichszahlung (Abfindung) durch den Betrieb, Übergang in die vorzeitige Altersrente wegen Arbeitslosigkeit. – Ein Verfahren, das zumindest umstritten ist, da die als arbeitslos gemeldeten ehemaligen Beschäftigten real wohl eher nicht vermittelt werden (wollen).

Beantragung von Altersteilzeit (ATZ)

Der Gesetzgeber hat die Möglichkeit geschaffen, einen letzten Zeitraum vor dem regulären Ausscheiden „nur noch halb" zu arbeiten. Voraussetzungen hierfür sind:

- Vollendung des 55. Lebensjahrs für die Vereinbarung, Vollendung des 60. Lebensjahrs bei Antritt.
- Sozialversicherungspflichtige Beschäftigung von mindestens 1.080 Kalendertagen während der letzten 5 Jahre.
- Das ATZ-Verhältnis muss mindestens für die Dauer von 2 Jahren vereinbart werden.

Während der Altersteilzeitarbeit wird die Arbeitszeit auf die Hälfte der bisherigen regelmäßigen wöchentlichen Arbeitszeit herabgesetzt. Die während der ATZ zu leistende Arbeit kann wie folgt verteilt werden:

- A Blockmodell. In der ersten Hälfte Arbeit im bisherigen Umfang (Arbeitsphase), danach Freistellung unter Fortzahlung der Bezüge und von Aufstockungsleistungen.

- B Teilzeitmodell. Durchgehend auf die Hälfte reduzierte Arbeitszeit.

Bezüglich des Lohnes ist geregelt, dass der Arbeitnehmer mindestens 70 % des bisherigen Entgelts erreicht, u.U. tarifvertraglich deutlich mehr („Mindestnetto"). Die Bundesagentur für Arbeit unterstützt den Arbeitgeber, wenn dieser den so frei gemachten Arbeitsplatz neu besetzt, mit einem Zuschuss. Eine vorzeitige Inanspruchnahme der Altersrente ab dem 60. Lebensjahr ist nach mindestens 24 Kalendermonaten Altersteilzeit möglich, allerdings mit einer Rentenminderung, die durch eine Abfindung teilkompensiert wird – jeder Beschäftigte kann sich seine persönliche Situation errechnen lassen.

Betriebliche Arbeitszeitmodelle

Für ältere Arbeitnehmer spielt, so wird angenommen, die Dauer der täglichen Arbeitszeit eine wesentliche Rolle für ihre besondere Belastung und Beanspruchung. Scheiden sie deswegen vollständig aus, kommt es u.a. zu einem Verlust an Erfahrungswissen im Betrieb. Es wird deswegen gefordert, altersgerechte Arbeitszeitmodelle zu entwickeln; Tarifverträge geben Spielräume hierfür. Die zuvor geschilderte üblicherweise „geblockte" Altersteilzeit führt ja lediglich zu einem vorzeitigen Ausscheiden.

Die bestehenden Gleitzeitregelungen und Arbeitszeitkonten der über 45-jährigen Beschäftigten werden positiv eingeschätzt. Die Akzeptanz einer Arbeitszeitverkürzung (mit Lohnreduktion) ist jedoch äußerst gering. Befragungen haben ergeben, dass die Verkürzung des Arbeitslebens, nicht der täglichen Arbeitszeit, ausschlaggebend ist; das frühzeitige Ausscheiden aus dem Erwerbsleben ist die Perspektive. Trotzdem gibt es Tarifverträge, die für Mitarbeiter ab dem 50. Lebensjahr eine gestaffelt sinkende Arbeitszeit vereinbaren (z.B. debis AG Stuttgart, IG Metall Stuttgart). Es werden Entwicklungen erwartet, die den Altersaspekt in die flexible Arbeitszeitgestaltung auf der betrieblichen Ebene breiter einbeziehen werden. Besonders ist mit der Verbreitung von Arbeitszeitkontenregelungen zu rechnen. Auch sollten Tätigkeitsveränderungen und begleitende Qualifizierungsmaßnahmen im Rahmen von betrieblichen Reorganisationsmaßnahmen, die es bisher kaum gibt, als Regelfall angesehen werden.

6.1.9 Sozialmedizinische Kompetenz in den arbeitsmedizinischen Beratungsaufgaben

Sozialmedizinische Aspekte bei der Entstehung von Krankheiten

Gesundsein/Kranksein im sozialen Kontext

Im Zustand der Gesundheit befindet sich eine Person in der Abwesenheit von Krankheit. Die WHO definiert Gesundheit als einen „Zustand völligen körperlichen, seelischen und sozialen Wohlbefindens und nicht nur der Abwesenheit von Krankheit", woraus sich wiederum die Notwendigkeit ergibt, Wohlbefinden zu definieren und zu erfassen. Üblicherweise gelten als Quellen des Wohlbefindens:

- freundschaftliche soziale Kontakte,
- enge Partnerschaft,
- Familie,
- Liebe und sexuelle Aktivität,
- Arbeit,
- Beschäftigung,
- Leistung und Erfolg,
- physische Aktivität und anderes mehr.

Gesundheit und Wohlbefinden am Arbeitsplatz können sich nicht auf alle genannten Parameter beziehen, es ist aber deutlich, dass dem Arbeitsplatz und der Tatsache, eine Beschäftigung (hier: am Arbeitsplatz) zu haben, allergrößte Bedeutung zukommt. Anerkennung aus der beruflichen Tätigkeit trägt zum Gesundsein im Sinne einer Salutogenese bei.

Krankheit ist ein von der Norm abweichender regelwidriger Körper- oder Geisteszustand – zur weiteren Definition im Sinne der Sozialversicherung → *Abschnitt 6.1.6.* Ein Kranker ist keineswegs automatisch arbeitsunfähig; eine Erkrankung, insbesondere eine chronische Erkrankung, hat jedoch erheblichen Einfluss auf die Berufswahl und die Berufsausübung *(→ Kap. 6.3 und 6.4)*. Chronisch Kranksein schließt im privaten und sozialen Kontext (relatives) Wohlbefinden nicht aus – Diabetiker, Anfallskranke (mit erfolgreicher therapeutischer Einstellung), Rheumatiker sind in der überwiegenden Zahl trotz ihrer gesundheitlichen Beeinträchtigung sozial integriert und arbeitsfähig. Es ist nicht zuletzt Aufgabe der Arbeitsmedizin bzw. des Betriebsarztes, diese soziale Integration im Rahmen des Beschäftigungsverhältnisses zu ermöglichen.

Arbeitsunfähigkeit ist ein in der Sozialgesetzgebung (SGB V) definierter Begriff. Ein Vertragsarzt bescheinigt dem Arbeitgeber und der Krankenversicherung, dass der Arbeitnehmer nicht in der Lage ist, seiner gegenwärtigen Arbeit nachzugehen, oder dass die Gefahr besteht, dass sich durch ein weiteres Arbeiten sein gesundheitlicher Zustand verschlechtert. Arbeitsunfähigkeitsstatistiken sind dann auch ein wesentliches Element der Gesundheitsberichterstattung und werden in diesem Buch auch vielfach herangezogen *(→ Tab. 6.1-4)*.

Tab. 6.1-4 Inhalte der GBE zum Thema Arbeitsunfähigkeit.

- AU nach Häufigkeit und Dauer
- AU in der GKV
- Dauer der AU
- Entwicklungstrends
- Arbeitsunfähigkeit im Vergleich
- Versichertenstatus
- Geschlecht und Alter
- Beschäftigungsbranche
- Internationaler Vergleich
- Wichtigste Krankheitsarten
- Wirtschaftliche Folgen der AU

Gründe für Fehlzeiten

Aus betrieblicher Sicht sind Arbeitsunfähigkeitszeiten Fehlzeiten. Sie sind ein Störfaktor im Betriebsablauf. Die betrieblichen Gründe für Fehlzeiten herauszufinden ist Aufgabe bzw. Forschungsgegenstand der Betriebssoziologie, Arbeitspsychologie und Arbeitsmedizin. Eine relativ einfache Methode könnte die Analyse der Diagnosen auf den Arbeitsunfähigkeitsbescheinigungen sein, die personenbezogen allerdings dem Datenschutz unterliegen und nur in aggregierter Form zur Verfügung stehen. Hinzu kommt, dass nur selten (Betriebskrankenkassen) alle Mitarbeiter eines Betriebes oder einer Abteilung derselben Krankenversicherung angehören.

Die Fehlzeitenanalyse ist eine sehr komplexe und interdisziplinäre Aufgabe, bei der soziologische, psychologische, medizinische und ökonomische Aspekte berücksichtigt werden müssen. Es ist Realität, dass die Höhe des Krankenstandes nicht nur durch medizinisch definierbare Auslöser bestimmt ist. Der Arzt kann für die AU-Bescheinigung nur teilweise auf objektive Befunde zurückgreifen, sondern muss auch von den Angaben des Patienten ausgehen. Auch die Arbeitsbelastungen und -anforderungen wird er i.d.R. nur aus den Schilderungen des Patienten kennen. Für den Arzt ist die Gesundheit des Patienten das wichtigste Gut, die betrieblichen Kosten von Fehlzeiten kann er erst in zweiter Linie berücksichtigen. Der Arzt möchte ferner das eigene Risiko durch eine unterlassene Krankschreibung gering halten. Einem Arbeitnehmer, der dies anstrebt, wird es fast immer auch möglich sein, eine Arbeitsunfähigkeitsbescheinigung zu erlangen. Der Wert der Diagnose auf der Bescheinigung für analytische Zwecke ist dadurch eingeschränkt *(→ Abb. 6.1-3)*.

Es gibt zudem eine Grauzone zwischen Krankheit und Gesundheit. Die Entscheidung, ob sich jemand für arbeitsfähig oder arbeitsunfähig hält, hängt wesentlich von der Einstellung zur Arbeit und zur Krankheit ab. Es geht nicht nur um das Gefühl des Krankseins oder Gesundseins, sondern auch um die Einschätzung der Zumutbarkeit oder Unzumutbarkeit der Arbeit.

Man muss versuchen, zwischen in engerem Sinne **medizinisch bedingten** und **motivationsbedingten Fehlzeiten** zu unterscheiden, da die – notwendigen – Anstrengungen zur Reduktion

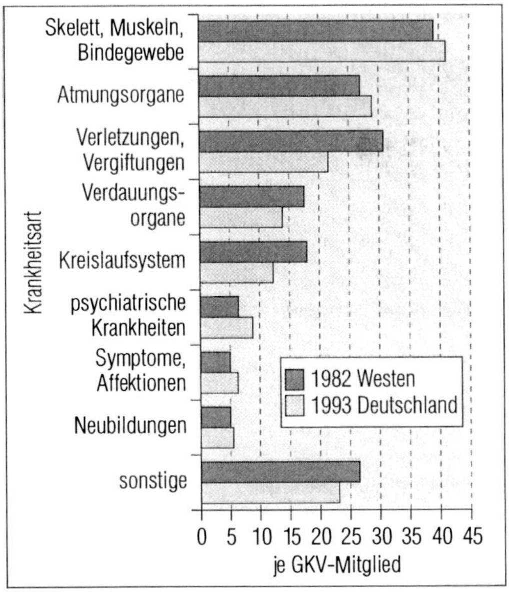

Abb. 6.1-3: Arbeitsunfähigkeitstage und Krankheitsart (Quelle: BMG, KG 8-Statistik). Die Angaben beziehen sich auf die GKV-Pflichtmitglieder ohne Rentner.

von Fehlzeiten *(→ Kap. 5.4)* entsprechend unterschiedliche Schwerpunkte haben, beispielsweise

- bei medizinisch bedingten Fehlzeiten:
  - Maßnahmen der betrieblichen Gesundheitsförderung wie Bewegungstraining, Rückenschule,
  - Gesundheitsprogramme,
  - ergonomischen Arbeitsgestaltung.
- bei motivationsbedingten Fehlzeiten:
  - Organisationsoptimierung,
  - Vorgesetztenverhalten und vieles mehr *(siehe unten).*

Häufig sind Mischformen zwischen medizinischen und motivationsbedingten Fehlzeiten.

Ermittlung der Fehlzeiten. Die Fehlzeiten werden als **Krankenstand** von den gesetzlichen Krankenversicherungen mitgeteilt. Sie beruhen auf der Arbeitsunfähigkeitsbescheinigung, die bei Angestellten allerdings erst dann erforderlich ist, wenn die Abwesenheit vom Arbeitsplatz mehr als 3 Tage beträgt. Jeweils zum Monatsersten wird der prozentuale Anteil der arbeitsunfähigen Pflichtmitglieder ermittelt. Diese Daten erlauben also, mit den durch die 3-Tage-Regelung begründeten Einschränkungen, eine Aussage zu den in *Tabelle 6.1-4* niedergelegten Fragestellungen.

Für die **Betriebe** ist nicht die Arbeitsunfähigkeitsstatistik entscheidend, sondern die tatsächliche Abwesenheitszeit. Sie entsteht bereits, wenn ein Mitarbeiter wegen eines Unwohlseins einige Stunden früher nach Hause geht. Die **Krankheitsquote** wird wie folgt berechnet:

$$\text{Krankheitsquote [in \%]} = \frac{\text{Krankheitsstunden} \times 100}{\text{Sollarbeitszeit in Stunden}}$$

Als weitere Möglichkeit der Fehlzeitenermittlung und -analyse gibt es die **Befragung der Bevölkerung** im Rahmen des Mikrozensus oder im Rahmen von Forschungsprojekten und der betrieblichen Analyse (Datenschutz!). Im Mikrozensus (zuletzt 1995) wurde gefragt

- ob man in den letzten 4 Wochen krank oder unfallverletzt war,
- ob die Krankheit/Verletzung bis heute (Tag der Befragung) andauert,
- nach der zeitlichen Dauer der Krankheit (< 1 Woche, 2–6 Wochen, > 6 Wochen),
- ob man in den letzten 4 Wochen in ärztlicher oder in Krankenhausbehandlung war,
- ob man in den letzten 4 Wochen arbeitsunfähig gemeldet war,
- ob eine Schwerbehinderung vorliegt.

In *Tabelle 6.1-5* ist ein solches Befragungsergebnis niedergelegt, das auch gleich auf die Altersabhängigkeit der Arbeitsunfähigkeit verweist und auf die – entgegen den Erwartungen – nur geringfügig höheren Arbeitsunfähigkeitsanteile im Öffentlichen Dienst.

Der als unvermeidbar zu bezeichnende Krankenstand liegt nach Schätzungen der AOK bei etwa 4–5 %.

Die **Gründe für die Fehlzeiten** lassen sich also auf sehr verschiedene Weise beschreiben. Die medizinischen Diagnosen auf der Arbeitsunfähigkeitsbescheinigung, zusammengefasst

Tab. 6.1-5 Arbeitsunfähigkeit in den letzten 4 Wochen vor Befragung (in Prozent) nach den Daten des Mikrozensus 1995 (aus [3]).

Alter	Männer Öffentlicher Dienst	Männer andere Bereiche	Frauen Öffentlicher Dienst	Frauen andere Bereiche
15–24	5,4	5,7	6,0	5,5
25–34	6,3	6,4	7,6	5,8
35–44	6,4	6,0	6,4	5,7
45–54	8,3	6,7	9,4	7,1
55–65	11,4	9,5	11,3	8,1
insgesamt	7,6	6,7	7,9	6,2

Summe Männer + Frauen: im Öffentlichen Dienst 7,7% in den anderen Bereichen 6,5%

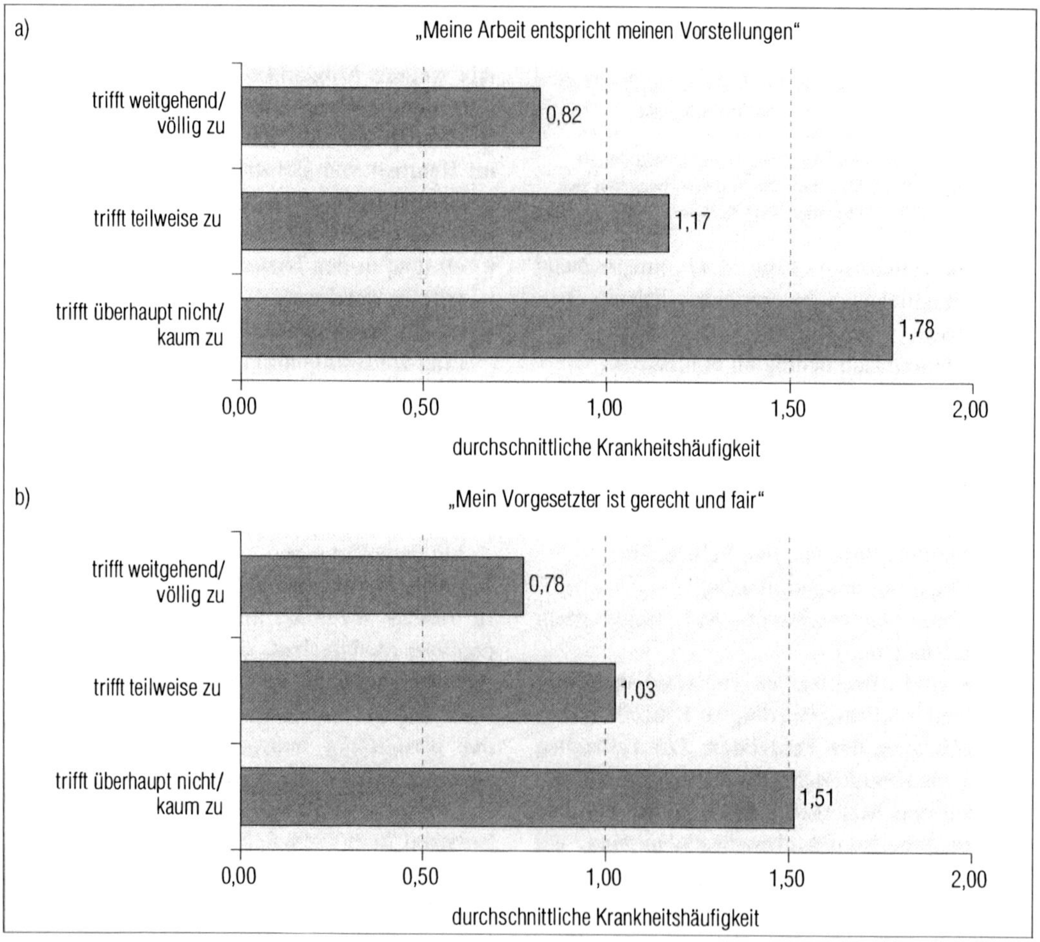

Abb. 6.1-4a und b: Motivationsbedingte Fehlzeiten (aus [5]). a) Krankheitshäufigkeit in Abhängigkeit von der Arbeitsgestaltung. b) Krankheitshäufigkeit in Abhängigkeit von der Vorgesetztenbeurteilung.

auf Bundesebene *(→ Abb. 6.1-3)*, auf Krankenversicherungsebene, nach soziodemographischen Merkmalen aufgegliedert, gegebenenfalls auch nach Branchen, können zusammengefasst und genutzt werden. Die motivationsbedingten Fehlzeiten müssen im jeweiligen Beobachtungsfeld (Abteilung, Betrieb, Branche, Berufe) erforscht werden. *Abbildung 6.1-4* zeigt auszugsweise Ergebnisse einer Studie an einer Universität.

Schätzungen in der Literatur [10] benennen den Anteil motivationsbegründeter Fehlzeiten mit bis zu 60%! In den *Kapiteln 3.4 (Mehrfachbelastungen) und 4.4 (arbeitsbedingte Erkrankungen)* werden Untersuchungsergebnisse dargestellt, die den Einfluss psychologischer und sozialer Faktoren aufzeigen. Die generellen Tendenzen der Arbeitsunfähigkeit sind in *Tabelle 6.1-6* zusammengestellt.

Es ist vor allem die messbare Größe Arbeitszufriedenheit, die mit den Fehlzeiten negativ korreliert. Sehr geringe Arbeitszufriedenheit führt zu „innerer Kündigung", wofür ein Anteil von 24 % aller Beschäftigten in Deutschland genannt wurde [11].

Arbeitszufriedenheit hängt ab von:

- Form der Arbeitsorganisation (Fließbandarbeit, Gruppenarbeit),
- Strukturiertheit der Arbeitsaufgabe,
- Verantwortung und Abwechslung bei der Arbeitsaufgabe,
- dem richtigen Maß der Arbeitsbelastung (weder Unter- noch Überforderung),
- äußeren Bedingungen (Lärm, Vibrationen, Stäube),
- ergonomischer Gestaltung der Arbeit,
- Vorgesetztenverhalten, Kollegenverhalten,
- Aufstiegsmöglichkeit,
- Bezahlung.

Alle genannten Parameter können sehr individuell gesehen werden, aber ihre Summe charakterisiert auch Abteilungen und ganze Betriebe. Große Unterschiede des Krankenstandes in einer bestimmten Branche (Polstermöbelindustrie, also überwiegend gleichartige Tätigkeiten) mit Fehlzeiten zwischen 3 und 17 % finden hier eine mögliche Erklärung [12]. Interventionen auf diesem Gebiet können erfolgreich sein *(→ Kap. 5.4)*. Bei einer eigenen Fehlzeitenanalyse im Pflegebereich (Krankenhaus) zeigte sich ein deutlicher Zusammenhang zwischen demographischen Merkmalen, Arbeitszufriedenheit und Fehlzeiten. Frauen waren zufriedener als Männer und fehlten deutlich seltener (entgegen anderen Branchen). Die Zufriedenheit stieg mit dem Alter und war besonders groß bei Teilzeitbeschäftigten und bei Mitarbeitern mit Kindern.

Tab. 6.1-6 Generelle Tendenzen der Arbeitsunfähigkeit [8].

tendenziell weniger Fälle	Merkmal	tendenziell mehr Fälle
Männer	Geschlecht	Frauen
Jüngere	Alter	Ältere
hoch	Bildungsabschluss	niedrig
langjährig	Betriebszugehörigkeit	kurz
teilzeitbeschäftigt	Arbeitszeit	vollbeschäftigt
verheiratet	Familienstand	verwitwet
viel	sportliche Aktivität	wenig
Nichtraucher	Rauchen	Raucher
hoch	Arbeitszufriedenheit	niedrig
gut	psychisches Befinden	schlecht

Abwägung arbeitsbedingter Krankheitsursachen gegenüber sonstigen Ursachen

Berücksichtigung möglicher Synergismen

Die im vorangehenden Abschnitt dargestellten Ergebnisse exemplarischer Fehlzeitenanalysen zeigen auf, wie weit „arbeitsbedingt" als Ursache gefasst werden muss. Es sind eben auch psychosoziale Umstände als arbeitsbedingt zu beachten, sie sollten nicht mehr als (lediglich) „sonstige Ursachen" angesehen werden.

Auf von der Arbeit unabhängige Ursachen von Krankheit, wie z.B. das Zigarettenrauchen als Ursache chronischer Erkrankungen des Respirationstraktes bzw. von Tumoren oder Alkohol als Ursache von Enzephalopathie und Polyneuropathie wird an anderer Stelle eingegangen

(→ *Kap. 4.2, BK 1317, Kap. 4.3).* Die Abwägung dieser sonstigen Ursachen für die Entstehung von Erkrankungen im Sinne eines Synergismus und insbesondere von Berufskrankheiten ist wesentlicher Teil der Kausalitätsbegutachtung in BK-Verfahren (z.B. BK 1317). Zum Synergismus → *Abbildung 4.2-16, 4.3-4 und 4.3-10.*

Sozialmedizinische Aspekte von Frauenarbeit und bei der Beschäftigung von Mitarbeitern aus anderen Kulturen

Frauenarbeit

Die Erwerbstätigkeit von Frauen war traditionell durch die Rolle als Mutter und Hausfrau mitbestimmt. Der Begriff „Doppelbelastung", durch Haushalt und Beruf, hat seine Berechtigung. Auch jetzt noch ist die Erwerbstätigkeitsquote der Frauen ab dem 25. Lebensjahr deutlich niedriger als die der Männer *(→ Abb. 6.1-5);* sie war in der DDR deutlich höher als in der Bundesrepublik – ein Unterschied, der auch derzeit zwischen alten und neuen Bundesländern noch besteht. Wie nicht anders zu erwarten, spielt der Familienstand eine mitentscheidende Rolle; ledige oder geschiedene Frauen unterscheiden sich in der Erwerbstätigkeitsquote nicht wesentlich von der von Männern *(→ Abb. 6.1-6).*

Das Spektrum der ausgeübten Berufe unterscheidet sich zwischen Männern und Frauen deutlich. Die Frauenquote ist im Gesundheitswesen und im Dienstleistungssektor deutlich höher als z.B. bei den Metallberufen.

Frauen üben oftmals Tätigkeiten aus, die besondere manuelle Geschicklichkeit erfordern. An diesen Arbeitsplätzen besteht vielfach ein erhöhtes Unfallrisiko, da Schutzhandschuhe nicht getragen werden können.

Frauen arbeiten oftmals an Arbeitsplätzen in der gewerblichen Wirtschaft, die provisorischen Charakter haben und an denen der technische und organisatorische Arbeitsschutz mangelhaft sein kann.

Das Nachtarbeitsverbot für Frauen wurde 1994 mit dem neuen Arbeitszeitgesetz aufgehoben und durch einheitliche Schutzvorschriften für alle Nachtarbeitnehmer ersetzt (Ausnahme: Mutterschutzgesetz, → *Kap. 6.3).*

Es ist erklärtes Ziel der Sozialpolitik, durch eine Gleichstellungs- und Frauenförderungspolitik, die Gleichstellung von Frauen und Männern zu erreichen, einerseits ausgehend von konkreten, an der Lebenssituation von Frauen orientierten Problemstellungen, andererseits durch „Gender Mainstreaming", d.h. eine Vorgehensweise, die von vornherein die Geschlechterperspektive in die Gesetzgebung mit aufnimmt. Beides geht nicht ohne Programme und Initiativen wie „Gleichstellung im Öffentlichen Dienst", „Gleichstellungsinitiative in der Privatwirtschaft und im Öffentlichen Dienst", „berufliche Förderung von Frauen", „Vereinbarkeit von Familie und Beruf". Solche Initiativen spielen für den praktischen Arbeitsmarkt durchaus eine Rolle, Unternehmer haben u.U. Vorteile, wenn sie damit verbundene finanzielle Anreize nutzen.

Mann und Frau weisen biologische Unterschiede auf, deren Relevanz für das Arbeitsleben geprüft werden muss. Konstitutionelle Elemente, die für den Durchschnitt aller Männer und Frauen gelten, beziehen sich auf:

- Körpermaße,
- Muskelkraft,
- kardiopulmonale Faktoren (niedrigeres Atemminutenvolumen),
- Blutvolumen und Erythrozytenzahl.

Ob der etwas höhere Körperfettanteil der Frau arbeitsmedizinisch-toxikologisch von Relevanz für den Umgang mit lipophilen Substanzen ist, erscheint theoretisch interessant, eine praktische Bedeutung wurde jedoch bisher nicht daraus abgeleitet. Ferner gibt es bei manchen metabolischen Enzymen Geschlechtsunterschiede.

Sehr beachtenswert sind endokrine Effekte durch exogene Einwirkungen. Es wurden die Hypothesen formuliert, dass nächtliche Lichteinwirkungen (senkt Melatonin, erhöht Östrogen) oder Exposition gegenüber Xenoöstrogenen eine Ursache des Mammakarzinoms sein könnten. Als Xenoöstrogene seien genannt: Bisphenol A (in Kunststoffen), DDT oder PCB.

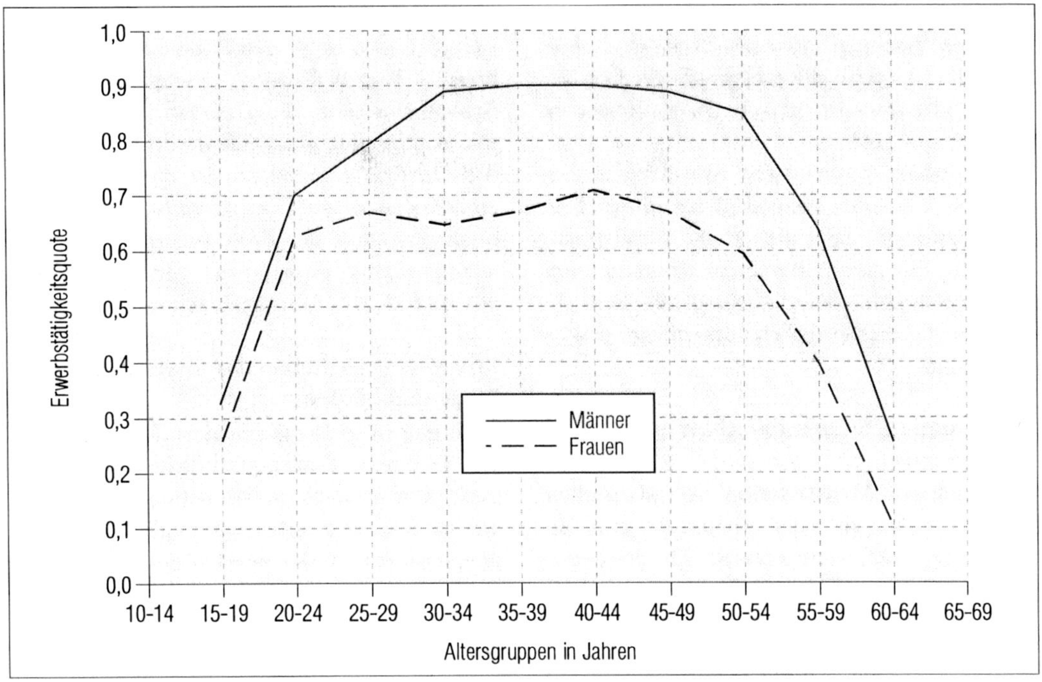

Abb. 6.1-5: Erwerbstätigkeit nach Geschlecht und Alter (1995; Quelle: Statistisches Bundesamt).

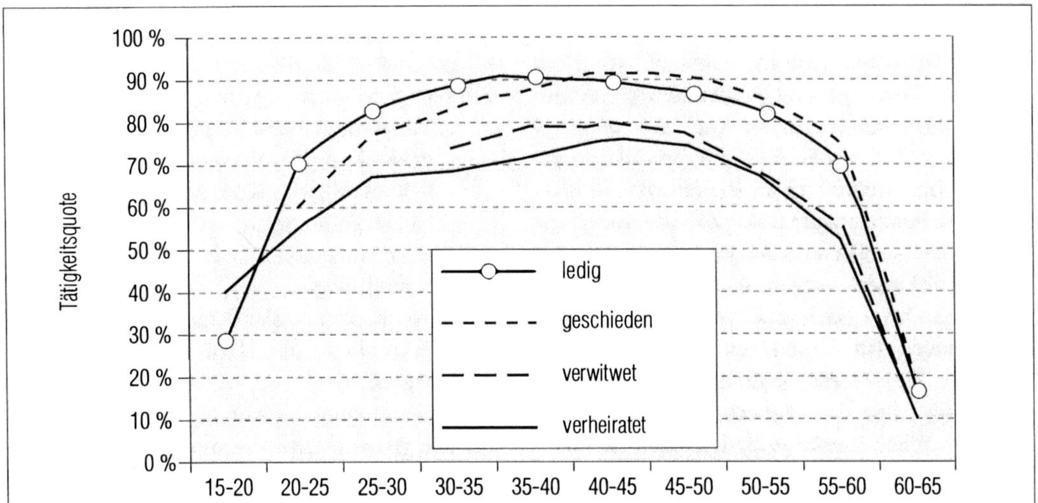

Abb. 6.1-6: Frauenerwerbstätigkeit in Deutschland in Abhängigkeit vom Alter und vom Familienstand (1997; Quelle: Statistisches Bundesamt).

Es gibt Hinweise auf erhöhte Krebsrisiken in manchen frauenspezifischen Berufen, wobei nicht klar ist, ob geschlechtsspezifische Dispositionen oder frauenspezifische Expositionen ursächlich sind [14].

Besondere ergonomische Konsequenzen ergeben sich aus den Unterschieden in den Körpermaßen nicht, da es eine starke Überlappung gibt, d.h. Frauen mit stärkerem Körperbau und hoher kardiopulmonaler Leistungsfähigkeit, und Männer, die diesbezüglich „unterlegen" ausgestattet sind.

Menstruation, Schwangerschaft und Klimakterium

Bezüglich der **Menstruation** ist festzustellen, dass es Frauen in jeder Altersstufe gibt, die dabei unter Beschwerden leiden, d.h. sich beeinträchtigt fühlen; eine generelle Aussage zu einer systematischen Berücksichtigung, z.B. wegen einer eingeschränkten Leistungsfähigkeit, ist jedoch nicht begründet. Es gibt keine Tätigkeit, deren Ausübung während der Menstruation an den üblichen Arbeitsplätzen deswegen ausdrücklich zu untersagen ist (auf extreme Arbeitsanforderungen und Hochleistungssport wird hier nicht eingegangen).

Auf **Schwangerschaft** hingegen beziehen sich viele Umgangs- und Beschäftigungsverbote *(→ Mutterschutzgesetz in Kap. 1.3 und 6.3 sowie Kap. 3.2, Nachweis der Reproduktionstoxizität)*. Ein Großteil dieser Regelwerke ist toxikologisch bzw. pathophysiologisch begründet, andere haben gesellschaftsabhängige Aspekte und können diskutiert werden, wie z.B. die Sonderregelungen beim Nachtarbeitsverbot für schwangere Frauen (in Gaststätten, Landwirtschaft, Theater). Es gibt ein Spannungsfeld zwischen den Vorschriften des Mutterschutzgesetzes und den beruflichen Karrieremöglichkeiten für Frauen. Beispielsweise wurden vom Deutschen Ärztinnenbund bestimmte Auslegungen des Mutterschutzgesetzes durch staatliche Arbeitsschutzbehörden als zu weitgehend kritisiert [4].

Das weibliche **Klimakterium** ist ein unbestimmt langer Zeitraum von Jahren, in dem der Östrogenspiegel absinkt. Zwei Drittel aller Frauen leiden unter dem klimakterischen Syndrom: Hitzewallungen, Schweißausbrüche, Schwindelanfälle, Parästhesien, u.U. gepaart mit Verstimmungszuständen. Mit dem Absinken des Östrogens verbunden ist die Entwicklung einer Osteoporose. Über deren Bedeutung während der Jahre der Erwerbstätigkeit ist noch wenig bekannt, sie wirkt sich ganz überwiegend erst nach dem 6. Lebensjahrzehnt aus.

Krankheitsgeschehen der erwerbstätigen Frauen und Männer

1996 gab es in Deutschland 16,7 Mio. Männer und 14,7 Mio. Frauen als Pflichtmitglieder der gesetzlichen Krankenversicherung, also als Erwerbstätige. Die Arbeitsunfähigkeitsdaten zeigen, nach der Art des Beschäftigungsverhältnisses aufgegliedert, nur bei den Arbeiterinnen eine geschlechtsspezifisch erhöhte Zahl von Arbeitsunfähigkeitstagen je Mitglied *(→ Kap. 3.4, Abb. 3.4-5)*. Angestellte fehlen etwas weniger als Arbeiter *(→ Tab 6.1-7)*. Insgesamt sind die Arbeitsunfähigkeitstage und auch die Zahl der Arbeitsunfähigkeitsfälle bei Frauen und Männern je 1.000 Beschäftigte gleich.

Das Diagnosespektrum weist einige Unterschiede zwischen Männern und Frauen auf:

- höherer Männeranteil bei:
  - Verletzungen und Vergiftungen,
  - Erkrankung der Verdauungsorgane,
  - Erkrankung des Kreislaufsystems,
  - Hauterkrankungen;
- höherer Frauenanteil bei:
  - Neubildungen,
  - psychosomatische Erkrankungen,
  - Erkrankung der Harn- und Geschlechtsorgane,
  - Erkrankung der Atmungsorgane.

Bei den Renten wegen verminderter Erwerbsfähigkeit schlagen bei den Frauen die Diagnosen „psychiatrische Erkrankungen" und „Tumoren" mehr zu Buche als bei den Männern *(→ Kap. 6.2 und 6.4)*.

Bei den arbeitsmedizinischen Vorsorgeuntersuchungen ist auf die wenigen Beson-

Tab. 6.1-7 Zusammenhang von Krankheit (Prozentsatz Kranker und Unfallverletzter) und Erwerbsstatus in Deutschland 1995 (Quelle: Statistisches Bundesamt, Mikrozensus).

Erwerbsstatus	Insgesamt		Alter 15–19		20–24		25–59		60–64		über 64	
	Männer	Frauen	Männer	Frauen	Männer	Frauen	Männer	Frauen	Männer	Frauen	Männer	Frauen
	Kranke und Unfallverletzte in %											
Insgesamt	11,7	13,0	5,3	5,5	7,0	7,8	11,1	10,6	17,0	15,9	23,7	26,4
Erwerbspersonen	10,0	10,3	7,2	7,8	7,4	9,0	10,1	10,5	14,5	12,6	15,8	17,6
• Erwerbslose	14,7	14,1	–	–	7,0	10,6	15,8	14,7	(15,8)	–	–	–
• Erwerbstätige	9,6	9,8	7,2	7,9	7,4	8,8	9,6	9,9	14,4	12,0	15,6	17,8
– Selbständige	7,1	8,2	–	–	–	–	6,3	7,3	12,5	–	14,3	–
– Beamte	9,2	10,8	–	–	7,3	–	9,5	11,1	–	–	–	–
– Angestellte	8,3	9,4	–	–	7,3	8,7	8,2	9,4	11,6	(11,1)	–	–
– Arbeiter	11,4	11,6	7,8	–	7,8	9,9	11,7	11,7	19,5	(13,7)	–	–
Nichterwerbspersonen (z.B. Rentner)	14,1	14,8	4,2	4,6	5,6	4,8	21,1	10,8	18,0	16,3	24,0	26,6

derheiten für einige Tätigkeitsbereiche zu achten:

- Bei Umgang mit Blei niedrigere MAK- und BAT-Werte für Frauen beachten. (BAT-Wert wurde von der Senatskommission im Jahr 2003 für Frauen unter 45 Jahren von 300 µg/l auf 100 µg/l abgesenkt. Damit ist eine berufliche Blei-Exposition für junge Frauen nur noch sehr eingeschränkt möglich.)
- Bei Tätigkeiten, für die eine Lungenfunktionsuntersuchung oder eine Ergometrie erforderlich ist, gelten für Frauen eigene Normwerte.
- Bei Bestehen einer Schwangerschaft gelten weitere Besonderheiten *(→ Kap. 1.3, Regelungen für besondere, schutzbedürftige Personengruppen)* wie das Verbot des Umgangs mit infektiösem Material, des Hebens und Tragens von Lasten über 10 kg, des Arbeitens im Lärm mit einem Beurteilungspegel von mehr als 80 $dB_{(A)}$. Die Strahlenschutz- und die Röntgenverordnung sind zu beachten *(→ Kap. 4.2, BK 2402)*.

Beschäftigung von Mitarbeitern aus anderen Kulturen

Dass Menschen von zu Hause wegziehen und anderswo „ihr Glück suchen", ist nicht neu. Wenn es in einem anderen Land Aussicht auf Arbeit und bessere Lebensbedingungen gibt, ziehen Menschen dorthin; sie bringen ihre Kultur, hier insbesondere die Sprache, die Vorstellung vom sozialen Leben, von der Rolle der Geschlechter, der Familie usw. mit.

In Deutschland sind aus den in den 50er- und 60er-Jahren des 20. Jahrhunderts angeworbenen Gastarbeitern, die ursprünglich vorübergehend hier arbeiten sollten, ausländische Arbeitnehmer, so der korrekte Terminus, geworden. Sie haben zum weitaus größten Teil ihre Familien hier, ihre Kinder und inzwischen Enkel sind hier geboren, haben hier die Schule besucht und durchlaufen hier Ausbildungen.

Der Anteil der ausländischen Bevölkerung an der Gesamtbevölkerung von (Dezember 2001) 82,4 Mio. beträgt 8,9%. 1,9 Mio. von den insgesamt 7,3 Mio. Ausländern sind EU-Staatsangehörige. Letzteres ist von Bedeutung, da innerhalb der EU Freizügigkeit besteht. Die Arbeitsschutzgesetzgebung gilt für alle Arbeitnehmer in gleicher Weise.

Die *Tabellen 6.1-8* und *6.1-9* geben einen Überblick zur ausländischen Bevölkerung in Deutschland (Quelle: Statistisches Bundesamt).

Mehr als die Hälfte der ausländischen Bevölkerung lebt mehr als 10 Jahre in Deutschland, 96% leben in den alten Bundesländern. Das durchschnittliche Lebensalter ist etwas niedriger

Tab. 6.1-8 Anteil der ausländischen Bevölkerung an der Gesamtbevölkerung in Deutschland.

Stichtag	Gesamtbevölkerung	ausländische Bevölkerung	davon: EU-Staatsangehörige	Anteil der ausländischen Bevölkerung an der Gesamtbevölkerung
31.12.1996	82.012.162	7.314.046	1.836.570	8,9 %
31.12.1997	82.957.379	7.365.833	1.850.032	9,0 %
31.12.1998	82.037.011	7.319.593	1.854.321	8,9 %
31.12.1999	82.163.475	7.343.591	1.837.774	8,9 %
31.12.2000	82.259.530	7.296.817	1.870.062	8,9 %
31.12.2001	82.440.307	7.318.628	1.867.689	8,9 %
31.12.2002	*	7.335.592	1.859.742	*

* noch nicht verfügbar

Tab. 6.1-9 Ausländische Bevölkerung nach ausgewählten Nationalitäten.

Nationalität	31.12.2001	31.12.2002
Türkei	1.947.938	1.912.169
ehem. Jugoslawien	627.523	591.492
Kroatien	223.819	230.987
Bosnien-Herzegowina	159.042	163.807
Mazedonien	55.986	58.250
Angola	7.834	8.289
Mosambik	2.635	2.649
EU-Staaten insgesamt	1.867.689	1.859.742
Italien	616.282	609.784
Griechenland	362.708	359.361
Österreich	188.957	189.336
Portugal	132.625	131.435
Spanien	128.713	127.465
Niederlande	112.362	115.215
Großbritannien/ Nordirland	112.734	112.359
Frankreich	111.347	112.392
Belgien	23.463	23.525
Dänemark	21.326	21.390
Schweden	19.194	19.417
Irland	15.594	15.647
Luxemburg	6.225	6.589

als das der deutschen Bevölkerung. Dem entspricht auch, dass der Anteil der Geburten höher ist als es dem Bevölkerungsanteil entspricht. Das Staatsangehörigkeitsrecht lässt hier jedoch keine genaue Statistik mehr zu, da Kinder ausländischer Eltern die deutsche Staatsangehörigkeit erwerben, wenn ein Elternteil seit mindestens 8 Jahren in Deutschland lebt. Die weitaus größte Gruppe der Neugeborenen sind die türkischen Kinder; die türkisch-stämmige Bevölkerung ist ja auch mit ca. 1,9 Mio. die größte Gruppe.

Die Integration in das Erwerbsleben zeigt sich zunächst darin, dass ziemlich genau 2 Mio. der 27,6 Mio. sozialversicherungspflichtig Beschäftigten in Deutschland Ausländer sind. *Tabelle 6.1-10* gibt einen Überblick. Die Rangfolge ist Türkei, Italien, Rest-Jugoslawien, Griechenland, Polen, Kroatien, Portugal, Spanien, Bosnien-Herzegowina *(→ Tab. 6.1-11)*.

Für das Zurechtkommen im Alltag und am Arbeitsplatz ergeben sich viele Problemfelder, zu denen viele sozialwissenschaftliche Forschungsergebnisse vorliegen. Die Sprachunkenntnis, mündlich und schriftlich, die (Groß-) Familienstruktur, das Verhältnis der Geschlechter, Vorstellungen von Erziehung, Leibesvorstellungen und nicht zuletzt die Rolle des Glaubens sollen hier nur benannt werden.

Aufgrund der großen Bedeutung soll, in Anlehnung an Schmahl [16], auf Besonderheiten bei muslimischen Arbeitnehmern eingegangen werden. Fast alle Türken und alle Bosnier sind Muslime. Sie haben als Angehörige dieses Glaubens religiöse Pflichten wie die täglichen 5 Gebetsübungen und das Einhalten des Fastenmonats. Die Erfahrung zeigt, dass es in den meisten Betrieben keine Schwierigkeit bedeutet, die Möglichkeit zum Gebet in den Arbeitspausen zu organisieren – man muss aber daran denken!

Tab. 6.1-10 Sozialversicherungspflichtige Beschäftigte in Deutschland (Quelle: Bundesanstalt für Arbeit).

Jahr	Beschäftigte insgesamt	davon Ausländer	darunter EU-Staatsangehörige
Juni 1999	27.361.444	2.033.590	648.007
Juni 2000	27.824.486	1.963.620	645.513
Juni 2001	27.817.114	2.008.062	643.092
Juni 2002	27.571.147	1.959.953	618.212

Tab. 6.1-11 Sozialversicherungspflichtige beschäftigte Ausländer nach Staatsangehörigkeit (Quelle: Bundesanstalt für Arbeit).

Staatsangehörigkeit	Beschäftigte 30.06.2002	30.09.2003
Türkei	534.521	
Bosnien-Herzegowina	33.497	34.350
Kroatien	66.099	66.485
Rest-Jugoslawien	183.488	181.725
EU-Staaten insgesamt	618.212	611.364
davon		
Italien	197.575	195.245
Griechenland	107.339	106.141
Spanien	39.636	39.162
Portugal	46.713	46.114
EU-Beitrittskandidaten		
Polen	66.611	68.981
Rumänien	21.707	21.629
Tschechische Republik	15.000	15.188
Ungarn	13.089	13.055
Bulgarien	8.041	8.255
Slowenien	6.459	6.450
Slowakische Republik	5.068	5.044
Litauen	1.760	1.906
Lettland	1.311	1.330
Estland	698	697
Zypern	160	153
Malta	123	123
insgesamt beschäftigt	1.959.953	1.964.096

Der Ramadan ist eine 4-wöchige Fastenzeit, deren Lage im Jahreskalender sich jährlich verschiebt. Die Vorschrift besagt, dass der Gläubige von der Morgendämmerung bis zum Sonnenuntergang weder Nahrung noch Flüssigkeit zu sich nehmen darf. Liegt der Ramadan im Sommer, kann dies eine Zeitdauer von über 18 Stunden sein. Nachts ist Essen und Trinken erlaubt.

Die Folgen sind pathophysiologisch leicht abzuleiten: Es kommt, in Abhängigkeit von der Arbeitsschwere, zu einer Dehydratation mit Folgen für die Aufmerksamkeit, die Reaktionsfähigkeit, die Konzentrationsfähigkeit und in deren Konsequenz zu einem Anstieg der Unfallhäufigkeit. Bei körperlich schwerer Arbeit oder bei Hitzearbeit kann es zu Übelkeit und Ohnmacht kommen. Die Betriebe mit Muslimen, die den Ramadan feiern, und ihre Betriebsärzte, sollten dies beachten. Folgende Lösungsmöglichkeiten wurden vorgeschlagen [16]:

- Muslime erhalten durch die Firmen die Möglichkeit, während der Ramadan-Fastenzeit ihren Urlaub oder eventuell den ihnen zustehenden „Freizeitausgleich“ für geleistete Mehrarbeit zu nehmen.
- Individuelle Beratung und Betreuung, insbesondere älterer und gesundheitlich eingeschränkter Arbeitnehmer durch den werksärztlichen Dienst.
- Die Umsetzung von praktizierenden Muslimen von der Tages- in die Nachtschicht ermöglicht bei entsprechenden Pausen eine ausreichende Flüssigkeits- und Nahrungsaufnahme.
- Muslime, die sich nicht strikt an die Vorschriften ihrer Religion gebunden fühlen und deshalb die Ramadan-Fastenvorschriften nicht befolgen, übernehmen während des Ramadans die Arbeiten von gläubigen Arbeitskollegen, die schwere Arbeit bzw. Hitzearbeit verrichten – gegebenenfalls verbunden mit einem entsprechenden finanziellen Ausgleich.
- Spezifische Maßnahmen zur Unfallverhütung: Beispielsweise wurde Taxiunternehmern, die das Fastengebot befolgende Muslime (meist Türken) als Fahrer beschäftigen, geraten, diese nur nachts oder am frühen Vormittag einzusetzen, da in der zweiten Tageshälfte die Unfallgefahr erhöht ist.

Literatur

1. „Grundsätze über Ärzte, Hilfspersonal, Räume, Einrichtungen, Geräte und Mittel für überbetriebliche arbeitsmedizinische Dienste“ (ZH 1/529).
2. „Grundsätze über Hilfspersonal, Räume, Einrichtungen, Geräte und Mittel für Betriebsärzte im Betrieb“ (ZH 1/528).
3. Badura, B., Litsch, M., Vetter, C.: Fehlzeitenreport 2001. Springer, Heidelberg 2002.
4. Börner-Klimesch, P., Nothacker, M., Schlipf, M.: Mutterschutz ja – Berufsverbot nein. Symposium des Deutschen Ärztinnenbundes in der Städt. Frauenklinik Berg in Stuttgart. Ärzteblatt Baden-Württemberg 2/1999, 52–54.
5. Buttler, G., Burkert, C.: Betriebliche Einflussfaktoren des Krankenstandes. Eine empirische Untersuchung über Fehlzeiten und ihre Ursachen beim nicht-wissenschaftlichen Personal der Universität Erlangen-Nürnberg. In: Badura, B. et al. (Hrsg.): Fehlzeiten-Report 2001, S. 150–163. Springer, Heidelberg 2002.
6. Duben, K., Husemann, R., Lauterbach, C., Vonken, M.: Beschäftigungswirksame Arbeitszeitmodelle für ältere Arbeitnehmer. Fb der BAuA, Dortmund – Berlin 2002.
7. European Foundation for the Improvement of Living and Working Conditions: Workplace Health Promotion in Europe. Luxemburg: Office for Official Publications of the European Communities, Bulletin Nr. 53, SX-05-97-414-DE-C, 1997.
8. Kentner, M.: Die Fehlzeitenquote – Aussagekraft und Beeinflussbarkeit von Arbeitsunfähigkeitsdaten. Arbeitsmed Sozialmed Umweltmed 1999; 34(11): 450 ff.
9. Kentner, M.: Zur Wirtschaftlichkeit Betriebs- und Werksärztlicher Dienste in Mittel und Großbetrieben. ASU 1994; 29: 115–122.
10. Kleinbeck U.: Durch Förderung der Arbeitsmotivation lassen sich die Anwesenheitszeiten von Mitarbeiterinnen und Mitarbeitern erhöhen, S. 55–72. Wirtschaftsverlag für neue Wissenschaft, Bremerhaven 1998.
11. Krystek, U., Becherer, D., Deichelmann, K.H.: Innere Kündigung. Hampp, München-Mering 1995.
12. Kuhn, K.: Entwicklung der Gesundheitsquoten in der Bundesrepublik Deutschland. In: Brandenburg, U., Kuhn, K., Marschall, B.: Verbesserung der Anwesenheit im Betrieb, S. 39–49 (Hrsg.: Bundesanstalt für Arbeitsschutz und Arbeitsmedizin). Wirtschaftsverlag für neue Wissenschaft, Bremerhaven 1998.
13. Robert Koch-Institut (Hrsg.): Beiträge zur Gesundheitsberichterstattung des Bundes. Arbeitswelt-bezogene Gesundheitsberichterstattung in Deutschland. Berlin 2002.
14. Rösler, J.A., Woitowitz, H.J.: Berufskrebserkrankungen bei Frauen. Forum Deutsche Krebsgesellschaft 1997; 12: 605–609.
15. Scheuch, K., Münzberger, E., Stork, J., Piekarski, C.: Nachdenken über die Definition der Arbeitsmedizin. Zbl Arbeitsmed 2002; 52: 256–260.
16. Schmahl, F.W., Brehme, U., Braun, D.: Spezifische Unfall- und Erkrankungsgefährdungen bei moslemischen Arbeitnehmern in Deutschland. In: Schmahl, F.W. et al. (Hrsg.): Gefährdungen des Menschen in der heutigen Arbeitswelt. Erich Schmidt Verlag, Berlin 1997.
17. Seidel, H.J., Bittighofer, P.M.: Checkliste XXL Arbeits- und Betriebsmedizin. Thieme, Stuttgart 2002.
18. Seidel, H.J., Krueger, H., Scheuch, K.: „Public Health“ und Arbeitsmedizin. Zbl. Arbeitsmed. 1993; 43: 412–415.
19. Tuomi, K., Ilmarinen, J., Jahkola, A., Katajarinne, L., Tulkki, A.: Arbeitsbewältigungsindex – Work Ability Index. Schriftenreihe der Bundesanstalt für Arbeitsschutz und Arbeitsmedizin, Dortmund/Berlin, Ü 14, 2001.
20. Verband deutscher Rentenversicherungsträger. VDR (Hrsg.): Das ärztliche Gutachten für die gesetzliche Rentenversicherung – Hinweise zur Begutachtung. DRV Schrifttum Band 21, 2000.

6.2 Arbeitsmedizinische Aufgaben in Verbindung mit medizinischer und beruflicher Rehabilitation

6.2.1 Rechtsgrundlagen und Maßnahmen der Rehabilitation

Zielsetzung

Das Angebot an Leistungen zur Teilhabe (SGB IX) richtet sich an Behinderte oder von Behinderung bedrohte Menschen, um ihre Selbstbestimmung und gleichberechtigte Teilhabe am Leben in der Gesellschaft zu fördern, Benachteiligungen zu vermeiden oder ihnen entgegenzuwirken. Diese Ziele sollen, unter Beachtung der jeweiligen Art der Behinderung und ihrer Relevanz für die verschiedenen Lebensbereiche, durch Leistungen der verschiedenen Leistungsträger erreicht werden.

Behinderung, Rehabilitation und Teilhabe, sind herausragende sozialmedizinische und sozialpolitische Themenfelder der deutschen und der internationalen Gesundheitspolitik. Die Weltgesundheitsorganisation (WHO) hat sich um eine Standardisierung und begriffliche Klärung bemüht und zunächst 1980 mit dem sog. Krankheitsfolgenmodell (ICIDH, International Classification of Impairments, Disabilities and Handicaps) einen weltweit akzeptierten Vorschlag gemacht. Aus einem Körperschaden (Impairment) folgt eine Fähigkeitsstörung (Disability) und daraus wiederum eine soziale Beeinträchtigung (Handicap). Diese Sequenz hat sich als hilfreich erwiesen, z.B. bei der Systematik der Begutachtung.

Inzwischen hat sich diese Sichtweise mit ihrem Fokus auf die Minderung der Leistungsfähigkeit gewandelt: Im Vordergrund stehen nun die funktionellen Möglichkeiten, der zentrale Begriff ist die sog. funktionale Gesundheit (und nicht Krankheit), d.h. die Erfassung und Nutzung der gesundheitlich nicht (oder nur geringfügig) beeinträchtigten Fähigkeiten entsprechend der im Folgenden beschriebenen Vorstellungen. Die neue ICF (International Classification of Functioning, Disabilitiy and Health, deutsch: Internationale Klassifikation der Funktionsfähigkeit, Behinderung und Gesundheit) der WHO wurde im Mai 2001 von der WHO-Vollversammlung verabschiedet. Ihr liegt ein bio-psycho-soziales Modell zugrunde *(→Abb. 6.2-1)*, das der Lebenswirklichkeit der Betroffenen

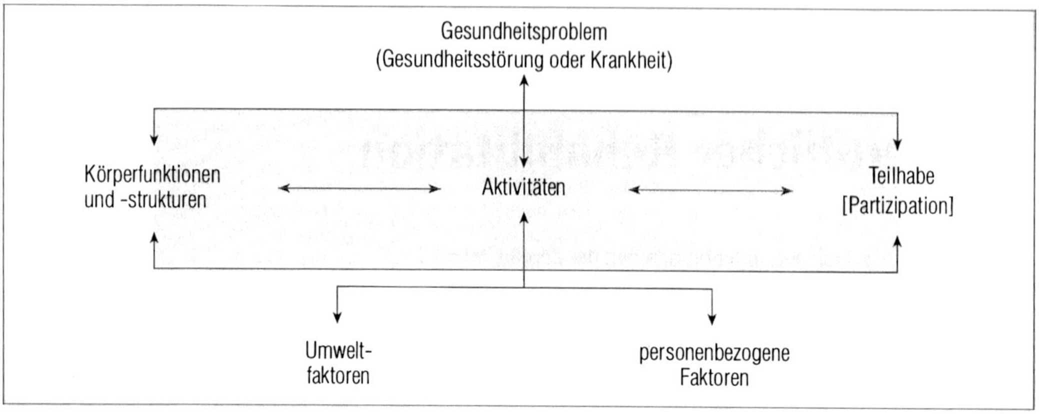

Abb. 6.2-1: Das bio-psycho-soziale Modell der Komponenten der Gesundheit nach der ICF.

besser angepasst erscheint und mit den sog. Kontextfaktoren „Umweltfaktoren" und „personenbezogene Faktoren" den gesamten Lebenshintergrund berücksichtigen soll. Die Begrifflichkeiten des ICF und des SGB IX (Rehabilitation und Teilhabe behinderter Menschen) sind in *Abbildung 6.2-2* dargestellt. Aus ihr geht z.B. hervor, dass es einerseits Strukturschäden ohne Funktionsstörungen oder Beeinträchtigung der Aktivitäten oder Teilhabe geben kann (Außenbezirke des großen runden Kreises), andererseits auch eine drohende oder bestehende Beeinträchtigung ohne manifeste Schädigung (Spitze des eiförmigen Bereiches). Zentraler Begriff ist die „Funktionsfähigkeit".

In der deutschen Sozialgesetzgebung haben die Leistungen zur Teilhabe (z.B. eine medizinische Rehabilitationsmaßnahme oder Leistungen zur Teilhabe am Arbeitsleben) Vorrang vor Rente bzw. einer rentenentsprechenden Entschädigungsleistung. Ziel einer solchen Rehabilitationsmaßnahme ist es u.a. *„die Teilhabe am Arbeitsleben entsprechend den Neigungen und Fähigkeiten dauerhaft zu sichern"* (§ 4 SGB IX, Abs. 1). Der Sozialleistungsträger, bei dem Leistungen beantragt werden, prüft vor der Entscheidung über diese Leistungen, ob Leistungen zur Teilhabe voraussichtlich erfolgreich sind (§ 8 SGB IX, Abs. 1).

Zuständigkeiten der Leistungs- und Kostenträger

Träger der Leistungen zur Teilhabe (Rehabilitationsträger) können sein (SGB IX, § 6):

- die gesetzlichen Krankenkassen,
- die Bundesanstalt für Arbeit,
- die Träger der gesetzlichen Unfallversicherung,
- die Träger der gesetzlichen Rentenversicherung (und die der Alterssicherung für Landwirte),
- die Träger der Kriegsopferversorgung und die Träger der Kriegsopferfürsorge,
- die Träger der öffentlichen Jugendhilfe,
- die Träger der Sozialhilfe.

Die Leistungen zur Teilhabe werden erbracht als

- Leistungen zur medizinischen Rehabilitation,
- Leistungen zur Teilhabe am Arbeitsleben (berufliche Rehabilitation),
- unterhaltssichernde und andere ergänzende Leistungen,
- Leistungen zur Teilhabe am Leben in der Gemeinschaft.

Nicht jeder der angeführten Träger erbringt alle Leistungen *(→ Tab. 6.2-1).*

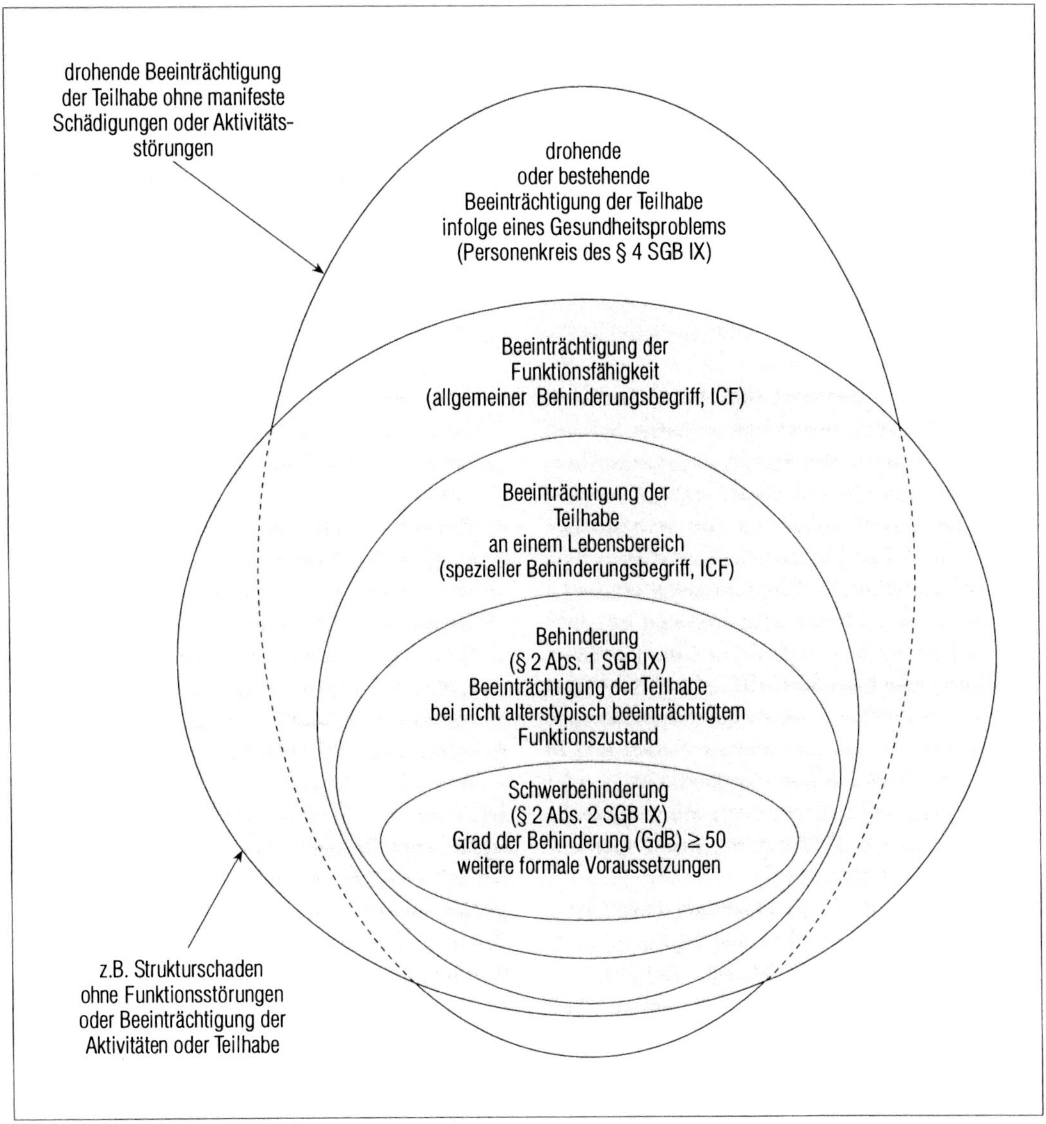

Abb. 6.2-2: Beeinträchtigungen der Funktionsfähigkeit nach ICF und SGB IX. Abgrenzung und Überlappung der Bereiche und Begriffe (aus [5]).

Tab. 6.2-1 Leistungen des gegliederten Systems der Rehabilitation.

	medizinische Rehabilitation	Teilhabe am Arbeitsleben	Teilhabe am Leben in der Gemeinschaft	unterhaltssichernde und andere ergänzende Leistungen
Gesetzliche Krankenversicherung	+	–	–	+
Gesetzliche Rentenversicherung	+	+	–	+
Gesetzliche Unfallversicherung	+	+	+	+
Arbeitsförderung	–	+	–	+
Versorgungswesen	+	+	+	+
Sozialhilfe	+	+	+	+

Die Rehabilitationsträger sind zur Zusammenarbeit verpflichtet, insbesondere sollen Schnittstellen, also der Übergang der Leistungspflicht von einem zum anderen Träger, zügig überwunden werden. Dem sollen u.a. die zu bildenden regionalen Arbeitsgemeinschaften dienen und es sollen gemeinsame Empfehlungen erarbeitet werden (§ 13). In diesen gemeinsamen Empfehlungen wird auch – erstmals in einem anderen Sozialgesetzbuch als SGB VII – der Betriebsarzt erwähnt. Es heißt: „*... vereinbaren gemeinsame Empfehlungen, ... 8. in welchen Fällen und in welcher Weise der behandelnde Hausarzt oder Facharzt oder der Betriebs- oder Werkarzt in die Einleitung und Ausführung von Leistungen zur Teilhabe einzubinden sind*".

Die Zuständigkeit der einzelnen Träger ist – als orientierende Übersicht – wie folgt gegliedert:

- **Unfallversicherung.** Ist die Behinderung (die gesundheitliche Beeinträchtigung) Folge eines Arbeitsunfalls, eines Arbeitswegeunfalls oder einer Berufskrankheit, ist der Unfallversicherungsträger für alle Leistungsbereiche zuständig.
- **Krankenversicherung.** Medizinische Rehabilitation noch nicht oder nicht mehr erwerbstätiger Personen (und wenn die Voraussetzungen für Leistungen durch gesetzliche Rentenversicherung nicht gegeben sind). Ein wichtiges Ziel der Rehabilitation ist die Verhinderung der Pflegebedürftigkeit („Rehabilitation vor Pflege").
- **Bundesanstalt für Arbeit.** Sie ist Hauptträger der beruflichen Rehabilitation, soweit kein anderer Träger (z.B. Unfallversicherung) speziell zuständig ist. Dies schließt auch die Ersteingliederung behinderter Jugendlicher ein.
- **Rentenversicherung.** Medizinische Rehabilitation für Erwerbstätige zur Abwendung einer vorzeitigen teilweisen oder vollen Erwerbsminderung („Rehabilitation vor Rente"). Versicherungsrechtliche Voraussetzungen, z.B. eine bestimmte Zeitdauer der Beitragsleistung, müssen erfüllt sein.
- **Sozialhilfe.** Subsidiär in allen Bereichen, sofern kein anderer Träger zuständig ist.

Die Frage der Zuständigkeit sollte für die Ärzteschaft kein Problem darstellen. Für die Praxis hat der Gesetzgeber selbst das Problem aufgegriffen und festgelegt, dass ein Leistungsträger, der nach Prüfung des Antrags seine Nicht-Zuständigkeit erkennt, diesen weiterleiten muss. Die nächste Institution muss dann die Leistung erbringen, unabhängig von ihrer Zuständigkeit. Das Prüfungsverfahren darf nach Eingang des Gutachtens nicht länger als 2 Wochen dauern, ohne Gutachtenauftrag längstens 3 Wochen.

Für Leistungen zur Teilhabe am Arbeitsleben hat die staatliche Arbeitsverwaltung (Bundesanstalt für Arbeit) eine Vorleistungspflicht.

Zugangswege, Verfahren und Einrichtungen der medizinischen und beruflichen Rehabilitation

Der Versicherte ist Antragsteller. Die Rehabilitation kann also nur mit seiner Zustimmung stattfinden. Sein Antrag kann begleitet sein von ärztlichen Stellungnahmen oder auch kurzen Formulargutachten des Hausarztes und auch des Betriebsarztes – hier gibt es bei den verschiedenen Trägern unterschiedliche Vorgehensweisen. Der Antrag geht an den zuständigen Träger, der ihn prüft (siehe oben). Der weitere Ablauf ist in *Abbildung 6.2-3* dargestellt. Die Prüfung bezieht sich auf juristische Aspekte der Zuständigkeit und der versicherungsrechtlichen Voraussetzungen sowie auf die medizinischen Aspekte. Medizinisch entscheidend ist die Einschätzung, dass das Verfahren sinnvoll und voraussichtlich erfolgversprechend ist. Rehabilitationsbedürftigkeit und Rehabilitationsfähigkeit müssen also gegeben sein. Festgelegte Rehabilitationsziele müssen mit einer gewissen Wahrscheinlichkeit erreichbar sein (Rehabilitationsprognose).

Der Antragsteller kann sich bei den neuen gemeinsamen Servicestellen (§ 22 SGB IX) beraten lassen. Diese Servicestellen sollen ihre Aufgaben so erfüllen, dass Zugangs- und Kommunikationsbarrieren nicht bestehen und Wartezeiten in der Regel vermieden werden. Kernaufgabe ist die Hilfe bei der Klärung des Rehabilitationsbedarfs, bei der Inanspruchnahme von Leistungen zur Teilhabe und der besonderen Hilfen im Arbeitsleben sowie bei der Erfüllung von Mitwirkungspflichten (Case-Management).

Nach einer Bewilligung des Reha-Verfahrens suchen die Träger die geeignete Einrichtung aus und benachrichtigen den Antragsteller. Dieser wird von der Einrichtung einbestellt. Die Wartezeiten sind in den letzten Jahren sehr viel kürzer geworden, es konnten mehrere Monate sein – jetzt sind es meist nur wenige Wochen. Nach Abschluss des Verfahrens erhält der Hausarzt des Versicherten sowie der Kostenträger einen Abschlussbericht (s.u.) und bei medizinischen Maßnahmen durch die gesetzliche Rentenversicherung auch die Krankenversicherung.

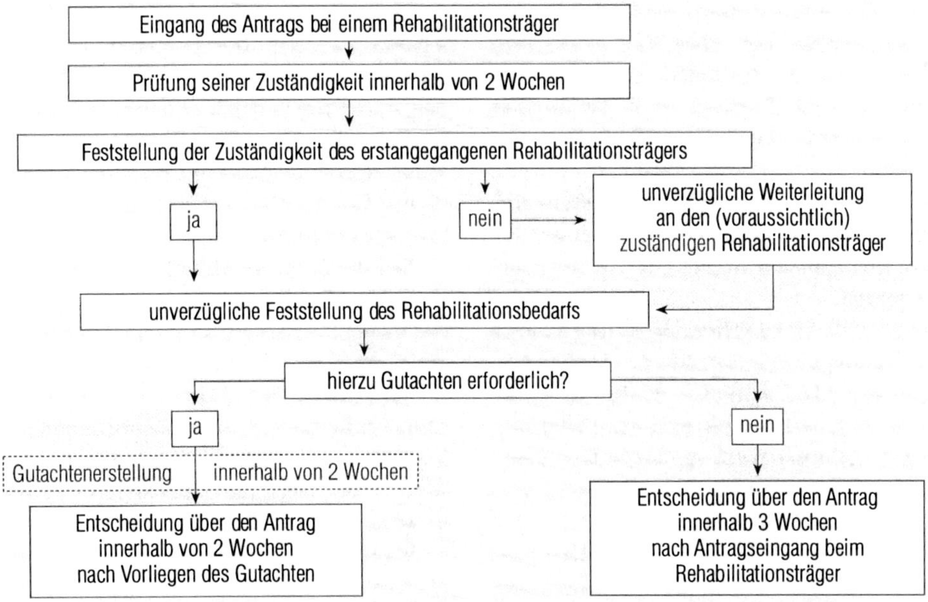

Abb. 6.2-3: Vorgehen bei Anträgen auf medizinische bzw. berufliche Rehabilitation.

Einrichtungen und Verfahren der medizinischen Rehabilitation

Stationäre Rehabilitationseinrichtungen (Rehabilitationskliniken)

Es gibt eine Vielfalt von Einrichtungen („Kurklinik“, „Fachklinik für ...“, „Klinik für ...“, „Sanatorium“). Die Häuser sind historisch bedingt überwiegend in Kurorten zu finden, sie sind meist auf bestimmte Indikationen spezialisiert. Mehrheitlich sind sie nicht im Besitz der Rehabilitationsträger, die mit ihnen dann Belegungsverträge schließen.

Die **Rentenversicherung** (GRV) unterscheidet 3 Leistungsstufen:

- Sanatorium,
- Fachklinik, Kurklinik,
- Schwerpunktklinik.

Die Regelverweildauer der stationären Maßnahme beträgt 3 Wochen, Wiederholungen im Regelfall frühestens nach 4 Jahren.

Neben dem eigentlichen Heilverfahren kennt die GRV als Sonderfall die Anschlussheilbehandlung (AHB). Im Anschluss an einen Akutkrankenhausaufenthalt kann mit der AHB die medizinische Rehabilitation besonders schnell eingeleitet werden. Die AHB wird mittlerweile auch ambulant durchgeführt. Die häufigsten Indikationen sind Zustände nach Herzinfarkt, Hüftendoprothesen-Operation, Unfällen und Schlaganfall.

Auch bei der **gesetzlichen Krankenversicherung** beträgt die Regelverweildauer der stationären Maßnahme 3 Wochen, Wiederholungen nach 4 Jahren.

Die gesetzliche **Unfallversicherung** betreibt eigene berufsgenossenschaftliche Unfallkliniken. Ein der AHB ähnliches Verfahren ist die „berufsgenossenschaftliche stationäre Weiterbehandlung“ (BGSW). Nach der stationären Reha-Maßnahme wird der Rehabilitand wieder vom erstversorgenden D-Arzt beurteilt.

Das **Versorgungswesen** hat ebenfalls eigene wie auch vertraglich gebundene Rehabilitationseinrichtungen.

Weiter gibt es:

- Geriatrische Rehabilitationseinrichtungen (Reha-Abteilung in Akut-Krankenhäusern, Reha-Kliniken in Zusammenarbeit mit Akut-Häusern, Reha-Einrichtungen und Pflegeeinrichtungen).
- Gemischte Krankenanstalten. Zunehmend ergänzen sich Akut-Krankenhäuser durch das Schaffen eines Bereichs für medizinische Rehabilitationsmaßnahmen.

Ambulante und teilstationäre Rehabilitationseinrichtungen

Ambulante Rehabilitation. Prinzipiell ist eine Berufstätigkeit parallel zur ambulanten Rehabilitation möglich. Hierauf wird auch zunehmend Wert gelegt. Die gesetzliche Unfallversicherung betreibt schon seit vielen Jahren eine „erweiterte ambulante Physiotherapie“ (EAP); hierher zu rechnen sind auch Rehabilitations-, Sport- (z.B. Herzgruppen) und andere Trainingseinrichtungen. In der gesetzlichen Rentenversicherung gibt es, wie oben erwähnt, die Möglichkeit der ambulanten Anschlussheilbehandlung.

Teilstationäre Rehabilitation (z.B. Tagesklinik). Parallele Berufstätigkeit ist hier nicht möglich. Es handelt sich um die Wahrnehmung von Reha-Maßnahmen in einer Rehabilitationsklinik, wobei die „Hotelleistung“ entfällt. Die Maßnahmen sind also nur wohnortnah möglich, da der Rehabilitand auf sein häusliches Umfeld angewiesen bleibt.

Der ärztliche Abschlussbericht über die medizinische Reha-Maßnahme hat Bedeutung für das weitere Vorgehen, so auch für die berufliche Rehabilitation.

Nach Ablauf der stationären oder ambulanten Reha-Maßnahme ist eine Nachbetreuung in vielen Fällen sinnvoll. Beispielsweise wurde im Bereich der GRV die „intensivierte Rehabilitationsnachsorge“ (IRENA) eingeführt.

Wenn der Patient nach Abschluss der medizinischen Rehabilitation nicht erwerbsfähig ist (bzw. eine berufliche Rehabilitationsmaßnahme als nicht sinnvoll erscheint), wird der Antrag auf Rehabilitation zum Rentenantrag umgedeutet.

Einrichtungen und Verfahren zur beruflichen Rehabilitation

Im Anschluss an eine erfolgreiche medizinische Rehabilitationsmaßnahme kann die berufliche Rehabilitation folgen. Hier ist bevorzugt eine Wiedereingliederung in die bisherige Tätigkeit anzustreben. Berufliche Neuorientierung ist nur die zweitbeste Lösung.

Ein großer Teil der weiter unten vorgestellten berufsfördernden Leistungen der Rentenversicherung und der Unfallversicherung erfolgt als Geldleistung oder am Arbeitsplatz selbst. Eine stufenweise berufliche Wiedereingliederung nach § 28 SGB IX kann vor allem nach längerer Krankheit und Rehabilitationsphase sinnvoll sein (siehe unten).

Als Einrichtungen mit stationärer Unterbringung der Rehabilitanden werden unterschieden:

- **Berufsbildungswerke** zur Ersteingliederung jugendlicher Behinderter. Berufsfindung, Arbeitserprobung, berufsvorbereitende Fördermaßnahmen und berufliche Erstausbildung finden hier statt.
- **Berufsförderungswerke** zur Wiedereingliederung Erwachsener. Umschulung, Berufsfindung, Arbeitserprobung und berufsvorbereitende Maßnahmen finden statt.
- **Werkstätten für Behinderte.** Für Behinderte, die (noch) nicht (wieder) auf dem allgemeinen Arbeitsmarkt tätig sein können.

Darüber hinaus gibt es Einrichtungen der medizinisch-beruflichen Rehabilitation (Phase-II-Einrichtungen), die die medizinische und berufliche Rehabilitation unter einem Dach vereinigen und bei entsprechender Überlappung der Bereiche eine mögliche Lücke zwischen medizinischer Rehabilitation (Phase I) und beruflicher Rehabilitation (Phase III) schließen sollen *(→ Abb. 6.2-4)*.

Möglichkeiten der beruflichen Rehabilitation

Neben den speziellen Einrichtungen der beruflichen Rehabilitation (Berufsförderungswerke, Berufsbildungswerke, s.u.) gibt es mehrere definierte und mit öffentlicher Unterstützung nutzbare Möglichkeiten der Arbeitsgestaltung. Es handelt sich um Leistungen zur Teilhabe am Arbeitsleben (§ 33, SGB IX) und um Leistungen an den Arbeitgeber (§ 34, SGB IX):

- Arbeitsplatzanpassung. Es geht um technische Maßnahmen, die überwiegend in ergonomischen Hilfen bestehen. Der Betriebsarzt ist hier ganz besonders gefordert. Die Palette der technischen Arbeitshilfen *(→ Abschnitt 6.2.3)* ist groß – Hebehilfen, Höhenverstellbarkeit der Arbeitsfläche, Greifhilfen, besonders großer Bildschirm, besonderer Stuhl („Gestaltung vor Umschulung", s.u.). Befristete Lohnkostenzuschüsse sind möglich.
- Anlernmaßnahme mit teilweiser Lohnkostenübernahme.
- Innerbetrieblicher Arbeitsplatzwechsel. Leider sind diese Möglichkeiten derzeit oft sehr begrenzt. Früher übliche Wechsel in die Pförtnerloge, in die Poststelle, in den Reinigungsdienst, in den leichten Bürodienst, sind erstens oft nicht möglich, weil diese Arbeitsplätze inzwischen eben auch eine besondere Qualifikation erfordern (im Allgemeinen sind Kontrollfunktionen damit verbunden) und zweitens, weil sie meistens bereits besetzt sind. Trotzdem gibt es immer wieder Möglichkeiten der Tätigkeitsmodifikation: bei Bürotätigkeiten Wechsel aus (oder in) eine Stelle mit Publikumsverkehr, Einzelarbeitsplatz oder Gruppenarbeitsplatz; Großraumbüro oder Einzelzimmer; Freistellung vom Schichtdienst; stationäre Arbeit oder Arbeit mit Wegstrecken – all dies kann und muss bedacht werden.
- Fortbildung. Besuch von Kursen, derzeit vor allem in der Informationstechnologie. Die Leistungsträger, d.h. die Arbeitsverwaltung, die BG, das Integrationsamt, machen sich ein Bild von dem Fortbildungsangebot und der Eignung des Betroffenen. Die Fortbildung kann auch Meisterkurse beinhalten; angestrebt ist hier wie überall zugleich eine berufliche Höherqualifikation.
- Zuschüsse zum Kauf von Kraftfahrzeugen oder deren geeignete Umrüstung für Versicherte, die behinderungsbedingt nicht in der

Lage sind, ein öffentliches Verkehrsmittel zu benutzen, um den Arbeitsplatz zu erreichen. Die Wiedererlangung oder der Erhalt der Fahrerlaubnis unterliegen den Regeln der „Begutachtungs-Leitlinien“ [3].

Im Anschluss an eine medizinische Rehabilitationsmaßnahme kann eine **stufenweise berufliche Wiedereingliederung** sinnvoll sein (nach § 28 SGB IX). Früher war hier ausschließlich die gesetzliche Krankenversicherung zuständig (nach § 74 SGB V), heute kann – bei noch nicht ausreichender Dauerbelastbarkeit – auch die gesetzliche Rentenversicherung dafür aufkommen. Wiedereingliederung bedeutet Rückkehr an den alten Arbeitsplatz. Die Höchstgrenze der AU-Zeit beträgt 78 Wochen.

Die stufenweise Wiedereingliederung muss in Abhängigkeit vom Fortschritt der Leistungsfähigkeit des Arbeitnehmers und von den Belastungen am Arbeitsplatz individuell geplant und durchgeführt werden. Stufenpläne sind laufend medizinisch zu überprüfen und im Bedarfsfall an die individuellen gesundheitlichen Erfordernisse anzupassen.

Zur Orientierung kann folgendes Wiedereingliederungsprogramm dienen:

- Beginn mit täglich 4 Stunden Arbeitszeit,
- wöchentliche Überprüfung,
- Steigerung nach frühestens 2, spätestens 6 Wochen um jeweils 2 Stunden,
- Höchstdauer des Arbeitsversuches 12 Wochen.

Der Betriebsarzt ist entscheidender Vermittler für die Adaptation des Erkrankten an die Arbeitswelt und soll die stufenweise Wiedereingliederung begleiten [1].

Spezielle Einrichtungen der beruflichen Rehabilitation

In den Berufsförderungswerken bzw. Berufsbildungswerken finden folgende Maßnahmen statt: Belastungserprobung, Berufsfindung, Arbeitserprobung, Berufsvorbereitung, Rehabilitationsvorbereitung. Dabei handelt es sich um vorbereitende Maßnahmen, als Einzelmaßnahmen oder in kleinen Gruppen. Die Einrichtungen haben für diesen Zweck eine Anzahl von Plätzen ausgewiesen und sie nennen auch das Spektrum der beruflichen Tätigkeiten, auf die sie vorbereiten können. Auch Umschulung kann notwendig werden. Die Maßnahmen im Einzelnen:

Belastungserprobung

Die gesundheitliche Belastbarkeit für spätere berufliche Bildungsmaßnahmen oder Arbeitstätigkeiten wird festgestellt. Die Belastungserprobung kann auch noch zur medizinischen Rehabilitation gerechnet werden, sie findet bei ihrem Abschluss statt.

Berufsfindung und Arbeitserprobung

Wenn eine abschließende Beurteilung der beruflichen Eingliederungsmöglichkeiten nicht möglich ist, kann auf Veranlassung des Rehabilitationsträgers eine Maßnahme der Berufsfindung und Arbeitserprobung in einem Berufsförderungswerk durchgeführt werden. Vorschläge für bestimmte Berufsbereiche und die darin voraussichtlich erreichbare Qualifikation werden durch die Rehabilitationseinrichtung erarbeitet. Ausgehend von der Neigung und Eignung des Rehabilitanden müssen die behinderungsbedingten Einschränkungen beachtet werden. Der Vorschlag muss dem positiven Leistungsprofil des behinderten Menschen entsprechen.

Die Berufsfelder der im Rahmen der Berufsfindung und Arbeitserprobung durchzuführenden berufspraktischen Erprobungen orientieren sich an dem Spektrum der Berufsbilder aller Berufsförderungswerke/Berufsbildungswerke. Wesentlicher Gesichtspunkt der inhaltlichen Ausgestaltung ist die Auseinandersetzung mit den einzelnen Berufsanforderungen in Selbsterprobung, durch die der Teilnehmer über Anschauung und Durchführung von Arbeitsproben zu einer realistischen Einschätzung des eigenen Leistungsvermögens und seiner Interessen kommen kann. Arbeitserprobungen können (unter Förderung durch das Arbeitsamt) an realen Arbeitsplätzen stattfinden.

Bei der Erarbeitung der Vorschläge werden alle für den einzelnen Behinderten in Betracht kommenden beruflichen Tätigkeiten einbezogen. Die Vorschläge werden mit den Teilnehmern eingehend erörtert (Fallbeispiel s.u.).

Maßnahmen der Rehabilitationsvorbereitung

Bei einem nicht unerheblichen Teil der Rehabilitanden liegen Defizite vor, z.B. in Vorkenntnissen oder im Lern- oder Sozialverhalten, die erfahrungsgemäß den Ausbildungsverlauf beeinträchtigen.

Die Rehabilitations-Vorbereitungslehrgänge bezwecken eine Aufarbeitung der Defizite und damit eine systematische Heranführung an die geplante Ausbildung. Da die Teilnehmer im Allgemeinen bereits für bestimmte Berufe vorgeschlagen sind, haben Rehabilitations-Vorbereitungslehrgänge nicht die Aufgaben einer Berufsfindung und Arbeitserprobung; sie sind auch keine Verlängerung der Fachausbildung.

Rehabilitations-Vorbereitungslehrgänge sollen die Sach-, Lern- und Sozialkompetenz für die Ausbildung der Teilnehmer erhöhen. Da die einzelnen Lernprobleme nicht isoliert gesehen werden können, muss der didaktische Rahmen durch einen ganzheitlichen erwachsenengemäßen Ansatz bestimmt sein. Dabei orientieren sich die Fachinhalte an den verschiedenen Umschulungsberufen der Rehabilitanden (Berufsbezug).

An den Maßnahmen sind als Team beteiligt: der/die Ausbilder (Lehrkräfte), der Sozialdienst, der Psychologische Dienst, der Arbeitsmediziner und ggf. der Heimleiter.

Umschulung (= berufsbezogene Bildungsmaßnahme)

Sie erfolgt in der Regel in einem Berufsförderungswerk (BFW) als Einrichtung der überbetrieblichen beruflichen Rehabilitation für behinderte Erwachsene. Die einzelnen Einrichtungen haben ein spezifisches Profil der für die Umschulung angebotenen Berufsbereiche. Sie achten besonders darauf, angesichts des Wandels der Arbeitswelt und des Arbeitsmarktes, rechtzeitig erforderliche Änderungen vorzunehmen. Sie bilden für „moderne" Berufe aus.

Die ausgewählten Berufe sollen:

- für Behinderte verschiedener Behinderungsarten und Behinderungsauswirkungen mit unterschiedlichen Interessen und Begabungsschwerpunkten unter Beachtung der jeweils geltenden Eingangsbedingungen zugänglich sein und
- den Behinderten eine möglichst gute Weiterentwicklung und berufliche Nutzung ihrer Kenntnisse und Fähigkeiten ermöglichen.

Das Bildungsangebot der Berufsförderungswerke insgesamt umfasst daher:

- anerkannte Ausbildungsberufe,
- Berufe aufgrund besonderer Regelungen zur beruflichen Bildung,
- Bildungsgänge, die der Qualifizierung bzw. Anpassung an veränderte Arbeitsbedingungen dienen,
- Fachschul- und Fachhochschulberufe.

Das spezifische Profil bezieht sich auf zweierlei: das Spektrum der Berufe und die Art der Behinderung.

In den BFWen gibt es einen **Medizinischen Dienst,** da die gesundheitliche Beeinträchtigung ja meist weiter einer therapeutischen Dauerbegleitung bedarf. Die Rehabilitanden wohnen während der Maßnahme in den BFWen. Es geht also einerseits um eine Hausarztfunktion und die allgemeine Gesundheitserziehung, andererseits aber auch um die berufsspezifischen Aufgaben des Arbeitsmediziners, „Neigung und Eignung" des Rehabilitanden zusammen mit den anderen Team-Mitgliedern (siehe oben) zu beurteilen. Entsprechend den Schwerpunktsetzungen bei den Indikationen, also dem Spektrum der Behinderung der Rehabilitanden, sind besondere neurologische (Anfallsleiden, Zustand nach Schädel-Hirn-Trauma oder Gehirntumor), orthopädische, rheumatologische u.a. Kenntnisse erforderlich.

Die Umschulung stellt hohe Anforderungen an die Belastbarkeit des Umschülers:

- Das Ausbildungspensum ist in verkürzter Zeit zu bewältigen;

- „Lernen" ist oft lange her;
- Trennung vom sozialen Umfeld (Familie);
- gelegentlich noch nicht abgeschlossene, die Finanzen betreffende Verwaltungsvorgänge;
- nicht zuletzt der Umgang mit der Behinderung selbst (nicht notwendigerweise: Schwerbehinderung).

Der **Soziale Dienst** und der **Psychologische Dienst** der Berufsförderungswerke ist hier beratend (auch diagnostisch und therapeutisch) tätig.

Fallbeispiel
(aus einem Modul zur Berufsfindung)

Arbeitsmedizinische Begutachtung und Bewertung

Im Folgenden wird, z.T. in unmittelbarer Nutzung der dort eingesetzten Vordrucke, ein Fall aus einem Berufsförderungswerk dargestellt, eingeschränkt auf das Modul „Arbeitsmedizinische Begutachtung und Beratung" *(→ Tab. 6.2-2)*.

Tab. 6.2-2 Elemente einer Berufsfindungsmaßnahme.

Modul	Termin	Fragestellung
Reha-Beratung		
Psychologische Eigendiagnostik mit anschließender Beratung		
Arbeitsmedizinische Begutachtung und Beratung		Allgemeine Belastbarkeit und Leistungsbild werden gewünscht
Arbeitsmedizinische Belastungserprobung auch für Patienten (Reha-Kliniken)		
Gezielte berufspraktische Erprobung		

Fragestellung: Welche allgemeine körperliche Belastbarkeit besteht bei Herrn XY aus arbeitsmedizinischer Sicht?

Bei der Begutachtung werden folgende **Unterlagen** berücksichtigt:

- eigene Angaben,
- arbeitsamtsärztliche Stellungnahme von 7/2001,
- ärztlicher Befundbericht zum Antrag auf Leistungen zur Teilhabe,
- zahlreiche Rö-Aufnahmen der BWS/LWS sowie CT-Aufnahmen der LWS von 5/2000 und Rö-Thorax-Aufnahmen von 5/2000.

Im Rahmen der arbeitsmedizinischen Begutachtung und Beratung wurden folgende **Leidenszustände** festgestellt, die für die zukünftige berufliche Orientierung von Bedeutung sind:

- Minderbelastbarkeit der Wirbelsäule bei Z.n. konservativ behandelter Mehrfragmentkompressionsfraktur des 1. Lendenwirbelkörpers durch Arbeitsunfall am 15.05.2000 mit verbliebenen Belastungsbeschwerden,
- anamnestisch rezidivierende belastungsabhängige Kniegelenksbeschwerden bei Chondropathie,
- funktionelle Einäugigkeit bei nicht korrigierbarer Schielschwachsichtigkeit li.,
- V.a. behandlungsbedürftigen Bluthochdruck,
- Fettstoffwechselstörung,
- V.a. Leberparenchymschaden,
- Hyperurikämie.

Das körperliche Leistungsvermögen von Herrn XY wird vorwiegend limitiert durch eine Minderbelastbarkeit des Stütz- und Bewegungsapparates, einhergehend mit vorwiegend belastungsabhängig auftretenden Schmerzzuständen, vorwiegend im Bereich der Wirbelsäule seit dem Arbeitsunfall 5/2000. Unfallunabhängig besteht auch eine Neigung zu belastungsabhängig auftretenden Kniegelenksbeschwerden bei bekanntem Knorpelschaden.

Seit der Kindheit besteht eine funktionelle Einäugigkeit. Bei V.a. behandlungsbedürftigen Bluthochdruck wurde Herrn XY eine Vorstellung beim Hausarzt empfohlen. Die hier durchgeführte Laboruntersuchung ergab deutlich erhöhte Blutfettwerte, erhöhten Harnsäurewert und erhöhte Leberwerte. Eine Kontrolle und ggf. weitere Abklärung beim Hausarzt wurde Herrn XY angeraten. Eine

Fotokopie der Laborbefunde wurde Herrn XY zugeschickt. Die Einhaltung einer fett- und purinarmen Kost ist erforderlich.

Aus arbeitsmedizinischer Sicht sollten künftig insbesondere folgende Belastungen **vermieden** werden:

Heben und Tragen schwerer Lasten, lang anhaltende Arbeiten in einseitiger Körperhaltung oder in Zwangshaltung, insbesondere in Rumpfzwangshaltung, häufig kniebelastende Tätigkeiten, Arbeiten mit Absturzgefahr (wegen funktioneller Einäugigkeit).

Alle Berufe, die ein intaktes beidäugiges Sehen voraussetzen, können nicht verrichtet werden. Mindestanforderung für Bildschirmtauglichkeit besteht.

Die körperliche Einsatzfähigkeit im Einzelnen ist der *Tabelle 6.2-3* zu entnehmen.

Aus arbeitsmedizinischer Sicht ist Herr XY aufgrund der Minderbelastbarkeit der Wirbelsäule nicht mehr in der Lage, seinen erlernten Beruf als Elektroinstallateur auszuüben, ohne seine Gesundheit zu gefährden. Berufliche Reha-Maßnahmen im Rahmen des erstellten Leistungsbildes sind zu empfehlen. So interessiert sich Herr XY für Umschulungs- bzw. Qualifizierungsmaßnahmen in der PC-Branche.

Aufgrund der gesundheitlichen Situation erscheint eine Ausbildung in einem Berufsförderungswerk mit der Möglichkeit einer ausbildungsbegleitenden ärztlichen und ggf. psychologischen Betreuung empfehlenswert.

Zusammenfassung der Ergebnisse

Bei Herrn XY besteht eine Minderbelastbarkeit des Stütz- und Bewegungsapparates im Bereich der Wirbelsäule und der Knie. Außerdem besteht eine funktionelle Einäugigkeit. Er ist in der Lage, eine körperlich leichte bis gelegentlich mittelschwere Tätigkeit in wechselnder Körperhaltung ohne Steigen auf Leitern und Gerüsten auszuüben.

Besondere Möglichkeiten der beruflichen Rehabilitation in Phase-II-Einrichtungen (Einrichtungen der medizinisch-beruflichen Rehabilitation)

Diese besonderen Einrichtungen (z.B. das Stephanuswerk in Isny) betreuen einen Personenkreis, der in den Berufsförderungswerken nicht zurecht kommt oder diese überfordern würde. Es handelt sich um **körperlich, seelisch oder geistig Behinderte,** die auf besonders umfassende diagnostische und therapeutische Leistungen, sowohl im medizinischen als auch im beruflich-schulischen Bereich angewiesen sind.

Bei Behinderung durch Unfall oder Krankheit setzen diese Leistungen unmittelbar nach Abschluss der Akutbehandlung ein.

Eine berufliche Rehabilitation in Phase-II-Einrichtungen ist angezeigt bei:

- schweren Leistungseinschränkungen,
- Lernstörungen (einschließlich Lernentwöhnung),
- besonderer Störanfälligkeit und Umfeldabhängigkeit,
- Störungen des Sozialverhaltens,
- Störungen des Arbeitsverhaltens;

besonders auch bei

- Mehrfachbehinderten,
- psychisch Behinderten.

Abbildung 6.2-4 stellt die Maßnahmen in den Gesamtzusammenhang der Rehabilitation (Phase I = medizinische Reha, Phase III = berufliche Reha).

Phase-II-Einrichtungen führen folgende Maßnahmen durch:

- **Belastungserprobung.** Ermittlung des arbeitsrelevanten Leistungsprofils, der sozialen Anpassungsfähigkeit, der besonderen Prädisposition für Gefährdungen am Arbeitsplatz – diagnostische Aspekte überwiegen.
- **Arbeitstherapie.** Steigerung der Belastbarkeit; Stabilisierung der Verbesserung der Arbeitsgrundfähigkeit und spezieller Fähigkeiten für die berufliche/schulische (Wieder-) Eingliederung – therapeutische Aspekte überwiegen.

Tab. 6.2-3 Arbeitsmedizinische Beurteilung (s. Fallbeispiel).

Der/die Untersuchte ist geeignet für:		ja	nein	eingeschränkt	Beobachtung notwendig	Bemerkungen
körperliche Arbeit:	leicht	×				
	mittelschwer			×		
	schwer		×			
Arbeiten	im Stehen	×				} möglichst im Wechsel
	Gehen	×				
	Sitzen	×				
	mit Steigen auf Leitern und Gerüsten		×			
	Gehen auf unebenem Boden	×				
	Heben und Tragen			×		
	mit Zwangshaltungen					
	Bücken			×		
	Knien			×		
	Hocken			×		
	Überkopfarbeit			×		
Manuelle Arbeiten:	schwer			×		
	beidhändig	×				
	mit feinmotorischen Anforderungen	×				
Arbeiten an:	ungeschützten Maschinen			×		
	mit Absturzgefahr		×			
	Starkstrom	×				
	Fahr-, Steuer-, und Überwachungsaufgaben			×		kein Berufskraftfahrer
Arbeiten mit Beanspruchung von Sinnesfunktionen:						
	Nah-Sehen	×				nur re. Auge
	Fern-Sehen	×				(mit Brille)
	räuml. Sehen		×			
	Hörvermögen	×				
	Tastempfindung	×				
	Sprache	×				
Arbeiten mit Beanspruchung durch besondere Arbeitsorganisation:						
	Publikumsverkehr	×				
	Zeitdruck	×				
	Verantwortung	×				
	Akkord		×			
	Nacht-/Wechselschicht	×				
	unregelmäßige Mahlzeiten	×				
	wechselnder Einsatzort	×				
	Alkoholangebot	×				
Arbeiten mit besonderen Umgebungseinflüssen:						
	Staub/Rauch/Gase/Dämpfe	×				
	Kälte/Nässe/Zugluft	×				
	Hitze	×				
	Lärm	×				
	Erschütterungen			×		
	Schmutz/hautbelastende	×				
	Substanzen	×				
	Gummistiefel/-handschuhe	×				
	Allergene	×				
	Infekionsgefahr	×				
	Sonstige					
Bei – vermutlich – vorhandener **psychischer Überlagerung** des Beschwerdekomplexes ist eine rein körperliche Beurteilung von beschränktem Wert.			×			

Ergänzende Bemerkungen:

	ja	nein	Bemerkungen
Internatsfähigkeit:	×		
Benutzung öffentlicher Verkehrsmittel möglich:	×		
Ortsübliche Fußwege sind zumutbar:	×		
Einhaltung einer Diät erforderlich:	×		wenn ja, welche? **fett- und purinarme Reduktionskost zu empfehlen**
Erforderliche Hilfsmittel:	×		wenn ja, welche? **Schutzbrille bei Werkstattarbeiten, evtl. Stehhilfe, Stehpult**
Zusätzliche fachärztliche Untersuchungen erforderlich:	×		wenn ja, welche? **Vorstellung beim Hausarzt angeraten bei V.a. Bluthochdruck**
Bildschirmtauglichkeit	×		**Mindestanforderung liegt vor**

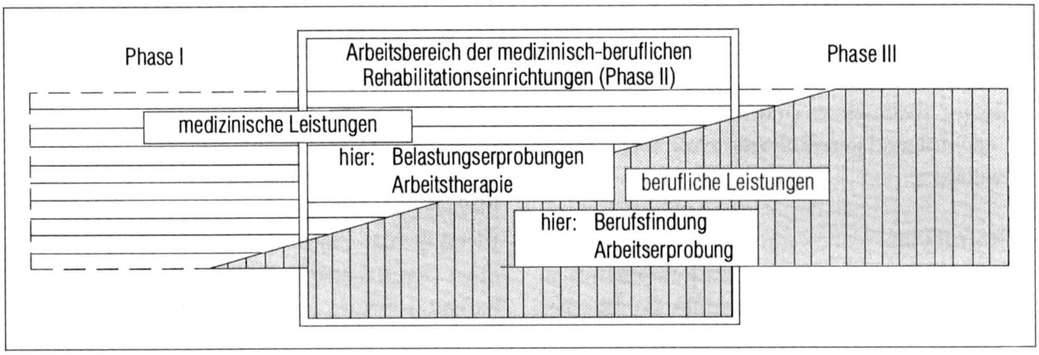

Abb. 6.2-4: Aufgabenstellung der medizinisch-beruflichen Rehabilitation zwischen (rein) medizinischen Leistungen der Einrichtungen der Phase I und (rein) beruflichen Leistungen der Phase III der Rehabilitation.

- **Berufsfindung.** Erarbeiten von Berufsvorschlägen, die für den Behinderten geeignet sind und von ihm akzeptiert werden. Integration von Neigung, Eignung unter besonderer Berücksichtigung der behinderungsbedingten Einschränkungen.
- **Arbeitserprobung.** Praktische Abklärung der Fähigkeiten und der Eignung des Behinderten und der für ihn erforderlichen Arbeitsbedingungen für ein konkretes Ausbildungs- oder Arbeitsvorhaben, ggf. zur Wiederaufnahme der früher ausgeübten Tätigkeit.

Die Zeitdauer für diese Maßnahmen reicht von 10(–20) Arbeitstagen für die Arbeitserprobung bis hin zu 60 Tagen für die Berufsfindung, 12 Wochen für die Arbeitstherapie und in der Regel 6 Wochen für die Belastungserprobung. An den Maßnahmen sind als Team beteiligt: der/die Ausbilder (Lehrkräfte), der Sozialdienst, der psychologische Dienst, der Arbeitsmediziner und ggf. der Heimleiter.

Reha-Assessment

Berufsfindung und Arbeitserprobung werden laufend weiterentwickelt. Es besteht ein großes Bedürfnis nach objektivierbaren Methoden. Das neue Wort „Reha-Assessment" meint genau dies.

Reha-Assessment ist die umfassende Analyse der Übereinstimmungen und Diskrepanzen von beruflichen Anforderungen und Fähigkeiten des Rehabilitanden durch objektivierbare Methoden. Sie hat das Ziel, den individuellen Rehabilitationsbedarf des Probanden sowie das dafür notwendige Rehabilitationspotenzial zu ermitteln, danach einen Rehabilitationsplan zu entwickeln und eine Erfolgsprognose zu erstellen.

Neu ist das eigentlich nicht, auch nicht der in diesem Zusammenhang gebrauchte Begriff „Case-Management".

Für das Assessment stehen Methoden zur Verfügung, die auch für gutachterliche Fragestellungen, z.B. im Rahmen eines Rentenverfahrens oder bei der Integration leistungsgewandelter Mitarbeiter in einem Betrieb, zum Einsatz kommen können. Sie sind allerdings für den „Alltag" ziemlich zeitaufwändig.

Im Rahmen der FCE-Systeme (Functional Capacity Evaluation) sind in Deutschland v.a. die nachfolgend geschilderten zwei Verfahren in Anwendung:

IMBA/MELBA

(„Integration von Menschen mit Behinderung in die Arbeitswelt"/„Merkmalsprofile zur Eingliederung Leistungsgewandelter und Behinderter in Arbeit"). Es umfasst 9 Hauptmerkmale:

- Körperhaltung,
- Körperfortbewegung,
- Körperteilbewegung,
- Information,
- komplexe Merkmale,
- Umgebungseinflüsse,
- Arbeitssicherheit,
- Arbeitsorganisation,
- Schlüsselqualifikationen.

  Beispielhaft seien die Unterkategorien bei „Schlüsselqualifikation" angeführt:
  - Kognitive Merkmale: Arbeitsplanung, Auffassung, Aufmerksamkeit, Konzentration, Lernen/Merken, Problemlösen, Umstellung, Vorstellung.
  - Soziale Merkmale: Durchsetzung, Führungsfähigkeit, Kontaktfähigkeit, Kritikfähigkeit, Kritisierbarkeit, Teamarbeit.
  - Merkmale zur Art der Arbeitsausführung: Ausdauer, Misserfolgstoleranz, kritische Kontrolle, Ordnungsbereitschaft, Pünktlichkeit, Selbständigkeit, Sorgfalt, Verantwortung.
  - Psychosomatische Merkmale: Antrieb, Feinmotorik, Reaktionsgeschwindigkeit.
  - Kulturtechniken/Kommunikation: Lesen, Rechnen, Sprechen.

Anwendung findet IMBA/MELBA in

- Rehabilitationskliniken,
- Gutachterlich tätigen Diensten,
- Werkstätten für Behinderte,
- Berufsförderungswerken,
- Rehabilitationsberatungen und medizinischen Diensten der Sozialversicherungsträger,
- Integrationsfachdiensten,
- Betrieben, Verwaltungen,
- Hauptfürsorgestellen,
- Aus- und Weiterbildungseinrichtungen.

ERGOS

ERGOS ist ein Arbeitssimulationsgerät. Es dient der Beurteilung der körperlichen Belastbarkeit in Bezug auf arbeitsplatztypische Anforderungen. An 5 unterschiedlichen Arbeitsstationen werden über 240 arbeitstypische Tätigkeiten simuliert:

- UNIT 1a + 1b: Statische und dynamische Kraftmessung, Schieben, Drücken, Ziehen, Hoch- und Herunterheben, auch mit Drehbewegung des Körpers, Höhen gemäß internationaler Industrienormen.
- UNIT 2: Gesamtkörperbeweglichkeit Knien, Hocken, Bücken, Armvorhalte- und Überkopfarbeiten.
- UNIT 3: Arbeitsausdauer/Tragen Sortieren, dynamisches Heben, Tragen, Gehen, Bücken, Treppenstufen steigen, Gleichgewicht halten.
- UNIT 4: Arbeitsbelastung im Stehen, im Gehen und in häufiger Rumpfbeuge, typische „Fließbandarbeit" (Tastaturbedienung).
- UNIT 5: Belastbarkeit bei sitzender Tätigkeit Überprüfung/Beurteilung der Funktion der oberen Extremitäten, ein- und beidhändige

Koordination (z.B. mittels Hand- und Fingergreifkraft; Kraft bei Unterarmumwendebewegung; Kraft bei Beugung/Streckung im Handgelenk).

- Datenbank: Vergleich der gewonnenen Leistungsdaten mit den Anforderungsdaten; die statistische Auswertung der Ergebnisse hinsichtlich ihrer Zuverlässigkeit erfolgt v.a. durch Überprüfung der Konsistenz.

Der Zeitaufwand beträgt 5–6 Stunden für den Probanden. Die Effektivität seiner Leistung wird in Zeiteinheiten gemessen und mithilfe der Methods Time Measurement (MTM) dargestellt. MTM setzt Zeit und Bewegung in Beziehung zueinander, um unvoreingenommen beurteilen zu können, welche Anforderungen an einen durchschnittlichen Arbeitnehmer unter normalen Bedingungen gestellt werden können. MTM beruht auf US-amerikanischen ergonomischen Normen, was die Nutzung von ERGOS aber nicht beeinträchtigt hat.

Zusammen mit der aus der klinischen Untersuchung resultierenden ärztlichen Diagnose und dem Vergleich von Anforderungen und Tätigkeiten kommt der Mediziner zu einer abschließenden Prognose.

ERGOS wird in folgenden Bereichen angewendet:

- Abklärung der Arbeitsplatztauglichkeit bei funktionellen körperlichen Einschränkungen durch Unfälle oder Erkrankungen;
- Abklärung eines leistungsgewandelten Arbeitnehmers
  - am bisherigen Arbeitsplatz zu verbleiben,
  - am bisherigen, jedoch individuell angepassten Arbeitsplatz wettbewerbsfähig zu sein,
  - an einem neuen Arbeitsplatz, dessen Anforderungen bekannt sind, wettbewerbsfähig zu sein;
- gutachterliche Untersuchung für Sozialgerichte und Versicherungsgesellschaften;
- Unterstützung von Integrationsfachdiensten bei der Eingliederung von Behinderten;
- Unterstützung von Auftraggebern aus der Industrie bei arbeitsplatzergonomischen Weiterentwicklungen oder innerbetrieblichen Umstrukturierungen.

Fallbeispiel

1. Daten des Probanden

- Alter: 28 Jahre
- Geschlecht: männlich
- Größe: 180 cm
- Gewicht: 86 kg

2. Diagnosen

- Deutliche Minderbelastbarkeit des li. Beins bei Zustand nach kompletter Unterschenkelfraktur li.
- Minderbelastbarkeit der Wirbelsäule bei als Unfallfolge eingetretener funktioneller Fehlstatik.

3. Fragestellung

- Reicht die körperliche Leistungsfähigkeit aus für eine Tätigkeit als
  - Waldarbeiter/Forstwirt,
  - kaufmännischer Holzsachbearbeiter?

4. Erster Eindruck/Leistungsbereitschaft/Selbstlimitierung/Motivation

- (Assessment-Betreuer: N.N.)
- Herr XY machte einen äußerst freundlichen, aufgeschlossenen und interessierten Eindruck. Auf den ersten Blick merkte man ihm Beeinträchtigungen an – sein Bewegungsablauf wirkte unharmonisch, sein Gangbild vorsichtig und leicht auffällig.
- Im Verlauf der ERGOS-Untersuchung zeigte sich, dass Herr XY die Beeinträchtigungen seines linken Unterschenkels mithilfe von (nach eigenen Angaben unbewussten) Schonhaltungen zu kompensieren versuchte. Er stand während der gesamten ERGOS-Untersuchung fast ausschließlich auf seinem rechten Bein. Hinzu kam, dass eine Beugung des linken Sprunggelenkes fast unmöglich war. Daraus resultierte eine unkorrekte Hebetechnik bei den Hebe- und Trageübungen mit nicht vorhandener Körpersymmetrie und eine schräge Hocke bei

den Arbeiten in Hockstellung. Dabei kam es zu Schmerzen im LWS-Bereich, die dann auch für die Abbrüche bei den Testungen 1. dynamisches Heben auf Bankhöhe nach 36 kg, 2. dynamisches Heben auf Ablagehöhe nach versuchten 27 kg, 3. Tragen nach gequälten 41 kg, 4. Stehen/Gehen/häufige Rumpfbeuge nach Schale 16 (von 20) verantwortlich waren. Mit Hilfe seiner überaus starken Motivation und eingelegter Pausen stand er die übrigen Testungen während des Vormittages bis zum Ende durch, allerdings entstanden hier teilweise Zeiteinbußen. Während der Testungen im Sitzen im Verlauf des Nachmittags waren keinerlei Einschränkungen zu beobachten.

- Insgesamt entstand der Eindruck, dass Herr XY die Beeinträchtigungen seines linken Unterschenkels mit Hilfe von Schonhaltungen zu Lasten seiner LWS zu kompensieren versucht. Bei starker Motivation und besonders sorgfältiger und gewissenhafter Arbeitsausführung benötigte Herr XY auch bei komplexer Aufgabenstellung nie zusätzliche Erklärungen oder Erinnerungen an gegebene Arbeitsanweisungen. Sein Arbeitstempo war adäquat zur Belastung und den angegebenen Schmerzen, seine Konzentration ließ während des gesamten Tages nie nach.
- Das Einnehmen einer strengen ergonomischen Sitzhaltung bereitete Herrn XY keinerlei Schwierigkeiten und er achtete selbständig auf das Einhalten der per Monitor gegebenen Arbeitsanweisungen.
- Herr XY ist Rechtshänder und setzte beim Drücken und Ziehen sein rechtes Bein als Kraftbein ein.
- Herr XY trägt keine Brille und hatte keinerlei Schwierigkeiten, Anforderungen an das Nah- und Fern-Sehen im Rahmen der Untersuchung zu erfüllen.

5. Datenzuverlässigkeit

- Die Daten sind konsistent. Leicht Abweichungen sind durch körperliche Beeinträchtigungen erklärbar.

6. Zu den Schmerzäußerungen der Personen

Die Erfassung der Schmerzempfindung erfolgt nach einem (von vielen) linearen Schema *(→ Tab. 6.2-4)*.

- Herr XY gab zu Beginn der ERGOS-Untersuchung für seinen linken Unterschenkel einen stetig vorhandenen Schmerzlevel von 5 und für seine LWS einen Level von 3 bis 6 an, bei Belastungen adäquat auf 6 gesteigert. Der Schmerzlevel der LWS stieg bis auf 8, wobei der Eindruck entstand, dass die Einschätzung der Schmerzen teilweise niedriger ausfiel als tatsächlich empfunden.
- Bei der Rückmeldung am nächsten Tag erzählte er, dass er sich im Anschluss an die ERGOS-Untersuchung aufgrund einer einsetzenden allgemeinen Ermüdung ob der anstrengenden Untersuchung sofort zur Entspannung hingelegt hätte und gegen 22.00 Uhr zu Bett gegangen wäre. Aufgrund der anhaltenden Schmerzen im Unterschenkel und der LWS von Level 6 habe er die Nacht leicht unruhig geschlafen. Analgetika habe er aber nicht eingenommen. Heute würde er ein leichtes Schweregefühl im ganzen Körper empfinden ob der Anstrengung des gestrigen Tages. Die Schmer-

Tab. 6.2-4 Schmerzskala (1–10) nach dem System ERGOS.

Level	0	1	2	3	4	5	6	7	8	9	10
	keine	gering		leicht		mäßig		stark	sehr stark	unerträglich	

zen des linken Unterschenkels hätten sich wieder bei einem Level von 3–4 stabilisiert, hingegen wäre ein Muskelkater im LWS-Bereich von Level 5 jetzt zu bemerken.

7. **Beschreibung der körperlichen Leistungsfähigkeit**

Herr XY ist momentan in der Lage über 8 Std. eine mittelschwere Tätigkeit (Definition → *Tab. 6.2-5)* auszuüben. Er erreicht die nächste Stufe nicht, weil er folgende maximale Anforderungen nach den eigenen Leistungskategorien nicht erfüllt:

- statisch Drücken Höhe Wagen (24 kg) – erreicht 17 kg,
- statisch Drücken Höhe Schulter (20 kg) – erreicht 14 kg,
- statisch Heben Höhe Bank (30 kg) – erreicht 27 kg,
- dynamisch Heben Höhe Bank frontal (45 kg) – erreicht 36 kg,
- Tragen (45 kg) – erreicht 41 kg.

8. **Beurteilung**

- Herr XY nahm engagiert und motiviert an der Untersuchung am Arbeitsplatzsimulationsgerät ERGOS über 6 Stunden teil. Die erhobenen Messwerte waren konsistent und in ihren Abweichungen plausibel. Herr XY führte die Arbeitsaufgaben mit maximalem Einsatz aus.
- Auffällig war bei den verschiedensten Arbeitsaufgaben ein Schonen des li. Beines, welches so weit wie möglich entlastet wurde. Die daraus resultierende Arbeitshaltung ist durchaus als Fehlhaltung zu bezeichnen: wie auf den Fotos dokumentiert, ist das gesamte Achsenskelett nach rechts verschoben. So ist es nicht verwunderlich, dass es ihm Rahmen der Belastung zu zunehmenden Rückenbeschwerden kam, welche zu Tempoeinbußen und Abbrüchen bei Tätigkeiten in wiederholt gebeugter oder gebückter Arbeitshaltung führten.
- Bei der Gegenüberstellung der gezeigten Fähigkeiten und der Arbeitsanforderungen bei der Tätigkeit des Forstarbeiters ist eindeutig eine Überlastung zu sehen. In Anbetracht der möglichen Prognose der Erkrankung sollte von einer Fortsetzung der Tätigkeit abgesehen werden. Maßnahmen der beruflichen Rehabilitation, insbesondere in Anbetracht des Alters des Probanden, sollten eingeleitet werden.

9. **Zusammenfassende arbeitsmedizinische Beurteilung**

- Während der ERGOS-Untersuchung unter der Fragestellung, ob die körperliche Leistungsfähigkeit des Herrn XY ausreicht für eine Tätigkeit als Forstwirt, wurden folgende beruflich relevanten Leidenszustände festgestellt:
  - eine deutliche Minderbelastbarkeit des li. Beines bei Zustand nach kompletter Unterschenkelfraktur li.,
  - eine Minderbelastbarkeit der Wirbelsäule bei als Unfallfolge eingetretener funktioneller Fehlstatik.
- Von einer Fortsetzung der Tätigkeit als Forstarbeiter sollte abgesehen werden. Maßnahmen der beruflichen Rehabilitation, insbesondere in Anbetracht des Alters des Probanden, sollten eingeleitet werden.
- Bei der Gegenüberstellung des Leistungsprofils und des Anforderungsprofils einer kaufmännischen Tätigkeit ist keine Überlastung festzustellen. Eine Tätigkeit als Holzsachbearbeiter ist aus arbeitsmedizinischer Sicht ein sinnvolles Ziel einer beruflichen Rehabilitation.

Tab. 6.2-5 Kategorisierung der Schweregrade körperlicher Arbeit, wie sie in obigem Fallbeispiel verwendet wird (Quelle: Handbook for analysing jobs. U.S. Department of Labor, 1972).

Sehr leichte Arbeit Maximale Belastung beim Heben: 5 kg, sowie gelegentliches Heben und/oder Tragen von Gegenständen wie Registriermappen, Leisten und kleinen Werkzeugen. Obwohl eine sitzende Tätigkeit per Definition das Sitzen umfasst, ist of ein gewisser Teil der Arbeitszeit laufend oder im Stehen zu verbringen, um die Arbeitsaufgaben zu erfüllen. Arbeiten werden nur dann als sitzende Tätigkeit bezeichnet, wenn Laufen und Stehen nur gelegentlich erforderlich sind und die anderen Kriterien für sitzende Tätigkeiten erfüllt sind.
Leichte Arbeit Maximale Belastung beim Heben: 9 kg, häufiges Heben und/oder Tragen von Gegenständen von bis zu 9 kg Gewicht. Auch wenn das gehobene Gewicht vernachlässigbar ist, ist eine Tätigkeit hierunter einzustufen, wenn ein nicht unbedeutender Teil der Arbeitszeit laufend oder im Stehen verbracht wird, oder wenn zwar die meiste Zeit sitzend gearbeitet wird, hierbei aber Bedienungselemente mit den Armen und Beinen gedrückt oder gezogen werden müssen.
Mittelschwere Arbeit Maximale Belastung beim Heben: 23 kg, gelegentliches Heben und/oder Tragen von Gegenständen von bis zu 11,5 kg Gewicht.
Schwere Arbeit Maximale Belastung beim Heben: 45 kg, häufiges Heben und/oder Tragen von Gegenständen von bis zu 22,5 kg Gewicht.
Sehr schwere Arbeit Maximale Belastung beim Heben: über 45 kg, häufiges Heben und/oder Tragen von Gegenständen von über 45 kg Gewicht.

6.2.2 Mitwirkung des Betriebsarztes bei der Rehabilitation und beruflichen bzw. betrieblichen Wiedereingliederung

Der Erhalt des vorhandenen bzw. die Rückkehr an den alten Arbeitsplatz ist vorrangiges Ziel. Dort kann der Mitarbeiter (bzw. der Rehabilitand) die vorhandenen Kenntnisse und Erfahrungen nutzen. Dieses Ziel muss möglicherweise über eine stufenweise Wiedereingliederung (graduell gesteigerte Tages- oder Wochenarbeitszeit) angestrebt werden. In manchen Fällen muss zunächst vorübergehend ein Schonarbeitsplatz belegt werden.

Sofern die Besetzung eines neuen Arbeitsplatzes unumgänglich ist (als innerbetriebliche Umsetzung oder bei einem anderen Arbeitgeber), müssen verschiedene Varianten erwogen werden:

- Qualifikationsminderung: Die Umsetzung auf einen weniger qualifizierten und schlechter bezahlten Arbeitsplatz ist für den Betroffenen belastend und sollte möglichst vermieden werden.
- Spezialisierung, Qualifizierung: Im bereits erlernten Beruf wird ein leistungsgerechtes Teilgebiet gewählt, welches eine höhere Spezial-Qualifikation erfordert. Vorteilhafte Variante, die mit einem sozialen Aufstieg einhergehen kann.

Bei all diesen Fragen ist der Betriebsarzt als Berater gefragt. Im Arbeitssicherheitsgesetz heißt es in § 3[1] Aufgaben der Betriebsärzte: „*Die Betriebsärzte [...] haben insbesondere [...] den Arbeitgeber und die sonst für den Arbeitsschutz und die Unfallverhütung verantwortlichen Personen zu beraten, insbesondere bei [...] Fragen des Arbeitsplatzwechsels sowie der Eingliederung und Wiedereingliederung Behinderter in den Arbeitsprozess.*“

Rehabilitation hat primär einen ganzheitlichen Ansatz, so wie es sich im SGB IX „Rehabilitation und Teilhabe behinderter Menschen“ im Titel ausdrückt. Der Bezug zur Arbeitswelt, die Wiedereingliederung in das Erwerbsleben als Teil der angestrebten selbständigen Lebensgestaltung, ist für die Unfall- und die Rentenversicherung der entscheidende Grund, warum sie medizinische und berufliche Rehabilitation betreiben. Kenner der Arbeitswelt, des Arbeitsplatzes und seiner Anforderungen an die Beschäftigten ist der Arbeitsmediziner als Betriebsarzt. Sein Mitwirken sollte von daher selbstverständlich erscheinen – ist es aber nicht. Erstmals in § 13 (2), 8 des SGB IX ist davon die Rede, dass der Hausarzt und der Betriebs- oder Werkarzt *„in die Einleitung und Ausführung von Leistungen"* einzubinden ist. Der Betriebsarzt kann

- bei der Antragstellung mitwirken,
- als Gesprächspartner dem Rehabilitationsarzt zur Verfügung stehen,
- sich – mit Einverständnis des Versicherten – den Reha-Entlassbericht besorgen,
- sich ein umfassenderes Bild von der Gesundheit des Beschäftigten machen als er es möglicherweise im Rahmen der vorgeschriebenen Kontakte (Vorsorgeuntersuchungen) gewonnen hat,
- ihm sinnvoll erscheinende Empfehlungen im Betrieb umsetzen.

Für die Eingliederungschancen an einem konkreten Arbeitsplatz muss der Betriebsarzt einen individuellen Abgleich zwischen Leistungsfähigkeit und Leistungsanforderung durchführen.

Dem Betriebsarzt wird häufig die Frage gestellt, ob ein behinderter Mensch gesundheitlich für eine bestimmte Aufgabe geeignet ist. Es ist also wieder der genannte Abgleich zwischen Anforderungsprofil und Leistungsprofil durchzuführen. Auch die Beurteilung, ob Unfallverhütungsvorschriften der Beschäftigung mit bestimmten Arbeiten entgegenstehen, gehört dazu.

Der Betriebsarzt sollte sich bemühen, Mitarbeiter mit gesundheitlichen Beeinträchtigungen bzw. mit Behinderungen oder drohenden Behinderungen wahrzunehmen und ausfindig zu machen. Dies kann (mit der gebotenen Diskretion) bei Arbeitsplatzbegehungen geschehen oder im Rahmen einer Vorsorgeuntersuchung. Der Mitarbeiter hat das Recht, sich aus eigenem Antrieb mit seinen Problemen an den Betriebsarzt zu wenden und wird dies vielleicht bei einer gesundheitlichen Beeinträchtigung tun.

Sofern der Betriebsarzt gesundheitliche Probleme bei einem Mitarbeiter feststellt, die das Verbleiben an seinem Arbeitsplatz gefährden könnten, muss er prüfen, ob die Problematik durch Sanierung des Arbeitsplatzes behoben werden kann. Neben den Arbeitsplatzbedingungen muss auch der Mitarbeiter in die Überlegungen miteinbezogen werden. Wenn personenbezogene Maßnahmen zur Prävention oder Rehabilitation möglich erscheinen, so sollte der Betriebsarzt, in Kooperation mit dem Hausarzt, auf die Einleitung solcher Maßnahmen hinwirken. Voraussetzung ist die Einwilligung des Betroffenen.

Vordrucke zur Beantragung beruflicher Rehabilitationsmaßnahmen sind bei den Leistungsträgern (z.B. der gesetzlichen Rentenversicherung) erhältlich. Auch mit einem formlosen Schreiben kann der potentielle Kostenträger informiert werden[1]. Die Angabe einer Diagnose ist dabei nicht ausreichend. Es soll auch die nachfolgende Funktionseinschränkung und die Berufstätigkeit genannt werden, z.B. *„spontane Spitzfußstellung links bei Irritation der Nervenwurzel* L_5*–*S_1 *bei einer Tätigkeit als Bote"*. Die Motivation des Betroffenen für die Kooperation bei Rehabilitationsmaßnahmen soll mit in Betracht gezogen werden.

Bei Suchtkranken muss zunächst eine Entwöhnungsbehandlung durchgeführt werden. Ohne eine solche ist die Berufsförderung aussichtslos.

Von bereits durchgeführten Rehabilitationsmaßnahmen, die in der Regel vom Hausarzt initiiert wurden, kann der Betriebsarzt gelegentlich auf indirektem Wege erfahren. Der Rehabilitations-Entlassungsbericht geht dem Hausarzt des Versicherten und dem Kostenträger, z.B. der Rentenversicherung, zu. Wenn in diesem Bericht Arbeitsplatzmaßnahmen gefordert werden, wird der Betrieb üblicherweise vom Kostenträger darüber informiert werden. Der Betriebsarzt sollte sich darum bemühen, dass er in solchen

[1] Textbeispiel: „Ich empfehle, für den Versicherten ... berufsfördernde Leistungen zur Rehabilitation durchzuführen. Ärztliche Unterlagen bzw. ein Befundbericht liegen bei."

Fällen umgehend vom Arbeitgeber in Kenntnis gesetzt wird.

Die Aufgabe des Betriebsarztes besteht dann darin, den Betrieb über die erforderlichen Maßnahmen (Arbeitshilfen, Arbeitserleichterungen, innerbetriebliche Umsetzungen) zu beraten. Eine solche Beratung ist auch in dem Aufgabenkatalog des § 3 ASiG aufgeführt (der Betriebsarzt ist verpflichtet, Arbeitgeber und die sonst für die Unfallverhütung verantwortlichen Personen ... *„insbesondere bei ... Fragen des Arbeitsplatzwechsels sowie der Eingliederung und Wiedereingliederung Behinderter in den Arbeitsprozess"* ... zu beraten[2]).

Für die Beratung ist, neben der Kenntnis des Arbeitsplatzes, eine Information über den Rehabilitationsverlauf erforderlich. Mit dem Einverständnis des Mitarbeiters wird der Betriebsarzt den Rehabilitationsbericht vom Hausarzt erbitten. Einige Rehabilitationskliniken senden ihre Berichte, bei gegebenem Einverständnis des Rehabilitanden, direkt und unaufgefordert an den Betriebsarzt.

Die Thematik ist zweifellos reif für eine systematische Verbesserung der Zusammenarbeit. Schwierigkeiten ergeben sich z.B. daraus, dass nur die Hälfte aller Arbeitnehmer überhaupt betriebsärztlich betreut wird und dass noch weit weniger Beschäftigte, wenn sie in den Reha-Einrichtungen dann befragt werden, einen Betriebsarzt angeben können. Werden die Beschäftigten gebeten, der Versendung einer Kopie des Entlassberichtes an den Betriebsarzt zuzustimmen, verweigern dies nur sehr wenige.

Einige Großbetriebe sind – in Zusammenarbeit mit Rehabilitationseinrichtungen – auf diesem Gebiet aktiv geworden, so z.B. die Firma AUDI, in Zusammenarbeit mit der Klinikgruppe Enzensberg. Positive Resultate einer solchen engen Kooperation, die im Wesentlichen in einem unmittelbaren Dokumentenaustausch bzw. einer unmittelbaren Benachrichtigung besteht, lassen sich bereits dokumentieren *(→ Abb. 6.2-5 und 6.2-6)*: Die Arbeitsunfähigkeitstage nach stationärer medizinischer Rehabilitation waren in der Fallgruppe (Rehabilitanden im Kooperationsprojekt) wesentlich geringer als in einer historischen Kontrollgruppe, ebenso die Zeitdauer zwischen Einleitung und Beginn betrieblicher Maßnahmen nach der stationären Rehabilitation. Es ist vor allem diese Beschleunigung bemerkenswert, da sich ein Jahr nach

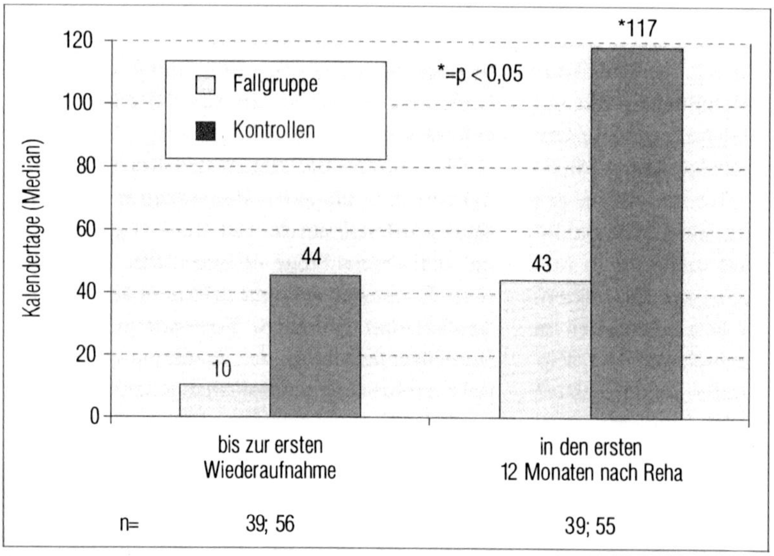

Abb. 6.2-5: AU-Tage nach stationärer medizinischer Rehabilitation (Median) bis zur ersten Wiederaufnahme der Arbeit und in den ersten Monaten nach der Reha-Maßnahme (nach [2]). Vergleich zwischen Rehabilitanden im Kooperationsprojekt (= Fallgruppe) und historischer Kontrollgruppe.

[2] Im Gegensatz zu SGB IX ist im ASiG der Begriff der Behinderung nicht näher definiert.

Rehabilitationsende der Anteil der Personen, denen der berufliche Wiedereinstieg vollständig gelungen war, in den beiden Gruppen nicht unterschied. Dies ist ein Beispiel aus dem Programm eines Großbetriebes mit den für den Betrieb relevanten Parametern. Inwiefern sich das alles auch auf das eigentliche Rehabilitationsziel der Rentenversicherungsträger, das Verschieben bzw. Vermeiden der Frühberentlichkeit, auswirkt, bleibt offen.

Betriebsärzte sind auch im Rahmen der Maßnahmen nach § 3 des Berufskrankheitenrechts aufgefordert, mit den Unfallversicherungsträgern zusammenzuarbeiten. Dabei geht es vor allem um die Nutzung der fachlichen Kompetenz und besonderen Kenntnisse der betrieblichen Situation des Versicherten sowie um Koordinierung und Kontrolle der Individualprävention am Arbeitsplatz des Versicherten sowie um den Informationsaustausch zur Verbesserung des Gesundheitsschutzes. Maßnahmen mit dem Einverständnis des Versicherten sind vorgesehen, u.a. wirkt der Betriebsarzt darauf hin und begleitet die durch den Unfallversicherungsträger eingeleiteten Maßnahmen der Primär-/Sekundärprävention am Arbeitsplatz oder achtet darauf, dass die Rehabilitationsmaßnahmen die Gesundheitsstörung günstig beeinflussen.

Zusammenfassung: Was kann der Betriebsarzt zur erfolgreichen Wiedereingliederung an den Arbeitsplatz beitragen?

- Kontaktaufnahme mit der Klinik mit Standardbrief,
- frühzeitiges Gespräch mit dem Patienten vor Arbeitsaufnahme,
- rechtzeitige Klärung der Einsatzmöglichkeiten vor Arbeitsaufnahme, Arbeitsplatzbegehung mit dem Vorgesetzten, ggf. Einleitung von Arbeitsplatzgestaltungsmaßnahmen oder Beschaffung von Hilfsmitteln,
- im Bedarfsfall Kontaktaufnahme mit dem Reha-Berater, der Krankenkasse, der Berufsgenossenschaft, dem berufsbegleitenden Dienst der Krankenkasse, dem MdK,

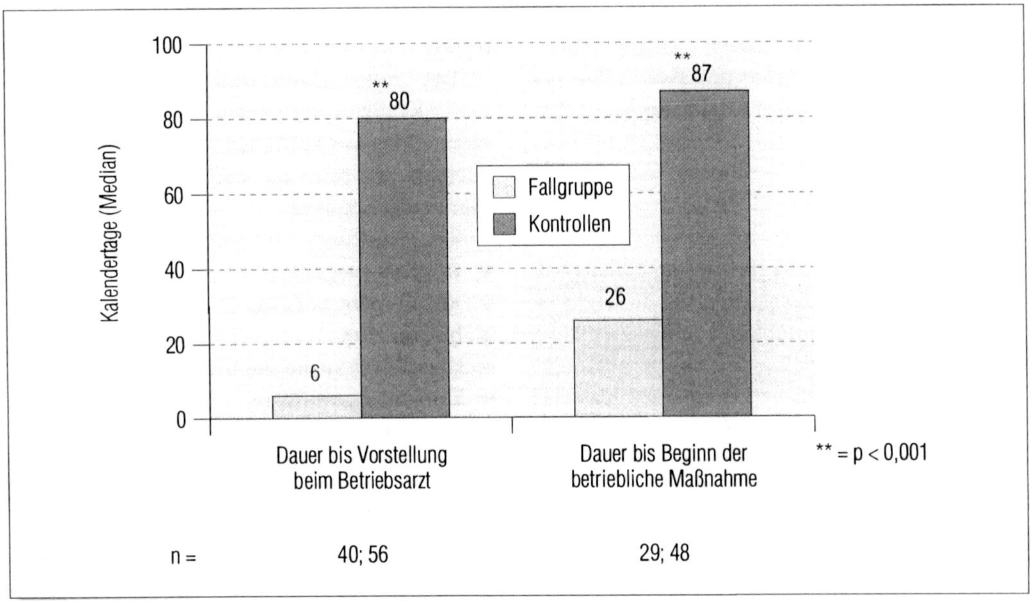

Abb. 6.2-6: Einleitung und Beginn betrieblicher Maßnahmen nach der Rehabilitation (Median). Die Fallgruppe (Rehabilitanden im Kooperationsprojekt) stellt sich rascher beim Betriebsarzt vor; die Dauer bis zum Beginn der betrieblichen Maßnahme ist wesentlich kürzer (nach [2]).

- Mitwirkung bei der Erstellung eines Wiedereingliederungsplans, z.B. stufenweise Wiedereingliederung (s.o.),
- Kontaktaufnahme mit dem behandelnden Haus- oder Facharzt,
- regelmäßiger Kontakt mit dem Beschäftigten und dem Vorgesetzten nach Arbeitsaufnahme,
- Rückmeldung an die Klinik,
- Einladung der Reha- und Sozialmediziner, aber auch der Hausärzte zu einer Betriebsbesichtigung.

Grenzen der beruflichen Integration können manifest werden, wenn die geforderte Normleistung (oder eine ermäßigte Anforderng) nicht erbracht wird. Besonders fehlende Teamfähigkeit (z.B. bei psychischen Erkrankungen) erweist sich als Hindernis. Eine schwierige Situation ist auch bei körperlicher Einschränkung gegeben, wenn der Betreffende niedrige berufliche Qualifikationen aufweist.

Nach vergeblichen Versuchen der Rehabilitation, Wiedereingliederung oder Umsetzung ist die Umschulung, Teilzeitarbeit (4 Stunden täglich sind i.d.R. das Minimum) oder Altersteilzeit zu diskutieren. Die Berentung oder eine Erwerbsminderungsrente sollte „Ultima ratio" sein. Bei drohender Arbeitslosigkeit sollte der Betreffende frühzeitig das Arbeitsamt kontaktieren.

6.2.3 Gestaltung des Arbeitsplatzes und der Arbeitstätigkeiten für leistungsgewandelte und leistungsgeminderte Arbeitnehmer

Vorbemerkung: Der Begriff „leistungsgewandelte Arbeitnehmer" ist nicht einheitlich definiert. Man versteht darunter Arbeitnehmer, die aufgrund einer Krankheit oder ihres Alters eine nicht nur vorübergehende relevante Beeinträchtigung in ihrer beruflichen Leistungsfähigkeit erfahren haben. Im Gegensatz zur Schwerbehinderung wird eine Leistungswandlung in Bezug zur konkret auszuübenden Tätigkeit festgestellt.

Technische Arbeitshilfen

Unter technischen Arbeitshilfen versteht man Arbeitsmittel, die

- bei bestimmten Behinderungen die Arbeitstätigkeit überhaupt erst ermöglichen,
- Arbeitsbelastungen verringern und somit die Arbeitsausführung erleichtern,
- die Arbeitssicherheit gewährleisten.

Bevor zu den technischen Arbeitshilfen gegriffen wird, sollte eine detaillierte Beurteilung des Einzelfalls vorgenommen werden. Der behinderte Mitarbeiter übt eine bestimmte Tätigkeit aus, und er hat Einschränkungen und Fähigkeiten, die evtl. durch Übung bzw. Einarbeitung verbessert werden können. Dem stehen die Anforderungen und Belastungen durch den Arbeitsplatz gegenüber. Dabei geht es nicht darum, besondere „Behindertenarbeitsplätze" zu schaffen. Maßnahmen am Arbeitsplatz hängen vor allem vom Grad der individuellen Funktionseinschränkungen und den Funktionsausfällen ab. Die behinderungsgerechte Arbeitsplatzumgestaltung sollte, wenn es der Mitarbeiter nicht ausdrücklich anders wünscht, vor einer innerbetrieblichen Umsetzung oder einer Umschulung stehen.

Die „leistungsbezogene" Beschreibung der Anforderungen an einen Arbeitsplatz kann durch einen strukturierten Merkmalskatalog erleichtert werden. Er umfasst die folgenden Merkmalskomplexe:

- Körperhaltung,
- Körperbewegung,
- Körperteilbewegung,
- Information,
- komplexe psychische Merkmale,
- Umgebungseinflüsse,
- Arbeitssicherheit,
- Arbeitsorganisation.

Die Systematisierung dieses Bereichs der Arbeitswelt ist Aufgabe der Arbeitswissenschaften, insbesondere der Ergonomie *(→ Kap. 2.1)*. Als Beispiel sei das Arbeitswissenschaftliche Erhebungsverfahren zur Tätigkeitsanalyse (AET) nach Landau *(→ Abb. 6.2-7)* angeführt. Weitere Methoden sind z.B. die Somatographie,

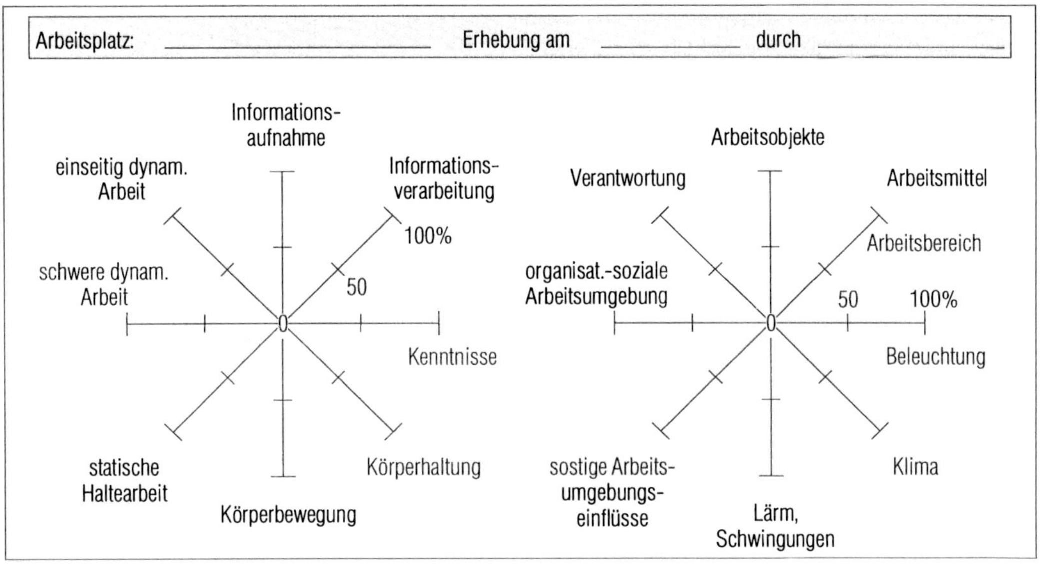

Abb. 6.2-7: Arbeitswissenschaftliches Erhebungsverfahren zur Tätigkeitsanalyse (nach Landau). Auf den jeweiligen Strahlen wir auf einer Skala von 0 bis 100% der für den Arbeitsplatz zutreffende Punkt markiert, wobei 0% keine besondere Anforderung an die Fähigkeit im jeweiligen Merkmal darstellt, 100% die maximal vorstellbare Anforderung/Belastung. Durch die Verbindung der Markierungen erhält man ein leicht fassbares Profil des Arbeitsplatzes. Das Verfahren ist insbesondere umsetzbar beim Vergleich von Arbeitsplätzen, die dem gleichen Zweck dienen (Webstühle im Betrieb A und im Betrieb B, Webstühle verschiedener Hersteller etc.). Das AET-Verfahren ist inzwischen vielfältig verbessert.

d.h. die maßstabsgetreue Darstellung der menschlichen Gestalt (Körpermaß-Schablone), die für eine an den menschlichen Körpermaßen orientierte Gestaltung von Arbeitsplätzen für Körperbehinderte geeignet sind.

Maßgeblich für die Arbeitsplatzgestaltung ist ohne Zweifel auch das Umfeld (Betrieb, beschützende Werkstatt, häuslicher Arbeitsplatz). Handelt es sich um Hilfen in der üblichen Arbeitsumgebung eines Betriebes, wo Personalabteilung, Sicherheitsfachkraft und Betriebsarzt „sich etwas einfallen lassen"? Oder ist die Gestaltung oder gar Entwicklung von Arbeitsplätzen und Arbeitsgeräten für Personen mit Behinderungen mehr oder weniger zentrale Aufgabe der Einrichtung (Umschulung im Berufsförderungswerk, Arbeitsbeschaffung in einer Werkstatt für behinderte Menschen, in einer spezialisierten Einrichtung, wie z.B. der Stiftung Rehabilitation Heidelberg)? Die Entwicklung von technischen Hilfen für Contergan-Geschädigte, für Personen mit hohem Querschnitt und manche andere hat zu spektakulären Ergebnissen, insbesondere was die Büroarbeit angeht, geführt. Es bedarf immer einer besonderen Anstrengung und einer Begleitung durch den Betriebsarzt (und das Versorgungsamt, das Integrationsamt etc.), wenn solche, in der Regel mit EDV hochgerüstete Arbeitsgeräte oder ganze Arbeitsplätze in die übliche Arbeitswelt übernommen werden. – Beispiele zeigen, dass es geht! Die Systematik der Vorgehensweise ist in *Abbildung 6.2-8* dargestellt.

Für die behindertenfreundliche Gestaltung von Internet-Darstellungen wurden Standards entwickelt (http://www.w3.org/TR/WAI-WEBCONTENT/). Beispielsweise sollen Vordergrund- und Hintergrundfarbe für Personen mit Farbsehschwäche ausreichend kontrastieren. Für die Internetauftritte der Bundesverwaltung existiert eine „Verordnung zur Schaffung barrierefreier Informationstechnik nach dem Behindertengleichstellungsgesetz" (Barrierefreie Informationstechnik-Verordnung – BITV).

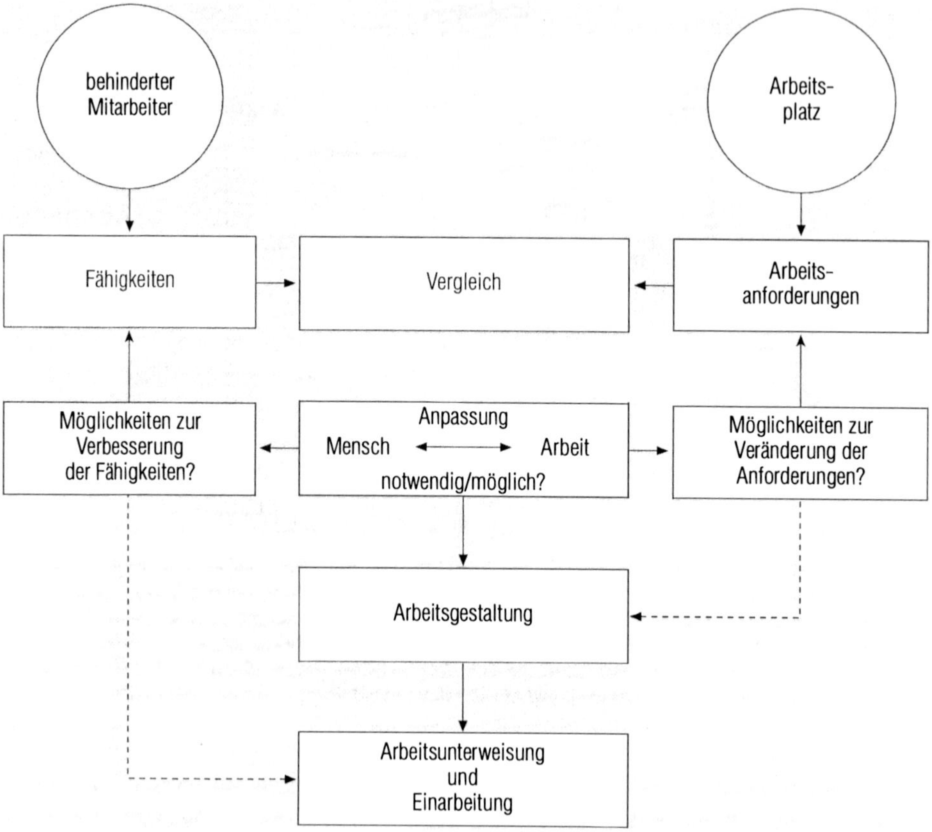

Abb. 6.2-8: Aufgaben zur Auswahl und Gestaltung von Arbeitsplätzen (nach [4]).

Es würde zu weit führen, einen Katalog der technischen Arbeitshilfen zu erstellen bzw. abzudrucken. Es wird auf die Spezialliteratur verwiesen [4]. Phantasie und Erfahrung tragen zum Gelingen der Integration bei. *Abbildung 6.2-9* zeigt einen Entscheidungsbaum für das Finden eines geeigneten Arbeitstisches (die Entscheidung fiel für eine mechanisch höhenverstellbare Tischplatte), *Abbildung 6.2-10* macht auf die fast zahllosen Einzelelemente eines Montagearbeitsplatzes aufmerksam.

Gestaltung des Arbeitsablaufes

Der sog. Kostendruck und der intensive Einsatz arbeitswissenschaftlicher Methoden der Tätigkeitsanalyse haben zu einer Verdichtung der Arbeitsabläufe geführt, wobei Arbeitsunterbrechungen außerhalb der vorgeschriebenen Pausen weitgehend vermieden werden *(→ Kap. 2.3)*. Es kommt also umso mehr darauf an, den festgelegten Arbeitsablauf selbst human zu gestalten. Wesentliches Element einer solchen Gestaltung ist der Wechsel zwischen maximaler Aufmerksamkeit für die eigentliche Tätigkeit und auch die unmittelbare Arbeitsplatz-Umgebung (Präzision des Produktes einerseits – Un-

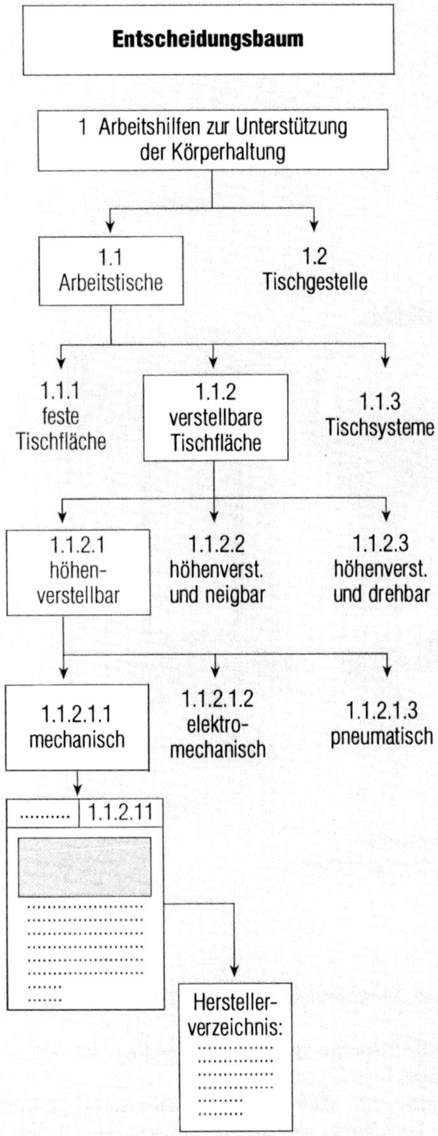

Abb. 6.2-9: Entscheidungsbaum zur Auswahl technischer Arbeitshilfen (nach [4]).

fallgefahr andererseits) und, eben doch, den „Nebentätigkeiten" und der Entspannung. Für physische Belastungen gilt dies ebenso. Hebevorgänge mit Kraftaufwand sind nicht beliebig zu beschleunigen oder zu wiederholen, siehe dazu die Lastenhandhabungsverordnung *(→ Kap. 4.2, BK 2108)*. Der Arbeitspuls (= die durch Arbeit verursachte Pulserhöhung) ermöglicht hier ebenfalls eine Orientierung. Bezüglich der Körperhaltung soll der Arbeitsablauf auch einen Wechsel ermöglichen. Hier allerdings ist festzuhalten, dass eine noch oft gemachte Empfehlung „Arbeit in regelmäßigem Wechsel zwischen Stehen, Sitzen (gar Liegen!), möglichst ohne Körperdrehung und ohne Bücken" auch vom willigsten Betriebsarzt und Vorgesetzten in der Regel nicht umgesetzt werden kann!

Der Wechsel, die Abwechslung, wird von den meisten Arbeitnehmern gewünscht, es gibt jedoch sehr wohl auch einige Arbeitnehmer, die Monotonie bevorzugen!

Besondere Arbeitsabläufe, mit spezifischer Betonung der Verteilung von Arbeitsvorgängen über die Zeit, sind dann zu vereinbaren, wenn gesundheitliche Beeinträchtigungen dies erfordern, so beispielsweise eine besondere Regelmäßigkeit hinsichtlich der Arbeitszeiten für insulinabhängige Diabetiker und vergleichbare Personengruppen *(→ Kap. 6.4)*.

Folgende Leistungsanforderungen sind für leistungsgewandelte Mitarbeiter ungünstig:

- starre Leistungsnormen,
- stark vernetzte Arbeitssysteme,
- enge Taktbindung,
- hohe körperliche Anforderungen (Steharbeitsplätze, Überkopfarbeit, Arbeiten in starker Körperbeugung, etc.).

Für Leistungsgewandelte günstige Merkmale der Arbeit sind:

- flexible Arbeitssysteme (Puffermöglichkeiten, Alternativmöglichkeiten, etc.),
- Arbeitsplätze mit verminderter Leistungserfordernis („Schonarbeitsplätze"),
- Sitzarbeitsplätze,
- Telearbeit.

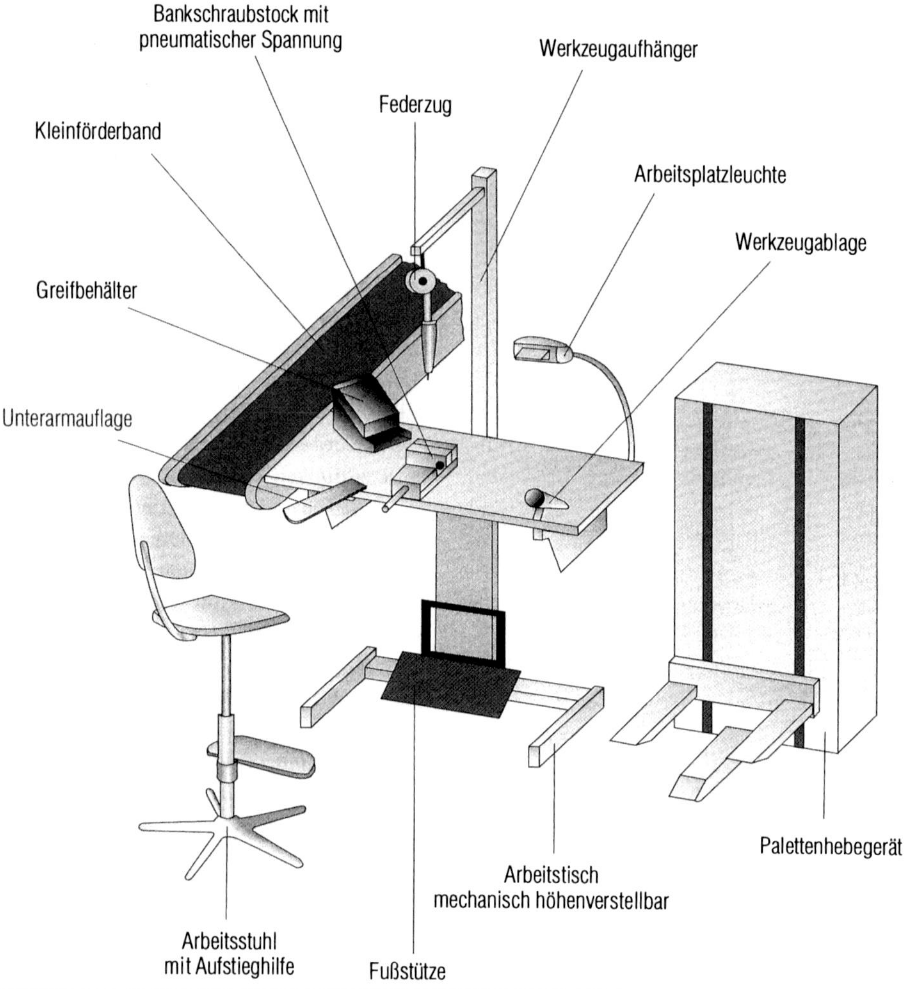

Abb. 6.2-10: Grundausstattung eines Montagearbeitsplatzes. Spektrum der möglichen technischen Hilfen (nach [4]).

Literatur

1. Bundesarbeitsgemeinschaft für Rehabilitation (Hrsg.): Arbeitshilfe für die stufenweise Wiedereingliederung in den Arbeitsprozeß. Eigenverlag, Heft 8, Frankfurt/M. 1992.
2. Haase, I., Riedl, G., Birkholz, L.B., Schaefer, A., Zellner, M.: Verzahnung von medizinischer Rehabilitation und beruflicher Reintegration. Arbeitsmed Sozialmed Umweltmed 2002; 37: 331–335.
3. Krankheit und Kraftverkehr. Begutachtungs-Leitlinien des Gemeinsamen Beirats für Verkehrsmedizin beim Bundesminister für Verkehr und beim Bundesminister für Gesundheit, 6. Aufl. Schriftenreihe des Bundesministers für Verkehr, 2000.
4. Lüdke, M., Wieland, K.: Technische Arbeitshilfen – Handbuch zur ergonomischen und behinderungsgerechten Gestaltung von Arbeitsplätzen. Schriftenreihe der Bundesanstalt für Arbeitsschutz und Arbeitsmedizin, Fa 18, Dortmund – Berlin 1999.
5. Schuntermann, M.: Grundsatzpapier der Rentenversicherung zur Internationalen Klassifikation der Funktionsfähigkeit, Behinderung und Gesundheit (ICF) der Weltgesundheitsorganisation (WHO). Deutsche Rentenversicherung (DRV) 2003; 1–2: 52–59.

6.3 Arbeitsmedizinische Aufgaben im Hinblick auf besonders schutzbedürftige Personengruppen

6.3.1 Betriebsärztliche Aufgaben in Bezug auf das Mutterschutz-, Jugendarbeitsschutz- und Schwerbehindertengesetz [jetzt integriert in SGB IX]

Mutterschutz

Zum Mutterschutzgesetz → *Kapitel 1.3.*

Der Betriebsarzt hat mit dem Vollzug des Gesetzes bei Bestehen einer Schwangerschaft zunächst (s.u.) nichts zu tun. Die Schwangere ist verpflichtet, dem Arbeitgeber ihre Schwangerschaft und den mutmaßlichen Tag der Entbindung mitzuteilen, sobald ihr diese Tatsachen bekannt sind (mit Bescheinigung eines Arztes oder einer Hebamme, wenn der Arbeitgeber dies verlangt). Die Arbeitgeber sind verpflichtet, den zuständigen Aufsichtsbehörden (z.B. Regierungspräsidium) die Schwangerschaft mitzuteilen, möglichst mit Angaben zur Art der Beschäftigung. Die Aufsichtsbehörde klärt im Zweifelsfall, ob der konkrete Arbeitsplatz und die konkreten Arbeitsbedingungen zu einer Gefährdung der werdenden (oder auch stillenden) Mutter führen können.

Zu den Beschäftigungsverboten → *Kapitel 1.3.*

Die neue Strahlenschutzverordnung und Röntgenverordnung beschränken für beruflich strahlenexponierte gebärfähige Frauen die Organdosis an der Gebärmutter auf 2 (früher 5) mSv je Monat. Für ein ungeborenes Kind beträgt der Grenzwert von der Mitteilung der Schwangerschaft bis zu deren Ende 1 mSv. Eine Schwangerschaft sollte möglichst frühzeitig mitgeteilt werden, damit dieser niedrige Grenzwert für das ungeborene Kind in Kraft treten kann (es gilt darüber hinaus das Minimierungsgebot).

Das Spannungsverhältnis zwischen Mutterschutz (Schutz des ungeborenen Lebens) und beruflicher Gleichberechtigung der Frau wird besonders deutlich bei Thema „Infektionsgefährdung im Gesundheitsdienst".
Die Regelungen der verschiedenen Bundesländer über Grundsätze für die Beschäftigung werdender und stillender Mütter im Gesundheitsdienst sind nicht ganz einheitlich. Es ist empfehlenswert, bei den zuständigen Länderbehörden Informationen einzuholen.
Vom Deutschen Ärztinnenbund wurden die Regelungen des Mutterschutzes, vor allem aber ihre Interpretation durch Länderbehörden, in Teilen kritisiert. Die strenge Auslegung der Beschäftigungsverbote des Mutterschutzgesetzes könne einen Karriereknick bedeuten [1].
Manche Experten verweisen auf die Fortschritte in der Prävention (technischer Infektionsschutz, Hygiene, Impfung) und Therapie [4].

Auf jeden Fall sind eine sehr sorgfältige Gefährdungsbeurteilung, eine Unterweisung über Beschäftigungsverbote, Präventionsmaßnahmen und Impfangebote notwendig. Die wichtigsten schwangerschaftsrelevanten, impfpräventablen viralen Infektionen sind Röteln, Varizellen, Hepatitis B. Zu denken ist u.a. auch an Ringelröteln (Parvovirus B, 19).

Es hat sich bewährt, dass der Betriebsarzt beim Thema Schwangerschaft am Arbeitsplatz beteiligt wird. Die Benachrichtigung über das Bestehen einer Schwangerschaft kann, das Einverständnis der Beschäftigten vorausgesetzt, auch an den Betriebsarzt gehen. Er kann die Angaben des Vorgesetzten zum Arbeitsplatz überprüfen und ggf. den Arbeitsplatz aufsuchen. Die Beurteilung von Art, Ausmaß und Dauer der Gefährdung hinsichtlich chemischer Gefahrstoffe, biologischer Arbeitsstoffe, physikalischer Schadfaktoren, der besonderen Verfahren der Arbeitsbedingungen ist zwar Aufgabe des Arbeitgebers und der von ihm beauftragten Personen. Die Beratung durch den Betriebsarzt wird aber gerade zum Thema Schwangerschaftsgefährdung dringend benötigt.

Am Arbeitsplatz müssen nach der Schwangerschaftsmeldung folgende Fragen bearbeitet werden:

- Kann die Schwangere gefahrlos an ihrem Arbeitsplatz bleiben?
- Oder kann der Arbeitsplatz so umgestaltet werden, dass er keine Gefahren mehr birgt?
- Oder wird eine Umsetzung an einen anderen Arbeitsplatz notwendig?
- Oder kann die Schwangere in dem betreffenden Betrieb überhaupt nicht mehr beschäftigt werden?

Wenn eine Umsetzung an einen nicht gefährdenden Arbeitsplatz unmöglich ist, werden im Fall eines gesetzlichen Beschäftigungsverbotes die Lohnkosten bei Betrieben bis zu 20 Mitarbeitern nach § 10 Lohnfortzahlungsgesetz von den Krankenkassen bis zu 100 % übernommen. Ansonsten gilt: Die Abwesenheit wegen Beschäftigungsverbot nach MuSchG ist nicht auf die Lohnfortzahlungsfristen (BAT, MTArb) anzurechnen.

Über das Ergebnis der Beurteilung und über die zu ergreifenden Maßnahmen am Arbeitsplatz ist der Betriebs- oder Personalrat zu unterrichten. Hat die Aufsichtsbehörde Klärungsbedarf, wird sie von sich aus die Beteiligung des Betriebsarztes bei einer Arbeitsplatzbegehung anfordern.

Neben den allgemeinen, für alle Schwangeren geltenden, Beschäftigungsverboten gibt es auch individuelle Beschäftigungsverbote für den Einzelfall. Werdende Mütter dürfen danach nicht beschäftigt werden, soweit nach ärztlichem Zeugnis Leben oder Gesundheit von Mutter und Kind bei Fortdauer der Beschäftigung gefährdet sind. Dies können Krankheiten sein, bei denen ein Zusammenwirken von Schwangerschaft und bestimmten beruflichen Tätigkeiten eine Gefährdung bedeutet.

Hierzu ist ein ärztliches Zeugnis erforderlich, das unterscheidet zwischen Erkrankung und daraus resultierender Arbeitsunfähigkeit oder der Notwendigkeit eines Beschäftigungsverbotes. Die Beschäftigung kann ganz oder teilweise untersagt werden. Hat der Arbeitgeber begründete Zweifel an der Richtigkeit des ärztlichen Zeugnisses, kann er eine Nachuntersuchung verlangen. Er wird in der Regel den Betriebsarzt involvieren, kann dies jedoch nicht verlangen, da die Arbeitnehmerin das Recht auf freie Arztwahl hat.

Kasuistik (modifiziert nach [9])

Eine 35 Jahre alte Krankenschwester ist in der 12. Woche schwanger. Es wird vom Hausarzt eine Schwangerschaftshypertonie diagnostiziert. Sie würde gerne weiterarbeiten und fragt den Betriebsarzt nach dem Risiko für das Ungeborene.

Die systematische Literatursuche (Suchbegriffe: Bluthochdruck, Schwangerschaftsverlauf, Arbeit) verweist auf 10 Artikel, davon 2 Reviews, z.B. Mozurkewich et al.: Working Conditions and adverse Pregnancy Outcome. Kernaussage aus der Literatur: Arbeit mit hoher körperlicher und psychischer Belastung ist nachweislich ein unabhängiger Risikofaktor für den

Schwangerschaftsverlauf. Schon das Basisrisiko für Komplikationen ist in der Schwangerschaft recht hoch (10–25 %). Empfehlenswert ist deswegen erleichterte Arbeit unter Blutdruckkontrolle. Die Arbeit sollte abgebrochen werden, wenn der Blutdruck erhöht und nicht innerhalb von 2 Wochen normalisierbar ist.

Der Betriebsarzt empfiehlt der Schwangeren eine weniger anstrengende Arbeit. Er stellt ein Zeugnis nach § 3 Mutterschutzgesetz aus, wonach in diesem Fall Leben oder Gesundheit von Mutter oder Kind bei Fortdauer der Beschäftigung als Krankenschwester gefährdet sind. Ein vorübergehender Ersatzarbeitsplatz wird in der Krankenhausverwaltung gefunden.

Zu beachten sind – nicht zuletzt im Gesundheitsdienst – die allgemeinen Beschäftigungsverbote nach Mutterschutzgesetz.

Jugendschutz

Im europäischen Rahmen geht es hier zunächst noch um die Bekämpfung der illegalen Arbeit von Jugendlichen, die noch nicht das Mindestalter für den Zugang zur Beschäftigung erreicht haben. Aus der Charta der Grundrechte (Art. 32): *„Kinderarbeit ist verboten. Unbeschadet günstigerer Vorschriften für Jugendliche und abgesehen von begrenzten Ausnahmen, darf das Mindestalter für den Eintritt in das Arbeitsleben das Alter, in dem die Schulpflicht endet, nicht unterschreiten. Zur Arbeit zugelassene Jugendliche müssen ihrem Alter angepasste Arbeitsbedingungen erhalten und vor wirtschaftlicher Ausbeutung und vor jeder Arbeit geschützt werden, die ihre Sicherheit, ihre Gesundheit, ihre körperliche, geistige, sittliche oder soziale Entwicklung beeinträchtigen oder ihre Erziehung gefährden könnte".* In Deutschland gilt das Jugendarbeitsschutzgesetz, in dessen §§ 32–46 die gesundheitliche Betreuung von Jugendlichen dargestellt ist.

Als Jugendliche gelten in diesem Zusammenhang Personen vom vollendeten 14. bis zum vollendeten 18. Lebensjahr. Ihre Beschäftigung bzw. deren Einschränkung ist im Jugendarbeitsschutzgesetz geregelt und in *Kapitel 1.3* dargestellt (§§ 1–31 des Gesetzes, z.B. das Nachtarbeitsverbot, Verbot von Arbeit untertage, Samstags- bzw. Sonntagsruhe, Dauer der Arbeitszeit usw.).

Bei der gesundheitlichen Betreuung geht es um eine Erstuntersuchung, eine erste Nachuntersuchung nach 1 Jahr (Pflicht) und weitere im Jahresabstand (auf Wunsch des Jugendlichen) sowie außerordentliche Nachuntersuchungen (auf Anordnung des Arztes). Die Begrifflichkeit erinnert an die Vorsorgeuntersuchungen in den BG-Grundsätzen. Diese Anlehnung an die Arbeitsmedizin ist inhaltlich begründet; umso bemerkenswerter erscheint, dass die Untersuchung von jedem approbierten Arzt durchgeführt werden kann, also auch vom Hausarzt – weder eine arbeitsmedizinische Fachkunde noch eine Ermächtigung (z.B. durch den Staatlichen Gewerbearzt) sind erforderlich. Ein weiterer Kritikpunkt liegt darin, dass nur noch ein Teil der Jugendlichen bei Beginn einer Lehre das 18. Lebensjahr noch nicht vollendet hat. Hierzu verlautet vom Gesetzgeber, dass das Gesetz Personen in einem bestimmten Altersabschnitt schützen wolle und dass es sich nicht um eine prinzipielle Vorsorge oder Beratung hinsichtlich des zukünftigen Berufs handelt.

Die ärztliche Untersuchung hat sich auf Folgendes zu erstrecken (§ 37):

- Gesundheits- und Entwicklungsstand des Jugendlichen,
- die körperliche Konstitution und den Trainingszustand,
- die Auswirkungen der Beschäftigung auf Gesundheit und Entwicklung (Nachuntersuchung).

Zu beurteilen sind:

- ob die Gesundheit oder die Entwicklung des Jugendlichen durch die Ausführung bestimmter Arbeiten oder durch die Beschäftigung während bestimmter Zeiten gefährdet wird,
- ob besondere, der Gesundheit dienende Maßnahmen erforderlich sind,
- ob eine außerordentliche Nachuntersuchung erforderlich ist.

Der Arzt hat dies zu dokumentieren und sowohl den Personensorgeberechtigten wie auch den Arbeitgeber zu benachrichtigen. Der Arbeitgeber erfährt, welche Arbeiten nach Ansicht des Arztes Gesundheit und Entwicklung des Jugendlichen gefährden sowie erforderliche Maßnahmen. Der Personensorgeberechtigte erfährt darüber hinaus das wesentliche Ergebnis der Untersuchung. Dem Staatlichen Gewerbearzt müssen, wenn das Einverständnis des Personensorgeberechtigten und des Jugendlichen vorliegt, die Aufzeichnungen auf Verlangen ausgehändigt werden. – Systematische Auswertungen der Untersuchungsergebnisse werden nicht vorgenommen.

Nur ein sehr kleiner Teil der Untersuchungen wird von Arbeitsmedizinern oder Betriebsärzten durchgeführt. Sind die Jugendlichen einmal im Betrieb, werden sie in gleicher Weise arbeitsmedizinisch betreut wie die übrigen Betriebsangehörigen.

Schwerbehinderung

Das frühere Schwerbehindertengesetz wurde in das Sozialgesetzbuch integriert. Nach der Definition des SGB IX sind Menschen behindert, *„wenn ihre körperliche Funktion, geistige Fähigkeit oder seelische Gesundheit mit hoher Wahrscheinlichkeit länger als 6 Monate von dem für das Lebensalter typischen Zustand abweichen und daher ihre Teilhabe am Leben in der Gesellschaft beeinträchtigt ist. Sie sind von Behinderung bedroht, wenn die Beeinträchtigung zu erwarten ist. Menschen sind ... schwerbehindert, wenn bei ihnen ein Grad der Behinderung von wenigstens 50 vorliegt ... Schwerbehinderten Menschen gleichgestellt werden sollen behinderte Menschen mit einem Grad der Behinderung von weniger als 50, aber wenigstens 30, bei denen die übrigen Voraussetzungen vorliegen, wenn sie infolge ihre Behinderung ohne die Gleichstellung einen geeigneten Arbeitsplatz ... nicht erlangen oder nicht behalten können (gleichgestellte behinderte Menschen)“* (SGB IX, § 2).

Wie bereits betont ist die Begutachtung (die Festlegung eines GdB in Zehnergraden von 20–100) nicht an den Fähigkeiten des Betroffenen im Erwerbsleben orientiert, sondern sie berücksichtigt die gesamten Lebensumstände. Eine besondere Aufgabe des Arbeitsmediziners bezüglich der Begutachtung gibt es nicht.

Anders ist die Situation im Betrieb: Nach § 3 des Arbeitssicherheitsgesetzes haben die Betriebsärzte die Aufgabe, *„den Arbeitgeber ... zu beraten, insbesondere bei ... Fragen des Arbeitsplatzwechsels sowie der Eingliederung und Wiedereingliederung Behinderter in den Arbeitsprozess“.*

Das SGB IX regelt die Pflicht der Arbeitgeber zur Beschäftigung schwerbehinderter Menschen (in der Regel 5 % der Arbeitsplätze bei Betrieben mit 20 Beschäftigten und mehr). Die reale Schwerbehinderten-Beschäftigungsquote lag 1999 bei 3,7 %. Für jeden nicht besetzten Pflichtarbeitsplatz ist eine Ausgleichsabgabe an das Integrationsamt zu zahlen.

Dieses Geld darf nur für besondere Leistungen zur Förderung der Teilhabe schwerbehinderter Menschen am Arbeitsleben einschließlich begleitender Hilfen verwendet werden. Diese umfassen als Leistungen an schwerbehinderte Menschen Mittel für:

- technische Arbeitshilfen,
- das Erreichen des Arbeitsplatzes,
- die Gründung und Erhaltung einer selbständigen beruflichen Existenz,
- die Beschaffung, Ausstattung und Erhaltung einer behinderungsgerechten Wohnung,
- die Teilnahme an Maßnahmen zur Erhaltung und Erweiterung beruflicher Kenntnisse und Fähigkeiten,
- besondere Lebenslagen.

Darüber hinaus werden dem Arbeitgeber gewährt:

- Leistungen zur behinderungsgerechten Einrichtung von Arbeitsplätzen für schwerbehinderte Menschen,
- Leistungen für außergewöhnliche Belastungen, die mit der Beschäftigung schwerbehinderter Menschen verbunden sind, vor allem, wenn ohne diese Leistungen das Beschäftigungsverhältnis gefährdet würde.

Der Betriebsarzt ist in diesem Teil des SGB IX nirgends wörtlich angesprochen. Er hat auch ohne sein Zutun keine Information über schwerbehinderte Menschen in der von ihm betreuten Einrichtung, er kann sie sich aber beschaffen und sollte das auch tun. Die betriebliche Schwerbehindertenvertretung ist sein Partner. Ihre Aufgabe ist u.a. die Förderung der Eingliederung schwerbehinderter Menschen in den Betrieb oder die Dienststelle, ist also in dieser Beziehung mit der des Betriebsarztes identisch. Die Schwerbehindertenvertretung hat das Recht, an den Sitzungen des Arbeitsschutzausschusses beratend teilzunehmen.

Der Arbeitgeber bestellt einen Beauftragten, der ihn in Angelegenheiten schwerbehinderter Menschen verantwortlich vertritt (§ 98).

Ein betriebliches „Integrationsteam" (früher „Helfergruppe") besteht (§ 93, 95, 98) aus:

- Schwerbehindertenvertretung,
- Betriebsrat/Personalrat,
- Beauftragten des Arbeitgebers.

Es ist offen für die Mitarbeit anderer Funktionsträger (u.a. auch des Betriebsarztes).

Die Schwerbehindertenvertretung hat ein Antragsrecht zum Abschluss einer verbindlichen Integrationsvereinbarung (§ 83). Das Integrationsteam verhandelt dann über Regelungen zur Arbeitsgestaltung und -organisation.

Übergeordnet sind die Integrationsfachdienste des Integrationsamtes, die eine beratende Funktion für die Schwerbehinderten und die Arbeitgeber haben. Sie sollen auch ein individuelles Tätigkeits-, Leistungs- und Interessenprofil zur Vorbereitung auf den allgemeinen Arbeitsmarkt erarbeiten *(→ Kap. 6.2, „Möglichkeiten der beruflichen Rehabilitation"),* den schwerbehinderten Menschen weiter betreuen und für den Arbeitgeber als Ansprechpartner zur Verfügung stehen (§ 110 SGB IX). Die Mitwirkung von Arbeitsmedizinern in diesem Integrationsdienst ist von der Aufgabenstellung her notwendig, man wird die Umsetzung des noch neuen SGB IX abwarten müssen.

Bezüglich der wegen der Schwerbehinderung notwendigen Maßnahmen durch den Betriebsarzt, z.B. bei der Gestaltung eines Arbeitsplatzes, wird auf *Kapitel 6.4* verwiesen.

6.3.2 Betriebsärztliche Aufgaben im Hinblick auf Arbeitnehmer aus anderen Kulturen, auf ältere Arbeitnehmer und andere besonders schutzbedürftige Personengruppen

Arbeitnehmer aus anderen Kulturen

→ *Kapitel 6.1.*

Ältere Arbeitnehmer

Die WHO, und so hat es sich auch vielfach in Deutschland eingebürgert, spricht ab einem Lebensalter von 45 Jahren von älteren Arbeitnehmern. Die OECD spricht allgemein von den Personen, die in der zweiten Hälfte des Berufslebens stehen, aber das Pensionsalter noch nicht erreicht haben und noch gesund, d.h. arbeitsfähig sind. Die Besonderheiten dieser Personengruppe werden weiter unten dargestellt.

Generell ist festzustellen, dass der Anteil älterer Arbeitnehmer an der Erwerbsbevölkerung in Europa ansteigen wird, vornehmlich aus demographischen Gründen, siehe dazu die Bevölkerungspyramide Deutschlands und ihre Projektion für das Jahr 2040 *(→ Abb. 6.3-1a und b).* Die Erwerbstätigkeitsquote sinkt gegenwärtig in Deutschland ab dem 55. Lebensjahr stark ab *(→ Abb. 6.3-2).* Dahinter steht auch die Entwicklung der letzten Jahre, dass nämlich ältere Arbeitnehmer vorzeitig ausscheiden. So stehen in Deutschland nur 43 % der 55- bis 64-jährigen Männer noch in einem Beschäftigungsverhältnis (in Norwegen und der Schweiz über 70 %, in Belgien und Frankreich unter 30 %). Frühberentung (von Gesunden) ist weder sozial noch leistungsphysiologisch (s.u.) sinnvoll.

Der Anteil der Beschäftigten über 44 Jahre hat sich insgesamt in den letzten 10 Jahren nicht wesentlich verändert. Sozialversicherungspflichtig Beschäftigte zwischen 45 und 64 Jahren arbeiten in Deutschland vor allem im mittleren und gehobenen Angestelltenbereich.

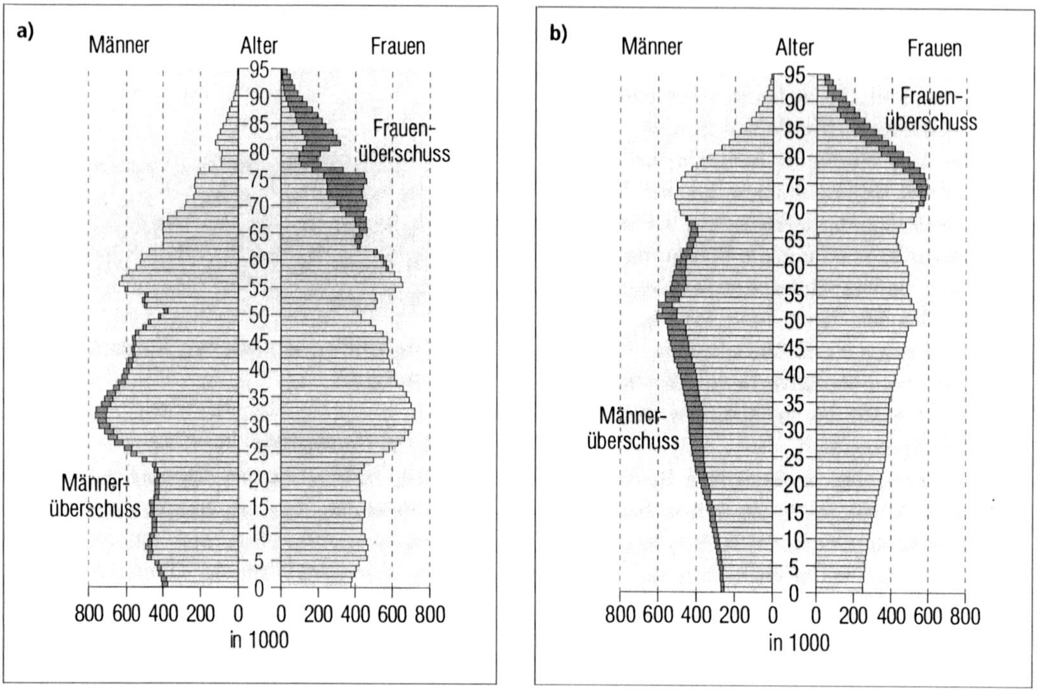

Abb. 6.3-1a und b: Bevölkerungsstatistik (Quelle: Statistisches Bundesamt).
a) Altersaufbau der Bevölkerung 1995. b) Vorausberechnung für 2040 (2. Variante).

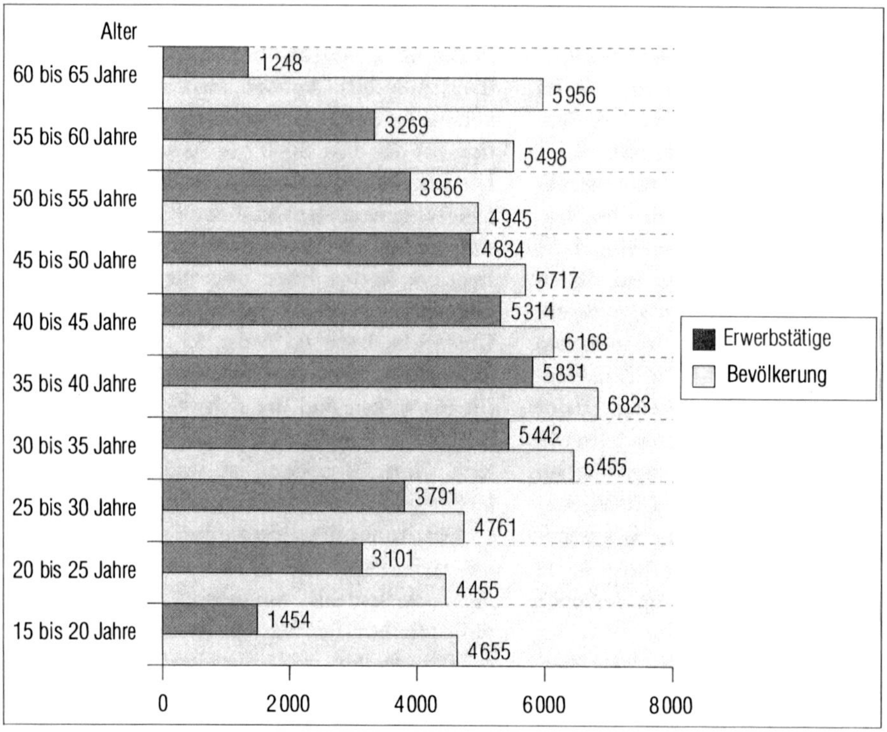

Abb. 6.3-2: Bevölkerung und Erwerbstätige nach Altersgruppen in Deutschland 2000 (in 1.000), insgesamt 38,5 × 10^6 Personen (Quelle: Statistisches Bundesamt).

Etwa 35 % arbeiten im Öffentlichen Dienst, gefolgt von 24 % im Bereich der sonstigen Dienstleistungen und 22 % in der Industrie. Das Handwerk und der Handel spielen in dieser Altersgruppe nur eine untergeordnete Rolle. In einzelnen Wirtschaftszweigen haben sich in den letzten Jahren jedoch charakteristische Veränderungen ergeben (→ *Abb. 6.3-3*): Im Baugewerbe nahm der Anteil älterer Arbeitnehmer von 36,6 auf 29 %, im Handwerk von 33,1 auf 27 % ab; zugenommen hat der Anteil Älterer im Öffentlichen Dienst (von 36,7 auf 43,7 %) und da insbesondere bei den Beschäftigten in Schulen und Fachschulen (von 37,5 % auf 52,3 %; Überalterung der Lehrerschaft!). 58 % aller Betriebe beschäftigen keine Mitarbeiter, die über 50 Jahre alt sind!

Ältere Arbeitnehmer üben bereits heute häufiger organisierende, dispositive und betreuende Tätigkeiten (60–70 %), weniger Produktions- oder Instandhaltungstätigkeiten (< 20 %) aus. Die Wünsche in Bezug auf Tätigkeitsveränderungen bewegen sich auch in diesem Bereich. Jeweils mehr als 65 % wünschen sich mehr oder gleich viele Zeitanteile in den Bereichen „Beraten und Informieren", „Organisieren und Planen", „Bedienen und Betreuen von Menschen" sowie „Informationen sammeln und auswerten". Dagegen wollen mehr als 75 % lieber weniger oder gar nicht in den Bereichen „Entwickeln, Forschen", „Werben, PR, Marketing", „Überwachen, Steuern von Maschinen, Anlagen", „Herstellen, Produzieren" und „Reparieren, Instandsetzen" arbeiten [3]. Arbeitnehmer im Alter von über 60 Jahren befinden sich bevorzugt in höheren Positionen und verdienen besser.

Nur wenige ältere Arbeitnehmer sind in der besonders belastenden Schichtarbeit tätig (3 %),

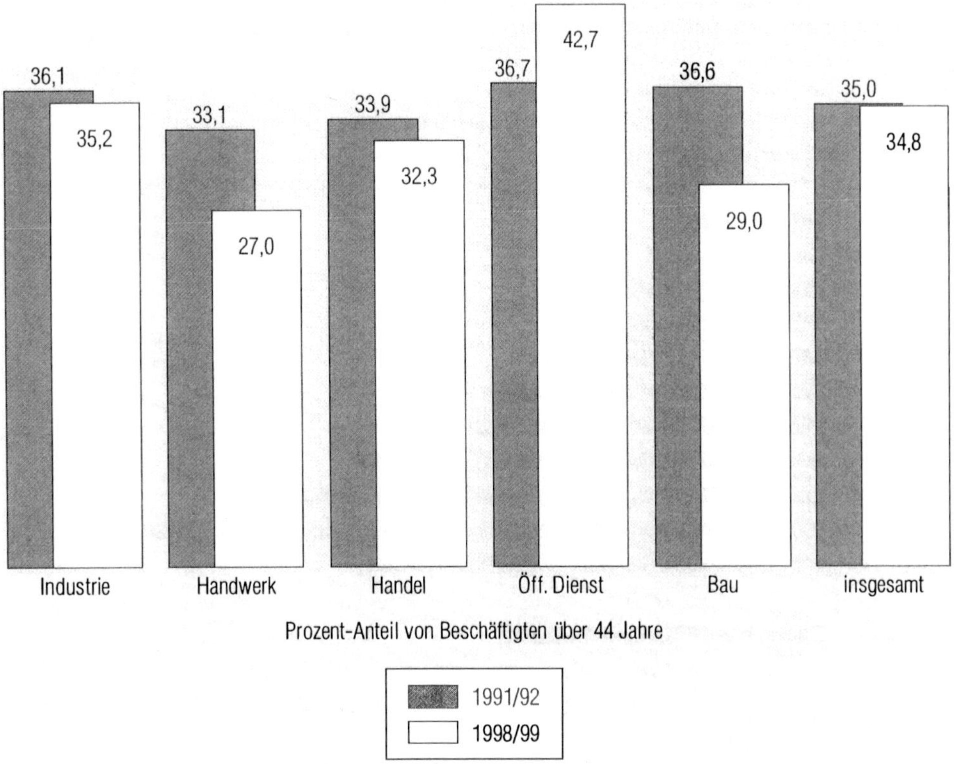

Abb. 6.3-3: Veränderungen der Altersstruktur der Erwerbstätigen (Quelle: BIBB/IAB-Erhebungen 1991/92und 1998/99).

gut die Hälfte arbeiten im Rahmen fester Anfangs- und Endzeiten („Normalarbeitstag"). Immerhin knapp 29 % haben eine Gleitzeitregelung und 17 % ein Arbeitszeitkonto. Mit diesen Arbeitszeitregelungen zeigten sich in Befragungen ältere Arbeitnehmer überwiegend zufrieden. Nur eine Minderheit wünscht sich eine andere Arbeitszeitregelung, am ehesten noch wäre für sie eine Arbeitszeitkontenregelung vorstellbar (46 %), gefolgt von Gleitzeit (31 %).

Diese Arbeitnehmer stehen Veränderungen der Arbeitssituation also eher skeptisch gegenüber. Betriebliche Weiterbildungsprogramme für den Bereich organisierender, dispositiver und betreuender Tätigkeiten wurden von ihnen begrüßt. Allerdings sinkt die tatsächliche Teilnahme an Weiterbildungen mit steigendem Alter. Immerhin gaben in der Befragung 53 % der über 45-Jährigen an, in den letzten 2 Jahren an einem Programm teilgenommen zu haben.

In der Arbeitsunfähigkeitsstatistik haben die älteren Arbeitnehmer eine höhere Absentismus-Quote. Sie kommt nicht durch die höhere Fallzahl zustande, sondern durch die längere Dauer (Tage je Fall) der Arbeitsunfähigkeit *(→ Abb. 6.3-4)*. Ältere Arbeitnehmer verursachen weniger Arbeitsunfälle; die daraus folgende Arbeitsunfähigkeit dauert ebenfalls länger.

Ältere haben ein anderes Erkrankungsspektrum. Bei Jüngeren sind Allergien und Infektionskrankheiten häufiger, bei den Älteren die chronischen Erkrankungen des Bewegungsapparates und chronische Atemwegserkrankungen, auch Tumorleiden.

Somatische Veränderungen bei älteren Arbeitnehmern betreffen vor allem:

- Hören (sehr variabler Beginn der Altersschwerhörigkeit, Berücksichtigung bei der Beurteilung einer Lärmschwerhörigkeit),
- Sehen (Weitsichtigkeit, evtl. Grauer Star; zu beachten ist höherer Lichtbedarf und längere Dunkeladaptationszeit),
- Herz- und Kreislauf (langsamer Abfall der kardiopulmonalen Leistungsfähigkeit),

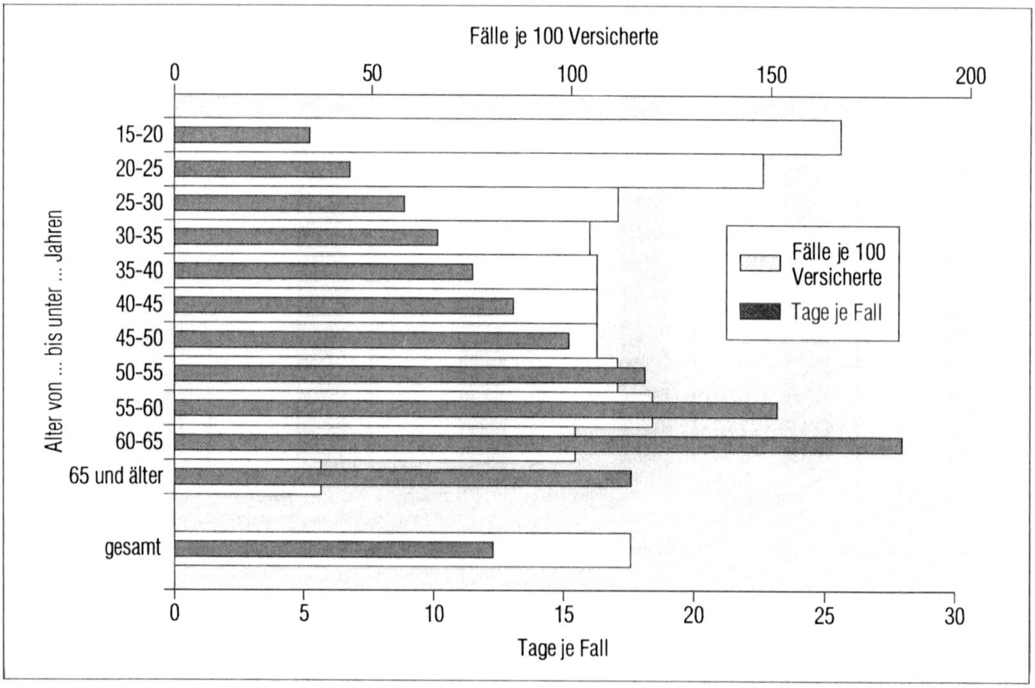

Abb. 6.3-4: Arbeitsunfähigkeit im Jahr 2001 nach Altersgruppen (Quelle: Bundesarbeitsblatt).

- Lunge (u.a. Abnahme der Vitalkapazität),
- Bewegungsapparat (Reduktion der Beweglichkeit der Wirbelsäule und der Körperkraft),
- Nervensystem (Abnahme der Zahl der Synapsen etc.; jedoch bleibt intellektuelle Leistungsfähigkeit oftmals bis weit über das 50. Lebensjahr auf einem hohen Niveau erhalten, regelmäßiges Training ist Voraussetzung).

Auch die Abnahme der Muskelkraft und der kardiopulmonalen Leistungsfähigkeit kann durch Training lange (teil)kompensiert werden.

Für den Betriebsarzt geben die Grundsätze der BG-Vorsorgeuntersuchungen einige Hinweise, worauf er bei über 40-Jährigen oder über 50-Jährigen besonders zu achten hat, wann z.B. kürzere Untersuchungsintervalle oder ein besonderer Leistungsnachweis (Ergometrie) gefordert werden. Entsprechende Vorschriften bzw. Vorschläge gibt es bei der Fahrerlaubnisverordnung für das Führen von LKWs, Bussen und in der Fahrgastbeförderung; bei der Untersuchungsnorm G 26 (Atemschutzgeräte), G 30 (Hitzearbeiten), G 37 (Bildschirmarbeitsplatz) etc.

Beim Grundsatz G 26 (Atemschutzgeräte) findet die altersbedingte allmähliche Abnahme der kardiopulmonalen Leistungsfähigkeit bei den Sollwerten Berücksichtigung *(→ Tab. 6.3-1)*.

Nicht geregelt in einer Vorsorgeuntersuchung ist Schichtarbeit. Nachtarbeitnehmer haben nach Vollendung des 50. Lebensjahres ein Recht auf eine Vorsorgeuntersuchung *(→ Kapitel 2.3)*

Tab. 6.3-1 Sollwerte der Ergometrie gemäß „Berufsgenossenschaftliche Grundsätze für Arbeitsmedizinische Vorsorgeuntersuchungen", Anhang Ergometrie und G 26 (Atemschutzgeräte).

	bis 39. Lebensjahr	ab 40. Lebensjahr
Männer	3,0 Watt/kg KG (W_{170})	2,1 Watt/kg KG (W_{150})
Frauen	2,5 Watt/kg KG (W_{170})	1,8 Watt/kg KG (W_{150})

W_{150} bedeutet: Watt pro kg KG bei einem Puls von 150/min (→ *Kap. 2.2, „Prüfung der körperlichen Leistungsfähigkeit"*). Abweichungen von 20% von diesem Sollwert werden zugestanden.

in Zeitabständen von 1 Jahr (Jüngere nur alle 3 Jahre). Arbeitnehmer über 50 Jahre sollten nicht erstmals in Nachtschichtarbeit eingesetzt werden.

Die sog. moderne Arbeitswelt ist charakterisiert durch Anforderungen, die meist während der Ausbildung älterer Arbeitnehmer noch nicht so ausgeprägt waren (Computerisierung, Informationsflut, Anforderungen an Flexibilität). Gerade deswegen werden betriebliche Qualifizierungsprogramme für Ältere gefordert.

Andererseits kommt die Abnahme der körperlichen Arbeitsanforderungen zugunsten der geistig-intellektuellen Arbeit grundsätzlich dem älteren Arbeitnehmer entgegen.

Ein reines Defizit-Modell für die Leistungsfähigkeit älterer Menschen ist wissenschaftlich nicht tragfähig. Die altersabhängige Entwicklung der beruflichen Verhaltenscharakteristik und Leistungsfähigkeit muss differenziert dargestellt werden *(→ Tab. 6.3-2)*.

Altersbedingte Rückgänge der Leistungsfähigkeit – allerdings lange Zeit nur relativ geringfügige – findet man für Berufe, die komplexe Informationsverarbeitung unter Zeitdruck oder vorgegebene Arbeitsschritte bei festem Zeittakt oder Muskelkraft erfordern (z.B. bei der Steuerung komplizierter Maschinen oder bei Fließbandarbeit oder bei Feuerwehreinsätzen).

Konstanz oder Verbesserung der Leistungsfähigkeit zeigen ältere Mitarbeiter in jenen Bereichen, die erfahrungsgebundenes Wissen oder routinisierte Abläufe – auch bis zu einem gewissen Grad unter Zeitdruck – erfordern (z.B. Büroarbeit).

Altersbedingter Leistungsabfall in bestimmten Teilbereichen wird durch die alterstypischen Stärken (Erfahrung, effizienter Ressourceneinsatz) ausgeglichen. So wird beispielsweise die Einbuße in geschwindigkeitsbezogenen Fertigkeiten durch einen besseren Überblick über Arbeitsabläufe kompensiert.

Diese Kompensationsfähigkeit ist jedoch begrenzt. Eine gute Arbeitsplatz- und -zeitgestaltung ist für die Erhaltung der beruflichen Integration älterer Mitarbeiter entscheidend.

Tab. 6.3-2 Altersabhängigkeit der beruflichen Verhaltenscharakteristik und Leistungsfähigkeit (modifiziert nach [2, 5]).

Verbesserung im Alter	gleichbleibend im Alter	Verschlechterung im Alter
• Erfahrung • Urteilsfähigkeit • Erfassung von Sinnzusammenhängen • vorausschauendes, planendes Handeln • Fähigkeit zur Konfliktmoderation • Zuverlässigkeit • Verantwortungsbewusstsein, Qualitätsbewusstsein • Pünktlichkeit • Ausgeglichenheit • Einsatzbereitschaft • Arbeitsinteresse • Arbeitsmoral • Betriebstreue	• Wissensumfang • sprachliche Kenntnisse und Fähigkeiten • Aufmerksamkeit • Konzentrationsfähigkeit	• Muskelkraft • Herz-Lungen-Funktion • Sinnesorganfunktion • Geschwindigkeit von Wahrnehmung und Informationsverarbeitung • situative geistige Flexibilität • Lernbereitschaft • Kurzzeitgedächtnis

Dennoch kann u.U. die Notwendigkeit eines Arbeitsplatzwechsels zutage treten. Hier ist die arbeitsmedizinische Eignungsbeurteilung und -beratung von Bedeutung. Eine solche kann u.U. im Rahmen einer Pflichtuntersuchung stattfinden (Fahrerlaubnisverordnung, spezielle arbeitsmedizinische Vorsorgeuntersuchung bei Trägern von Atemschutzgeräten etc.).

Falls eine Umsetzung auf einen anderen Arbeitsplatz unvermeidbar ist, so sollte diese neue Arbeit dem Qualifikationsprofil entsprechen. Bezahlung und sozialer Status sollten vergleichbar oder womöglich verbessert sein.

Wichtig ist immer die individuelle Beurteilung. Es gibt sehr große interindividuelle Unterschiede in der beruflichen Leistungsfähigkeit älterer Menschen. Unterschiedlich sind nicht nur die Kenntnisse und Fähigkeiten zu Beginn des Alterungsprozesses. Auch der Vorgang des Älterwerdens mit seinen verschiedenen Aspekten (zunehmende Erfahrung, Gewinn und Verlust von Wissen und Fähigkeiten) läuft sehr verschieden ab.

Ältere Arbeitnehmer sind auch unter gruppendynamischen Gesichtspunkten zu betrachten. In Betrieben, die mit „jugendlichen" Belegschaften neu anfingen (Gründung einer Fabrik auf der grünen Wiese) zeigte sich eine Unruhe in den Beschäftigtengruppen, die sich z.B. auf eine fehlende Hierarchie, Kämpfe bzgl. der Rollenzuweisung, überbordende Konkurrenz, Sich-Aufschaukeln von Stimmungen usw. bezogen. Offensichtlich ist hier die Gruppenzugehörigkeit Älterer mit ihrem oben dargestellten besonderen Profil ein Nutzen.

Auf Arbeitszeitmodelle für ältere Arbeitnehmer wurde in *Kapitel 6.1* hingewiesen.

Literatur

1. Börner-Klimesch, P., Nothacker, M., Schlipf, M.: Mutterschutz ja – Berufsverbot nein. Symposium des Deutschen Ärztinnenbundes in der Städt. Frauenklinik Berg in Stuttgart. Ärzteblatt Baden-Württemberg 2/1999, 52–54.
2. Bruggmann, M.: Die Erfahrung älterer Mitarbeiter als Ressource. Deutscher Universitäts-Verlag, Wiesbaden 2000.
3. Duben, K., Husemann, R., Lauterbach, C., Vonken, M.: Beschäftigungswirksame Arbeitszeitmodelle für ältere Arbeitnehmer. Fb der BAuA, Dortmund/Berlin 2002.
4. Enders, G.: Infektionsgefährdung – Mutterschutz im Krankenhaus. Arbeitsmed. Sozialmed. Umweltmed. 2003: 38,6: 324–335.

5. Klemp, G.O., McClelland, D.C.: What characterises intelligent functioning among senior managers? In: Sternberg, R.J., Wagner, R.K. (eds.): Practical Intelligence. Cambridge University Press, Cambridge 1986.
6. Opitz, I.: Beschäftigungswirksame Arbeitszeitmodelle für ältere Arbeitnehmer. Mit 55 Jahren in den Ruhestand? Amtliche Mitteilungen der BAuA 3/2002, 3–4.
7. Robert-Koch-Institut: Arbeitsweltbezogene Gesundheitsberichterstattung. Berlin 2002.
8. Ueberschär, I., Heipertz, W.: Zur Leistungsfähigkeit älterer Arbeitnehmer aus arbeits- und sozialmedizinischer Sicht. Arbeitsmed. Sozialmed. Umweltmed. 2002; 37,10: 490–497.
9. Verbeek, J.H. et al.: Evidence-based medicine for occupational health. Scand J Work Environ Health 2002; 28(3): 197–204.

6.4 Arbeitsmedizinische Aufgaben im Hinblick auf chronisch kranke und behinderte Arbeitnehmer

6.4.1 Suchtkranke im Betrieb

Da die Beschäftigten Teil der Gesamtbevölkerung sind, sind auch bei ihnen die Probleme des Drogenkonsums und des Alkoholmissbrauchs anzutreffen.

Meist werden diese Probleme „von außen" in den Betrieb hineingetragen. Suchtverhalten kann manchmal aber auch durch Arbeitsbedingungen mitverursacht sein. Beispielsweise wurde in einer Studie gefunden, dass britische Jungärzte übermäßig viel Alkohol trinken [6], was zum erheblichen Teil auf die Arbeitsbedingungen zurückgeführt wurde. Risikofaktoren sind also berufliche Überforderung, schlechte Arbeits- und Bewältigungsbedingungen im weitesten Sinne.

Die betrieblichen Kausalfaktoren dürfen jedoch nicht überschätzt werden. Der bedeutendere Suchtrisikofaktor ist ohnehin die Arbeitslosigkeit.

Insbesondere bei Jugendlichen ist eine Zunahme des Konsums von Drogen festzustellen. Die Betreuung dieser Altersgruppe im Betrieb bietet eine wichtige Möglichkeit der Intervention. Junge Menschen, die sich noch in der beruflichen Orientierungsphase befinden, werden vom Betriebsarzt bei Einstellungs- und bei Vorsorgeuntersuchungen gesehen, ggf. auch bei der Jugendarbeitsschutzuntersuchung.

Es ist kulturell bedingt, dass zwischen dem Konsum von Alkohol und dem von Drogen unterschieden wird. Es gibt Unterschiede in der Wirkung der beiden Suchtmittel, auch große

Unterschiede in der Wirkung einzelner Drogen. Beiden Gruppen gemeinsam ist die Gefahr des Missbrauchs und der Sucht, die sich als psychische und als physische Abhängigkeit zeigen kann. Die dritte Gruppe der stoffgebundenen Suchtmittel sind Medikamente.

Begrifflich muss zwischen Missbrauch und Abhängigkeit unterschieden werden:

- Missbrauch ist (nach ICD 10) ein Konsumverhalten, welches schädliche Auswirkungen hat, ohne dass bereits ein Abhängigkeitssyndrom vorliegt.
- Abhängigkeit (Sucht, z.B. Alkoholismus) liegt vor, wenn gewohnheitsmäßiger und übermäßiger Konsum trotz besserer Einsicht nicht aufgegeben oder reduziert werden kann. Es handelt sich also um eine Suchterkrankung.

Suchtkriterien nach ICD 10 sind:

- häufige Einnahme der Substanz in größeren Mengen oder länger als beabsichtigt,
- anhaltender Wunsch oder ein oder mehrere Versuche, den Substanzgebrauch zu verringern oder zu kontrollieren,
- hoher Zeitaufwand für Aktivitäten, um die Substanz zu beschaffen, sie zu sich zu nehmen oder sich von ihren Wirkungen zu erholen,
- häufiges Auftreten von Intoxikations- oder Entzugssymptomen, wenn eigentlich die Erfüllung wichtiger Verpflichtungen am Arbeitsplatz oder zu Hause erwartet wird,
- Aufgabe von sozialen, beruflichen oder Freizeitaktivitäten aufgrund des Substanzmissbrauchs,
- fortgesetzter Substanzmissbrauch trotz Kenntnis der daraus resultierenden anhaltenden sozialen, psychischen oder körperlichen Folgen,
- ausgeprägte Toleranzentwicklung mit Verlangen nach Dosissteigerung, um den gewünschten Effekt herbeizuführen,
- charakteristische Entzugssymptome,
- häufige Einnahme der Substanz zur Vermeidung des Auftretens von Entzugssymptomen.

Die Prävalenz des Alkoholproblems in der Allgemeinbevölkerung [16]:

- Alkoholismus soll in Deutschland bei 2,4 % der Bevölkerung vorliegen (nach Hochrechnungen, direkte Studien liegen nicht vor).
- Alkoholmissbrauch ist in Deutschland für 4 % der Bevölkerung anzunehmen.

Das Durchschnittsalter der Alkoholabhängigen liegt bei 30–50 Jahren, es sind zu 70 % Männer.

Man rechnet ferner mit etwa 150.000 Drogenabhängigen in Deutschland, mit einem Durchschnittsalter von 25–27 Jahren. Die Medikamentenabhängigen machen etwa 1–1,5 Mio. aus, ganz überwiegend (ca. 90 %) sind es Frauen in einem Alter von durchschnittlich 35 Jahren.

Es handelt sich also, wie oben bereits angesprochen, um Altersgruppen, die üblicherweise im Erwerbsleben stehen. Etwa 5 % der Arbeitnehmer haben Alkoholprobleme auch am Arbeitsplatz. Sie sind 3,5-mal häufiger in Arbeitsunfälle verwickelt und weisen etwa 16-mal höhere Fehlzeiten auf.

Die betrieblichen Folgen der Leistungsminderung – etwa 25 % ihrer Arbeitsleistung geht dem Betrieb verloren – sind vielfältig:

- verlangsamte Arbeitsabläufe,
- erhöhter Verschleiß von Werkzeug und Material,
- verminderte Produktionsstückzahlen,
- Absinken der Qualität der Produkte,
- erhöhte Unfallhäufigkeit,
- erhöhte Fehlzeiten.

Die akuten Wirkungen des Alkohols klingen bei Nicht-Suchtkranken innerhalb von 24 Stunden ab, so dass ein exzessiver Konsum am Samstag Abend an einem Montag Morgen im Betrieb keine spezifischen Auswirkungen mehr hat (auf die chronische Alkoholkrankheit wird später eingegangen). Anders verhält es sich mit den klassischen *(→ Tab. 6.4-1)* und den sog. Designer-Drogen *(→ Tab. 6.4-2)*. Sie werden deswegen kurz vorgestellt.

Es bleibt also festzuhalten, dass der „Wochenendkonsum“ von vielen Drogen sich noch im Verlauf der nachfolgenden Arbeitswoche auswirkt.

Tab. 6.4-1 Wirkung „klassischer" Drogen.

Substanz	Akutwirkung	chronischer Missbrauch
Haschisch	Wirkdauer bis zu 14 Tagen: Reduzierung von: • Kurzzeitgedächtnis • Entfernungseinschätzung • Reaktionsvermögen • Konzentration • Motivation	psychisch-pathologische Auswirkungen: • Halluzinationen • Hirnzellenschäden • gestörte Immunabwehr • Lungenschäden
Heroin, Opium	Wirkdauer bis zu 5 Tagen: • Unruhe • Angst • Reizbarkeit bei Entzug • Pupillenverengung • Appetitlosigkeit	• Depressionen
Kokain, Amphetamine	Wirkdauer bis zu 4 Tagen: • Schlaflosigkeit • Erschöpfung • Depressionen • Appetitlosigkeit	**Amphetamine:** • Depressionen • Verfolgungswahn **Kokain:** • Depressionen • Halluzinationen • Leberschäden
LSD	bis zu 2 Tagen: • Sinnestäuschungen • unkonventionelle Risikobereitschaft	• Wahnvorstellungen • Psychosen • Flash-back-Räusche

Beratung des Arbeitgebers zur betrieblichen Suchtprävention

Gesundheitsvor- und -fürsorge für alkoholgefährdete, alkoholkranke und andere suchtabhängige Beschäftigte sollte als betriebliche Aufgabe verstanden werden, die den Interessen des Betriebs und seiner Mitarbeiter nützt. Stressprävention und ähnliche primärpräventive Maßnahmen bringen u.a. auch einen Beitrag zur Suchtvorbeugung.

Rechtliche Regelungen: Alkohol- oder Drogenkonsum kann die Erbringung der arbeitsvertraglichen Pflichten durch den Arbeitnehmer beeinträchtigen. Unfälle sind zu befürchten (Eigen- und Fremdgefährdung). Die Fürsorgepflicht des Arbeitgebers (Arbeitsschutzgesetz) erstreckt sich auch auf den suchtkranken Mitarbeiter.

In der Unfallverhütungsvorschrift „Grundsätze der Prävention" (BGV A1) heißt es in § 15: *„Versicherte dürfen sich durch den Konsum von Alkohol, Drogen oder anderen berauschenden Mitteln nicht in einen Zustand versetzen, durch den sie sich selbst oder andere gefährden können."* Auch die Einnahme von Medikamenten wird nun ausdrücklich genannt. In der früheren Fassung der BGV A1 hieß es noch explizit: *„Versicherte, die wegen Alkoholgenusses oder anderer berauschender Mittel nicht mehr in der Lage sind, ihre Arbeit ohne Gefahr für sich und andere auszuüben, dürfen mit Arbeiten nicht beschäftigt werden."* Die Beurteilung der Situation ist individuell vorzunehmen, abhängig vom Gefährdungsgrad

Im Rahmen einer Betriebsvereinbarung kann der Konsum von z.B. Alkohol generell untersagt

Tab. 6.4-2 Moderne synthetische Drogen (Designer-Drogen).

Substanzen	Aufnahme	Wirkungen
Phencyclidine („peace pill", „angle dust", „rocket fuel", „monkey tranquilizer")	oral, inhalativ und intravenös	• stark dosisabhängig von Schweben und Euphorie über psychotische Zustände mit Halluzinationen oder Schläfrigkeit und Tremor bis zum Koma • führt als Langzeitwirkung zu schizophrenieähnlichen Psychosen
Amphetamine (Amphetaminflocken, „speeds" [Kombination mit LSD], „speed ball" [Kombination mit Heroin], „crank", „ice", „croak" [Mischung von Methamphetamin mit Kokain])	oral	• Dopingmittel • Langzeitwirkungen sind Neurotoxizität, paranoide Psychosen, Herz- und Kreislaufversagen
Phenetylamine und Methoxyamphetamine (Leitsubstanz Mescalin, welches eigentlich zu den klassischen Drogen zählt)	oral	• Farb- und Musikhalluzinationen • Störung der visuellen räumlichen Orientierung • „bad trips" (akute panische Reaktionen) • Dauerkonsumenten haben paranoide Ideen der Unverletzbarkeit und des Fliegenkönnens (Unfalltod!)
Methylendioxyamphetamine („Ecstasy" [3,4 Methylendioxy-N-methylamphetamin, MDMA], „Adam", „Cardillac", „eve")	oral, inhalativ (geraucht) z.B. bei „raving parties", d.h. Tanzparties mit Technomusik	• erhöhte Kommunikations- und Kontaktfreudigkeit, Abnahme des Schlafbedürfnisses • Neurotoxizität (zentral, peripher) • Langzeitwirkungen sind Leberschädigung, Hyperthermie, Psychosen
Tryptamine, Prodine, Fentanyle („Happy pill", „Liebespille", „HI-Trips" [Tryptaminabkömmlinge]; Prodine leiten sich vom Dolantin ab; „China White", „Persian White" [Fentanylabkömmlinge])	oral	• **Tryptamine:** LSD-ähnliche Wirkungen und Nebenwirkungen • **Prodine und Fentanyle:** morphin- bzw. heroinähnliche Wirkungen und Nebenwirkungen

werden. In vielen Betrieben werden eingeschränkte Alkoholverbote praktiziert, mit definierten Ausnahmesituationen.

Nach dem Jugendarbeitsschutzgesetz (§ 31) ist die Abgabe von Alkohol und Tabak an Jugendliche unter 16 Jahren verboten, die Abgabe von Branntwein an Jugendliche über 16 Jahren ist untersagt.

Wenn der Mitarbeiter in einem Zustand am Arbeitsplatz angetroffen wird, der an Alkoholisierung denken lässt, legt der Arbeitgeber dar, aufgrund welcher Indizien er subjektiv den Eindruck einer Alkoholisierung gewonnen hat. Dem Arbeitnehmer kann Gelegenheit gegeben werden, durch objektive Tests den Verdacht einer Alkoholisierung auszuräumen. Eine entsprechende Ausrüstung soll der Betrieb hierfür bereit halten. Die Beweislast wird durch dieses Verfahren gleichsam umgekehrt.

Wenn es zu einem Arbeitsunfall unter Ein-

Betriebsvereinbarung – Alkoholverbot – gem. § 38 BGV A1 und § 87 Abs. 1 Ziff. 1 BetrVG

Zwischen der Geschäftsleitung der Firma ... und dem Betriebsrat der Firma ... wird folgende Betriebsvereinbarung abgeschlossen:

§ 1
Geltungsbereich

Diese Betriebsvereinbarung gilt für alle Arbeitsnehmer des Betriebes, einschließlich der Auszubildenden.

§ 2
Ziele

Ziele dieser Betriebsvereinbarung sind:
- allen Beteiligten eine Richtlinie an die Hand zu geben;
- eine Gleichbehandlung aller Arbeitnehmer sicherzustellen;
- die Arbeitssicherheit zu erhöhen;
- den Gesundheitszustand der Arbeitnehmer zu erhalten und das Risiko für Alkoholgefährdete zu verringern.

§ 3
Alkoholverbot

Arbeitnehmer dürfen sich während der Arbeitszeit und der Pausen durch Alkoholgenuss nicht in einen Zustand versetzen, durch den sie sich oder andere gefährden können.

Auf dem Werksgelände ist der Genuss von alkoholischen Getränken wegen der davon ausgehenden schweren Gefahren für Sicherheit und Gesundheit untersagt. Aus diesem Grund ist das Mitbringen und Verkaufen alkoholischer Getränke verboten.

§ 4
Maßnahmen des Arbeitgebers

Aus der Fürsorgepflicht des Unternehmens und zur Sicherstellung eines ordnungsgemäßen Betriebsablaufes hat der Vorgesetzte zum Schutz des Einzelnen wie auch der Mitarbeiter, solche Arbeitnehmer, die unter Alkoholeinfluss stehen, von ihrem Arbeitsplatz zu verweisen. Der Betriebsrat ist vor der Durchführung dieser Maßnahme zu benachrichtigen.

Mitarbeiter, die wegen zu starker Alkoholeinwirkung nicht mehr weiterbeschäftigt werden können, können auf ihre Kosten nach Hause befördert werden.

§ 5
Verwarnung

Unter Einfluss von Alkohol stehenden Mitarbeitern kann wegen Verstoß gegen diese Betriebsvereinbarung eine Verwarnung erteilt werden; sie wird zu den Personalakten genommen. Die Erteilung der Verwarnung bedarf der Zustimmung des Betriebsrates. Im Wiederholungsfall oder in besonders schweren Fällen, kann das Arbeitsverhältnis fristlos oder fristgemäß gekündigt werden.

§ 6
Entgeltzahlung

Für die Zeit des alkoholbedingten Arbeitsausfalles wird kein Arbeitsentgelt gezahlt.

§ 7
Information

Die Arbeitnehmer sind in regelmäßigen Abständen über die Gefahren von Alkoholgenuss und dem damit verbundenen Alkoholismus in geeigneter Weise aufzuklären. Das Gleiche gilt auch in Bezug auf die auf den Alkoholmissbrauch zurückzuführenden Unfallgefahren.

§ 8
Inkrafttreten

Diese Betriebsvereinbarung tritt mit Wirkung vom ... in Kraft und kann erstmals zum ... mit einer Frist von vier Wochen gekündigt werden

....	....
Geschäftsführung	Betriebsrat

Abb. 6.4-1: Muster einer einfachen Betriebsvereinbarung zum Thema Alkohol (ohne Hilfsangebote).

wirkung von Alkohol kommt, kann der Versicherungsschutz der gesetzlichen Unfallversicherung verloren gehen.

Dem Betrieb ist der Abschluss einer Vereinbarung zu empfehlen, die einvernehmlich zwischen Arbeitgeber und Personalvertretung ausgehandelt werden muss. Diese **Betriebsvereinbarung** soll die Problematik von Suchterkrankungen aufzeigen. Sie regelt auch das Vorgehen bei nicht einsichtigen Kranken.

Abbildung 6.4-1 zeigt zunächst ein Muster einer einfachen Betriebsvereinbarung zum Thema Alkohol (ohne Hilfsangebote, ohne Stufenschema).

Die Vereinbarung wird ergänzt durch das Schaffen eines **Arbeitskreises Sucht,** der sich regelmäßig trifft und die Durchführung ihrer Vorgaben ermöglicht bzw. erleichtert. Er pflegt den Kontakt zu Beratungs- und Behandlungsstellen und informiert sich über Spezialkliniken zur Suchttherapie. Er bespricht bekannt gewordene Problemfälle und verfolgt den Fortgang erforderlicher Therapien, er organisiert Schulungsveranstaltungen, erläutert die Dienstvereinbarung und ist auch Ansprechpartner für die Mitarbeiter.

Dem Arbeitskreis sollten angehören: Betriebsarzt, Personalabteilung, Personalvertretung, ein Betroffener, Sicherheitsfachkraft und – sofern der Betrieb jemanden hierfür genannt hat – ein Fachvertreter aus dem professionellen psychosozialen Bereich.

Zur weiteren Illustration wird ein Auszug aus einer anspruchsvolleren Vereinbarung wiedergegeben, in dem Regelungen für die Vorgehensweise des Vorgesetzten und ein „Stufenplan" des Verfahrens niedergelegt sind. Sie soll eine Hilfe darstellen, um gefährdete und erkrankte Mitarbeiter zu erkennen und gleichzeitig als Leitfaden dienen, um den Weg zu speziellen Therapien zu weisen.

Vorgehensweise bei Alkoholisierung oder suchtmittelbedingter Auffälligkeiten am Arbeitsplatz

a) Besteht begründeter Verdacht auf Alkoholisierung am Arbeitsplatz, muss der jeweilige Vorgesetzte den Beschäftigten hierauf unverzüglich ansprechen.

b) Gibt der Beschäftigte eine Alkoholisierung zu, so hat der Vorgesetzte dies in einer Aktennotiz festzuhalten und dafür Sorge zu tragen, dass der Beschäftigte die Dienststelle gemäß Ziffer e) verlässt.

c) Stellt der Beschäftigte eine Alkoholisierung in Abrede, hat er das Recht auf unmittelbare Durchführung eines Alkoholtests durch den Betriebsärztlichen Dienst. Steht der Betriebsärztliche Dienst nicht zur Verfügung, kann der Test auch durch … durchgeführt werden. Die Durchführung des Tests ist freiwillig; der Beschäftigte darf hierzu nicht gezwungen werden.

d) Bei erwiesener Alkoholisierung hat der Beschäftigte die Dienststelle gem. Ziffer e) zu verlassen. Gleiches gilt bei Ablehnung des Tests, wenn eine Beeinträchtigung der dienst- bzw. arbeitsrechtlichen Pflichten gem. § 2 Ziffer (1) infolge der Alkoholisierung nicht ausgeschlossen werden kann. Die Entscheidung obliegt dem Vorgesetzten.

e) Der Vorgesetzte hat dafür Sorge zu tragen, dass der Beschäftigte in geeigneter Weise sicher zu seiner Wohnung gelangt. Die Benutzung eines eigenen Kraftfahrzeuges ist – ggf. unter Hinzuziehung der Polizei – zu unterbinden. Anfallende Beförderungskosten sind vom Beschäftigten zu tragen.

f) Der Vorgesetzte hat die Personalabteilung unverzüglich zu informieren, wenn ein Beschäftigter infolge akuter Alkoholisierung die Dienststelle verlassen muss. Die ausgefallene Arbeitszeit wird i. d. R. nicht vergütet. Die Personalabteilung weist den Beschäftigten schriftlich an, nicht mehr alkoholisiert seinen Dienst aufzunehmen.

g) Die Absätze a) bis f) gelten für andere suchtmittelbedingte Auffälligkeiten am Arbeitsplatz sinngemäß.

Verfahren bei Suchtgefährdung/-erkrankung

1. Stufe: Kritikgespräch

a) Hat der unmittelbare Vorgesetzte den Verdacht, dass bei dem Beschäftigten eine Suchtgefährdung/-erkrankung vorliegt, so ist er verpflichtet, mit dem Beschäftigten ein vertrauliches Gespräch zu führen. Inhalt des Gesprächs soll die Darstellung und Offenlegung des Sachverhalts und die Aufklärung über Hilfsangebote sein.

b) Der Vorgesetzte weist den Beschäftigten unmissverständlich darauf hin, dass er bei fortgesetzter Suchtauffälligkeit den nächst höheren Vorgesetzten und die Personalverwaltung unterrichtet, die dann weitere Maßnahmen nach Stufe 2 einleitet.

c) Über dieses Gespräch wird Stillschweigen bewahrt. Der Vorgesetzte fertigt lediglich eine persönliche Notiz an und vermerkt den Zeitpunkt des Gesprächs. Diese persönliche Notiz darf nicht zu den Personalakten genommen werden.
Sofern der Beschäftigte nach diesem Gespräch nicht wieder auffällig wird und keine Veranlassung zu weiteren Schritten gibt, muss die persönliche Notiz vom Vorgesetzten nach angemessener Zeit (Zeitraum zwischen 1–1,5 Jahren) vernichtet werden.

d) Der Vorgesetzte hat das Verhalten des Beschäftigten sorgfältig zu beobachten. Alkohol- oder suchtmittelbedingte Auffälligkeiten des Beschäftigten **nach** dem Erstgespräch sind vom unmittelbaren Vorgesetzten schriftlich festzuhalten. Aus den Aufzeichnungen müssen Zeitpunkt und Art der alkohol- oder suchtmittelbedingten Auffälligkeiten hervorgehen.

e) Maßnahmen, die der Arbeitssicherheit dienen, müssen unabhängig von den ab Stufe 2 (vgl. Abs. 3) vorgesehenen dienst- bzw. arbeitsrechtlichen Konsequenzen je nach Notwendigkeit des Einzelfalles unverzüglich ergriffen werden.

Empfehlungen:
Bei diesem Gespräch ist es wichtig, dass der Vorgesetzte darstellt, welche besonderen Umstände er oder Kollegen im Arbeitsalltag konkret beobachtet haben (z.B. Fehler, Auswirkungen auf nähere Arbeitsumgebung). Der Vorgesetzte soll darlegen, dass er einen Zusammenhang zwischen diesen Auffälligkeiten und dem Alkohol- bzw. Suchtmittelkonsum sieht, auch wenn der Beschäftigte dies bestreitet. Er soll dem Beschäftigten bewusst machen, dass regelmäßiger Alkohol- bzw. Suchtmittelkonsum zu einer Suchterkrankung führen kann. Schwerpunkt des Gesprächs soll die Information über Hilfsmöglichkeiten sein. Dabei soll der Vorgesetzte auf den Psychosozialen Dienst, den Betriebsärztlichen Dienst und auf externe Beratungsstellen, insbesondere auch zur Abklärung der möglichen Entstehungsursachen, hinweisen. Der Vorgesetzte soll sich gründlich auf dieses Gespräch vorbereiten. Beim ersten Gespräch dieser Art ist die vorherige Beratung mit dem Betriebsärztlichen Dienst und/oder dem Psychosozialen Dienst zu empfehlen.

2. Stufe: Kritikgespräch mit Hilfsangeboten, individuelle Auflagen

a) Dauern die alkohol- oder suchtmittelbedingten Auffälligkeiten nach dem ersten Gespräch an, so wird mit ihm ein weiteres Gespräch geführt, an dem der unmittelbare oder der nächst höhere Vorgesetzte, der Leiter der Personalabteilung oder sein Stellvertreter, ein Mitglied des Personalrats und ein Vertreter des Betriebsärztlichen Dienst teilnehmen. Ein Mitglied des Psychosozialen Dienstes soll nach Möglichkeit ebenfalls teilnehmen.
b) In diesem Gespräch werden dem Beschäftigten konkrete Hilfsangebote vom Betriebsärztlichen Dienst und/oder vom Psychosozialen Dienst unterbreitet und auf Suchtberatungsstellen hingewiesen. Dabei können dem Beschäftigten individuelle Auflagen gemacht werden, z.B. die regelmäßige Teilnahme an Beratungsgesprächen professioneller Suchtberatungsstellen, eine regelmäßige Untersuchung durch den Betriebsärztlichen Dienst, ein absolutes Alkohol- oder Suchtmittelverbot vor Dienstbeginn und während des Dienstes, und/oder regelmäßige Gespräche mit dem unmittelbaren Vorgesetzten, die einen Zeitraum von 2–6 Monaten umfassen. Die Personalabteilung ist berechtigt, von dem Beschäftigten einen Nachweis über die Teilnahme an den vorgenannten Gesprächen zu verlangen.
c) Der Beschäftigte wird in allgemeiner Form über dienst- bzw. arbeitsrechtliche Konsequenzen und weitere Maßnahmen nach Stufe 3 aufgeklärt, die ergriffen werden können, sofern die alkohol- oder suchtmittelbedingten Auffälligkeiten weiter fortdauern.
d) Über das Gespräch wird eine Aktennotiz gefertigt. Die Aktennotiz, ggf. einschließlich der Niederschrift über die individuellen Auflagen, wird in einer besonderen Sachakte bei der Personalabteilung aufbewahrt. Die Sachakte darf nur der nach Stufe 2 beteiligte Personenkreis einsehen. Wird der Beschäftigte nach diesem Gespräch nicht wieder auffällig und gibt er in Jahresfrist keine Veranlassung zu weiteren Schritten, vernichtet der Leiter der Personalabteilung alle Unterlagen aus dieser Sachakte.
e) Alkohol- und suchtmittelbedingte Auffälligkeiten des Beschäftigten nach dem Zweitgespräch sind von unmittelbaren Vorgesetzten schriftlich genau festzuhalten. Aus den Aufzeichnungen müssen Zeitpunkt und Art des Fehlverhaltens hervorgehen. Die Aufzeichnungen sind der Personalabteilung zuzuleiten.

Empfehlungen:
Es soll dem Beschäftigen klar gemacht werden, dass wahrscheinlich eine Suchtmittelabhängigkeit sein Verhalten bestimmt, da sonst eine Änderung eingetreten wäre. Individuelle Auflagen müssen von der Personalverwaltung kontrolliert werden. Für den Fall, dass der Beschäftigte eine individuelle Auflage nicht einhält, müssen Konsequenzen festgelegt werden. Aus den Aufzeichnungen hervorgehendes Fehlverhalten ist im Einzelnen genau darzustellen.

3. Stufe: Festlegung der Hilfsangebote – dienst- bzw. arbeitsrechtliche Maßnahmen

a) Setzen sich die alkohol- oder suchtmittelbedingten Auffälligkeiten nach dem Zweitgespräch fort, so findet auf Veranlassung der Dienststelle unter Beteiligung des Personenkreises, der in Stufe 2 beteilig war, ein weiteres Gespräch statt.
b) Dem Betroffenen wird die angekündigte schriftliche Abmahnung überreicht. Diese wird in der Personalakte vermerkt. In dieser 3. Stufe (oder in einer 4. Stufe) wird unmissverständlich deutlich gemacht, dass es bei erneuten Verletzungen des Arbeitsvertrags zur Kündigung kommen wird. Hilfsangebote werden erneut erläutert.
c) Das Betriebsratsmitglied erklärt, dass eine Kündigung nicht verhindert werden könnte, wenn der Betroffene keine Hilfe annimmt, um seine Gesundheit wiederherzustellen und seinen arbeitsvertraglichen Verpflichtungen nachzukommen."

4. (5.) Stufe: Anhaltende Verletzungen des Arbeitsvertrages werden benannt und die Kündigung wird ausgesprochen.

Möglicherweise wird eine Wiedereinstellungsgarantie gegeben, sofern die Auflagen doch noch erfüllt werden.

Bei mittleren und kleinen Unternehmen wird eine Betriebsvereinbarung oder ein formaler Arbeitskreis selten zustande kommen. Hier entspricht es der Beratungsaufgabe des Betriebsarztes, den Unternehmer selbst auf die Möglichkeiten des Betriebsarztes (Artikel in der Werkszeitung oder am schwarzen Brett, Vorgesetztenschulung, außerordentliche Untersuchung, vorgezogene Nachuntersuchung) hinzuweisen und auf die weiteren lokalen Möglichkeiten bezüglich Suchtberatungsstellen und Selbsthilfegruppen sowie die Möglichkeiten und Aussichten von Therapien.

Allgemein muss darauf geachtet werden, dass „Durst-haben" und „Feiern" nicht automatisch mit dem Konsum von alkoholischen Getränken verknüpft wird. Es gibt genügend andere Getränke, die den nötigen Ausgleich des Flüssigkeitsverlustes an Hitzetagen oder Hitzearbeitsplätzen ermöglichen. Einige Betriebe stellen statt teurer Fertiggetränke Tees zur Verfügung, die sehr wohl akzeptiert werden. Bei „sonstigen Anlässen" geht es um die Reduzierung von Trinkgelegenheiten und Trinkzwängen. Bei betrieblichen Gratulationen und beim Betriebsausflug lassen sich nicht-alkoholische Getränke propagieren. Vorgesetzte haben eine Vorbildfunktion. Kommt es zu Entgleisungen, werden auch die Organisatoren, die Alkohol bereit gestellt haben, verantwortlich gemacht!

Vorgeschlagene Modelle der betrieblichen Suchtkrankenhilfe:

- Ehrenamtliche Hilfe durch Ehemalige (trockene Alkoholiker), die im Betrieb beschäftigt sind. Ein rehabilitierter Alkoholkranker engagiert sich zum Beispiel in einer Selbsthilfegruppe und bildet sich zum freiwilligen

Suchtkrankenhelfer aus. Er leistet Hilfe im Einzelfall neben seiner Arbeitszeit, spricht eventuell auf einer Betriebsversammlung über seine Krankheit und ermutigt Betroffene, Hilfe anzunehmen.

- Ehrenamtliche Hilfe durch örtliche Selbsthilfe- und Abstinenzgruppen, an die der Betrieb seine Problemfälle verweist. Da das Netz von Selbsthilfegruppen in Deutschland sehr dicht ist, kann jeder Betrieb eine Selbsthilfegruppe finden und den Kontakt zum betroffenen Mitarbeiter knüpfen. In der Zusammenarbeit ergeben sich manchmal Probleme, da Selbsthilfegruppen anonym arbeiten und zum Beispiel aus diesem Grund einen Gruppenbesuch nicht „testieren" können. Hier muss sich ein Betrieb – wenn er es für nötig hält – andere Formen der Kontrolle überlegen.
- Professionalisierte Hilfe ist möglich durch:
  - „Ehemalige", d.h. der Betrieb stellt einen Mitarbeiter frei für die Beratung der Alkoholkranken, eventuell auch des sozialen Umfeldes, für die Einleitung von Therapiemaßnahmen und für Hilfen bei der Wiedereingliederung am Arbeitsplatz.
  - Einbindung und Finanzierung externer Beratungsstellen der freien Wohlfahrtsverbände. Hier können sich zum Beispiel mehrere Betriebe eine Beratungsstelle „teilen".
  - Eigene betriebliche Sozialarbeiter oder Psychologen, die Stellen sind vorwiegend dem betrieblichen Sozialwesen, dem Betriebsärztlichen Dienst, der Personalabteilung oder auch dem Betriebsrat zugeordnet.

Strategien der betrieblichen Intervention beinhalten folgende Ebenen:

- Information, gesundheitsförderliche Arbeitsgestaltung, betriebliche „Alkoholvermeidungskultur" (Arbeitskreis Suchtprävention),
- Intervention, Motivation („konstruktiver Druck"),
- Initiierung therapeutischer Interventionen ambulant/stationär in psychosozialen Behandlungsstellen oder Fachkliniken für Suchtkranke (im Idealfall während der stationären Therapiephase Kontakt zum Mitarbeiter halten),
- Reintegration am Arbeitsplatz, Nachsorge.

Vor der Durchführung von Maßnahmen sind betriebsspezifische Informationen wichtig:

1. Wo im Betrieb gibt es Alkoholprobleme?
2. Wo, an welchen Orten, wird getrunken?
3. Wie wird von den Mitarbeitern des Betriebes das Alkohol- bzw. Drogenproblem gesehen?
4. Wie hoch ist ggf. der tägliche Umsatz im Betrieb (noch) angebotener alkoholischer Getränke.

Bei den Maßnahmen/Kampagnen sind erfahrungsgemäß die folgenden Punkte von Bedeutung:

- Es sind weniger medizinische Tatsachen über Alkoholfolgen zu vermitteln; wichtiger ist es, Verhaltensmerkmale von Alkoholkranken darzustellen. Extreme Darstellungen des Alkoholismus stoßen den Adressatenkreis ab – betrieblich nachvollziehbare Erlebnisse und Merkmale des Alkoholkranken ermöglichen die erwünschte Identifikation.
- Persönliche Schicksale regen mehr zum Nachdenken an als abstrakte Darstellungen.
- Alkoholismus ist ein Problem, das nicht allein im Betrieb gelöst werden kann, daher gehören Kenntnisse über mögliche externe Hilfen zu den wichtigsten Informationen.
- Plakate, die eher alltägliche und beiläufige Szenen im Umgang mit Alkohol zeigen, kommen eher an, als extreme Unfallsituationen oder unglaubwürdige Übertreibungen.
- Die Information muss differenziert in Inhalt und Form an die verschiedenen Adressaten vermittelt werden.
- Die Vorgesetzten und Betriebsräte sind die wichtigsten Zielgruppen. Sie bestimmen mit ihrer Einstellung und ihrem Verhalten, ob Hilfen für Alkoholkranke erfolgreich eingesetzt werden können oder zum Scheitern verurteilt sind.
- Für Vorgesetzte höherer Hierarchiestufen genügen häufig kürzere Informationsveranstaltungen als für die unmittelbare Führungs-

ebene (Meister, Gruppenleiter, Abteilungsleiter).

- Bei der Informationsvermittlung muss auf den psychischen Hintergrund der Adressaten geachtet werden: Die unterste Führungsebene ist wesentlich „dichter" am Problem, hat engere Bindungen an die Betroffenen als Vorgesetzte einer höheren Ebene. Lange waren Meister und Gruppenleiter selbst gleichrangige Kollegen und haben besonders in der Anfangsphase ihrer Vorgesetztentätigkeit Schwierigkeiten, Führungsaufgaben anzunehmen und wichtige Entscheidungen in der Mitarbeitergruppe durchzusetzen.
- Der Betriebsrat muss überzeugt werden, dass bei Alkoholismus nur eine mit dem Vorgesetzten, der Personalabteilung und anderen Stellen des Betriebes abgestimmte Vorgehensweise erfolgreich ist (s.o. unter „Vereinbarung").

Die **Schulung der betrieblichen Vorgesetzten** bezüglich der Alkoholkrankheit gehört auch zu den Aufgaben des Betriebsarztes. Auf die folgenden Verhaltensmerkmale des Erkrankten sollte aufmerksam gemacht werden:

- Bagatellisieren von problematischem Trinkverhalten
  Auf die Frage „Wieviel trinken Sie denn?" wird jeder Alkoholabhängige eine allgemein akzeptierte Trinkmenge nennen, da in der Fragestellung der stille Vorwurf mitschwingt, er trinke zu viel. Im Gespräch mit alkoholabhängigen Mitarbeitern ist daher diese Frage nicht hilfreich, sondern führt häufig zu sehr unergiebigen Diskussionen um Trinkmengen, um Trinkverhalten und um getrunkene Alkoholikasorten. Sie führt vom eigentlichen Thema weg und sollte daher erst gar nicht gestellt werden.
- Suchen von Trinkgelegenheiten
  Einige Mitarbeiter vertuschen sehr geschickt ihre beginnende oder schon bestehende Alkoholabhängigkeit, indem sie Trinkgelegenheiten im betrieblichen Bereich suchen. So wissen sie häufig sehr genau, wo eine Feier stattfindet, wo eine Geburtstagsrunde ausgegeben wird etc.
- Auffällige Unauffälligkeit
  Alkoholabhängige sind im Zusammenhang mit Alkohol „auffällig unauffällig". Den Alkoholabhängigen umweht selten eine Schnapsfahne, häufig ist es ein besonders scharfes Mundwasser. Der Alkoholabhängige trinkt nicht selten auch heimlich. Er benutzt andere Trinkgefäße (z.B. Tassen), um nicht aufzufallen. Eine demonstrative Vermeidung von Alkohol wird von manchen inszeniert.
- Verhaltensänderungen/Leistungsminderung/Fehlzeitenhäufung
  Stimmungsschwankungen und unangemessene Verhaltensweisen können auf Alkoholprobleme hindeuten. Händezittern, Schweißausbrüche, äußere Vernachlässigung sind weitere Merkmale. Die beruflichen Leistungen sinken z.B. ab 11.00 Uhr deutlich ab.
- Selbstheilungsversuche (zeitweilige Abstinenzphasen)
  Jeder Alkoholabhängige spürt sehr früh, dass im Zusammenhang mit Alkohol bei ihm Probleme auftreten. Er versucht, das Problem in den Griff zu bekommen und legt zeitweilige Abstinenzphasen ein, um sich und anderen beweisen zu können, dass man jederzeit mit dem Konsum alkoholischer Getränke aufhören könne. Diese Selbstheilungsversuche werden häufig als ein erster Schritt der Besserung interpretiert, sie sind jedoch ein sehr signifikantes Zeichen dafür, dass eine Alkoholabhängigkeit vorliegt.
- Zunehmende Isolierung
  Viele Süchtige verhalten sich überangepasst und sind besonders hilfsbereit. Lange Zeit tragen deshalb die Kollegen das Alkoholproblem mit, versuchen vielleicht, durch Ermahnungen und Gespräche den Betroffenen vom Alkohol wegzubringen und erleben immer wieder Enttäuschungen. Aufgrund dieser Erfahrungen ziehen sie sich mehr und mehr zurück. Ihre zunächst positive Einstellung schlägt nun in starke Ablehnung um. In dieser kritischen Phase erfährt häufig der

Vorgesetzte zum ersten Mal davon, dass ein Mitarbeiter in seiner Arbeitsgruppe, in seiner Abteilung ein Alkoholproblem hat. In dieser Phase wird auf die Alkoholabhängigkeit häufig mit Disziplinarmaßnahmen reagiert. Diese Maßnahmen – ohne das Angebot einer begleitenden Hilfe – bewirken jedoch keine Veränderung im Verhalten des Alkoholabhängigen. Eine schriftliche oder mündliche Abmahnung, auch eine Kündigungsdrohung, veranlassen den Abhängigen häufig heimlicher zu trinken, das Problem besser zu kaschieren, sie veranlassen ihn jedoch nicht, von allein von seiner Abhängigkeit zu lassen.

Das soziale Umfeld des Alkoholkranken kann zum „Ko-Alkoholiker" werden. Ko-Abhängigkeit bedeutet Verstrickung in Interaktionen und Mechanismen, die typisch für den Umgang mit Süchtigen sind. **Ko-Alkoholiker** wird man v.a. durch Unterlassung, aber auch durch den unreflektierten Wunsch zu helfen. Die 3 Phasen der Ko-Abhängigkeit:

- **Beschützer- oder Erklärungsphase:** Eine notwendige Konfrontation wird in dieser Phase vermieden.
- **Die Kontrollphase:** Der Vorgesetzte versucht, das Verhalten des Betroffenen zu beeinflussen und zu reglementieren.
- **Die Anklage- und Drohphase:** Der Alkoholiker verspricht Besserung und bleibt vielleicht auch für kürzere oder längere Zeit abstinent. Aber er fängt – weil professionelle Hilfe nicht in Anspruch genommen wurde – oft wieder an, Alkohol zu konsumieren. Die erste und weitere Phasen des Ko-Alkoholismus können möglicherweise wieder beginnen.

Eine Möglichkeit, einen Weg aus diesem Kreislauf der gegenseitigen Abhängigkeiten zu finden, ist die Entwicklung einer Betriebsvereinbarung (s.o.).

Die betrieblichen Führungskräfte benötigen Schulung und Beratung. Die Führungskraft sollte sich über folgende Fragen im Klaren sein:

- Will ich dem Mitarbeiter die Chance bieten, seinen Arbeitsplatz zu erhalten, oder will ich ihn auf eine Art loswerden, die bei mir möglichst wenig Schuldgefühle hinterlässt?
- Kann ich den alkoholabhängigen Mitarbeiter als Kranken akzeptieren?
- Werde ich Rückschläge bei meiner Vorgehensweise, bei meinen Hilfsangeboten ertragen und mittragen können?

Gespräche mit dem Betroffenen werden informell oder im Rahmen einer Betriebsvereinbarung geführt. Die häufigsten Fehler in einem solchen Gespräch sind:

- Vorgesetzter, Kollege, Betriebsrat (soziales Umfeld) lassen sich nach einer meist aggressiven Anfangsphase auf eine Diskussion über Trinkmengen ein.
- Sie zeigen sehr großes Verständnis für vermeintliche Ursachen und Trinkgründe des Abhängigen.
- Sie geben sich zu schnell mit Versprechungen seitens des Betroffenen zufrieden, dass er aus diesem Gespräch sehr viel gelernt habe, dass nun endgültig Schluss sei mit der Trinkerei, dass er dem Betrieb keinen Kummer mehr machen werde.

Hinweise zur Einstellungsuntersuchung

Der Betrieb kann sich dazu entschließen, Drogen- bzw. Alkoholkonsumenten mit einer bestehenden Suchtgefährdung und/oder bereits Suchtkranke möglichst schon vor der Einstellung zu erkennen und sie u.U. deswegen vom Betrieb fernzuhalten. Dem Arzt seines Vertrauens, d.h. in der Regel dem Betriebsarzt, kommt dann die Aufgabe zu, solche Personen bei seinem kurzen Kontakt auf Grund des persönlichen Eindrucks (den ja auch der Unternehmer oder zumindest ein Vertreter des Unternehmens bereits gewonnen haben sollte!), auf Grund der Anamnese, der körperlichen Untersuchung und der Laborwerte zu identifizieren.

Dabei ist zu beachten, dass alle Untersuchungen, insbesondere auch die von Blut und Urin, nur im Einverständnis mit dem Probanden vorgenommen werden dürfen. Wenn ein Betrieb also z.B. ein Drogenscreening durchführen lässt, muss er dies ankündigen. Heimliche γ-GT-

Tab. 6.4-3 Berufsgenossenschaftliche Grundsätze für arbeitsmedizinische Vorsorgeuntersuchungen, die gesundheitliche Bedenken bei Alkohol-, Medikamenten- und Drogenabhängigkeit aussprechen.

G 2/3	**Blei,** Bleialkyle
G 6–G 14	Schwefelkohlenstoff, Kohlenmonoxid, **Benzol,** Quecksilber **oder seine** Verbindungen, **Methanol, Schwefel**wasserstoff, **Phosphor,** Tetrachlorkohlenstoff, Trichlorethylen
G 16–G 18	Arsen **oder seine** Verbindungen, Perchlorethylen, Tetrachlorethan
G 21	Kältearbeiten
G 25/26	**Fahr-, Steuer- und** Überwachungstätigkeiten, **Atemschutzgeräte**
G 28–G 33	Methylchlorid, **Benzol**homologe, **Hitzearbeiten,** Überdruck, **Cadmium oder seine** Verbindungen, **aromatische** Nitro- **oder Aminoverbindungen**
G 35/36	Arbeitsaufenthalt **im Ausland** unter **besonderen klimatischen** gesundheitlichen **Belastungen, Vinylchlorid**
G 41/45	**Absturzgefahr, Styrol**

und CDT-Bestimmungen sind nicht zulässig, ebenso wenig wie ein HIV-Test.

Hinweise zu Vorsorgeuntersuchungen

Einschränkungen für den Arbeitseinsatz („gesundheitliche Bedenken"), wie sie in dem Regelwerk für die Vorsorgeuntersuchungen niedergelegt sind, findet man bei Alkohol-, Medikamenten- und Drogenabhängigkeit in den in *Tabelle 6.4-3* aufgezählten „Grundsätzen". Bei manchen dieser Grundsätze wird nicht explizit von Sucht, sondern allgemein von „ZNS-Störungen" oder von „ausgeprägten neurologischen und psychischen Krankheiten" gesprochen. Beim G 12 (Phosphor) sind Leberkrankheiten als kritisch genannt.

In der Aufzählung nicht berücksichtigt ist der Nikotinabusus.

Drogenkonsum, betriebliches Drogenscreening

Drogenabhängige müssen im Betrieb nicht zwangsläufig auffallen. Sie können sozial integriert sein mit intakter Familie und intakter Berufssituation. Die Kontakte zur „Drogenszene" können sich auf kurze Momente der Drogenbeschaffung beschränken. Etwaige Auffälligkeiten am Arbeitsplatz werden von der Umgebung vielleicht registriert, aber nicht mit einem Drogenkonsum in Zusammenhang gebracht. Es ist hier also mit einer gewissen Dunkelziffer zu rechnen. Illegale Drogen am Arbeitsplatz könnten wesentlich häufiger vorkommen, als gemeinhin vermutet.

Wird ein auffälliger Mitarbeiter dem Betriebsarzt vorgestellt, vielleicht schon mit Hinweis auf Drogen, so hat dieser folgendes zu berücksichtigen:

- Der Vorgesetzte bzw. die Kollegen des „Verdächtigten" kennen den Betreffenden i.d.R. besser als der Betriebsarzt. Dezente Verhaltensauffälligkeiten kann der Betriebsarzt möglicherweise als solche nicht erkennen.
- Bei der körperlichen Untersuchung können oftmals keine besonderen Befunde erhoben werden (eine bekannte Ausnahme von dieser Regel ist die Miosis bei Opiaten und die gerötete Konjunktiva bei Haschisch).

Wenn der verdächtigte Mitarbeiter sein Einverständnis gibt, kann ein Drogentest aus dem Urin durchgeführt werden. Verweigert der Mitarbeiter sein Einverständnis zu einem Drogentest, so muss nach den Grundsätzen der Verhältnismäßigkeit eine Entscheidung über seine Einsatzfähigkeit getroffen werden. Abzuwägen sind hierbei die Fürsorgepflicht des Arbeitgebers (Schutz vor Eigen- oder Fremdgefährdung) gegen die Gefahr einer irrtümlichen Anschuldigung. Sinnvoll kann natürlich, statt einer vollständigen Ablehnung jeglicher Einsatzmöglichkeit, auch eine teilweise Einschränkung der Einsatzmöglichkeiten sein. In unklaren Fällen muss der Vorgesetzte darauf hingewiesen werden, den betreffenden Mitarbeiter am Arbeitsplatz weiterhin zu beobachten. Nach einer bestimmten Zeit ohne neue Verdachtsmomente oder Hinweise soll dann eine etwaige Einschränkung des beruflichen Einsatzes rückgängig gemacht werden.

Der Nachweis von Metaboliten im Urin ist möglich für Opiate, Cannabinoide, Kokain, Amphetamine, Barbitursäurederivate, Benzodiazepine. Kommerzielle Sets werden angeboten. Vor Täuschungen muss gewarnt werden. Auch Fremdurin kann am Körper getragen warm mitgebracht werden!

Eine Reihe von Unternehmen führen bei einer Einstellungsuntersuchung ein Drogenscreening durch. Die Teilnahme ist freiwillig, die Tatsache des Screenings muss bekannt sein. Bewerber, die den Test verweigern, werden nicht eingestellt, so dass de facto Zwang besteht. Die Einwilligung zur Untersuchung sollte schriftlich vorliegen. Süchtige werden sich in Betrieben, die „testen", seltener bewerben.

Was tun bei einem positiven Ergebnis?

Auf jeden Fall muss es zu einer Aussprache mit dem untersuchenden Arzt kommen, siehe dazu den standardisierten Interview-Vorschlag *(→ Abb. 6.4-2)*.

Das weitere Vorgehen hängt ab von der Art der nachgewiesenen Droge und vom Verhalten des Probanden. Viele werden ihre Bewerbung nicht weiter verfolgen. Berichte aus Großfirmen liegen vor und beschreiben die folgenden Gesichtspunkte:

- Wiederholungstest mit quantitativer Bestimmung der nachgewiesenen Substanz(en),
- Klärung, ob eine medizinische Begründung (Pharmaka) vorliegt,
- bei Kokain- und Opiatnachweis in der Regel ablehnende Empfehlung an die Personalabteilung,
- bei Cannabis und Amphetaminen Vereinbarung über den Nachweis einer Nicht-Abhängigkeit durch Karenz sowie Vereinbarung einer Nachuntersuchung.

Bei Jugendlichen, die erstmals mit dem Ernst des Problems konfrontiert werden, müssen besondere Anstrengungen unternommen werden, um ihnen die Situation klar zu machen. Dies schließt den Aufbau eines auf festen Abmachungen beruhenden Vertrauensverhältnisses mit ein.

Fällt der Test bei einem bereits im Betrieb Beschäftigten positiv aus, können auf dieser Grundlage befristete Bedenken gegen die Beschäftigung geäußert werden. Es gibt die Möglichkeit, bei Haschisch- und Cannabiskonsum bei den Vorsorgeuntersuchungen „befristete Bedenken" zu äußern und auch die Nicht-Eignung für bestimmte Tätigkeiten (nach G 25, G 41) auszusprechen [19]. Nach einer Reihe von negativen Tests kann die Einschränkung wieder aufgehoben werden. Feste Vorschriften über die Handhabung dieser Sanktion gibt es nicht, die praktische Durchführung wird von der Art der Droge und von der individuellen Charakteristik des Mitarbeiters und des Arbeitsplatzes abhängen.

Soll der Betriebsarzt dem Unternehmen anraten, ein Drogenscreening generell einzuführen? Voraussetzung für eine positive Antwort ist, dass Betriebsarzt und Unternehmen sich klar gemacht haben, dass die Verantwortung über das reine Ergebnis des Screenings hinausgeht. Ein positiver Befund ist immer problematisch, der Arztberuf erfordert eine Beschäftigung mit dem Betroffenen, und dies dann wieder eine besondere ärztliche Qualifikation. Das Argument der Selektion wiegt schwer. Es wird womöglich kompensiert durch die Konfrontation des einzelnen Süchtigen mit seinem Problem und der Hoffnung auf eine erfolgreiche Therapie, das Screening dient also der sekundären Prävention.

Für ein Drogenscreening sollten folgende Bedingungen erfüllt sein:

- Es sollte in Abstimmung mit der Betriebsleitung und mit Zustimmung des Betriebsrats erfolgen.
- Es sollte auf der Grundlage einer Betriebsvereinbarung praktiziert werden, in der ein Drogenverbot am Arbeitsplatz mit entsprechenden Sanktionen ausgesprochen wird und daneben auch Hilfsangebote für Problemfälle gegeben werden.
- Die Probanden der Einstellungsuntersuchung

Name ____________ Vorname ____________ Datum ____________

geb. ☐ ☐ ☐ ☐ ☐ ☐ Personalnr. ☐ ☐ ☐ ☐ ☐ ☐ ☐ ☐ Abtlg. ☐ ☐ ☐ / ☐ ☐ ☐

WE ☐ ☐ Werkskündigung ☐ Verstorben ☐

WA ☐ ☐ Eigenkündigung ☐ Pensioniert ☐

Haft ☐

Schulabschluss ____________
Beruf ____________
tätig als ____________

gemeldet über ____________
Grund ____________
auffällig seit ____________

Abhängigkeiten in der Herkunftsfamilie

ja ☐ wer? ____________
nein ☐ was? ____________

Erfahrung mit (Lebensalter)

Med.	☐ 1					
Amph.	☐ 2	Hasch	☐ ☐ 6			
Design.	☐ 3	Kokain	☐ ☐ 7			
LSD	☐ 4	Heroin	☐ ☐ 8		Einstiegsdroge	☐
Alk.	☐ 5	sonst.	☐ ☐ 9		Hauptdroge	☐

Reihe ____________
Wirkung ____________
Kombination ____________
Situation ____________

allein ☐ Gruppe ☐

Entzugserscheinungen (Selbsteinschätzung)

körperlich stark ☐ gering ☐ keine ☐
psychisch stark ☐ gering ☐ keine ☐

Einnahme

täglich ☐
mehrmals/Woche ☐
größere Abstände ☐
Wochenende ☐
vor der Arbeit ☐
nach der Arbeit ☐
Pausen ☐

Folgeprobleme

HIV ☐
familiär ☐
Schulden ☐
StGB/BtMG ☐
Haft ☐
Führerschein ☐
Arbeitsplatz ☐
Interessenverlust ☐
Kontaktverlust ☐
andere ☐

Abhängigkeitsproblematik
Abhängig (Selbsteinschätzung) ja ☐ nein ☐
seit ____________

Abstinenzversuche

ja ☐ nein ☐

allein ☐
Freunde ☐
Familie ☐

ambulant ☐ Entgiftung ☐
ambulant + Substit. ☐ HV ☐
stationär ☐ §35 BtMG ☐

Klinikaufenthalte von ____________ bis ____________

Drogenfreie Phasen

ja ☐ nein ☐ Wochen ☐
Monate ☐
Jahre ☐

Motivation zur Abstinenz

ja ☐ nein ☐ ambivalent ☐ eingeschränkter Konsum ☐

Drogenkonsum im Betrieb

bekannt ☐ nicht bekannt ☐ unklar ☐

Standardisiertes Interview bei Drogenproblemen (nach Kleinsorge)

Abb. 6.4-2: Standardisiertes Interview bei Drogenproblemen (nach Kleinsorge [15]).

sollten über die Vorgehensweise in einem Merkblatt informiert werden.
- Das Recht auf Verweigerung des Tests muss betont werden, allerdings sollte dann bei konsequenter Vorgehensweise eine Einstellung unmöglich sein.
- Der Proband soll sein Einverständnis zum Drogenscreening ausdrücklich schriftlich erklären.
- Die Gleichbehandlung aller Betroffenen muss gewährleistet sein, d.h. der Drogentest muss unterschiedslos bei allen Bewerbern durchgeführt werden.

Das Ergebnis des Drogenscreenings unterliegt der ärztlichen Schweigepflicht. Bei der Durchführung und Interpretation eines solchen Tests sind noch weitere Dinge zu beachten (siehe weiterführende Literatur, z.B. [17]).

Alkoholkonsum

Es sollen hier nicht die Auswirkungen des Alkoholmissbrauchs auf die verschiedenen Organsysteme dargestellt werden (Gastritis, Fettleber, Leberzirrhose, chronischen Pankreatitiden, neurologische Folgen, etc.).

Die so genannten Alkoholikertypen sind in *Tabelle 6.4-4* zur Erinnerung dargestellt.

Bei der Diagnostik kann der Kurzfragebogen für Alkoholgefährdete eingesetzt werden *(→ Abb. 6.4-3)*. Bei diesem Personenkreis, oft ja auch jüngeren Leuten, kommt es sehr darauf an, auch über untersucherunabhängige Daten zu verfügen, also Laborwerte. Sie sollen eindeutig sein und sie sollten auf eine Karenz ansprechen. Die Labordiagnostik beruht auf
- Erhöhung der „Leberwerte", insbesondere der γ-GT,
- Makrozytose im Blutbild (MCV-Erhöhung),
- evtl. erhöhte Serum-Harnsäurewerte,
- Bestimmung der CDT (Carbohydrate deficient Transferrin); Normwert < 2,8 %.

Es sind vor allem solche Alkoholmarker von Nutzen, die einen mittleren bis längeren Zeitraum des Alkoholmissbrauchs (Wochen und Monate vor der Probenahme) abdecken. Die CDT-Bestimmung ist der derzeit verlässlichste Laborparameter im Hinblick auf die Spezifität (75–96 %, Letzteres bei Männern) und Sensitivität (70–93 %). Zum Vergleich: Spezifität der γ-GT-Erhöhung liegt für Männer bei 11–89 %, die der MCV-Erhöhung bei 26–91 %; die Sensitivität der γ-GT-Erhöhung beträgt 34–85 %, die der MCV-Erhöhung 34–89 %. Genetische Varianten oder Defekte, die sich auf die CDT auswirken, sind extrem selten.

Tab. 6.4-4 Übersicht über Alkoholtypen nach Jellinek, erweitert von Feuerlein [2].

Art des Alkoholismus	Versuch einer Typisierung	Art der Abhängigkeit	Suchtkennzeichen
alpha	Konflikttrinker	nur psychisch	kein Kontrollverlust, aber undiszipliniertes Trinken
beta	Gelegenheitstrinker	keine außer soziokulturelle	kein Kontrollverlust
gamma	Rauschtrinker	v.a. psychische Abhängigkeit, weniger ausgeprägt physische	Kontrollverlust, jedoch phasenweise Fähigkeit zur Abstinenz
delta	Gewohnheitstrinker, Spiegeltrinker	physische Abhängigkeit	Unfähigkeit zur Abstinenz, aber kein Kontrollverlust
epsilon	episodischer Trinker	psychische Abhängigkeit	Kontrollverlust, jedoch Fähigkeit zur Abstinenz

In *Abbildung 6.4-4* ist die Dauer der Alkoholexposition bis zur Überschreitung der jeweiligen Normbereiche für verschiedene Alkoholmarker dargestellt.

Bei diesen Untersuchungen kommt es durchaus vor, dass z.B. jüngere Männer erstmals mit der Problematik konfrontiert werden bzw. den Ernst erkennen. Handelt es sich bei ihnen noch nicht um die Auswirkungen eines monate- bis jahrelangen Missbrauchs, also z.B. noch nicht um MCV- oder CDT-Erhöhungen, besteht bei genügend großem Zeitintervall vor der geplanten

Kurzfragebogen für Alkoholgefährdete (KFA)

	ja	nein
1. Leiden Sie in letzter Zeit häufiger an Zittern der Hände?	○	○
2. Leiden Sie in der letzten Zeit häufiger an einem Würgegefühl (Brechreiz), besonders morgens?	○	○
3. Wird das Zittern und der morgendliche Brechreiz besser, wenn Sie etwas Alkohol trinken?	○	○
4. Leiden Sie in letzter Zeit an starker Nervosität?	○	○
5. Habe Sie in Zeiten erhöhten Alkoholkonsums weniger gegessen?	○	○
6. Hatten Sie in der letzten Zeit öfters Schlafstörungen oder Alpträume?	○	○
7. Fühlen Sie sich ohne Alkohol gespannt und unruhig?	○	○
8. Haben Sie nach den ersten Gläsern ein unwiderstehliches Verlangen, weiter zu trinken?	○	○
9. Leiden Sie an Gedächtnislücken nach starkem Trinken?	○	○
10. Vertragen Sie zz. weniger Alkohol als früher?	○	○
11. Haben Sie nach dem Trinken schon einmal Gewissensbisse (Schuldgefühle) empfunden?	○	○
12. Haben Sie ein Trinksystem versucht (z.B. nicht vor bestimmten Zeiten zu trinken)?	○	○
13. Bringt Ihr Beruf Alkoholtrinken mit sich?	○	○
14. Hat man Ihnen an einer Arbeitsstelle schon einmal Vorhaltungen wegen Ihres Alkoholtrinkens gemacht?	○	○
15. Sind Sie weniger tüchtig, seitdem Sie trinken?	○	○
16. Trinken Sie gerne und regelmäßig ein Gläschen Alkohol, wenn Sie alleine sind?	○	○
17. Haben Sie einen Kreis von Freunden und Bekannten, in dem viel getrunken wird?	○	○
18. Fühlen Sie sich sicherer, selbstbewusster, wenn Sie Alkohol getrunken haben?	○	○
19. Haben Sie zu Hause oder im Betrieb einen kleinen versteckten Vorrat mit alkoholischen Getränken?	○	○
20. Trinken Sie Alkohol, um Stresssituationen besser bewältigen zu können oder um Ärger und Sorgen zu vergessen?	○	○
21. Sind Sie oder/und Ihre Familie schon einmal wegen Ihres Trinkens in finanzielle Schwierigkeiten geraten?	○	○
22. Sind Sie schon einmal wegen Fahrens unter Alkoholeinfluss mit der Polizei in Konflikt gekommen?	○	○

Auswertung des Testes

Jede mit „Ja" beantwortete Frage erhält einen Punkt, die Fragen 3, 7, 8, 14 erhalten vier Punkte. Bei einer Gesamtpunktzahl von 6 und mehr liegt eine Alkoholgefährdung vor (Max-Planck-Institut für Psychiatrie, München).

Abb. 6.4-3: Kurzfragebogen für Alkoholgefährdete (KFA).

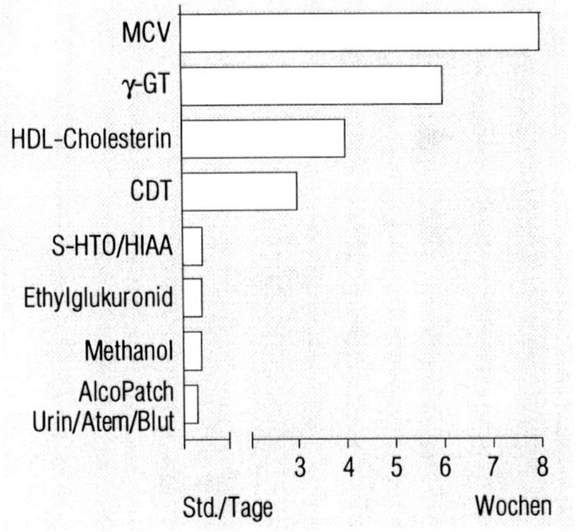

Abb. 6.4-4 : Dauer der Alkoholexposition bis zur Überschreitung des jeweiligen Normbereichs.

Einstellung die Möglichkeit, die Nicht-Abhängigkeit durch eine Alkoholkarenz zu beweisen. Eine γ-GT-Erhöhung zwischen 55 und 80 U/l wird sich ohne weitere Zufuhr in einem Zeitintervall von 2–3 Wochen, eine ungeschädigte Leber vorausgesetzt, wieder normalisieren. Der gleiche Zeitraum reicht auch für die Normalisierung der CDT aus. – Diese Chance sollte ergriffen werden, sie besteht real jedoch nur, wenn das Zeitintervall für die Mitteilung des Untersuchungsergebnisses groß genug ist – dies ist nicht die Regel!

Beratung und Betreuung des suchtkranken Arbeitnehmers

Der Betriebsarzt ist ein herausgehobenes Mitglied des personalen Umfeldes des Suchtkranken im Betrieb. Weitere Mitglieder sind Arbeitskollegen und Vorgesetzter, ggf. Betriebsrat und Suchtbeauftragter des Betriebes, ggf. ein Arbeitskreis Gesundheit oder Arbeitskreis Sucht. Natürlich sind auch außerbetriebliche Strukturen bedeutsam, wie die Familie oder der Hausarzt.

Die betriebliche Suchtkrankenhilfe hat einen besonderen Stellenwert und besondere Möglichkeiten. Suchtkranke entwickeln i.d.R. erst in einer späten Phase der Erkrankung Leidensdruck. Es ist nicht untypisch, dass der Suchtkranke erstmals am Arbeitsplatz mit den negativen Folgen seiner Sucht konfrontiert wird, vielleicht sogar in einer relativ frühen Erkrankungsphase. Ohne Leidensdruck (oder äußeren Druck) ist i.d.R. keine Krankheitseinsicht und Behandlungsbereitschaft vorhanden. Frühzeitige Motivierung zur Annahme von Hilfsangeboten ist das Ziel der betrieblichen Suchtberatung. Ausübung von Druck ohne Hilfsangebote ist nicht zielführend [18].

Suchtkranke, die in das Arbeitsleben eingebunden sind und bleiben, haben bessere Chancen auf eine erfolgreiche Therapie und eine rückfallfreie Rehabilitation. Der Verlust des Arbeitsplatzes gefährdet die Abstinenz. Arbeitslosigkeit verdoppelt die Rückfallgefährdung.

Ihr soziales Umfeld im Betrieb trägt mit an der Verantwortung, es kann durch Schweigen und Vertuschen zum Ko-Alkoholiker werden *(→ Abb. 6.4-5)*.

Ist ein Suchtkranker dem Betriebsarzt als solcher bekannt, hat dieser eine Reihe von Möglichkeiten der Betreuung und Einwirkung. Sie sind in der Regel besser definiert, wenn eine Betriebsvereinbarung einen festen Rahmen setzt. Im Einzelnen sollte an Folgendes gedacht werden:

- Motivierung für Entwöhnungsbehandlungen,
- Vermittlung in Selbsthilfegruppen,
- Vermittlung in psychosoziale Betreuungseinrichtung („Suchthilfe"),
- vorgezogene Nachuntersuchungen,
- Aufsuchen des Betroffenen im Betrieb.

Arbeitet der Suchtkranke an einer Arbeitsstätte, die eine Vorsorgeuntersuchung und Nachuntersuchungen erfordert, kann der Betriebsarzt die Fristen zwischen den Terminen verkürzen („vorgezogene Nachuntersuchung") und so regelmäßige Arztkontakte herbeiführen. Es entsteht so eine personale Beziehung, es entstehen dokumentierte (!) Verläufe. Das Zeichnen bzw. Zeigen von Kurven, mit Angaben der „Leberwerte" im kalendarischen Verlauf der Wochen, Monate und Jahre, ggf. mit zusätzlichen Eintragungen von Ereignissen (Feiern) sind ein eindruckvolles

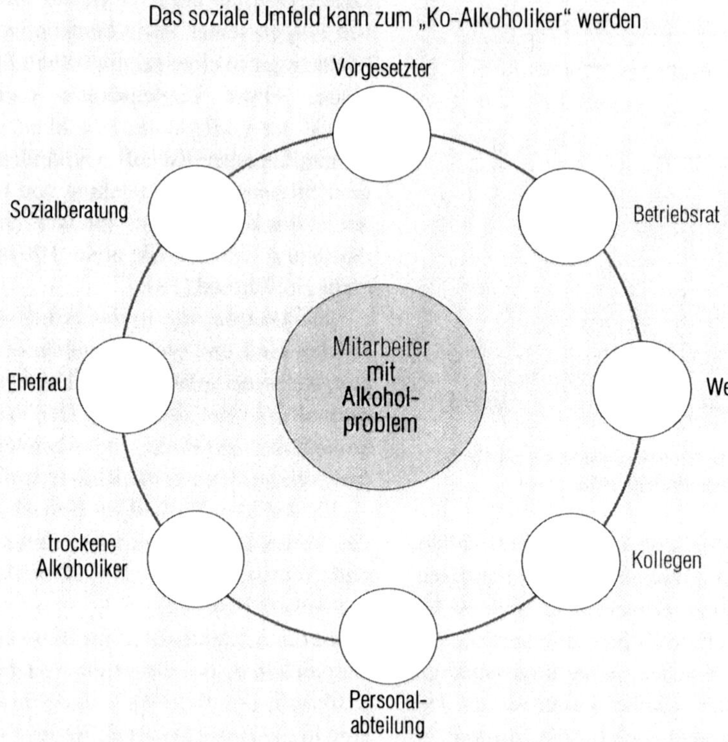

Abb. 6.4-5: Durch Schweigen und Vertuschen des Alkoholproblems eines Mitarbeiters kann das soziale Umfeld zum Ko-Alkoholiker werden.

Hilfsmittel bei dem ärztlichen Beratungsgespräch. Dies muss leider davon ausgehen, dass es den Suchtkranken meist sehr schwer fällt, die Wahrheit zu sagen. „Dran bleiben" ist die ärztliche Devise.

Im Idealfall rekrutiert sich aus dem so betreuten Personenkreis das „trockene" (bzw. drogenfreie) Mitglied des Arbeitskreises Sucht.

Hinweise zu Rehabilitationsmaßnahmen [1]

Stationäre Rehabilitationsmaßnahmen. Für die Motivierung für eine Entgiftung unter stationären Bedingungen und eine anschließende Rehabilitationsmaßnahme (Entwöhnung) spielt die Zusage einer Weiterbeschäftigung eine wichtige Rolle (siehe Betriebsvereinbarung). Endgültige Einsicht und Motivation entsteht jedoch oft erst während der Maßnahme selbst. Die Dauer der stationären Maßnahmen wird jetzt flexibel gehandhabt, es gilt nicht mehr die frühere schematische Dauer von 6 Monaten. Die Erfolgsquote liegt bei 30–60 %.

Selbsthilfegruppe. Es ist dringend zu empfehlen, dass Alkoholkranke sich auch nach einer Entziehung einer solchen Selbsthilfegruppe anschließen. Der Betriebsarzt sollte hier nachfragen.

6.4.2 Chronisch Kranke im Betrieb

Chronisch Kranke, die arbeitsfähig sind, müssen im Betrieb nicht auffallen. Das gesundheitliche Defizit, das ihnen objektiv anhaftet, darf nicht zu einer Ausgrenzung führen. Schlagwortartig kann man auch hier, wie bei dem Umgang mit Behinderung ganz generell, von der Notwendigkeit eines Paradigmenwechsels sprechen: Weg von der Defizit-Orientierung hin zur Ressourcen-Orientierung; weg von einer pauschalen, an Listen orientierten Beurteilung hin zu einer individuellen Beurteilung, die neben der Analyse der tatsächlichen Gefährdung des Beschäftigten durch die Tätigkeit die individuelle Leistungsfähigkeit in Form der Funktionen berücksichtigt. Dieser Wandel der Betrachtungsweise entspricht auch den Vorstellungen der Weltgesundheitsorganisation (→ *Abschnitt 6.4.3*). Selbstverständlich gibt es hier Interessenkonflikte: die Ebene des Betriebes (Minderleistung, eingeschränkte Flexibilität), die Personenebene (individuelle Interessen), die volkswirtschaftliche Ebene (allgemeines Interesse).

Chronisch Kranke am Arbeitsplatz – das Thema ist vielschichtig:

- Krankheit kann zu beruflichen Einschränkungen führen. Zu denken ist auch an Medikamentennebenwirkung.
- Selbst wenn die Routinetätigkeit noch bewältigt wird, kann in Ausnahmesituationen eine Überforderung entstehen.
- Durch Krankheit (durch Risikofaktoren) können eine plötzliche Notsituation oder ein Unfall verursacht werden (Bewusstlosigkeit bei Fahrtätigkeiten, etc.).
- Umgekehrt kann eine ungeeignete Tätigkeit zur Verschlimmerung einer Erkrankung beitragen (siehe Definition der Arbeitsunfähigkeit, → *Kap. 6.1*).

Welche Arbeit kann der chronisch Kranke ausüben? Der Arbeitsmediziner muss bei der Suche nach einer Antwort den Menschen und die Arbeit individuell beurteilen (→ *Tab.* 6.4-5).

- Bei der Beurteilung der Arbeitsanforderungen ist nicht nur die Intensität einer Arbeitsaufgabe, sondern auch der jeweilige Zeitanteil von Bedeutung.
- Bei der Untersuchung, Anamneseerhebung und Beurteilung des arbeitenden Menschen ist dessen Motivations- und Interessenlage zu berücksichtigen (psychische Sättigung, Hypochondrie, Rentenbegehren auf der einen Seite, aber möglicherweise auch Leidensfähigkeit, Arbeitswunsch, Erwerbsnotwendigkeit). Der Arzt sollte nur objektive Befunde zur Grundlage seiner Bescheinigung machen. Zusammenarbeit mit anderen Ärzten ist empfehlenswert (siehe fachärztliche Stellungnahme, Reha-Entlassbericht, → *Abschnitt 6.4.4*).

Das arbeitsmedizinische Urteil sollte möglichst differenziert und exakt abgegeben werden:

1. genaue Bezeichnung der noch möglichen und der nicht mehr möglichen Tätigkeit (positives und negatives Leistungsbild),
2. genaue Angabe der Einschränkungsdauer (befristet, dauerhaft)[1],

Tab. 6.4-5 Feststellung der Geeignetheit einer Berufstätigkeit für einen leistungsgewandelten Menschen.

	arbeitender Mensch	Arbeit, Beruf, Tätigkeit
zu beurteilen sind	Leistungsfähigkeit und Beanspruchungsmöglichkeit des Beschäftigten	Anforderungsprofil der Tätigkeit (Routine, Sondersituationen, Nebentätigkeiten)
Informationsquelle	arbeitsmedizinische Eignungsuntersuchung, Vorsorgeuntersuchung, Rehabilitationsentlassbericht, fachä ztliche Stellungnahme	berufskundliches Wissen, Arbeitsplatzbeurteilung, etc.

[1] Teilaspekte können befristet sein, andere dauerhaft

3. genaue Angabe der möglichen Schichtlänge (vollschichtig, teilschichtig) und von Nachtschichttauglichkeit, Wechselschichttauglichkeit,
4. Angabe einer eventuell notwendigen Nachbeurteilungsfrist, da möglicherweise mit einer Verbesserung (Heilungsbewährung) oder Verschlechterung des Gesundheitszustandes zu rechnen ist.

Eine sehr restriktive Beschreibung der verbleibenden beruflichen Leistungsfähigkeit kann leicht dazu führen, dass der bisherige Arbeitsplatz nicht mehr in Frage kommt und im Betrieb keine entsprechende Ersatztätigkeit gefunden wird. Arbeitsplätze für Leistungsgewandelte sind heute in vielen Betrieben kaum noch vorhanden oder sie sind bereits durch Schwerbehinderte besetzt. Die Unmöglichkeit des „leidensgerechten" Einsatzes kann zur krankheitsbedingten Kündigung führen *(→ Abschnitt 6.4.5)*. Gelegentlich fehlt im Betrieb auch der Wille zur Integration von Leistungsgewandelten. Dann sollte der Arbeitsmediziner Überzeugungsarbeit leisten. Viele chronisch Kranke sind sehr motiviert und bringen eine respektable berufliche Leistung, sofern sie den passenden Arbeitsplatz bekommen.

Die Berufsgenossenschaftlichen Grundsätze für arbeitsmedizinische Vorsorgeuntersuchungen machen zahlreiche Aussagen zu krankheitsbedingten Tätigkeitseinschränkungen [4].

Im berufsgenossenschaftlichen Regelwerk ist vor allem die BGV A4 von Bedeutung. Im staatlichen Regelwerk sind in mehreren Verordnungen/Gesetzen Fragen krankheitsbedingter Einsatzbegrenzung direkt oder indirekt angesprochen (BOStrab, BetrSichV, BSchPatentV, BioStoffV, EBO, FeV, FlsBergV, GefStoffV, GenTSV, GesBergV, IfSG, KlimaBergV, LasthandhabV, LuftVZO, LuftPersV, RöV, StrlSchV, SeeDTauV, ...).

Chronische Erkrankungen können sehr unterschiedliche Verläufe nehmen. Wenn der Betroffene dauerhaft eingeschränkt ist, wird ihm u.U. dauerhafte Arbeitsunfähigkeit für den bisherigen Arbeitsplatz bescheinigt. Arbeitsfähigkeit ist erst dann wieder gegeben, wenn ein leistungsangepasster Arbeitsplatz gefunden wird.

Von der Möglichkeit einer stufenweise Wiedereingliederung sollte Gebrauch gemacht werden, um den Leistungsgewandelten schrittweise an die beruflichen Anforderungen heranzuführen.

Im ungünstigen Fall einer nicht behebbaren, dauerhaften Arbeitsunfähigkeit ist eventuell Berufs- oder Erwerbsunfähigkeit zu konstatieren bzw. der Antrag auf Rente wegen Erwerbsminderung zu stellen *(→ Kap. 6.1, Definition sozialrechtlicher Grundbegriffe)*.

Im Folgenden werden wichtige Krankheitsgruppen und resultierende Einschränkungen besprochen. Hierzu findet man in der berufs- und rehabilitationskundlichen Literatur weitere Informationen [3, 5, 10, 11, 20].

Arbeitsbedingte Ursachen

Orthopädische Berufskrankheiten (BK 2101 bis BK 2110)

Rückenschmerzen sind eine Epidemie unserer Tage, die Dorsopathien haben den Rang Nr. 1 bei den Arbeitsunfähigkeitsfällen der Männer (Frauen: Rang 3), bei den Krankenhausfällen Rang Nr. 2, bei den stationären medizinischen Rehabilitationsmaßnahmen sowie bei den Diagnosen der Frührenten (Renten wegen Erwerbsminderung) den Rang 1. Die Punktprävalenz von Rückenschmerzen liegt zwischen 30 und 40 %, die Jahresprävalenz bei 70 %. Die (Punkt-) Prävalenz für Rückenschmerzen wie auch Gelenkschmerzen steigt ab dem 25. Lebensjahr von ca. 20 auf über 40 % im 6. Lebensjahrzehnt an. Es ist also zu erwarten, dass Arbeitnehmer auch bei Betriebsärzten über Rücken- und Gelenkbeschwerden klagen.

Es ist offen, inwiefern die Belastungen am Arbeitsplatz allgemein und generell für diese Zahlen verantwortlich gemacht werden können. Auch wenn Zusammenhänge quantitativ noch nicht genau bekannt sind, die epidemiologische Literatur zeigt grundsätzlich einen positiven Zusammenhang zwischen Höhe und Dauer beruflicher Wirbelsäulenbelastung und der Entwicklung eines LWS-Syndroms.

Tätigkeiten, die mit erheblichen Risiken auch für Gesunde einhergehen, sind also bekannt *(→ Kap. 2.1)*. Personen mit entsprechenden arbeitsbedingten oder sonstigen Vorschäden – wie Lumbago, Zustand nach Bandscheibenoperation usw. – sollten also nur noch bedingt und mit Vorsicht in diesen Bereichen eingesetzt werden. Es handelt sich immer um eine Einzelfallentscheidung in Kenntnis der spezifischen Situation, z.B. der Gruppengröße des Teams der Mitarbeiter – ist jemand da, der das schwere Heben und Tragen übernehmen kann *(→ Kap. 4.2, BK 2101–2110)?*

Chronische Bronchitis oder Emphysem (BK 4111), exogen-allergische Alveolitis (BK 4201), obstruktive Atemwegserkrankungen (BK 4301, BK 4302)

Die durch bestimmte Stoffe ausgelösten Krankheitssymptome verschwinden i.d.R. bei Meiden der Exposition. Die Beschäftigten haben also eine Disposition, die sie in die Nähe einer chronischen Erkrankung bringt, sie sind aber nicht generell arbeitsunfähig. Der Betriebsarzt wird je nach Möglichkeit Arbeitsplatzsanierung anstreben, um die ständige Sorge einer Exposition, das ständige Beachten besonderer persönlicher Schutzmaßnahmen (Atemschutz) als Dauerlösung zu umgehen. Wenn generelle Arbeitsbereichssanierung nicht möglich ist, kann vielleicht auch die Schaffung kabinenartiger Einzelarbeitsplätze mit Luftfilterung eine Lösung sein. Landwirte mit obstruktiven Lungenerkrankungen beispielsweise werden von landwirtschaftlichen Berufsgenossenschaften mit gebläseunterstütztem Atemschutz ausgestattet. Wenn Umsetzung notwendig wird, sollte zuvor eine Arbeitserprobung durchgeführt werden, denn inhalative Belastungen am neuen Arbeitsplatz lassen sich nicht immer richtig einschätzen. Bei Umschulungen muss die Wahl des neuen Berufs gut bedacht werden.

Hautkrankheiten (BK 5101)

Das oben Gesagte gilt sinngemäß hier auch *(→ Kap. 4.2, BK 5101)*.

Verschlimmerung von Volkskrankheiten

Als Volkskrankheiten sind hier gemeint Erkrankungen mit hoher Prävalenz wie z.B. Rückenschmerzen (s.o.). Häufig sind noch Übergewicht (definitionsgemäß besteht Übergewicht ab einem BMI > 25, Adipositas ab einem BMI > 30; in Deutschland sind ca. 50 % der Erwachsenen übergewichtig, ca. 20 % adipös), Bluthochdruck und andere Herz-Kreislauf-Erkrankungen. Eine schwere Hypertonie (> 180/110 mmHg) findet man bei ca. 5 % der deutschen Bevölkerung. 46 % der Männer und 31 % der Frauen über 40 Jahren überschreiten den Grenzwert von 140/90 mmHg.

Herz-Kreislauf-Erkrankungen

Für die Herz-Kreislauf-Erkrankungen hat sich das Risikofaktorenkonzept etabliert. Etwa zwei Drittel der 18- bis 79-Jährigen weisen einen oder mehrere Risikofaktoren auf – die klassischen sind Hypercholesterinämie, Hypertonie, Übergewicht und Rauchen; hinzu kommen die nicht beeinflussbaren Faktoren wie Alter, Geschlecht und genetische Disposition. Für die individuelle Risikoabschätzung gibt es Diagramme und Scores (Übersicht bei [7]), in denen jedoch psychologische und soziale Faktoren, wie auch in den üblichen Listen der Risikofaktoren, **nicht** berücksichtigt sind. In der Arbeitsmedizin spielen diese jedoch eine ganz erhebliche Rolle.

Die deutsche Herz-Kreislauf-Präventionsstudie erlaubt es, eine Beziehung herzustellen zwischen Beruf und der Präsenz der kardiovaskulären Risikofaktoren [12]: *„Mit Ausnahme des Typ-A-Verhaltens ergaben sich für alle Risikofaktoren höhere Prävalenzraten für weniger qualifizierte Berufe. Am ausgeprägtesten waren diese berufsspezifischen Unterschiede für die Risikofaktoren Übergewicht und Bewegungsarmut, die geringsten berufsspezifischen Unterschiede ergaben sich für die Hypercholesterin-*

ämie. Die Analyse bestätigt nachdrücklich die Resultate anderer Studien, dass die gesundheitsbezogenen Merkmale des Lebensstils der qualifizierten Berufsgruppen gekennzeichnet sind durch Nichtrauchen, sportliche Aktivität und Vermeidung von Übergewicht. Bisher deutet aber wenig darauf hin, dass diese Lebensstile auch von Angehörigen weniger qualifizierter Berufe übernommen werden."

Die nachfolgende Tabelle *(→ Tab. 6.4-6)* nach Buchter nennt „Arbeitsstress", „körperliche Belastung", „physikalische Faktoren", „chemische Stoffe" als Faktoren, die Störungen des Herz-Kreislauf-Systems (das Organ Herz und das Gefäßsystem) verursachen bzw. mitverursachen. Diese Einflüsse sind für entsprechend Vorerkrankte oder für Prädisponierte als ungünstig anzusehen.

Die **Rolle der psychosozialen Einflussfaktoren** verdient hervorgehoben zu werden, da deren Bedeutung, im Gegensatz zu den meisten in *Tabelle 6.4-6* angeführten Faktoren, in der Arbeitswelt konstant hoch bleibt, vermutlich zunimmt. In knapper Form können benannt werden:

- drohender Arbeitsplatzverlust,
- berufsfremde Tätigkeit,
- Überforderung,
- Zunahme der Verantwortung,
- Zeitdruck,
- fehlende Anerkennung,
- Zunahme der Fremdkontrolle.

Stichworte der entsprechenden Untersuchungen sind das „Anforderungs-Kontroll-Modell" (Karasek und Thorell [13]) und das „Modell beruflicher Gratifikationskrisen" (Siegrist [21]).

Der Betriebsarzt, der Herz-Kreislauf-Kranke, insbesondere Hochdruckkranke unter den Beschäftigten im Betrieb kennt oder sie im Rahmen der verschiedenen vorgegebenen Untersu-

Tab. 6.4-6 Arbeitsbezogene kardiovaskuläre Risikofaktoren (in Anlehnung an Buchter et al. [9]).

Ursache/Faktoren/Einwirkung	mögliche Wirkungen
Arbeitsstress	
mentale und emotionale Belastungen	Hypertonie, Arrhythmien, koronare Ischämien
Überlastung und exzessiver Arbeitsumfang	Herzdekompensation, Herzinfarkt
körperliche Belastung	
statische Muskelarbeit	Tachykardie, Arrhythmien,
Zwangshaltung, Pressatmung	Blutdrucksteigerung, evtl. Durchblutungsstörungen
schwere einseitige Tätigkeiten	Venenthrombose, Arterienverschluss
langes Stehen, eingeengtes Sitzen	venöse Stauung, Varizen, ggf. Thrombose
physikalische Faktoren	
große Höhe, niedriger O_2-Partialdruck	Tachykardie, Dyspnoe, Lungenödem
zu schnelle Dekompression (Tauchen, Arbeit in Überdruck)	Embolien, zerebrale Durchblutungsstörung
Hitze, Kälte, starker Lärm	vasomotorische Symptome, Kollaps, Hochdruck (Lärm, Kälte)
Ganzkörpervibrationen	vasomotorische Symptome, Kollaps
Hand-Vibrationen	sekundäre Raynaud-Symptomatik
chemische Stoffe	
Erstickungsgase	Dyspnoe, Tachykardie, Minderburchblutungen
Nitro- und Aminoverbindungen des Benzols	Methämoglobinbildung (verstärkt durch Alkohol oder Hitze)
Schwefelkohlenstoff	Arteriosklerose
Salpetersäureester	Blutdruckabfall, Kollaps
Aminobenzol	Herzinfarkt
Vinylchlorid	Raynaud-Symptomatik
Passivrauch	Vasokonstriktion

chungstermine betreut, muss um diese gesicherten Zusammenhänge wissen, er muss die genannten 7 Faktoren real in ihrer praktischen Relevanz kennen – die Arbeitsaufgabe, die Verantwortung, die psychosoziale Position seines Probanden.

In der **arbeitsmedizinischen Vorsorge** spielen Herz-Kreislauf-Erkrankungen eine wesentliche Rolle für die Beurteilung nach den „Grundsätzen". Als Ausschlussgründe für eine entsprechende Tätigkeit werden sie bei folgenden Grundsätzen genannt (Details siehe Originaltext):

- G 1 (Mineralischer Staub),
- G 2 (Blei),
- G 5 (Nitroglyzerin, Nitroglykol),
- G 6 (Schwefelkohlenstoff),
- G 7 (Kohlenmonoxid),
- G 11 (Schwefelwasserstoff),
- G 14 (Trichlorethen),
- G 21 (Kältearbeiten),
- G 25 (Überwachungstätigkeiten),
- G 26 (Tragen von Atemschutzgeräten),
- G 30 (Hitzearbeiten),
- G 31 (Arbeiten in Überdruck),
- G 32 (Cadmium),
- G 41 (Arbeiten mit Absturzgefahr).

Zu bedenken sind auch die Nebenwirkungen von Medikamenten. Manche Antihypertensiva beispielsweise sind für einen Hypertoniker bei Ausübung einer Überwachungstätigkeit günstiger (β-Blocker, Ca-Antagonisten), andere sind weniger günstig (zentral angreifende Pharmaka wie etwa Reserpin, Methyl-Dopa, aber auch z.B. Guanethidin mit ausgeprägter orthostatischer Dysregulation als unerwünschte Wirkung).

Rheumatische Erkrankungen und andere Erkrankungen des Stütz- und Bewegungsapparates

Zu den degenerativen Erkrankungen des Skelettes siehe oben (orthopädische Berufskrankheiten).

Die chronisch-entzündlichen Erkrankungen des Bewegungsapparates führen zu wiederholten AU-Zeiten, sie begründen jedoch meist keine dauerhafte Arbeitsunfähigkeit. Tun sie es doch, sind Maßnahmen der medizinisch-beruflichen Rehabilitation bzw. eine Frühberentung angezeigt. Die Einsatzmöglichkeiten im Betrieb hängen vom Schmerzzustand, der Kraft und der Beweglichkeit ab. Die Arbeitsplatzumgebung soll insbesondere in klimatischer Hinsicht den Bedürfnissen angepasst sein: keine Kälte, keine Zugluft, keine Nässe, keine monotone Belastung, keine Zwangshaltungen. Die Betreuung dieser Personengruppe bedarf einer besonderen, auf das Individuum bezogenen Intensität.

Diabetes

Der Diabetes mellitus ist eine häufige Erkrankung in industrialisierten Ländern, man rechnet mit ca. 4–5 Mio. Erkrankten in Deutschland. Es ist im individuellen wie auch im allgemeinen Interesse, möglichst viele Diabetiker im arbeitsfähigen Alter im Erwerbsleben zu halten. Dieser Aufgabe, mit Lösungsvorschlägen für die dabei entstehenden Probleme, widmet sich seit Jahren erfolgreich der Ausschuss Soziales der Deutschen Diabetes-Gesellschaft (DGG). Ihre „Empfehlungen zur Beratung bei Berufswahl und Berufsausübung von Diabetikern" (Mai 1999) werden weiter unten abgedruckt.

Für die arbeitsmedizinische Beurteilung entscheidend ist, neben den vielen sonstigen Anforderungen an die allgemeine Lebensführung, die Notwendigkeit einer Insulin-Therapie. Sie wird von dem geschulten, seine Diät und seine Dosierung selbst beachtenden Diabetiker im Erwerbsleben selbst durchgeführt. Es gibt noch Diabetiker, die ihre Krankheit vor anderen verbergen wollen, die sachgerechte Therapie meiden. Daraus entsteht ein Risiko im Sinne der Selbst- und der Fremdgefährdung!

Die Erkrankung erfordert es, dass Betriebsärzte Fragen beantworten können, die über die „Zuständigkeit" des betreuenden Facharztes hinaus gehen. Sie werden im Folgenden entsprechend den Vorstellungen der DDG wiedergegeben, ebenso wie die „Allgemeinen Empfehlungen zur Beratung bei Berufswahl und

Berufsausübung von Diabetikern", die „Richtlinien für die Einstellung von Diabetikern im Öffentlichen Dienst" und die „Begutachtungsleitlinien zur Kraftfahreignung" des Bundesministeriums für Verkehr von 1999.

Checkliste für Betriebsärzte (DDG)

1. Gibt es eine nachweisbare Zusammenarbeit von Patient, Hausarzt/Diabetologe und Betriebsarzt?
2. Sind die Blutzucker- und HbA_{1c}-Werte in Ordnung?
3. Werden die Blutzuckerwerte lückenlos dokumentiert?
4. Gibt es die Möglichkeit, am Arbeitsplatz den Blutzucker zu messen und Insulin zu spritzen?
5. Arbeitet der Patient bei der Behandlung gut und zuverlässig mit?
6. Hat der Patient eine geeignete Schulung besucht?
7. Bestätigen die beteiligten Ärzte, dass keine relevanten Folgeschäden vorliegen und es bislang zu keinen schweren Unterzuckerungen gekommen ist?
8. Wissen Arbeitgeber und Kollegen im Notfall, was zu tun ist?
9. Besteht bei leichten Unterzuckerungen Gefahr für Dritte?
10. Kann die Arbeit unterbrochen werden, falls die Therapie angepasst werden muss, zum Beispiel bei Unterzuckerung?
11. Wird der Patient alle 6 bis 12 Monate von einem Arbeitsmediziner und Diabetologen untersucht?
12. Wird das Unternehmen sorgfältig mit arbeitsmedizinischen Informationen durch den Betriebsarzt versorgt?

Empfehlungen der Deutschen Diabetes-Gesellschaft zur Beratung bei Berufswahl und Berufsausübung von Diabetikern (Mai 1999)

I. Grundlagen

(...)

Diabetiker ohne andere schwerwiegende Erkrankungen oder ausgeprägte Diabetesfolgeerkrankungen können nahezu alle Berufe und Tätigkeiten ausüben, zu denen sie nach Neigung, Begabung, praktischen Fähigkeiten und Ausbildung geeignet sind. Eine abgeschlossene berufliche Ausbildung ist für jeden Diabetiker anzustreben.

Wahl und Ausübung eines Berufes oder einer Tätigkeit können für einzelne Diabetiker durch bestimmte Bedingungen des Berufes und/oder des Diabetes eingeschränkt sein. Deshalb sind einige Berufe für den Diabetiker nicht oder weniger gut geeignet.

(...)

Bei den meisten nachfolgend erwähnten Einschränkungen für bestimmte Berufe und Tätigkeitsfelder liegt keine absolute Ungeeignetheit für Diabetiker vor. Aufgrund individueller Besonderheiten der Erkrankung, Möglichkeiten der Kompensation und der großen Spannbreite unterschiedlicher Tätigkeiten in den einzelnen Berufsfeldern zeigen sich viele der hier angestellten Überlegungen im Einzelfall auch als übersorglich und damit für den Betroffenen nicht zutreffend. Daher muss die Beratung über Wahl und Ausübung eines Berufes für jeden Diabetiker individuell und in enger Kooperation mit einem diabetologisch erfahrenen Arzt und bei Bedarf auch mit dem Betriebsarzt erfolgen.

II. Berufliche Einschränkungen

Bedingungen, welche die Wahl und Ausübung eines Berufes oder einer Tätigkeit bei Diabetikern beeinflussen können, lassen sich gliedern in

a) Selbst- und Fremdgefährdung durch plötzlich auftretende Unterzuckerungszustände (Hypoglykämien),

b) Beeinträchtigungen der Planbarkeit des Tagesablaufes und der Selbstkontrolle des Stoffwechsels,
c) Auftreten anderer Krankheiten (Folgen des Diabetes) und eine evtl. absehbare oder nicht ausschließbare Gefahr von plötzlichen Gesundheitsstörungen, die fremder Hilfe bedürfen,
d) berufliche Exposition, die das Auftreten von akuten oder chronischen Folgen des Diabetes begünstigen.

Zu (a) Bei der Beratung von Diabetikern muss die Hypoglykämieneigung besonders berücksichtigt werden, da eine Hypoglykämie die Leistungsfähigkeit – meist nur für Minuten – vermindern und in seltenen Fällen auch zu einer Beeinträchtigung des Bewusstseins führen kann. Das Auftreten von Hypoglykämien kann daher bei manchen beruflichen Tätigkeiten andere Menschen oder den Diabetiker selbst gefährden. Das Risiko für das Auftreten schwerer Hypoglykämien kann durch Anpassen der Stoffwechseleinstellung und evtl. Hypoglykämietraining vermindert werden. Schwere Hypoglykämien können eine Gefahr bedeuten bei:

- Beruflicher Personenbeförderung oder beim Transport gefährlicher Güter (z.B. Piloten, Lokomotivführer, Omnibusfahrer, Lastkraftwagenfahrer)
- Waffengebrauch (z.B. Schutzpolizei)
- Überwachungsfunktionen mit alleiniger Verantwortung für das Leben anderer. Dies gilt für Verkehrskontrollen und -lenkung des Straßen-, Schienen-, Wasser- und Luftverkehrs und für einen Teil der Leitstände im Industriebereich
- Arbeiten mit Absturzgefahr oder an anderen gefährlichen Arbeitsplätzen (Dachdecker, Gerüstbauer, Bauarbeiter an Hochbauten). Ähnlich zu bewerten sind Tätigkeiten an gefährlichen Maschinen, an Hochöfen und beim Stahlabstich
- Arbeiten im Überdruck.

Zu (b) Berufe und Tätigkeiten, bei deren Ausübung der Tagesablauf nicht ausreichend vorausplanbar ist, können eine adäquate Behandlung erschweren – etwa durch sehr unregelmäßige Essenszeiten, stark wechselnde körperliche Belastungen oder auch durch die Erschwerung der Stoffwechselselbstkontrolle.

Das Risiko für Hypoglykämien ist bei Berufen größer, deren Arbeitsbedingungen eine jederzeitige Nahrungsaufnahme, z.B. bei Hitzearbeiten durch die vorgeschriebene Schutzkleidung, verhindern. Auch sind z.B. Arbeiten mit Wechselschicht für Diabetiker weniger geeignet. Für diese Berufe und Tätigkeiten gilt im besonderen Maße, dass eine gute Schulung des Patienten über seine Erkrankung und ihre Behandlung mit täglichen Stoffwechselselbstkontrollen und daraus abgeleiteten Konsequenzen manche der einschränkenden Bedingungen abmildern oder bedeutungslos machen können.

Zu (c) Durch den Diabetes können Folgeerkrankungen an Augen, Nieren, Nerven und Schlagadern des Herzens, Gehirns und der Beine auftreten, die zu Funktionseinschränkungen führen. Sollten derartige Erkrankungen vorliegen, sind sie aufgrund der eingetretenen und der im weiteren Verlauf evtl. zu erwartenden Funktionseinschränkungen zu berücksichtigen. Auch wird man einem Diabetiker mit Neigung zu schweren Hypoglykämien oder ketoazidotischen Stoffwechselentgleisungen zu keiner Tätigkeit raten können, die weitab von jeglicher Zivilisation (d.h. auch ohne Möglichkeit einer notärztlichen Versorgung) erfolgt.

Zu (d) Bei Berufen, die mit Exposition von starker Hitze (Verstärkung einer evtl. Exsikkose), von großem Überdruck (Verschlimmerung einer evtl. Retinopathie), von bestimmten chemischen Substanzen (Gefahr einer Neuropathie) oder von Infektionserregern (wegen der evtl. bestehenden höheren Infektanfälligkeit) einhergehen, können gesundheitliche Bedenken bestehen, die gegen die Aufnahme einer solchen Tätigkeit sprechen oder evtl. zusätzliche Schutzmaßnahmen bei Diabetikern wünschenswert erscheinen lassen.

III. Beratung

(1) Berufswahl

Die Beratung des Diabetikers zur Berufswahl sollte sich vor allem an Neigung, Begabung und Fähigkeiten des Betroffenen orientieren. Sie muss die geltenden Rechtsnormen und Richtlinien sowie andere Vorschriften berücksichtigen, wie z.B. die den Diabetes betreffenden berufsgenossenschaftlichen Grundsätze für arbeitsmedizinische Vorsorgeuntersuchungen oder Richtlinien wie die „Begutachtungs-Leitlinien zur Kraftfahreignung" des Gemeinsamen Beirats für Verkehrsmedizin. (...)

(2) Berufsausübung

Tritt der Diabetes bei einem Beschäftigten auf, der eine für seine Erkrankung ungeeignete Tätigkeit hat, so sollte als erstens überlegt werden, ob nicht durch eine Umsetzung im Betrieb die Erfahrung aufgrund der bisher ausgeübten Tätigkeit weiter verwertet werden kann. Wenn dieses nicht möglich ist, muss eine Beratung zum Berufswechsel mit nachfolgender Umschulung erfolgen. Es ist sicher erforderlich, bei diesen Überlegungen den jeweils zuständigen Betriebsarzt einzubeziehen. Bei Tätigkeiten, die erfahrungsgemäß die Behandlung des Diabetes erschweren, muss überlegt werden, ob zur Vermeidung eines sozialen Abstiegs Einschränkungen in der Stoffwechselqualität hingenommen werden dürfen.

(3) Grundsätzliches

(...) Durch die Flexibilisierung der Therapie, die in den letzten Jahren erfolgte, sind manche Berufe, die früher für Diabetiker nur sehr schwer durchführbar waren, durchaus in den Bereich des Möglichen gerückt. Es müssen daher in der Berufsberatung bei jedem Diabetiker die individuellen Kompensationsmöglichkeiten berücksichtigt werden.

Richtlinien zur Einstellung von Diabetikern in den Öffentlichen Dienst

(Deutsche Diabetes-Gesellschaft, 1982, weitergeleitet vom Bundesminister des Inneren an die obersten Bundesbehörden) Kurz gefasste Inhaltsangabe:

- Kein genereller Ausschluss von Diabetikern vom Staatsdienst bzw. vergleichbaren Institutionen.
- Möglichst Vergabe von Tätigkeiten mit regelmäßigen Arbeitszeiten bei insulinpflichtigen Diabetikern. Bei Insulinpflichtigen Ausschluss von Tätigkeiten, die bei Eintritt hypoglykämischer Reaktionen Gefahren für sie selbst oder andere mit sich bringen, z.B. als Fahrer in öffentlichen Verkehrsmitteln.
- Ausschluss des Vorliegens von spezifischen Komplikationen an Augen und Nieren durch Fachärzte bei Beginn des Beschäftigungsverhältnisses.
- Betonung der Qualität der Diabetes-Einstellung.
- Vorlage eines ärztlichen Zeugnisses bezüglich der Qualität der Stoffwechselführung, der regelmäßigen Kontrolle und der Kooperation.
- Anforderungen an die Qualität der Stoffwechselführung (Dokumentation von 3 Blutzuckerwerten im Tagesverlauf:
  - maximale postprandiale BZ-Werte nicht wesentlich über 220 mg/dl (bei Insulintherapie) bzw. 160 mg/dl (bei diätetisch und mit oralen Antidiabetika behandelten Patienten);
  - mehrere Harnproben: für nicht mit Insulin behandelte Diabetiker ist überwiegend Harnzuckerfreiheit gefordert, bei insulinbehandelten Diabetikern sollte die Mehrzahl der Harnproben zuckerfrei sein.
- Untersuchungskatalog (Einstellung):
  - körperliche Untersuchung,
  - EKG, Röntgen-Thorax,
  - Kreatinin im Serum,
  - kompletter Urinstatus,
  - ophthalmologische Untersuchung (Fundus),
  - Vorlage vom Arzt bescheinigter Untersuchungsbefunde und dokumentierter Stoffwechsel-Selbstkontrolle.

Begutachtungsleitlinien zur Kraftfahreignung

Kurz gefasste Inhaltsangabe (nach FeV § 11 und Anhang IV. Bundesministerium für Verkehr, 1999).

- Zu schweren symptomatischen Stoffwechselentgleisungen mit Hypoglykämien und Hyperglykämien neigende Diabetiker sind zum Führen von Kraftfahrzeugen aller Klassen ungeeignet.
- Nach einer Stoffwechseldekompensation erstmals und überhaupt neu auf eine antidiabetische Therapie eingestellte Personen sind zum Führen von Kraftfahrzeugen ungeeignet, bis die Einstellphase durch Erreichen einer ausgeglichenen Stoffwechsellage abgeschlossen ist.
- Mit Insulin behandelte Diabetiker sind zum Führen von Kraftfahrzeugen der Klassen C, C_1, D, D_1 und zum Führen von Kraftfahrzeugen, die der Fahrgastbeförderung dienen, in der Regel ungeeignet.
- Mit oralen Antidiabetika behandelte Diabetiker sind zum Führen von Kraftfahrzeugen der Klassen C und D und zum Führen von Kraftfahrzeugen, die der Fahrgastbeförderung dienen, nur dann geeignet, wenn eine gute Stoffwechselführung ohne Hypoglykämien über längere Zeit (3 Monate) gewährleistet war (Nachbegutachtung alle 3 Jahre).
- Empfohlene Auflagen für Diabetiker: regelmäßige ärztliche Untersuchungen mit besonderer Beachtung von Diabeteskomplikationen sowie Stoffwechselkontrolle und Prüfung der Sehfunktion mit Dokumentation der Befunde.

Chronisch psychisch Kranke

Psychische Krankheiten sind überwiegend chronische Erkrankungen. Funktionseinbußen können im kognitiven und/oder im sozioemotionalen Bereich auftreten *(→ Tab. 6.4-7)*.

Das intellektuelle Leistungspotenzial ist bei psychisch Kranken meistens nicht eingeschränkt. Durch Defizite in anderen Bereichen kann es dennoch brachliegen.

Tab. 6.4-7 Mögliche Funktionseinbußen chronisch psychisch Kranker.

kognitiver Bereich	sozioemotionaler Bereich
Wahrnehmung Merkfähigkeit Konzentration Lernfähigkeit	Motivation, Interesse Antrieb, Ausdauer, Belastbarkeit (Zeitdruck, ...) Selbstwertgefühl, Selbstvertrauen Entscheidungskraft, Eigeninitiative, Kritikfähigkeit Kontaktfähigkeit, Anpassung, Flexibilität Kommunikationsfähigkeit

Patienten mit verschiedenen Formen der Depression, in verschiedenen Phasen der Erkrankung, und auch Patienten mit Schizophrenie sind nicht durchgängig arbeitsunfähig. In jedem mittleren und größeren Betrieb gibt es Beschäftigte, bei denen schon einmal eine solche Diagnose gestellt wurde, die sich in fachärztlicher Dauerbetreuung befinden, die ggf. in einem symptomfreien Intervall sind.

Für die meisten von Ihnen ist eine berufliche Arbeit wichtig (Strukturierung des Tagesablaufes; Selbstwertgefühl; Einübung in Kontaktfähigkeit, Anpassung). Viele kommen nach einer Krankheitsphase im Rahmen einer stufenweisen Wiedereingliederung in den Betrieb, andere im Zuge einer berufsfördernden Maßnahme. Arbeit ist für sie ein wichtiges Mittel der Therapie im Sinne einer Gesundheitsförderung, um psychische Störungen möglichst zu überwinden und gesellschaftlicher Stigmatisierung entgegenzuwirken. Inwiefern ein Betrieb zu solchen Mitarbeitern „steht", ist sicherlich auch Ausdruck seiner wirtschaftlichen Lage und der Betriebskultur.

Bei Problemen im Betrieb soll der Arbeitsmediziner als Kontaktperson und Vermittler fungieren. Er klärt, wie dem Betroffenen geholfen werden kann (u.U. Vermittlung an einen Psychiater), ob die bisherige Tätigkeit weiter erbracht werden kann bzw. wie der Mitarbeiter in Zukunft eingesetzt werden kann.

Die Kommunikation mit dem psychisch Kranken soll wertschätzend, klar und offen sein. Der Betriebsarzt erklärt seine Rolle/Aufgabe.

Der Mitarbeiter sollte möglichst seine Probleme, Ziele und Interessenlage erläutern. Möglicherweise kann ein „Arbeitsauftrag" für den Betriebsarzt auch dann formuliert werden, wenn der Mitarbeiter nicht aus Eigeninitiative zum Betriebsarzt kommt.

Der Betriebsarzt muss Funktionseinbußen des kranken Mitarbeiters einschätzen – in der Regel ist eine Information des Hausarztes oder Psychiaters hilfreich – und sie mit den Arbeitsplatzanforderungen vergleichen. Daraus leitet sich ab, ob Tätigkeitsmodifikationen oder ein Arbeitsplatzwechsel notwendig werden. Viele Aspekte sind zu bedenken: Ist ein Einzelarbeitsplatz nachteilig oder vorteilhaft? Sollte der Vorgesetzte – nur mit dem Einverständnis des Betroffenen – (teilweise) über die Erkrankung informiert werden oder ist absolute Vertraulichkeit angebracht?

Manie

Arbeitsmedizinisch problematisch ist vor allem die gestörte Einschätzung von Risiken und Gefahren. Daraus kann eine erhebliche Eigen- und Fremdgefährdung resultieren. Der Mitarbeiter wird bei erkennbarer Auffälligkeit zum Hausarzt oder – wenn anwesend – zum Betriebsarzt geschickt oder gebracht. Dieser muss bei ausgeprägter Symptomatik dafür sorgen, dass der Betreffende die Arbeit im manischen Zustand nicht wieder aufnimmt. In der Regel haben die Erkrankten keine Krankheitseinsicht. Eine Zwangseinweisung ist nur bei richterlicher Feststellung der Selbst- oder Fremdgefährdung möglich. Die Vorgehensweise ist in den Bundesländern unterschiedlich.

Nach Abklingen der Symptomatik sollte der Mitarbeiter erneut beim Betriebsarzt einbestellt werden zur Beurteilung des Folgezustandes (Medikamente?) und der Einsatzfähigkeit.

Depressive Erkrankungen

Bei schwerer Ausprägung können Depressionen zu starker Leistungseinschränkung und auch zu langer Arbeitsunfähigkeit führen. Die Rekonvaleszenz verläuft meist langsam. Ein Residualzustand kann verbleiben.

Stufenweise Wiedereingliederung mit langsamer Belastungssteigerung (evtl. über Monate) ist in vielen Fällen angebracht.

Schizophrenie

Ein akut psychotischer Mitarbeiter kann nicht an seinem Arbeitsplatz bleiben. Der nächste erreichbare Arzt (dies kann der Betriebsarzt sein) wird nach Feststellung der akuten Psychose mit Verwandten und dem behandelnden Arzt sprechen und den Patienten weitervermitteln bzw. in die Klinik einweisen.

Viele Schizophrene entwickeln nach längerer Erkrankungsdauer ein Residualsyndrom mit verminderter Konzentrationsfähigkeit, verringerter Flexibilität, etc. Es kann sinnvoll sein, Schwerbehinderung zu beantragen. Frühberentung ist manchmal unvermeidlich. Etwa ein Drittel der Betroffenen gewinnt wieder die frühere Leistungsfähigkeit zurück.

Suizidalität

Risikofaktoren:

- psychische Erkrankungen, psychosoziale Krisen,
- chronisch Kranke, v.a. Schmerzpatienten,
- Suizidalität in der Familie,
- Suizidversuche in der eigenen Biographie.

Präsuizidales Syndrom:

- erhöhte Aggressivität, negatives Selbstbild, negative Einschätzung der Lebenssituation,
- soziale und psychische Einengung,
- Suizidphantasien.

Ärztliche Vorgehensweise bei Verdacht auf Suizidalität (Krisenintervention):

- Der Arzt braucht Zeit und Ruhe. Andere Aufgaben müssen zurückstehen.
- Der Betroffene sollte zum Reden ermutigt werden durch zurückhaltend freundliche, geduldige, einfühlsame Zuwendung.
- Wenn der Betroffene das Thema zu vermeiden scheint, sollte der Arzt dennoch höflich die Angelegenheit ansprechen. Behutsam sollte die Situation erfragt werden.
- Der Arzt soll nicht bagatellisieren, sondern im Prinzip Verständnis für die Notlage auf-

bringen. Andere Handlungsoptionen sollten dem Betroffenen aufgezeigt werden.
- Das weitere Vorgehen soll gemeinsam geplant werden (Einbeziehung von Bezugspersonen, Beratungsangebote, Selbsthilfegruppen, Therapiemöglichkeiten, etc.). Feste Terminabsprachen für die weitere Betreuung sind unverzichtbar.
- Bei Gesprächsende müsste erkennbar sein, dass der Suizidgefährdete wieder Hoffnung schöpft. Sonst ist die stationäre Aufnahme notwendig. Oftmals kann der Betroffene überzeugt werden, dass dies sinnvoll ist. Manchmal ist eine Zwangseinweisung notwendig. Dazu gehört ein ärztliches Attest, Vollzug durch Polizei/Ordnungsamt, (später) Richterentscheidung. Die Vorgehensweise ist in den Bundesländern unterschiedlich.

Zerebrale Anfallsleiden

Man unterteilt die epileptischen Anfälle in
- fokale Epilepsien ohne (Jackson) und mit (komplex-fokal) Bewusstseinstrübung,
- generalisierte Epilepsien (primär oder sekundär generalisiert).

Die verschiedenen Formen der Anfallsleiden müssen selbstverständlich sorgfältig differenziert bzw. abgeklärt sein, bevor der Arbeitsmediziner spezifische Aussagen zum Arbeitsleben der Betroffenen machen kann. Eine Narkolepsie kann eine schwerwiegendere Beeinträchtigung darstellen und schwieriger zu bewerten sein, als eine gut eingestellte, seit 3 Jahren anfallsfreie verlaufende (frühere) Grand-mal-Epilepsie! Diese differenzierte Charakterisierung der Anfallsleiden und insbesondere ihre funktionellen Auswirkungen sind in der BGI 585 dargestellt:
- Aura:
  - Wahrnehmung des Anfallsbeginns durch den Betroffenen selbst?
  - Dauer der Aura?
  - Reaktionsvermögen und Schutzmöglichkeit während der Aura?
- Bewusstsein:
  - Während des Anfalls erhaltenes/gestörtes Bewusstsein?
- Verfügbarkeit:
  - Willkürmotorik der oberen Extremität (rechts/links) erhalten/aufgehoben?
  - Willkürmotorik der unteren Extremität (rechts/links) erhalten/aufgehoben?
- Sturz:
  - Kommt es im Rahmen der Krampfanfälle zum Sturz?
- Verhalten im Anfall:
  - Ruhiges oder unruhiges Verhalten?
  - Nicht situationsangepasste Handlungen?
- Verhalten nach dem Anfall:
  - Auftreten passagerer Paresen oder Sprachstörungen?
  - Orientierung unmittelbar nach dem Anfall wiederhergestellt?
  - Allmähliche Reorientierung?
  - Nachschlaf?
- Dauer bis zur Wiederherstellung der Funktionsfähigkeit (einschließlich Reorientierung).
- Bindung an Schlaf-Wach-Rhythmus:
  - Auftreten der Anfälle aus dem Schlaf heraus?
  - Auftreten nach dem Aufwachen?
  - Anfallsauftreten in der Arbeitszeit oder Freizeit?
  - Auftreten der Anfälle ohne zeitliche Bindung?
- Individuelle auslösende Situation: Ihre Beachtung bzw. Vermeidung kann zur Verhinderung von Anfällen/Anfallsfolgen führen:
  - Bestimmte optische oder akustische Reize.
  - Schlafverschiebung (Nachtschicht).

Gefährdungskategorien

Sie stellen in Verbindung mit der Anfallshäufigkeit des Betroffenen, Verlässlichkeit der Medikamenteneinnahme und der zu beurteilenden Tätigkeit eine wesentliche Hilfe bei der Einschätzung des Arbeitseinsatzes dar (Arbeitskreis zur Verbesserung der Eingliederungschancen von Personen mit Epilepsie):
- Gefährdungskategorie 0
  Erhaltenes Bewusstsein, erhaltene Haltungskontrolle und Handlungsfähigkeit.

Kommentar: Anfälle ausschließlich mit Befindlichkeitsstörungen ohne arbeitsmedizinisch relevante Symptome; möglicherweise wird eine Handlung bewusst unterbrochen bis zum Ende der subjektiven Symptome.

- Gefährdungskategorie A
  Beeinträchtigung der Handlungsfähigkeit bei erhaltenem Bewusstsein mit Haltungskontrolle.
  Kommentar: Anfälle mit Zucken, Versteifen oder Erschlaffen einzelner Muskelgruppen (Jackson-Anfall).
- Gefährdungskategorie B
  Handlungsunterbrechung bei Bewusstseinsstörung mit Haltungskontrolle.
  Kommentar: Plötzliches Innehalten, allenfalls Minimalbewegungen ohne Handlungscharakter (Absence).
- Gefährdungskategorie C
  Handlungsunfähigkeit mit/ohne Bewusstseinsstörung bei Verlust der Haltungskontrolle.
  Kommentar: Plötzlicher Sturz ohne Schutzreflexe, langsames In-sich-Zusammensinken (Grand-mal-Anfall).
- Gefährdungskategorie D
  Unangemessene Handlungen bei Bewusstseinsstörungen mit/ohne Haltungskontrolle.
  Kommentar: Unkontrollierte komplexe Handlungen oder Bewegungen, meist ohne Situationsbezug (komplex-fokale Anfälle).

Keine Einschränkungen

- bei Anfallsfreiheit ≥ 1 Jahr nach Operation,
- bei Anfallsfreiheit ≥ 2 Jahre unter Medikation,
- bei Anfällen nur im oder aus dem Nachtschlaf heraus ≥ 3 Jahre,
- Anfälle ohne Bewusstseinsverlust und mit erhaltener Willkürmotorik.

Die berufliche Unfallgefährdung von Epilepsiekranken wird allgemein überschätzt. Dem Gefährdungsrisiko im Betrieb kann, was die Selbstgefährdung und Fremdgefährdung am Arbeitsplatz anbetrifft, in vielen Fällen durch technischen Arbeitsschutz begegnet werden (Lichtschranken, Abdeckhauben, etc.). Wenn Stress, Schlafmangel, visuelle Reize als Auslöser bekannt sind, gilt es diese zu vermeiden.

Insbesondere bei Kältearbeit, Hitzearbeit, Nacht- und Schichtarbeit, bei Fahr-, Steuer- und Überwachungstätigkeiten, bei Absturzgefahr, beim Umgang mit gefährlichen Maschinen und bei der Kraftfahrerlaubnis (siehe Anlage 4 der FeV und Begutachtungsleitlinien) sowie beim Arbeitsaufenthalt im Ausland (Tropen) werden i.d.R. besonders bei Kategorien C und D gesundheitliche Bedenken bestehen (Entscheidung immer im Einzelfall). Die Verwendung von Atemschutzgeräten kann für Epileptiker gefährlich sein, da es zum Ersticken kommen kann. Bei Patienten mit photosensitiver Epilepsie können Anfälle durch Bildwiederholungsfrequenz von ca. 75 Hz (häufiger bei 50 Hz, seltener bei 100 Hz) ausgelöst werden.

Wenn im Rahmen von Einstellungsuntersuchungen nach Epilepsien gefragt wird, so besteht Offenbarungspflicht für den Bewerber vor allem dann, wenn die Tätigkeit ein Gefährdungspotenzial enthält und dies dem Bewerber bewusst gemacht wird.

Wichtig bei der medikamentösen Therapie aus betriebsärztlicher Sicht ist die Bevorzugung nicht oder wenig sedierender Epileptika.

Der Begriff **Arbeitsunfall bei Epileptikern** meint nur die arbeitsbedingte Verletzungsausweitung, nicht die Folgen des Anfalles, die auch ohne Arbeitseinfluss entstanden wären.

Eine Aufklärung der Kollegen durch den Betriebsarzt, mit Zustimmung des Betroffenen, wäre wünschenswert.

Venenerkrankungen

Alter, Bewegungsmangel und Übergewicht sind Risikofaktoren. Frauen sind besonders betroffen (Progesteronwirkung durch Schwangerschaft und Antikonzeption).

Frühzeichen der Erkrankung sollte man ernst nehmen und als Anlass für verstärkte Präventionsbemühungen sehen: abends müde, angeschwollene Beine, brennende Fußsohlen.

Das Fortschreiten der chronischen Venenerkrankung kann i.d.R. nicht rückgängig gemacht werden, sondern im besten Fall zum Stillstand gebracht werden. Prävention ist entscheidend.

Berufliche Risikofaktoren: Langes Stehen (Stehberufe sind oft typische Frauenberufe!), aber auch Sitzen sind ungünstig. Beim Sitzen sind Oberschenkelvenen komprimiert. Enge Kleidung kann das Problem verschärfen. Eine nächtliche Stehbelastung hat ungünstigere Auswirkungen als ein berufliches Stehen tagsüber.

Venenfreundliche Arbeitsgestaltung in Stichworten: Mischarbeit, Bedarfssitze, Stehpulte, Bequemschuhe, Bodenmatten (weich, federnd), richtige Arbeitshöhe und Bewegungsraum an Steharbeitsplätzen, an Sitzarbeitsplätzen Fußstützen zur Oberschenkelentlastung, Beinhochlagermöglichkeit und Kaltduschmöglichkeit im Pausenraum.

Es gelten für das Verhalten der Mitarbeiter folgende Regeln:

- Laufen und Liegen ist gut, Stehen und Sitzen ist schlecht.
- Beine im Sitzen nicht ständig übereinander schlagen.
- Wadenmuskelpumpe aktivieren (Zehenspitzenübung), keine Schuhe mit hohen Absätzen.
- Beine möglichst oft hoch lagern, Fußende des Bettes höher stellen.
- Enge Hosen, einschnürende Unterwäsche vermeiden.
- Auf Langstreckenflügen immer wieder einige Schritte gehen und Füße im Sitzen bewegen.
- Extreme Hitze meiden; Kaltduschen verbessern die Blutzirkulation.

Die wirksamsten prophylaktischen Möglichkeiten sind das Tragen von Kompressionsstrümpfen, wiederholte Kaltwasseranwendungen und ödemprotektive Venenpharmaka.

Gestaltungsanforderung bei chronischen Erkrankungen – Anpassung der Arbeit an das Leistungsvermögen

Der chronisch Kranke ist, wie die zuvor geschilderten Krankheitsbilder illustrieren, nicht automatisch arbeitsunfähig. Er bietet seine Arbeitskraft an, die Unternehmen können sie nutzen, u.U. erst nach einer Umgestaltung des Arbeitsplatzes, nach einer Umorganisation – mit oder ohne die Unterstützung z.B. des Integrationsamtes, bei formal bestätigter Behinderung (s.u.).

Die Anpassung der Arbeit an das (gewandelte) Leistungsvermögen ist zu verstehen als Erweiterung der Wissenschaft von der Ergonomie (*→ Kap. 6.2, Abschnitt 6.2.3*). Es ist nicht möglich, solche „Anpassungen" umfassend darzustellen oder aufzuzählen. Es geht auch nicht immer um Spektakuläres bzw. Offenkundiges. Wenn das Leistungsvermögen, z.B. im Bereich „Informationsaufnahme und -verarbeitung, Kommunikationsfähigkeit" eingeschränkt ist, wird der Unternehmer/Abteilungsleiter selbst das Defizit erkennen und den Arbeitnehmer nicht in einem Büro mit Publikumsverkehr und Auskunftstätigkeit einsetzen. Hierfür sollte er den Betriebsarzt nicht benötigen.

Konkrete Anpassungsmaßnahmen bei Bestehen von insulinpflichtigem Diabetes sind oben genannt – möglichst keine Schichtarbeit, keine stark wechselnden körperlichen Anforderungen, in der Regel keine Überwachungstätigkeiten.

Die Gestaltung des Arbeitsplatzes und der Arbeitsplatzumgebung bei Anfallskranken erfordert in der Regel die Mitarbeit der Sicherheitsfachkräfte – was könnte bei einem nicht rechtzeitig erkannten Anfall dem Arbeitnehmer selbst passieren, könnten Kollegen, sonstige Personen gefährdet werden?

Die moderne Technik hat Möglichkeiten eröffnet, die der Betriebsarzt zusammen mit den Sicherheitsfachkräften und der Betriebsorganisation kennen muss – in der Regel wird er sehr fallbezogen vorgehen.

Spezielle Betreuungskonzepte für verschiedene chronische Krankheiten

Sie sind für Diabetiker, Anfallskranke, Personen mit Einschränkungen des Bewegungsapparates oben dargestellt. Bei den Personen mit Einschränkungen des Bewegungsapparates empfiehlt sich u.U. eine Kontaktaufnahme mit der

Rheumaliga, die ein großes Hilfsmittelangebot für zu Hause, aber auch für den Arbeitsplatz demonstrieren kann. Auf die vorbildliche Arbeit des Ausschuss Soziales der Deutschen Diabetesgesellschaft und des Arbeitskreises zur Verbesserung der Eingliederungschancen von Personen mit Epilepsie wird noch einmal hingewiesen.

6.4.3 Behinderte Arbeitnehmer

Behinderung lässt sich definieren als ein von der Norm abweichender, lang andauernder körperlicher, geistiger oder seelischer Zustand, der die Eingliederung des Betroffenen in Arbeit und Gesellschaft in erheblichem Umfang subjektiv oder objektiv beeinträchtigt oder zu beeinträchtigen droht.

Die Sozialgesetzgebung hat kürzlich das seit 1986 geltende „Gesetz zur Sicherung der Eingliederung Schwerbehinderter in Arbeit, Beruf und Gesellschaft" (Schwerbehindertengesetz) inhaltlich in das SGB IX „Rehabilitation und Teilhabe behinderter Menschen" aufgenommen, in dessen §§68 ff „Besondere Regelungen zur Teilhabe schwerbehinderter Menschen".

In § 2 SGB IX ist Behinderung im Sinne dieses Gesetzes noch einmal definiert: *„Menschen sind behindert, wenn ihre körperliche Funktion, geistige Fähigkeit oder seelische Gesundheit mit hoher Wahrscheinlichkeit länger als 6 Monate von dem für das Lebensalter typischen Zustand abweichen und daher ihre Teilhabe am Leben in der Gesellschaft beeinträchtigt ist. Sie sind von Behinderung bedroht, wenn die Beeinträchtigung zu erwarten ist."*

Wegen der großen Bedeutung für die Beschäftigung soll auch gleich „Schwerbehinderung" definiert werden, denn *„private und öffentliche Arbeitgeber mit mindestens 20 Arbeitsplätzen ... haben auf wenigstens 5% der Arbeitsplätze schwerbehinderte Menschen zu beschäftigen. Dabei sind schwerbehinderte Frauen besonders zu berücksichtigen"*. Weiter heißt es dort:

„Im Rahmen der Erfüllung der Beschäftigungspflicht sind in angemessenem Umfang zu beschäftigen:

- *schwerbehinderte Menschen, die nach Art oder Schwere ihrer Behinderung im Arbeitsleben besonders betroffen sind, insbesondere solche,*
  - *a) die ... einer besonderen Hilfskraft bedürfen oder*
  - *b) deren Beschäftigung ... mit außergewöhnlichen Aufwendungen für den Arbeitgeber verbunden ist oder*
  - *c) die infolge ihrer Behinderung ... eine wesentlich verminderte Arbeitsleistung erbringen können oder*
  - *d) bei denen ein Grad der Behinderung von wenigstens 50 allein infolge geistiger oder seelischer Behinderung oder eines Anfallsleidens vorliegt oder*
  - *e) die wegen der Art oder Schwere der Behinderung keine abgeschlossene Berufsbildung im Sinne des Berufsbildungsgesetzes haben;*
- *schwerbehinderte Menschen, die das 50. Lebensjahr vollendet haben".*

Angerechnet auf einen Pflichtarbeitsplatz für schwerbehinderte Menschen werden Personen, die auf einem gewöhnlichen Arbeitsplatz beschäftigt sind sowie behinderte Menschen, die an Leistungen zur Teilhabe am Arbeitsleben nach § 33 in Betrieben oder Dienststellen teilnehmen sowie Personen, die an Arbeitsbeschaffungsmaßnahmen und Strukturanpassungsmaßnahmen nach dem SGB III teilnehmen sowie Personen, die nach § 19 des Bundessozialgesetzes in Arbeitsverhältnissen beschäftigt werden.

Die Art der Behinderung ist von ausschlaggebender Bedeutung. Um einen Überblick zu geben, werden in *Tabelle 6.4-8* die Diagnosegruppen (Oberkategorien, Art der schwersten Behinderung) aus der Statistik eines Bundeslandes (Baden-Württemberg, Zahlen von 2001) dargestellt.

Tab. 6.4-8 Auszug aus der Schwerbehinderungsstatistik (GdB ≥ 50%) des Landes Baden-Württemberg.

Art der Behinderung	Gruppe der 18- bis 60-Jährigen			alle Altersgruppen		
	Männer	Frauen	Rang	Männer	Frauen	Rang
Verlust oder Teilverlust von Gliedmaßen	2.132	719	8	9.137	2.363	8
Funktionseinschränkungen von Gliedmaßen	18.340	12.397	4	64.243	50.916	3
Funktionseinschränkungen der Wirbelsäule und des Rumpfes, Deformierung des Brustkorbes	13.340	10.100	3	50.229	42.518	4
Blindheit oder Sehbehinderung	5.105	3.833	6	15.826	19.119	5
Sprach- oder Sprechstörungen, Taubheit, Schwerhörigkeit, Gleichgewichtsstörungen	6.586	4.690	5	18.390	12.366	6
Verlust einer Brust oder beider Brüste, Entstellungen	274	6.900	7	596	22.971	7
Beeinträchtigung der Funktion von inneren Organen bzw. Organsystemen	34.587	21.961	2	117.365	71.825	1
Querschnittslähmung, zerebrale Störungen, geistig-seelische Behinderungen, Suchtkrankheiten	40.975	30.649	1	75.519	62.039	2
Sonstiges	10.622	9.681		26.188	20.800	

Arbeitsmedizinisches Verständnis von „Impairment", „Disability", „Handicap"

Die Weltgesundheitsorganisation (WHO) beschäftigt sich mit der internationalen Klassifikation der Schädigungen, Fähigkeitsstörungen und Beeinträchtigungen. Sie hat in einem „Krankheitsfolgenmodell" die Begriffe Impairment (Schädigung), Disability (Fähigkeitsstörung) und Handicap (Beeinträchtigung) eingeführt und damit einen ersten Schritt vollzogen, nicht nur von Krankheiten zu sprechen, sondern deren Folgen zu betonen. Dabei meint Impairment den feststellbaren Schaden (z.B. Versteifung eines Kniegelenkes); Disability, die daraus resultierende Beweglichkeitsstörung; Handicap, die daraus resultierende Beeinträchtigung (Behinderung beim Gehen usw.). Disability und Handicap haben prinzipiell gleichrangigen Stellenwert wie die Erkrankung (Disease) und Impairment.

Dieses Krankheitsfolgenmodell erfasst also bereits die wesentlichen Aspekte der Arbeitsmedizin, nämlich Disability und Handicap. Der Nachteil des Modells – inzwischen erkannt – ist, dass es persönliche Ressourcen des Behinderten nicht berücksichtigt und dass es mit überwiegend negativ besetzten Begriffen arbeitet.

Die WHO hat dieses Modell deswegen weiterentwickelt und versucht, diskriminierende Begriffe zu vermeiden:

- „Konzept der Körperfunktionen und -strukturen" ersetzt „Impairment",
- „Aktivitätskonzept" ersetzt „Disability",
- „Partizipationskonzept" ersetzt „Handicap",
- „Störung der Funktionsfähigkeit" ersetzt „Behinderung".

In deutscher Sprache: Internationale Klassifikation der Schäden, Aktivitäten und Partizipation.

Das Aktivitätskonzept beinhaltet persönliche Ressourcen wie Motivation und Arbeitswillen.

Es bedarf gegenwärtig immer noch einer bewussten Anstrengung der an der Reintegration Behinderter beteiligten Personen, von der nahe liegenden Beschreibung der Einschränkungen überzuwechseln zu der positiven Benennung des Möglichen *(→ Kap. 6.1, Abschnitt 6.1.7 „positives Leistungsbild")*.

Auswirkungen der Behinderung auf berufliche Fähigkeiten und Möglichkeiten (medizinische, psychologische, soziologische Aspekte der Behinderung)

Eine Schädigung von Strukturen und Funktionen des menschlichen Organismus kann zu einer Behinderung führen. Die Begrifflichkeiten wurden im vorherigen Abschnitt dargestellt.

Um die psychologische und soziologische Dimension einer Behinderung zu verstehen, muss man aber auch fragen, wie die Schädigung zustande gekommen ist:

- Handelt es sich um um eine chronische Krankheit, die zu der Behinderung geführt hat? Verläuft diese (in Schüben, kontinuierlich) progredient?
  Wenn Krankheit und Behinderung progredient verlaufen, resultiert für den Betroffenen vielleicht eine besonders verkürzte Lebensperspektive. Die Ziele von Therapie und Rehabilitation müssen realistisch eingeschätzt werden. Die Lebens- und Berufsplanung muss den voraussichtlichen Krankheitsverlauf berücksichtigen.
- Ist die Behinderung angeboren oder handelt es sich um eine erworbene Beeinträchtigung? Bei angeborenen Behinderungen fehlt die Erfahrung des Nichtbehindertseins (Mangel an „Normerfahrung"). Ganz anders ist es bei Beeinträchtigung einer zuvor vorhandenen körperlichen oder geistigen Fähigkeit. Hier muss der Betroffene den Verlust/Teilverlust dieser Fähigkeit bewältigen und sich in Privatleben und Beruf neu orientieren.

Die subjektive Selbsteinschätzung der Behinderung muss vom Betreuer nachvollzogen werden. Die Bedeutung der Behinderung für das soziale Umfeld und die Reaktion dieses Umfelds auf die Behinderung muss berücksichtigt werden. Dies gilt besonders für psychiatrische, neurologische und onkologische Erkrankungen.

Der Betriebsarzt kann beispielsweise die Integration eines epilepsiekranken Beschäftigten in dessen Kollegenumfeld fördern, indem mit dem Einverständnis und in Gegenwart des Betroffenen das Arbeitsteam über die Frage informiert wird, was bei einem etwaigen Anfall am Arbeitsplatz zu tun ist.

Behindertengerechte technische und organisatorische Gestaltung der Arbeit – mögliche Kostenträger

Der Arbeitgeber hat die Pflicht zur Beschäftigung Schwerbehinderter. Er muss Arbeitsplätze für schwerbehinderte Menschen behindertengerecht einrichten. Was für den Arbeitgeber durchführbar und zumutbar ist, entscheiden letztlich Integrationsämter und Arbeitsgerichte. Vom Integrationsamt sind u.U. Geldleistungen für den schwerbehinderten Menschen selbst wie auch für den Arbeitgeber oder freie gemeinnützige Einrichtungen und Organisationen erhältlich. Es gibt Geldleistungen für folgende Verwendungen:

- technische Arbeitshilfen,
- Erreichen des Arbeitsplatzes,
- Teilhabe an Maßnahmen zur Erhaltung und Erweiterung beruflicher Kenntnisse und Fähigkeiten,
- behinderungsgerechte Errichtung von Arbeitsplätzen für schwerbehinderte Menschen (an den Arbeitgeber).

Verschiedene Kostenträger können den Arbeitgeber finanziell unterstützen, nicht nur bei Schwerbehinderung, sondern generell in der beruflichen Rehabilitation am Arbeitsplatz *(→ Kap. 6.2, „Zuständigkeiten der Leistungs- und Kostenträger" und Tab. 6.2.1 mit der Spalte „Teilhabe am Arbeitsleben").*

Zum Thema „ergonomische Prinzipien der behindertengerechten Arbeitsgestaltung" → *Kap. 6.2.*

Betriebsärztliche Betreuung behinderter Arbeitnehmer

Für die Altersgruppe der 18- bis 60-Jährigen, aus denen sich ganz überwiegend die Gruppe der arbeitsfähigen Schwerbehinderten rekrutiert, ergibt sich aus *Tabelle 6.4-8* die folgende Rangfolge der Häufigkeiten:

1. Querschnittslähmung, zerebrale Störungen, geistig seelische Behinderungen, Suchtkrankheiten,

2. Beeinträchtigungen der Funktion der inneren Organe bzw. Organsysteme,
3. Funktionseinschränkungen der Wirbelsäule und des Rumpfes, Deformierung des Brustkorbes,
4. Funktionseinschränkungen von Gliedmaßen,
5. Sprach- oder Sprechstörungen, Taubheit, Schwerhörigkeit, Gleichgewichtsstörungen,
6. Blindheit oder Sehbehinderungen.

Hinter den Beeinträchtigungen innerer Organe verbergen sich vor allem Herz- und Kreislauferkrankungen und Erkrankungen der Atemorgane sowie der Leber. Diese Gruppe wird wegen der fehlenden Erkennbarkeit durch Laien in der Regel nicht als behindert wahrgenommen. Der Betriebsarzt hat hier auch nur selten eine Funktion. Tätigkeiten mit einem entsprechenden Anforderungsprofil, die z.B. eine Ergometrie bei der Vorsorgeuntersuchung erfordern, sind selten, beeinträchtigte Personen schon längst nicht mehr in den belastenden Berufen.

„Einfach" im Sinne der offensichtlichen Betreuungsnotwendigkeit sind alle Behinderten mit Einschränkungen des Bewegungsapparates, des Verlustes oder Teilverlustes von Gliedmaßen, sofern nicht weitere Störungen hinzukommen. Diese Art der Behinderung findet auch gute soziale Akzeptanz, Heil- und Hilfsmittel stehen zur Verfügung. Personen, die auf einen Rollstuhl angewiesen sind, benötigen selbstverständlich Hilfe, aber auch diese lässt sich organisieren. In der Erreichbarkeit des Arbeitsplatzes lässt sich vieles entweder planen oder nachträglich verbessern. Es ist aber illusorisch, überall mit entsprechenden Forderungen die optimale Lösung zu erwarten.

Weitgehend unproblematisch ist auch die Betreuung Blinder oder Personen mit schwerer Sehbehinderung. Gerade für sie existieren auch soziale Netzwerke.

Die große Herausforderung an den Betriebsarzt, an den Betrieb und seine Belegschaft stellen Behinderungen des Verhaltens dar. Hier kann es nur individuelle, mit dem Vorgesetzten und möglichst auch einer Vertrauensperson abgestimmte Vorgehensweisen geben. Der Obmann der Schwerbehinderten ist hier ebenso gefordert wie der Arzt.

- Bei der Eingliederung schwerbehinderter Menschen in das Arbeitsleben *(→ Kap. 6.3.1)* hat der Gesetzgeber besondere Hilfsmöglichkeiten definiert, die den Integrationsprozess erleichtern sollen. Aufgabe der Integrationsämter sind u.a. der Kündigungsschutz *(→ Kap. 6.5)* und die begleitenden Hilfen im Arbeitsleben.

Der Unternehmer muss die entsprechenden Anträge an das Integrationsamt richten. Dieses verwendet Mittel der Ausgleichsabgabe (Geldleistung der Arbeitgeber bei Nicht-Erfüllen der Beschäftigungsquote) hierfür. – Formal ist der Betriebsarzt an diesem Verfahren nicht beteiligt, nach § 3 ASiG sollte er sich jedoch auch darum kümmern.

6.4.4 Zusammenarbeit des Betriebsarztes mit anderen Institutionen bei der Betreuung chronisch kranker, behinderter und suchtkranker Arbeitnehmer

Innerbetrieblich ist vor allem die Kooperation mit Personalabteilung, Betriebsrat und betrieblicher Schwerbehindertenvertretung zu pflegen. Zur Zusammenarbeit mit externen Institutionen:

Zusammenarbeit mit dem Hausarzt (Facharzt)

Anlässe für Kontakte sind:

- Atteste des Hausarztes,
- erforderliche Stellungnahme des Haus-/Facharztes bei bestimmten chronischen Erkrankungen wie insulinpflichtiger Diabetes, Anfallsleiden,
- Notwendigkeit zusätzlicher Informationen bei außerordentlichen Untersuchungen auf Verlangen des Arbeitgebers,
- Beschaffen von Reha-Entlassberichten *(→ Kap. 6.2)*.

Die Einhaltung der Schweigepflicht ist zu beachten. Es ist immer besser, dazu ein schriftliches Dokument in der Probandenakte zu haben.

Sofern Haus-/Facharzt und Reha-Entlassbericht Aussagen zur konkreten Berufstätigkeit machen (oftmals Forderung nach Belastungsverringerung), ist dies aus arbeitsmedizinischer Sicht mit Skepsis aufzunehmen, da oftmals eine geringe Kenntnis der realen Arbeitsplatzsituation zugrunde liegt. Die Atteste erreichen die Personalabteilung und sind dann Ausgangspunkt für außerordentliche Untersuchungen. Es empfiehlt sich, dass der Arbeitsmediziner spätestens dann, wenn er die Stellungnahme nicht nachvollziehen kann, zum Telefon greift. Wenn die Forderungen nicht erfüllbar sind, möglicherweise auch als eine Gefälligkeit gesehen werden müssen, kann daraus eine Gefährdung des Beschäftigungsverhältnisses resultieren (ein Ersatz-Arbeitsplatz kann oftmals nicht gefunden werden).

Bei dem Arbeitseinsatz von insulinpflichtigen Diabetikern und auch von Anfallskranken mit einer Dauermedikation ist der Austausch zwischen Betriebsarzt und Facharzt zwingend. Nur über die Verlaufsdokumentation des Facharztes können Aussagen zur Zuverlässigkeit des chronisch Kranken hinsichtlich der Medikamenteneinnahme, des Lebensstils, ggf. der Häufigkeit von Stoffwechselentgleisungen bzw. Anfällen gemacht werden.

Zusammenarbeit mit der Suchthilfe und ähnlichen Einrichtungen, einschließlich Selbsthilfegruppen

Im Rahmen von Betriebsvereinbarungen, aber auch ohne sie, sollte es eine Zusammenarbeit geben. Dabei muss akzeptiert werden, dass diese Einrichtungen u.U. sehr zurückhaltend agieren, u.U. lediglich den Kontakt (einmalig?, regelmäßig?) mit den Betroffenen bestätigen.

Zusammenarbeit mit Einrichtungen der Sozialversicherung

Wenn die Krankenversicherung im Betrieb aktiv wird, sollte sie den Betriebsarzt informieren – oder es geschieht über die Unternehmensleitung. Anlässe für die Krankenversicherung sind Präventionsprogramme oder Abklärungsaufträge für den Medizinischen Dienst. Von der Rentenversicherung erreichen den Betriebsarzt, über die Unternehmensleitung, eventuell Nachfragen zum Arbeitsplatz, wenn der Rentenversicherungsträger auf der Grundlage des Reha-Entlassberichtes einen Handlungsbedarf erkennt. – Neu ist eine Zusammenarbeit mit den regionalen Service-Stellen für die Rehabilitation.

Zusammenarbeit mit dem Integrationsamt

→ *Abschnitt 6.4.3 und Kap. 6.3.*

6.4.5 Betriebsärztliche Inanspruchnahme bei typischen Konflikten (krankheitsbedingte Kündigung, Arbeitsplatzwechsel innerhalb des Betriebes etc.)

Der Betriebsarzt muss sich das Vertrauen der Belegschaft und des Unternehmers erarbeiten. Nur dann wird er bei Konflikten voll einbezogen und informiert. Auf seinem Fachgebiet, dem Wissen um die menschliche Gesundheit und ihre Belastung durch eine bestimmte Arbeitsaufgabe, ist nur er der Experte. Konfliktsituationen werden durch ein wissensbasiertes sicheres Auftreten meist entschärft.

Viele Konfliktthemen sind gemeinsam mit den Sicherheitsfachkräften und anderen Beauftragten (z.B. Mobbing[2]) zu bearbeiten, und es sind letztlich auch Führungsaufgaben, zu denen je nach Unternehmenskultur der Betriebsarzt gebeten wird.

Mobbing, psychosoziale Konflikte

Mobbing ist ein Modewort für ein lange bekanntes Phänomen. Der Begriff beschreibt negative,

[2] to mob (engl.) = anpöbeln, belästigen

aggressive Kommunikationsformen und Handlungen, die bewusst oder unbewusst gegen eine Person gerichtet sind. Die Grenze zwischen Mobbing und alltäglichen Konflikten und Aggressionen am Arbeitsplatz ist fließend.

Folgende 5 Formen des Mobbing können unterschieden werden:

1. Angriff auf Kommunikationsmöglichkeiten,
2. Angriff auf soziale Beziehungen,
3. Angriff auf das soziale Ansehen,
4. Angriff auf die Qualität der Berufssituation,
5. Angriff auf die Gesundheit.

Gefördert wird das Mobbing durch Konkurrenzdruck, strenge Hierarchien, befristete Arbeitsverträge. Man unterscheidet 4 Phasen des Mobbings:

1. ungenügende Konfliktverarbeitung,
2. gezielter Psychoterror,
3. Eskalation,
4. Kündigung, Versetzung.

Das Opfer leidet unter gestörtem Selbstbewusstsein sowie unter Verhaltensunsicherheiten. Es entsteht oft der Eindruck, dass das Opfer selbst die Aggression verursacht hat. In der Beurteilung der Situation darf allerdings die mögliche Problemverursachung durch einen verhaltensgestörten Mitarbeiter, der die Opferrolle einnimmt, niemals vergessen werden.

Folgen des Mobbings können (ähnlich wie beim Stress) psychischer und psychovegetativer Natur sein. Im Betrieb kommt es zu Leistungsverminderung, Fehlzeiten, Kündigung oder Frühberentung. Dem Unternehmen entstehen hohe Kosten.

Prävention: Hierarchie-, Verantwortungs- und Aufgabenbereiche sollten klar definiert werden, um Konflikte erst gar nicht entstehen zu lassen. Führungsdefizite sollen durch Schulung verringert werden. Bei auftretenden Konflikten muss die Lösung im Frühstadium ansetzen, bevor die Fronten verhärtet sind. Betriebe sollten ein innerbetriebliches Problembewusstsein schaffen. In Gesundheitszirkeln, Arbeitskreisen und Fortbildungsveranstaltungen kann das Thema bearbeitet werden. In manchen Betrieben gibt es zum Thema Mobbing eine Betriebsvereinbarung. Oftmals wird auf dieser Grundlage ein so genannter Mobbing-Beauftragter ernannt oder ein Mobbing-Telefon wird eingerichtet.

In der Betriebsvereinbarung können Mittel der Konfliktlösung festgelegt sein:

- Festlegung von Teilnehmern und Zielen eines Gremiums für Moderation oder Mediation (s.u.),
- Ermahnung zu Emotionalitätsabbau und offener Kommunikation,
- Dokumentation der Ursachen und der Lösung (Maßnahmen),
- Festlegung weiterer Termine, Protokoll an alle Beteiligten.

Die betriebsärztlichen Mitwirkungsmöglichkeiten bei der Lösung von Mobbing-Problemen sind abhängig von zeitlichen Möglichkeiten und Rollenausübung:

- Mitwirkung bei der Erarbeitung einer Betriebsvereinbarung zum Konfliktmanagement.
- Mitwirkung bei der Integration des Problemkreises in ein Arbeitsschutz-Management-System.

Welche Aufgaben hat der Betriebsarzt, wenn ein Mitarbeiter sich mit einer Mobbing-Problematik an ihn wendet?

- Anamnese, Untersuchung, Beratungsgespräch, evtl. Therapievermittlung.
- Eventuell Gespräche mit Kollegen und Vorgesetzten zur Spezifizierung des Konfliktes.
- Konfliktbearbeitung ist für den Betriebsarzt meist zu zeitaufwändig, stattdessen Konfliktlösung initiieren: innerbetrieblich (Mobbing-Vereinbarung) und außerbetrieblich (Krankenkassen, Selbsthilfegruppen, Beratungsstellen).
- Erfassung der begleitenden strukturellen und organisatorischen Rahmenbedingungen. Änderungsvorschläge an die Geschäftsleitung und an die Arbeitnehmervertretung.

Konfliktmoderation: Anwendung von Gesprächstechniken, die Gedanken und Äußerungen der Konfliktparteien strukturieren sollen, um auf eine Klärung hinzuwirken.

Konfliktmediation: Hier wird der Kern des Konfliktes durch qualifizierte Fachleute unter Mitwirkung der Konfliktparteien bearbeitet. Es geht darum, eine Lösung zu finden, die für beide Seiten akzeptabel ist oder die sogar für beide Seiten günstiger ist, als das ursprüngliche Ziel („Win-win-solution").

Krankheitsbedingte Kündigung

(→ *Kap. 6.5*)

Wenn eine Person aufgrund von Krankheit den arbeitsvertraglichen Pflichten nicht nachkommen kann, liegt definitionsgemäß Arbeitsunfähigkeit vor. Dieser Zustand kann einen personenbedingten Kündigungsgrund darstellen, wenn das vertragliche Verhältnis so schwerwiegend gestört ist, dass ein Festhalten am Arbeitsvertrag nicht verlangt werden kann.

Eine solche schwerwiegende Störung liegt beispielsweise vor, wenn ein Arbeitnehmer über Jahre hinweg durchschnittlich mehr als 3 Monate wegen Krankheit arbeitsunfähig ist und wenn er nicht nachweisen kann, dass sich der Gesundheitszustand in Zukunft bessern wird (Arbeitsgericht Frankfurt am Main, Az.: 16 Ca 5542/94).

Vor der Kündigung muss aber geprüft werden, ob andere Maßnahmen (Veränderung der Arbeitsplatzbedingungen, Umsetzung auf einen anderen Arbeitsplatz) realisierbar sind.

Zur krankheitsbedingten Kündigung hat sich nach dem Urteil des BAG (2 AZR 401/89) in der Rechtsprechung eine bestimmte Typologie herausgebildet, nämlich

- die Kündigung wegen lang anhaltender Krankheit,
- die Kündigung wegen häufiger Kurzerkrankungen (BAG, 2 AZR 155/93),
- die Kündigung wegen dauernder Unfähigkeit, die vertraglich geschuldete Arbeitsleistung zu erbringen.

Die Gerichte prüfen die Rechtsmäßigkeit einer krankheitsbedingten Kündigung in 4 Stufen:

1. Eine negative Prognose hinsichtlich des voraussichtlichen weiteren Gesundheitszustandes muss vorliegen. Dabei kommt es darauf an, ob nach den Gegebenheiten im Augenblick der Kündigung weiterhin mit sich wiederholenden Erkrankungen zu rechnen ist.
2. Eine erhebliche Beeinträchtigung der betrieblichen Interessen muss vorliegen (Betriebsablaufstörungen, Lohnfortzahlungskosten).
3. Die erheblichen Störungen dürfen nicht durch mildere Mittel in geeigneter Weise behebbar sein.
4. Zusammenfassend muss eine unzumutbare Belastung für den Arbeitgeber vorliegen.

Von Bedeutung für den Betriebsarzt ist, dass das Bundesarbeitsgericht berücksichtigt wissen will, ob etwaige häufige Kurzerkrankungen des Arbeitnehmers auf betriebliche Ursachen zurückzuführen sind. Der Betriebsarzt hat also, wenn der Beschäftigte ihm mit der Frage nach der medizinischen Prognose zu einer ärztlichen Untersuchung vorgestellt wird, u.a. zu prüfen, ob krankmachende Faktoren des Arbeitsplatzes Ursache für die häufigen Kurzerkrankungen des Arbeitnehmers sind. Eine solche Prüfung ist ohnehin betriebsärztliche Aufgabe nach Arbeitssicherheitsgesetz.

Der Arbeitgeber wird die Erstellung einer Prognose über zukünftig zu erwartende Fehlzeiten nicht selten vom Betriebsarzt erbitten. Der Betriebsarzt nimmt in diesem Moment – sofern er nicht den Aufgabenkatalog des Arbeitssicherheitsgesetzes bearbeitet – die Rolle des Vertrauensarztes des Arbeitgebers ein. Er sollte sich dennoch daran erinnern, dass er in der betriebsärztlichen Rolle auf das Vertrauen von Arbeitgeber und Arbeitnehmerschaft (und Arbeitnehmervertretung) angewiesen ist. Viele Betriebsärzte sind der Auffassung, dass die Personalunion Betriebsarzt/Vertrauensarzt unüberbrückbare Rollenkonflikte beinhaltet und dass die beiden Aufgaben in unterschiedliche Hände gelegt werden sollten.

Der Vertrauensarzt ist gut beraten, wenn er im Vorfeld mit der Personalabteilung des Betriebes – eventuell unter Einschaltung der Arbeitnehmervertretung – einige grundsätzliche Formalien festlegt:

- Der Anlass für die Untersuchung muss dem

untersuchenden Arzt mitgeteilt werden. Anlass kann z.B. durch folgende Situationen gegeben sein: psychische Auffälligkeiten, Hinweise auf Suchterkrankungen, Hinweise auf Alkoholmissbrauch, Atteste des behandelnden Arztes mit Angaben zu Leistungseinschränkungen des Beschäftigten.

- Eine eindeutige Fragestellung der Untersuchung muss an den untersuchenden Arzt gerichtet sein.
- Der Beschäftigte, der zu der Untersuchung kommt, muss die Gründe für die Untersuchung kennen. Er soll das gleiche Anschreiben wie der untersuchende Arzt erhalten.

Da der nach dem Arbeitssicherheitsgesetz bestellte Betriebsarzt keine Überprüfung von Arbeitsunfähigkeitsbescheinigungen vornehmen darf (ASiG § 3[3]), soll er während einer längerfristiger Arbeitsunfähigkeit keine Untersuchungen mit einer anschließenden Aussage über die voraussichtliche Dauer einer Erkrankung vornehmen. Diese Information müsste der Betrieb vom Arzt einholen, der die Arbeitsunfähigkeitsbescheinigung einholt.

Zum Thema „Nichtraucherschutz" → *Kap. 5.4.*

Literatur

1. Arbeitshilfe für die Rehabilitation von Suchtkranken – Alkohol, Drogen, Medikamente. Schriftenreihe der Bundesarbeitsgemeinschaft für Rehabilitation. Heft 12. 1996.
2. Athen, D., Schuster, E.: Alkoholismus-Report. Bayer. Staatsministerium für Arbeit u. Sozialordnung, München 1978.
3. Beckers, H.: Arbeitsmedizinische Einschränkungen bei bestimmten Erkrankungen, 4. erg. Aufl. Verlag Arzt und Information, Köln 2000.
4. Berufsgenossenschaftliche Grundsätze für arbeitsmedizinische Vorsorgeuntersuchungen. 2., vollst. überarb. und erw. Aufl., 2., akt. Nachdruck. Gentner, Stuttgart 2002.
5. Berufsprofile für die arbeitsmedizinische und sozialmedizinische Praxis. Systematisches Handbuch der Berufe in 2 Bänden. BW Bildung und Wissen, Nürnberg 1997.
6. Birch, D., Ashton, H., Kamali, F.: Alcohol, drinking, illicit drug use, and stress in junior house-officers in north-east England. The Lancet 1998; 35: 785–786.
7. Brehme, U., Einsiedler, K., Schmahl, F.W.: Das Risikofaktorenkonzept für Herz-Kreislauf-Erkrankungen in der Arbeitsmedizin. Arbeitsmed. Sozialmed. Umweltmed. 2003; 38: 68–75.
8. Breitstadt, R., Meyer, G.: Drogenkonsumenten als Sicherheitsrisiko am Arbeitsplatz. Arbeitsmed. Sozialmed. Umweltmed. 1998; 33; 468–469.
9. Buchter, A., Zell L., Fehringer, M., Heisel, A.: Arbeitsbedingte Herz- und Kreislaufkrankheiten. In: Buchter, A., Zell, L. (Hrsg): Diagnostik arbeitsbedingter Erkrankungen und arbeitsmedizinisch-diagnostische Tabellen. http://www.uniklinik-saarland.de/med-fak/arbeitsmedizin.
10. Bundesanstalt für Arbeit: Berufliche Rehabilitation junger Menschen. Handbuch für Schule, Berufsberatung und Ausbildung. Nürnberg 1998.
11. Bundesarbeitsgemeinschaft für Rehabilitation (Hrsg.): Rehabilitation Behinderter. Schädigung – Diagnostik – Therapie – Nachsorge, 2. Aufl. Deutscher Ärzte Verlag, Köln 1994.
12. Helmert, U.: Kardiovaskuläre Risikofaktoren und Beruf: Resultate der Gesundheitssurveys der Deutschen Herz-Kreislauf-Präventionsstudie. Soz. Präventivmed. 1996; 41: 165–177.
13. Karasek, R.A., Thorell, T.: Healthy work: stress, productivity and the reconstruction of working life. Basic Books, New York 1990.
14. Kauert, G., Breitstadt, R., Falke, W.: Toxikologisch-medizinische Aspekte des Drogenkonsums bei Steuer- und Fahrtätigkeiten. Arbeitsmed. Sozialmed. Umweltmed. 1998: 33; 456–460.
15. Kleinsorge, H.: Drogenkonsum am Arbeitsplatz. Arbeitsmed. Sozialmed. Umweltmed. 2000; 35: 55–62.
16. Küfner, H., Kraus, L.: Epidemiologische und ökonomische Aspekte des Alkoholismus: Deutsches Ärzteblatt 99, A936, 2002.
17. Külpmann, W.-R.: Nachweis von Drogen und Medikamenten im Urin mittels Schnelltests. Deutsches Ärzteblatt 2003; 100, Heft 17, A-1138–1140.

17a. Landau, K., Pressel, G. (Hrsg.): Medizinisches Lexikon der beruflichen Belastungen und Gefährdungen. Definitionen, Vorkommen, Arbeitsschutz, Gentner, Stuttgart 2004.

18. Landschaftsverband Westfalen-Lippe (Hrsg.): Alkohol und andere Suchtmittel am Arbeitsplatz – Wer hat wann was zu tun? Erhältlich beim LWL, Integrationsamt, Warendorfer Straße 26, 48133 Münster, Tel. 0251 591 3740.
19. Panter, W.: Drogenkonsum in der Arbeitswelt. Erfahrungen mit dem Drogenscreening. Arbeits-

med. Sozialmed. Umweltmed. 2002; 37: 285–290.
20. Scholz, J.F., Wittgens, H.: Arbeitsmedizinische Berufskunde, 2. Aufl. Gentner, Stuttgart 1992.
21. Siegrist, J.: Psychosoziale Einflüsse auf Entstehung und Verlauf der koronaren Herzerkrankung. Herz 2001; 26: 316–325.
22. Wahl-Wachendorf, A., Kauert, G., Breitstadt, R., Falke, W., Linke-Kaiser, G.: Konsum illegaler Drogen in der Bauwirtschaft. Arbeitsmed. Sozialmed. Umweltmed. 2002; 37: 347–349.
23. Wilke, K.H., Ziegler, H.: Probleme mit dem Alkohol. Eine Fibel für den Betrieb. Deutscher Instituts-Verlag, Köln 1984.

6.5 Arbeitsrechtliches Grundwissen

6.5.1 Arbeitsrechtliche Definitionen

Arbeitsvertragliche Definition des Arbeitnehmers

Arbeitnehmer ist, wer aufgrund eines privatrechtlichen Vertrags oder eines gleich gestellten Rechtsverhältnisses im Dienst eines anderen zur Verrichtung von Arbeit verpflichtet ist. Der Arbeitnehmer steht in einer persönlichen Abhängigkeit zum Arbeitgeber und leistet fremdbestimmte, unselbständige Dienste.

- **Angestellter** ist im Arbeitsrecht ein Arbeitnehmer, der überwiegend geistige Tätigkeiten wahrnimmt. Im Öffentlichen Dienst sind Angestellte Personen, die nicht mit hoheitlichen Tätigkeiten betraut sind.
- **Arbeiter** ist ein Arbeitnehmer, der überwiegend körperliche Arbeit leistet. Der Arbeiter ist vom Angestellten zu unterscheiden. Die Unterscheidung ist notwendig, weil für die beiden Arbeitnehmer-Gruppen z.T. gesetzliche Sonderregelungen bestehen (z.B. im Betriebsverfassungsrecht). Die Bedeutung dieser Unterscheidung ist jedoch zurückgegangen. Sie ist noch von Bedeutung für die Art und die Berechnung der Vergütung (Monatsgehalt, Stunden- oder Akkordlohn), die Wahl der Betriebsräte und für tarifliche Regelungen, die an die Unterscheidung anknüpfen.
- **Leitende Angestellte** nehmen Aufgaben wahr, die zur Unternehmensführung gehören und innerhalb derer sie Weisungen erteilen, so z.B. die Einstellung und Kündigung von Mitarbeitern. Die Aufgaben können im Rahmen der Generalvollmacht oder der Prokura ausgeführt werden, sie müssen regelmäßig wahrgenommen werden. Die Arbeitszeit wird nicht festgelegt, das Arbeitszeitgesetz greift nicht, auch findet das Betriebsverfassungsgesetz keine Anwendung. Überstunden werden nur bezahlt, wenn es ausdrücklich vereinbart ist. Besonderheiten bestehen bezüglich der Kündigung – sie ist prinzipiell erleichtert, oft kommt es zu Auflösungsverträgen mit Abfindung.

Andere Arbeitsverhältnisse

Verschiedene Formen der Arbeitsverhältnisse im weitesten Sinne:

- **Arbeitnehmerähnliche Personen** können z.B. Heimarbeiter, Handelsvertreter sein. Sie sind dann arbeitnehmerähnlich, wenn sie aufgrund vertraglicher Vereinbarung oder wegen des Umfangs ihrer Inanspruchnahme nur für **einen** Unternehmer tätig werden. Für sie ist das Arbeitsrecht grundsätzlich nicht anwendbar, arbeitsrechtliche Vorschriften werden jedoch analog angewendet. Das Arbeitsschutzgesetz ist gültig, darin ausgenommen sind die Heimarbeiter. Keine Anwendung finden das Kündigungsschutzgesetz und die Sonderkündigungsbestimmungen des Mutterschutzgesetzes und des Schwerbehindertengesetzes (SGB IX). Heimarbeiter unterliegen nicht dem Direktionsrecht des Arbeitgebers. Die Rechtsverhältnisse der Heimarbeiter regelt das Heimarbeitsgesetz. Daneben werden in zahlreichen Gesetzesbestimmungen die Heimarbeiter den Arbeitnehmern gleich gestellt; vgl. z.B. §§ 10, 11 Entgeltfortzahlungsgesetz, SGB IX, §§ 2, 12 Bundesurlaubsgesetz, § 6 Abs. 1 Betriebsverfassungsgesetz. Für das Vertragsverhältnis eines Handelsvertreters, der nur für einen Unternehmer tätig wird, können nach § 92a Handelsgesetzbuch Mindestarbeitsbedingungen festgesetzt werden.

- **Außendienstmitarbeiter und Personen mit Telearbeit.** Auf sie wurde das Betriebsverfassungsgesetz erweitert. Sie sind dann Arbeitnehmer, wenn sie von einem Arbeitgeber in einem Dienstverhältnis beschäftigt sind. Auch der Außendienstmitarbeiter leistet demnach in einem privatrechtlichen, entgeltlichen Dienstverhältnis weisungsgebundene Arbeit. Am wichtigsten ist die Weisungsgebundenheit in Bezug auf die Zeit und den Ort der Arbeit.
- **Auszubildende** sind Arbeitnehmer. Auch im Berufsausbildungsvertrag sind, soweit sich aus seinem Wesen und Zweck und aus dem Berufsbildungsgesetz nichts anderes ergibt, die für den Arbeitsvertrag geltenden Rechtsvorschriften und Rechtsgrundsätze gültig, vgl. § 3 Abs. 2 Berufsbildungsgesetz.
- **Praktikanten** sind Personen, die sich einer bestimmten betrieblichen Tätigkeit und Ausbildung im Rahmen einer Gesamtausbildung unterziehen. Das Praktikantenverhältnis ist ein Arbeitsverhältnis, wenn es als Ausbildungsverhältnis ausgestaltet ist. Dann gelten grundsätzlich die für den Arbeitsvertrag geltenden Rechtsvorschriften und Grundsätze. Ein Praktikant, mit oder ohne Entgelt, ist sozialversicherungsfrei. Er unterliegt den Arbeitsschutzvorschriften in vollem Umfang (Vorsorgeuntersuchungen!).
- Für **Werkstudenten und Schüler,** die in einem Betrieb arbeiten, findet das Arbeitsrecht Anwendung. Schüler und Werkstudenten werden in der Regel als Arbeitnehmer eingestellt. Arbeitsrechtliche Bestimmungen sind auf Schüler allerdings dann nicht anwendbar, wenn Schüler im Rahmen eines Betriebspraktikums arbeiten.
- **Volontär** ist, wer ohne als Lehrling angenommen worden zu sein, zum Zweck seiner Ausbildung im Dienste eines anderen beschäftigt wird.
- **Geringfügig Beschäftigte.** Am 1.4.2003 wurde die Sozialversicherungspflicht für geringfügig entlohnte Beschäftigung (bis 400,– Euro) – auch im Nebenerwerb – abgeschafft („Mini-Job", Verwaltung durch die Bundesknappschaft). Die Abschaffung betrifft aber nur GKV, GRV, GPV und Arbeitslosenversicherung. Der Versicherungsschutz durch die Gesetzliche Unfallversicherung bleibt Pflicht. Auch kurzfristige Beschäftigungen – bis zu 50 Arbeitstage im Kalenderjahr – sind jetzt sozialversicherungsfrei (außer GUV). Auf die Höhe des Einkommens kommt es in diesem Fall nicht an. Arbeitsschutzrechte und -pflichten (Vorsorgeuntersuchungen!) bestehen wie bei jedem anderen Beschäftigungsverhältnis.
- **Arbeitnehmer von Fremdfirmen.** Dies sind z.B. die Beschäftigten von Reinigungsdiensten oder Instandsetzungsfirmen. Ihre Tätigkeit unterliegt nicht den Arbeitsschutzvorkehrungen der gastgebenden Firmen, sondern den eigenen. Das gastgebende Unternehmen hat die Fremdfirma in vollem Umfang über die Gefahren vor Ort und ihre Abwendung zu informieren. Auch die etwaige Notwendigkeit besonderer beruflicher Qualifikationen und ärztlicher Überwachung muss mitgeteilt und sollte überprüft werden *(→ Kap. 2.3).*

Beim **„Jobsharing"** ist die Aufstellung eines Arbeitsplans (Zeitplans) Aufgabe der am Jobsharing beteiligten Arbeitnehmer. Sie legen eigenverantwortlich ihre Arbeitszeiten fest (§ 13 TzBfG).

Die **„Arbeit auf Abruf"** stellt eine besondere Form der Teilzeitarbeit dar. Der Arbeitnehmer hat seine Arbeit entsprechend dem Arbeitsanfall zu leisten (Abruf mindestens 4 Tage im Voraus).

Eine wöchentliche Arbeitszeit von 10 Stunden muss vom Arbeitgeber auch dann entlohnt werden, wenn er die Arbeitsleistung nicht abgerufen hat (§ 12 TzBfG).

Freie Mitarbeiter

Natürliche Person, die eine selbständige unternehmerische Tätigkeit für ein fremdes Unternehmen auf Grundlage eines Dienst- oder Werkvertrags erbringen *(→ Tab. 6.5-1)*. Für die rechtlich schwierige Abgrenzung zum (weisungsgebundenen) Arbeitnehmer ist nicht die Vertragsbezeichnung, sondern die praktische Handhabung der Vertragsbeziehung maßgeblich. Die Scheinselbständigkeit hat so große Bedeutung erlangt, dass der Gesetzgeber eingegriffen hat. Anhaltspunkte für eine Beschäftigung, als Arbeitnehmer und eben nicht als freier Mitarbeiter in einer Scheinselbständigkeit, sind Tätigkeiten nach Weisung und eine Eingliederung in die Arbeitsorganisation des Weisungsgebers.

6.5.2 Arbeitsvertragliche Rechte und Pflichten des Arbeitgebers und des Arbeitnehmers

Jeder, der einen oder mehrere Arbeitnehmer beschäftigt, ist **Arbeitgeber.** Er hat folgende Pflichten:

- Fürsorgepflicht,
- Organisationspflicht,
- Aufsichts-, Kontroll- bzw. Überwachungspflicht.

In diesen Rahmen gehören weiter die Vergütungspflicht, die Gleichbehandlungspflicht, die Gewährung von Erholungs- und Erziehungsurlaub, die Entgeltfortzahlung im Krankheitsfall.

Insbesondere ist die Verpflichtung der Arbeitgeber, das Leben und die Gesundheit des Arbeitnehmers zu schützen, hier verankert. Von Bedeutung sind v.a. das Arbeitsschutz- und das Arbeitssicherheitsgesetz. Nach § 618 BGB hat der Arbeitgeber Räume, Vorrichtungen oder Gerätschaften, die er zur Verrichtung der Dienste zu beschaffen hat, so einzurichten und zu unterhalten, dass der Arbeitnehmer gegen Gefahren für Leben und Gesundheit soweit geschützt ist, als die Natur der Dienstleitung es gestattet. Entsprechende Regelungen enthalten § 62 Handelsgesetzbuch, § 120a Gewerbeordnung, § 12 Heimarbeitsgesetz und § 28 Jugendarbeitsschutzgesetz. In der BGV A 1 „Grundsätze der Prävention" heißt es beispielsweise in § 2: *„Der Unternehmer hat Maßnahmen zur Verhütung von Arbeitsunfällen, Berufskrankheiten und arbeitsbedingten Gesundheitsgefahren sowie für eine wirksame Erste Hilfe zu treffen."*

Auch der **Arbeitnehmer** hat Pflichten zu beachten. Sie beziehen sich auf:

- Arbeitspflicht und Arbeitszeit,
- Pflicht zur Befolgung von Weisungen,
- Pflicht zur Leistung von Überstunden,
- Verschwiegenheitspflicht,
- Nebentätigkeiten,
- außerdienstliches Verhalten.

Der Arbeitgeber ist grundsätzlich zur Gestaltung der Arbeitsbedingungen berechtigt. Allerdings besteht das Weisungs- oder Direktionsrecht des Arbeitgebers nicht unbeschränkt. So darf der Arbeitgeber dem Arbeitnehmer etwa nicht jede denkbare Arbeit zuweisen.

Tab. 6.5-1 Werkvertrag, Dienstvertrag.

	freier Dienstvertrag	Werkvertrag	zum Vergleich: Arbeitsvertrag
Pflichten	Leistung (Tätigkeit)	Erfolg (Ergebnis der Tätigkeit)	Leistung (Tätigkeit)
Status	Selbständigkeit	Selbständigkeit	Eingliederung in die Organisation des Betriebs; Weisungsabhängigkeit

Einstellung

Fragerecht des Arbeitgebers. Im Rahmen des Bewerbungsgesprächs müssen nur solche Fragen wahrheitsgemäß beantwortet werden, die der Arbeitgeber zulässigerweise stellen darf. Zum Schutz der persönlichen Sphäre des Arbeitnehmers hat die Rechtssprechung dem Fragerecht des künftigen Arbeitgebers im Vorstellungsgespräch Grenzen gesetzt. Überschreitet der Arbeitgeber diese Grenze und stellt er somit eine unzulässige Frage, hat der Arbeitnehmer ein „Recht zur Lüge". Wird hingegen eine zulässige Frage in einem Vorstellungsgespräch wahrheitswidrig beantwortet, ist der Arbeitgeber zur Anfechtung des Arbeitsvertrages wegen arglistiger Täuschung oder zur fristlosen Kündigung berechtigt, wenn die Wahrheit später zutage tritt. Die Rechtslage zum Fragerecht im Einzelnen:

- **Gesundheitszustand.** Das Fragerecht des Arbeitgebers beschränkt sich grundsätzlich auf folgende Punkte: Liegt eine Krankheit bzw. eine Beeinträchtigung des Gesundheitszustandes vor, durch die die Eignung für die vorgesehene Tätigkeit auf Dauer oder in periodisch wiederkehrenden Abständen erheblich beeinträchtigt ist? Liegen Krankheiten vor, die zwar nicht die Leistungsfähigkeit beeinträchtigen, jedoch die zukünftigen Kollegen oder Kunden gefährden? Eine HIV-Infizierung muss allerdings nicht mitgeteilt werden, eine AIDS-Erkrankung dagegen wegen der dauernden Beeinträchtigung durchaus. Die Frage nach einer HCV-Infektion ist zulässig, wenn z.B. ein Arzt besonders gefährliche Tätigkeiten mit erhöhter Übertragungswahrscheinlichkeit ausüben soll (nach Ansicht einiger Juristen besteht hier sogar Offenbarungspflicht). Auch die Frage nach einer Alkoholkrankheit muss beantwortet werden. Bei Epilepsien besteht ein Fragerecht vor allem dann, wenn die geplante Tätigkeit ein Gefährdungspotenzial für Dritte enthält und der Bewerber dies weiß oder deutlich darauf hingewiesen wird.
- **Schwerbehinderung.** Im Einstellungsgespräch muss die „zulässige Frage" nach einer Schwerbehinderung wahrheitsgemäß beantwortet werden. Verschweigt der potenzielle Arbeitnehmer eine Schwerbehinderung, kann dies als arglistige Täuschung und somit als außerordentlicher Kündigungsgrund gelten. Dem Arbeitgeber entsteht u.U. ein Schaden, wenn er – nach der Einstellung eines Schwerbehinderten – ohne die Verpflichtung zu haben, die Ausgleichsabgabe bezahlt.
- **Absehbare Arbeitsunfähigkeit.** Ist zum Zeitpunkt des Arbeitsantritts bzw. in absehbarer Zeit mit einer Arbeitsunfähigkeit zu rechnen, z.B. durch eine geplante Operation, eine bewilligte Kur oder auch durch eine zur Zeit bestehende akute Erkrankung?
- **Bestehen einer Schwangerschaft.** Die Frage nach der Schwangerschaft ist grundsätzlich unzulässig. Sie verstößt gegen § 611a BGB, wenn es sich um eine geplante unbefristete Einstellung handelt. Das gilt auch dann, wenn die Frau die vereinbarte Tätigkeit wegen eines mutterschutzrechtlichen Beschäftigungsverbotes zunächst nicht aufnehmen kann (BAG vom 06.02.2003 – 2 AZR 621/01).

Sind Genanalysen auf Veranlagungen und Dispositionen vor der Einstellung zulässig?
Das berechtigte Interesse des Arbeitgebers bezieht sich grundsätzlich nur auf die Fähigkeiten des Bewerbers zum Zeitpunkt der Vorstellung bzw. der Einstellung sowie auf längere krankheitsbedingte Arbeitsunfähigkeit „absehbar danach". Ein weitergehendes Fragerecht besteht nicht. Deshalb ist es nach Ansicht vieler Juristen generell unzulässig, einen Bewerber genetisch zu untersuchen und nachzuforschen, ob zukünftige Erkrankungen, zukünftige körperliche, psychische oder sonstige Defekte auftreten können.

Mitteilungspflichten des Bewerbers

Grundsätzlich besteht keine allgemeine Offenbarungspflicht des Bewerbers, nach der er ungefragt auf für ihn ungünstige Umstände hinweisen muss. In den nachfolgenden Fällen besteht jedoch ausnahmsweise die Verpflichtung des Bewerbers, den Arbeitgeber auch ungefragt zu informieren:

- Der Bewerber erkennt, dass er aufgrund fehlender Qualifikation oder Fähigkeit für die Arbeit völlig ungeeignet ist.
- Der Bewerber muss es offenbaren, wenn zum Zeitpunkt des Dienstantritts bzw. in absehbarer Zeit mit einer Arbeitsunfähigkeit durch eine zur Zeit bestehende Erkrankung zu rechnen ist.

Der Arbeitsvertrag

Der Arbeitsvertrag muss schriftlich niedergelegt werden. Die Niederschrift ist vom Arbeitgeber zu unterzeichnen und dem Arbeitnehmer auszuhändigen. Der Arbeitsvertrag enthält u.a. (§ 2 des Nachweisgesetzes):

- eine kurze Charakterisierung oder Beschreibung der vom Arbeitnehmer zu leistenden Tätigkeit,
- die vereinbarte Arbeitszeit,
- die Dauer des jährlichen Erholungsurlaubs,
- die Fristen für die Kündigung des Arbeitsverhältnisses,
- einen in allgemeiner Form gehaltenen Hinweis auf die Tarifverträge, Betriebs- oder Dienstvereinbarungen, die auf das Arbeitsverhältnis anzuwenden sind.

Probezeit

Ist das Bewerbungsgespräch positiv verlaufen und der Arbeitsvertrag zwischen Arbeitgeber und Arbeitnehmer abgeschlossen, so beginnt regelmäßig die sog. Probezeit. Durch die Probezeit soll sowohl dem Arbeitgeber als auch dem Arbeitnehmer die Möglichkeit des „Auslotens" gegeben werden, ob die gegenseitigen Erwartungen erfüllt werden oder erfüllt werden können. Die Probezeit kann i.d.R. bis zu 6 Monaten betragen. Während einer vereinbarten Probezeit kann das Arbeitsverhältnis mit einer Frist von 2 Wochen beiderseitig schriftlich gekündigt werden. In der Probezeit unterliegt der Arbeitnehmer – sofern dies anwendbar ist – nicht dem Kündigungsschutzgesetz.

Abmahnung

Die Abmahnung ist ein Mittel, auf die Verletzung vertraglicher Pflichten hinzuweisen mit dem Ziel, weitere Vertragsverstöße zu vermeiden. Da eine Kündigung nach der Rechtsprechung nur das äußerste Mittel zur Beilegung von Meinungsverschiedenheiten zwischen den Arbeitsvertragsparteien sein soll, ist bei verhaltensbedingten Kündigungen grundsätzlich eine vorangegangene Abmahnung Kündigungsvoraussetzung. Die Abmahnung ist somit tatsächlich eine Vorstufe zur Kündigung.

Die drei Funktionen der Abmahnung:

1. Dokumentationsfunktion – die Abmahnung soll das beanstandete Verhalten tatbestandsmäßig festhalten.
2. Hinweisfunktion – sie soll den Arbeitnehmer darauf hinweisen, dass der Arbeitgeber ein bestimmtes Verhalten als vertragswidrig ansieht.
3. Warn- bzw. Androhungsfunktion – der Arbeitnehmer soll davor gewarnt werden, dass im Wiederholungsfall eine Gefährdung des Arbeitsverhältnisses droht.

Beendigung des Arbeitsverhältnisses

Ordentliche Kündigung. Fristgerechte Beendigung des Arbeitsverhältnisses durch Erklärung einer Vertragspartei. In den ersten 6 Monaten eines Beschäftigungsverhältnisses ist die ordentliche arbeitgeberseitige Kündigung grundsätzlich auch ohne rechtfertigenden Grund statthaft. In Betrieben, in denen in der Regel mehr als 5 Arbeitnehmer, ausschließlich der zu ihrer Berufsausbildung, beschäftigt sind, bedarf die ordentliche arbeitgeberseitige Kündigung nach Ablauf der ersten 6 Monate einer sozialen Rechtfertigung, die in verhaltens-, personen- oder betriebsbedingten Gründen liegen kann (krankheitsbedingte Kündigung → *Kap. 6.4 und Abschnitt 6.5.3*).

Kündigungsschutz. Der allgemeine Kündigungsschutz ist in dem entsprechenden Gesetz wie folgt definiert:

Kündigungsschutzgesetz
Erster Abschnitt. **Allgemeiner Kündigungsschutz.**

§ 1 *Die Kündigung des Arbeitsverhältnisses gegenüber einem **Arbeitnehmer**, dessen Arbeitsverhältnis in demselben Betrieb oder Unternehmen ohne Unterbrechung länger als sechs Monate bestanden hat, ist rechtsunwirksam, wenn sie sozial ungerechtfertigt ist.*
*Sozial ungerechtfertigt ist die Kündigung, wenn sie nicht durch Gründe, die in **der Person** oder in dem Verhalten des Arbeitnehmers liegen, oder durch dringende betriebliche Erfordernisse, die einer Weiterbeschäftigung **des Arbeitnehmers** in diesem Betrieb entgegenstehen, bedingt ist.*
(...)

Den Kündigungsschutz genießen also nur die Arbeitnehmer, die länger als 6 Monate im Betrieb des Arbeitgebers beschäftigt sind, wenn in dem Betrieb des Arbeitgebers dauerhaft mehr als 5 Mitarbeiter auf Vollzeitstellen beschäftigt werden. Die Krankheit des Arbeitnehmers kann nach der ständigen Rechtsprechung des Bundesarbeitsgerichtes als personenbedingter Grund im Sinne des § 1 angesehen werden (s.u.).

Kündigungsschutz für besondere Personenkreise

Kündigungsschutz für **Schwerbehinderte** (SGB IX, § 85 ff). Die Kündigung des Arbeitsverhältnisses eines schwerbehinderten Menschen durch den Arbeitgeber bedarf der vorherigen Zustimmung des Integrationsamtes *(→ Kap. 6.3)*. Das Integrationsamt holt die Stellungnahme des zuständigen Arbeitsamtes, des Betriebsrates oder Personalrates und der Schwerbehindertenvertretung ein und hört den schwerbehinderten Menschen an (SGB IX, § 87, Abs. 2). Im Rahmen seines Ermessens erteilt es die Zustimmung nicht, *„wenn eine Weiterbeschäftigung auf einem anderen Arbeitsplatz desselben Betriebes oder derselben Dienststelle oder auf einem freien Arbeitsplatz in einem anderen Betrieb oder einer anderen Dienststelle desselben Arbeitgebers mit Einverständnis des schwerbehinderten Menschen möglich und für den Arbeitgeber zumutbar ist“*. Das Integrationsamt soll die Zustimmung erteilen, wenn dem schwerbehinderten Menschen ein anderer angemessener und zumutbarer Arbeitsplatz gesichert ist.

Der Betriebsarzt kommt also in dem Verfahren der Kündigung, im Gegensatz zur Schwerbehindertenvertretung, gar nicht vor. Es gehört andererseits aber zu seinen Aufgaben, den Arbeitgeber zu beraten bei *„Fragen des Arbeitsplatzwechsels sowie der Eingliederung und Wiedereingliederung Behinderter in den Arbeitsprozess“*. Der Betrieb wie auch das Integrationsamt werden seinen Rat, insbesondere bei der Suche nach einem anderen angemessenen und zumutbaren Arbeitsplatz in Anspruch nehmen – Erfahrungen dazu sind noch unzureichend.

Besonderer Kündigungsschutz gilt auch für **Schwangere** (§ 9 Mutterschutzgesetz) und für **Auszubildende** (§ 10 Bundesbildungsgesetz) und für die **Mitglieder des Betriebsrates, der Jugend- und Ausbildungsvertretung.**

Betriebsvereinbarungen

Relevant ist das Betriebsverfassungsgesetz in seinen §§ 77, 87 und 88.

Entsprechend § 77 sind Betriebsvereinbarungen von Arbeitgeber und Betriebsrat gemeinsam zu beschließen. Die Durchführung obliegt dem Arbeitgeber.

In § 87 sind Mitbestimmungsrechte definiert. Dort heißt es unter anderem: *„... 7. Regelung über die Verhütung von Arbeitsunfällen und Berufskrankheiten sowie über den Gesundheitsschutz im Rahmen der gesetzlichen Vorschriften oder der Unfallverhütungsvorschriften“*.

In § 88 sind Beispiele für Betriebsvereinbarungen genannt; dort heißt es unter anderem, dass insbesondere geregelt werden können ... *„zusätzliche Maßnahmen zur Verhütung von Arbeitsunfällen und Gesundheitsschädigungen“*.

Betriebsvereinbarungen können zu allen Bereichen des betrieblichen Lebens abgeschlossen werden, sofern sie nicht gegen bestehende Gesetze verstoßen. Auch das Tarifrecht hat generellen Vorrang.

Arbeitszeiten, Ruhezeiten, Urlaub

Arbeitszeit *(→ auch Kap. 2.3).* Wenn im Arbeitsvertrag von Arbeitszeit die Rede ist, zählen die **Ruhepausen** nicht dazu. Gesetzlich vorgeschrieben sind Ruhepausen von 30 Minuten bei einem Arbeitstag von mehr als 6 Stunden, von 45 Minuten bei einem Arbeitstag von mehr als 9 Stunden. Ruhepausen müssen mindestens 15 Minuten betragen (§ 4 des Arbeitszeitgesetzes). Die Arbeitgeber haben Weisungsrecht hinsichtlich der Arbeits- und Pausenzeiten.

Ruhezeiten (§§ 5, 7 des Arbeitszeitgesetzes) sind Erholungszeiten zwischen 2 Arbeitsschichten. Sie müssen ununterbrochen mindestens 11 Stunden betragen (zahlreiche Ausnahmen im Gesundheitswesen, der Gastronomie und in weiteren Gewerbezweigen, z.B. mit Bereitschaftsdienst).

Die Begriffe Ruhepausen und Ruhezeiten **dürfen nicht** verwechselt werden.

Nach dem Bundesurlaubsgesetz hat jeder Arbeitnehmer (auch: Praktikanten) auch in seinem ersten Beschäftigungsjahr Anspruch auf **Urlaub.** Der volle Jahresurlaubsanspruch wird erstmalig nach 6-monatigem Bestehen des Arbeitsverhältnisses erworben. Der gesetzliche Mindesturlaub beträgt 24 Werktage.

Der Urlaub ist zusammenhängend zu gewähren, es sei denn, dass dringende betriebliche oder in der Person des Arbeitnehmers liegende Gründe eine Teilung des Urlaubs erforderlich machen – auch dann hat einer der Urlaubsteile mindestens 12 aufeinander folgende Werktage zu umfassen.

Bei der zeitlichen Festlegung sind die Urlaubswünsche des Arbeitnehmers zu berücksichtigen, es sei denn, dass ihrer Berücksichtigung dringende betriebliche Belange oder Urlaubswünsche anderer Arbeitnehmer, die unter sozialen Gesichtspunkten den Vorrang verdienen, entgegenstehen.

Verschiedene Themen mit arbeitsrechtlicher Bedeutung

- **Betriebsrat.** Die Mitwirkungs- und Unterrichtungsrechte im Hinblick auf die Gestaltung von Arbeitsplatz, Arbeitsablauf und Arbeitsumfang werden in *Kapitel 1.4* abgehandelt. Erwähnt sei noch das Informationsrecht bei der Einstellung leitender Angestellter.
- **Personalakte.** Weder Form noch Inhalt sind gesetzlich vorgeschrieben. Sie ist eine schriftliche Zusammenstellung von Unterlagen über einen Arbeitnehmer. Der Arbeitnehmer hat das Recht auf Einsicht – sonst nur der Unternehmer, sein Geschäftsführer und der direkte Vorgesetzte. Zu seiner rechtlichen Unterstützung kann der Arbeitnehmer beim Studium der Personalakte Betriebsratsmitglieder hinzuziehen.
- **Krankmeldung.** Nach § 5 Abs. 1 EFZG (Entgeltfortzahlungsgesetz) ist jeder Arbeitnehmer verpflichtet, dem Arbeitgeber die Arbeitsunfähigkeit und deren voraussichtliche Dauer unverzüglich mitzuteilen. Von einer Verlängerung der Krankschreibung ist ebenfalls unverzüglich Mitteilung zu machen. Grundsätzlich muss die Mitteilung am ersten Tag der Arbeitsunfähigkeit, zu Arbeitsbeginn, dem Arbeitgeber vorgelegt werden. Die Mitteilung hat unverzüglich mündlich, telefonisch oder ggf. per FAX zu erfolgen, eine briefliche Anzeige ist verspätet. Der Arbeitgeber hat die Arbeitsunfähigkeitsbescheinigung des Arztes zu akzeptieren. Hat er Zweifel, hat er die Möglichkeit, sich an den MDK zu wenden (nicht an den Betriebsarzt, gemäß ASiG § 3[3]).
- **Arztbesuche.** Sie sind grundsätzlich in der Freizeit zu erledigen, außer es handelt sich um Notfälle oder der Termin kann seitens des Arztes nicht außerhalb der Arbeitszeit gelegt werden. Der Arzt bescheinigt dies dem Patienten, der damit auch Anspruch auf Bezahlung dieser Zeiten hat. Besuche beim Betriebsarzt, zu denen der Arbeitnehmer ein Recht hat, sind während der Arbeitszeit zu

vereinbaren. Der Vorgesetzte ist von der Arbeitsplatz-Abwesenheit zu informieren.

6.5.3 Betriebsärztliche Aufgabenwahrnehmung unter arbeitsrechtlichen Gesichtspunkten

Einstellungsuntersuchungen

Untersuchung im Auftrag des Unternehmers, nicht im Rahmen vorgeschriebener oder empfohlener Vorsorgeuntersuchungen. Dem Betrieb steht es frei, diese Untersuchung zur Voraussetzung einer Einstellung zu machen. Die Durchführung durch den Betriebsarzt ist zulässig. Die Untersuchung unterliegt selbstverständlich der ärztlichen Schweigepflicht, was Befunde und Diagnosen angeht. – Rechtlicher Bezug im § 7 des BAT *(→ Kap. 1.7).*

Spezielle Vorsorgeuntersuchungen

Die verpflichtenden Untersuchungen müssen durchgeführt worden sein, bevor der Arbeitnehmer die entsprechende Arbeit aufnimmt. Der Unternehmer benötigt also die Bescheinigung; der Betriebsarzt ist verpflichtet, sie ihm zu liefern, damit der Arbeitgeber seiner Fürsorgepflicht nachkommen kann. Untersagt der Beschäftigte ausdrücklich die Weitergabe der Bescheinigung, so hat diese zu unterbleiben (Aussage lautet dann: „Eine Untersuchung hat stattgefunden"). Der Beschäftigte verliert allerdings die Voraussetzung für weitere Beschäftigung. – Rechtlicher Bezug sind Gefahrstoffverordnung, BGV A4 und zahlreiche Einzelvorschriften. *(→ auch Kap. 1.7).*

Außerordentliche Untersuchungen

Der häufigste Anlass für diesen Auftrag durch den Unternehmer an den Betriebsarzt oder einen anderen Arzt seiner Wahl sind Fehlzeiten und damit verbundene Überlegungen, eine andere Tätigkeit für den Arbeitnehmer zu finden oder sich von ihm zu trennen. Zur Aufgabenwahrnehmung im Rahmen des Kündigungsverfahrens wird im Folgenden der Komplex Kündigungsschutz und krankheitsbedingte Kündigung behandelt.

Kündigungsschutzgesetz und krankheitsbedingte Kündigungen

Der Themenkomplex Kündigungsschutz und krankheitsbedingte Kündigung *(→ Kap. 6.4)* hat im öffentlichen Bereich besondere Rahmenbedingungen *(→ Kap. 1.7).* Allgemein gilt, dass eine krankheitsbedingte ordentliche Kündigung dann sozial gerechtfertigt sein kann, wenn der Arbeitnehmer wiederholt (auch kurzfristig) in der Vergangenheit erkrankt war und auch in der Zukunft mit weiteren Erkrankungen zu rechnen ist und eine Umsetzung zur Vermeidung weiterer Erkrankungen nicht möglich ist.

Häufige Sportunfälle können beispielsweise dann als Kündigungsgrund gelten, wenn der Arbeitnehmer schon bisher besonders unvorsichtig und auffällig war (Verhaltensprognose!) und mit häufigen Wiederholungen in der Zukunft zu rechnen ist. Bei Erkrankungen ohne Wiederholungsgefahr besteht keine negative Prognose, also kann eine Kündigung so nicht begründet werden, z.B. auch nicht nach der Überwindung der Beeinträchtigungen durch einen Unfall. Zu einer negativen Gesundheitsprognose trägt bei, wenn die Arbeitsunfähigkeit bei Zugang der Kündigung noch andauert und wenn der Zeitpunkt der Wiederherstellung der Leistungsfähigkeit nach einem objektiven Maßstab nicht absehbar ist. Als absehbare Zeit wird der Zeitraum von 24 Monaten betrachtet.

Der Betrieb kann die Anfrage bezüglich der Prognose an die Krankenversicherung des Arbeitnehmers stellen, die dann ihren Medizinischen Dienst beauftragt. Viel häufiger beauftragt der Arbeitgeber den Betriebsarzt mit einer „außerordentlichen Untersuchung". Sie gehört nicht zu seinen originären Aufgaben, es gibt Diskussionen darüber, ob Betriebsärzte dies tun sollen. In § 3 des Arbeitssicherheitsgesetzes, wo viele Beratungsaufgaben definiert sind, ist diese Tätigkeit nicht aufgeführt. In der Praxis gehört die Durchführung solcher außerordentlichen Untersuchungen jedoch in vielen

Fällen zu den Tätigkeiten eines Betriebsarztes.

Die Erwartungen an die prognostischen Aussagemöglichkeiten bezüglich Gesundheit und Krankheit sind hoch. Die Prognose erscheint dann relativ einfach, wenn ein definiertes einmaliges (Unfall-)Ereignis die Fehlzeiten begründet; sie ist schwierig bei chronischen Erkrankungen aus dem psychiatrischen Formenkreis und bei Suchterkrankungen. Bei Letzteren ist es nicht zuletzt aus diesem Grund so hilfreich, das Vorgehen in einer Betriebsvereinbarung festgelegt zu haben *(→ Kap. 6.4).*

6.5.4 Betriebsärztliche Strategien in arbeitsrechtlichen Konflikten

Der Betriebsarzt berät Arbeitgeber und Arbeitnehmer zu Fragen von Arbeit und Gesundheit. Zu arbeitsrechtlichen Konflikten sollte er nur Stellung nehmen, soweit diese arbeitsmedizinischen Themengebiete berührt sind. Das Konfliktfeld gesundheitsbedingte Minderleistung und drohende krankheitsbedingte Kündigung gehört sicherlich dazu (betriebsärztliches Ziel nach ASiG ist zunächst immer die berufliche Eingliederung chronisch Kranker am Arbeitsplatz). Dagegen wird sich der Betriebsarzt aus den Konfliktfeldern „Erfüllung der Arbeitsleistung“ bzw. „Arbeitsverweigerung“ heraushalten, wenn kein Bezug zu arbeitsmedizinischen, arbeitsphysiologischen und arbeitspsychologischen Themen besteht. Ob der Betriebsarzt bei psychosozialen Konflikten („Mobbing“) sich einmischen sollte, muss differenziert beurteilt werden *(→ Kap. 6.4).* Gerade bei Mobbing-Fällen ist eine arbeitsrechtliche Auseinandersetzung oftmals unergiebig. Sinnvoll ist eine primärpräventive Mitwirkung des Betriebsarztes bei der Gestaltung von Arbeitsbedingungen.

Der Betriebsarzt soll – auf der Grundlage des ärztlichen Wissens – ein unabhängiger, in fachlichen Dingen weisungsfreier Berater sein. Eine rechtliche Verantwortung für entsprechende Entscheidungen liegt nicht bei ihm. Wenn der Betriebsarzt in Personalunion auch die Rolle des Vertrauensarztes des Arbeitgebers einnimmt (möglich, aber nicht unproblematisch), sollte er sich immer daran erinnern, dass er in der betriebsärztlichen Rolle auf das Vertrauen von Arbeitgeber **und** Arbeitnehmerschaft (und Arbeitnehmervertretung) angewiesen ist.

Konflikte im Bereich des Arbeitsrechtes sind für den Betriebsarzt da relevant, wo der Gesetzgeber gesundheitliche Einschränkungen und ein daraus resultierendes vermindertes Leistungsvermögen als Argument für oder gegen eine verlangte Tätigkeit, eine Arbeitserleichterung, schließlich den Zugang zu einer besonderen Sozialleistung vorgesehen hat. Besonders zu berücksichtigen sind Rechte auf besondere Arbeitsbedingungen für definierte Personengruppen:

- Jugendliche,
- Schwangere und stillende Mütter,
- Personen mit GdB von 50 und darüber.

Kommt es hier zu Konflikten, kann u.U. die jeweilige staatliche Behörde oder der Unfallversicherungsträger intervenieren.

Der Betriebsarzt hat keine direkte Rechtsbeziehung zu Staat oder Berufsgenossenschaft. Er bleibt immer der Berater des Unternehmens und seiner Beschäftigten.

Es kommt gelegentlich vor, dass der Unternehmer mit der Arbeit der Behörde Probleme hat und seinen Betriebsarzt einschaltet. Bezweifelt der Unternehmer das Urteil des Betriebsarztes, so steht es ihm frei, einen anderen Arzt seines Vertrauens heranzuziehen.

Was Berufskrankheiten und Arbeitsunfälle betrifft, so ist das Konfliktpotenzial zwischen Arbeitgeber und Arbeitnehmer durch die Ablösung der Unternehmerhaftpflicht aus dem arbeitsrechtlichen Bereich herausgenommen.

Die betriebsärztliche Strategie generell muss sein, ein jederzeit verfügbares Dokument seiner Aktivität in den Akten zu haben, d.h. über jede Beratung des Unternehmens und jedem Kontakt mit dem Beschäftigten eine Notiz anzufertigen und sie bei sich, möglichst auch in den Akten der Personalabteilung (soweit die Schweigepflicht es zulässt), abzulegen.

6.6 Grundlagen der arbeits- und umweltbezogenen Epidemiologie

6.6.1 Arbeits- und umweltmedizinischer Erkenntnisgewinn aufgrund epidemiologischer Studien in Abgrenzung zu anderen Forschungs- und Studienmethoden

Epidemiologie ist das Studium der Verteilung von Krankheitshäufigkeiten und deren Determinanten in menschlichen Populationen.

Diese Definition (MacMahon [16]) geht von zwei grundsätzlichen Annahmen aus:

- Erkrankungen geschehen nicht zufällig.
- Zu Erkrankungen gehören ursächliche und präventive Faktoren. Diese Faktoren können durch systematische Untersuchung verschiedener Populationen oder Untergruppen oder Individuen innerhalb einer Population an verschiedenen Orten oder zu verschiedenen Zeiten identifiziert werden.

Die Epidemiologie bedient sich biomathematischer Methoden, um Zusammenhänge zwischen z.B. der Einflussgröße Staub am Arbeitsplatz und der Häufigkeit des Auftretens bronchopulmonaler Erkrankungen quantitativ als Wahrscheinlichkeiten auszudrücken. Die Höhe der Wahrscheinlichkeit wird dann vom Untersucher übersetzt in seine Einschätzung der Kausalität.

Das Fach Epidemiologie wendet seine Methoden bei Fragestellungen der Arbeits- und der Umweltmedizin genauso an, wie z.B. in klinischen Therapiestudien oder bei der Evaluation von Maßnahmen der Gesundheitsförderung. Je mehr Information aus den Grunddaten der Gesundheitsberichterstattung, einer Teildisziplin der Epidemiologie, zur Verfügung stehen, umso besser.

Grundsätzlich kann unterschieden werden zwischen:

- deskriptiver Epidemiologie (Beschreibung der Verbreitung und Häufigkeit von Erkrankungen in menschlichen Populationen):
  - zur Identifizierung und Quantifizierung von Gesundheitsproblemen,
  - zur Generierung von Hypothesen über Krankheitsursachen;
- analytischer Epidemiologie (Erklärung der Verbreitung und Häufigkeit von Erkrankungen in menschlichen Populationen):
  - zur Überprüfung von Hypothesen zur Krankheitsentstehung,

- zur Quantifizierung der Rolle von Einflussfaktoren.

Selbstverständlich entsteht solches Wissen nicht ausschließlich mit den Methoden der Epidemiologie. Es fällt jedoch schwer, Erkenntnisse, die auf der Basis der individuellen Erfahrung, in Form von tradiertem Wissen, als Konsequenz tradierter Vorstellungen über Krankheitszusammenhänge vorhanden sind, ohne ihre Überprüfung mit solchen biostatistischen Methoden, den allgemeinen Regelwerken, gar im Berufskrankheitenverfahren, zugrunde zu legen. Die diesbezüglichen Ansprüche an Allgemeingültigkeit, Nachprüfbarkeit und schließlich auch Gerechtigkeit sind gewachsen.

Weitere Erkenntnisquellen – als Anstöße für geplante systematische Untersuchungen am Menschen – sind:

- die experimentelle Toxikologie,
- die klinische Beobachtung (Fälle von ...),
- eine allgemeine, nicht abgesicherte Zusammenhangsvermutung (man glaubt etwas zu wissen).

Voraussetzung für die methodisch saubere Absicherung solchen Wissens ist die Aufmerksamkeit für Neues, seine detaillierte Erfassung und Bekanntmachung (Veröffentlichung). Zahlreiche Beispiele zeigen einen solchen Weg des Erkenntnisgewinns – die Aufmerksamkeit der HNO-Ärztin Hadfield in England für Nasen(neben)höhlen-Tumoren *(→ Tab. 4.3-4);* die Registrierung der Häufung einer sonst seltenen Infektion bei Homosexuellen in Los Angeles; die hartnäckig immer wieder vorgebrachte Vermutung, dass auch Larynxkarzinome durch Asbest verursacht sein könnten *(→ Tab. 4.3-14).* Die experimentelle Toxikologie hat z.B. auf die Kanzerogenität der Nitrosamine aufmerksam gemacht. Gegenstand der arbeitsmedizinischen Epidemiologie war und ist es, die Bedeutung dieser Erkenntnisse für den arbeitenden Menschen zu prüfen.

Besonders schwierig und konfliktreich ist die Situation, wenn es eine allgemeine und auch nur allgemein formulierte und gar von Ängsten begleitete Zusammenhangsvermutung gibt, wie z.B. bei der Einschätzung elektromagnetischer Felder und der behaupteten Induktion von Tumoren. Da epidemiologische Untersuchungen – gemeint sind natürlich die am Menschen – meist lange dauern, findet die Einsicht in ihre Notwendigkeit und das Warten auf die Ergebnisse, oft wenig Akzeptanz.

6.6.2 Epidemiologische Grundbegriffe und epidemiologische Studientypen

Die folgenden Fachtermini zur Krankheitshäufigkeit werden üblicherweise bei der Darstellung biostatistisch bewerteter epidemiologischer Untersuchungsergebnisse gebraucht:

Maße der Krankheitshäufigkeit

- Inzidenz =

$$\frac{\text{Anzahl der Neuerkrankungen im Zeitintervall}}{\text{Bezugspopulation}}$$

Der Begriff hat also 3 Komponenten: die neu auftretenden Fälle einer bestimmten Krankheit, die Bezugspopulation (Anzahl der unter Risiko Lebenden) und die Zeit. Die Bezugspopulation in der Arbeitsmedizin ist meist eine Gruppe von Beschäftigten, die durch gemeinsame Merkmale als Gruppe definiert werden können.

- Mortalität =

$$\frac{\text{Anzahl der Verstorbenen pro Zeitintervall}}{\text{Bezugspopulation (Anzahl der unter Risiko Lebenden)}}$$

Mortalität ist gleichsam die Inzidenz von Todesfällen.

- Letalität =

$$\frac{\text{Anzahl tödlicher Krankheitsfälle ...}}{\text{Anzahl aller Fälle dieser Krankheit}}$$

Letalität bezieht sich immer auf eine bestimmte Krankheit und auf eine bestimmte Beobachtungsdauer (z.B. 28-Tage-Letalität des Herzinfarkts). Wird kein Zeitbezug angegeben, ist die gesamte verbleibende Lebenszeit der Betroffenen gemeint.

- Prävalenz =

$$\frac{\text{Zahl bestehender Fälle oder Anzahl der Erkrankten am Stichtag}}{\text{Bezugspopulation (Anzahl der unter Risiko Lebenden)}}$$

Die Komponente Zeit ist – zunächst – nicht berücksichtigt, es handelt sich um eine Momentaufnahme. Meist wird jedoch ein Zeitraum mit angegeben, so z.B. bei der Angabe einer 1-Monats-Prävalenz. Die Prävalenz wird wesentlich von der Dauer einer Erkrankung bestimmt. Rheumatische Erkrankungen haben meist, wegen eben dieser Krankheitsdauer, eine hohe Prävalenz; ihre Inzidenz, d.h. die Zahl an Neuerkrankungen pro Zeitintervall (das kurz ist im Verhältnis zur Krankheitsdauer) ist eher niedrig.

Sensitivität und Spezifität sind Eigenschaften diagnostischer Methoden. Unter Sensitivität versteht man die Wahrscheinlichkeit eines positiven Testbefundes bei erkrankten Personen; unter Spezifität die Wahrscheinlichkeit eines negativen Testbefundes bei nichterkrankten Personen. Als positiven prädiktiven Wert bezeichnet man die Wahrscheinlichkeit, dass die betreffende Person bei positivem Testbefund auch tatsächlich erkrankt ist; als negativen prädiktiven Wert die Wahrscheinlichkeit, dass die betreffende Person bei negativem Testbefund auch tatsächlich nicht erkrankt ist (weiteres siehe Lehrbücher der Statistik).

Risiko-Maßzahlen

Risiko-Maßzahlen sind selbstverständliches Rüstzeug der epidemiologischen Forschungsarbeit:

- Relatives Risiko (RR): Die Wahrscheinlichkeit, dass der Exponierte erkrankt im Vergleich zu der Wahrscheinlichkeit, dass der Nichtexponierte erkrankt (Bronchialkarzinom: Raucher gegen Nichtraucher RR = ~10; Bronchialkarzinom von Teerarbeitern mit einer Exposition von mehr als 100 µg/m³ BaP Jahren gegenüber Nicht-Exponierten = ~2, → *Abb. 4.3-6*). Zur Bedeutung des RR für die Neudefinition von Berufskrankheiten → *Kap. 4* und *Abschnitt 6.6.6.*
- Odds Ratio (OR) – „das Verhältnis der Verhältnisse“: Das Verhältnis von exponierten zu nichtexponierten Kranken im Vergleich zum Verhältnis von exponierten zu nichtexponierten Gesunden. Zur Erläuterung ist das Ergebnis einer Querschnittsstudie in *Tabelle 6.6-1* dargestellt. Die Erkrankung kommt bei exponierten und auch bei nichtexponierten Personen vor. Unter den Lichtbogenschweißern wiesen 4 von 44 Personen die Erkrankung auf, in der nichtexponierten Vergleichsgruppe 2 von 46. Es ergibt sich eine OR von 2,2 wenn nach folgender Formel gerechnet wird:

$$OR = \frac{\frac{\text{exponierte Erkrankte (4)}}{\text{nichtexponierte Erkrankte (2)}}}{\frac{\text{exponierte Gesunde (40)}}{\text{nichtexponierte Gesunde (44)}}} = \frac{\frac{4}{2}}{\frac{40}{44}} = \frac{2}{0{,}909} = 2{,}2$$

Die Feststellung der OR für eine bestimmte Erkrankung und eine bestimmte Exposition lässt sich bereits in Betrieben mittlerer Größe durchführen. In dem genannten Beispiel wäre dann über die Berechnung der Konfidenzintervalle die Qualität der Aussage abzusichern.
- Attributables (zuschreibbares) Risiko. Dieses Maß macht die Bedeutung einer Exposition, eines Merkmals, eines Risikofaktors für das Entstehen einer bestimmten Erkrankung noch anschaulicher. Viele der häufigen Erkrankungen kommen auch ohne eine erkennbare oder ohne eine in dem jeweiligen Zusammenhang interessierende Exposition (also ohne den betrachteten Risikofaktor) zustande; dies wird als Baseline-Risiko bezeichnet. Ihre Häufigkeit nimmt jedoch mit dem Einfluss des interessierenden Risikofaktors entscheidend zu. Das Risiko der Exponierten besteht also aus dem Risiko der Nichtexponierten plus dem der Exposition zuschreibbaren Risiko oder anders ausgedrückt:

  attributables Risiko =
  Risiko der Exponierten – Risiko der Nichtexponierten.

Tab. 6.6-1 Chronische Bronchitis bei Schweißern [20]. Aus den Zahlen ergibt sich, den Kalkulationen im Text folgend, eine Odds Ratio von 2,2 für die chronische Bronchitis bei Lichtbogenschweißern.

Schweißtechnik	Schweißer gesamt	Personen mit Bronchitis	%	Personen ohne Exposition gesamt	Personen mit Bronchitis	%
Gasschweißen (Aluminium)	59	4	6,8	64	2	3,1
Lichtbogenschweißen (Edelstahl)	44	4	9,1	46	2	4,3
Thermitschweißen (Schienen)	149	5	4,7	70	1	1,4

Tab. 6.6-2 Koronare Herzkrankheiten (KHK) bei Farmern (40–74 Jahre). Der Unterschied in der Prävalenz der KHK zeigt das „attributable Risiko" für „körperlich nicht aktiv" von 124/1.000 Fällen [17].

	untersucht	Personen mit KHK	Prävalenz
körperlich nicht aktiv	89	14	157,3/1.000
körperlich aktiv	90	3	33,3/1.000
gesamt	179	17	95,0/1.000

Das zuschreibbare Risiko wird oft in zusätzlichen Fällen von Erkrankten ausgedrückt, als die direkte nummerische Angabe der Differenz in der Prävalenz der Erkrankung oder als Zunahme einer Prozentzahl (*→ Tab. 6.6-2*). Alle diese Berechnungen liefern Zahlen, üblicherweise durch die Angabe der Konfidenzintervalle aufgewertet. Es muss festgehalten werden, dass es sich dabei um Korrelationen (oder: Assoziationen) handelt, die einen Kausalbezug wahrscheinlich, aber eben nicht sicher machen. Es müssen weitere Überlegungen hinzukommen (z.B. der Bradford-Hill-Kriterienkatalog, *→ Abschnitt 6.6.6*).

Studientypen

Zu der **deskriptiven Epidemiologie** (s.o.) zählen Fallstudien, aggregierte Studien und Querschnittsstudien.

- **Fallstudie.** Ausgangspunkt ist eine Einzelbeobachtung, die möglichst umfassend auf der individuellen Ebene beschrieben wird (case report). Werden mehrere gleichartige Fälle gesehen und beschrieben, entsteht eine Fallserie (case series), individuelle Fälle mit gemeinsamen Merkmalen (vgl. Bericht über die Nasennebenhöhlen-Tumoren in England, *→ Tab. 4.3-4*). Fallstudien lenken die Aufmerksamkeit auf etwas Neues oder Besonderes, Aussagen zu Häufigkeiten werden nicht gemacht. Entwickelt sich vielleicht eine Epidemie? Diesbezügliche Probleme und Unsicherheiten beruhen auf der Möglichkeit einer Selektion und/oder dem Fehlen einer Vergleichsgruppe. Das logische weitere Vorgehen: eine Fall-Kontroll-Studie (s.u.)!
- **Aggregierte Studie (ökologische Studie).** Vorhandene Daten werden genutzt, z.B. die Arbeitsunfähigkeitsdiagnosen einer Krankenversicherung und korreliert, d.h. in den Zusammenhang mit anderen Daten desselben Kollektivs gestellt, z.B. dem Gehalt, der Arbeitszufriedenheit, der Verweildauer in Schichtarbeit. Die Daten sind dabei nicht individuell zuordenbar, sondern eben in aggregierter Form, als Information über das Kollektiv vorhanden. Es können Korrelationskoeffizienten errechnet werden; die Erhebungen sind meist sehr schnell und kostengünstig durchzuführen. Ein bekanntes Beispiel ist die Beziehung zwischen koronarer Herzkrankheit und Zigarettenrauchen (*→ Abb. 6.6-1*). Solche Untersuchungen eignen sich zur Generierung von Hypothesen,

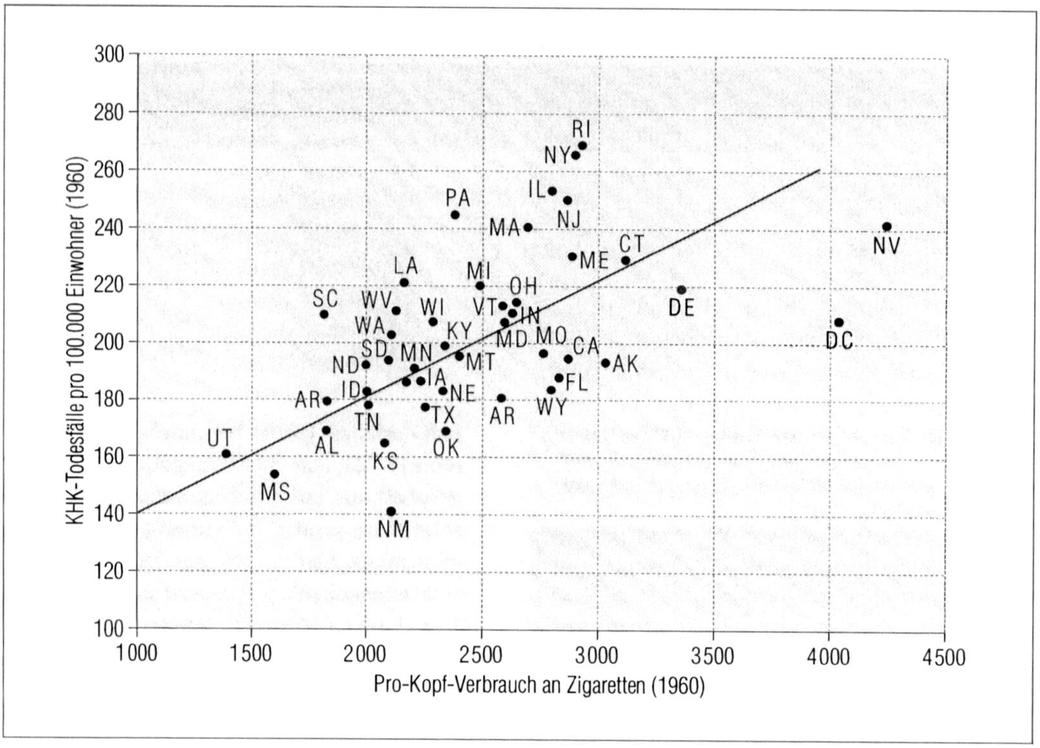

Abb. 6.6-1: Mortalität an koronarer Herzkrankheit in den USA, in Beziehung gesetzt zu den in den einzelnen Staaten verkauften Zigaretten [8].

Kausalschlüsse sollten nicht gezogen werden, da die Verbindung der beiden Parameter auf individueller Ebene ja nicht gegeben ist. Die Studien sind extrem anfällig für Ko-Variable (Confounder, s.u.), es besteht die Gefahr des „ökologischen Fehlschlusses". Ein klassisches Beispiel: Im 19. Jahrhundert wurden in Westeuropa in Provinzen mit höherem Protestantenanteil an der Bevölkerung (und niedrigem Anteil von Katholiken) höhere Suizidraten festgestellt. Eine aggregierte Analyse kann zwischen zwei möglichen Erklärungen, die konträre Schlussfolgerungen bedeuten, nicht unterscheiden: Protestanten begehen eher Selbstmord als Katholiken – oder: Katholiken begehen eher Selbstmord, wenn sie als Minderheit Repressalien ausgesetzt sind. Erst die individuelle Zuordnung von Suizid-Fällen zu einer der beiden Gruppen (Katholiken, Protestanten) könnte die Lösung bringen.

Besonders in der Umweltmedizin spielen aggregierte Studien immer noch eine große Rolle, wenn Belastungsdaten wie z.B. die der Luftverschmutzung, die Ozonkonzentration, der Pestizidverbrauch in einer Region usw. mit dem Krankheitsspektrum der dort lebenden Bevölkerung in Bezug gesetzt wird. Auch hier nur ein Hinweis: Hohe Ozonkonzentrationen korrelieren mit der Häufigkeit von Asthma-Anfällen und akuten Erkrankungen des Herz-Kreislauf-Systems. An Tagen mit hohen Ozonkonzentrationen ist es in der Regel auch sehr heiß. Worauf sind die Häufigkeitsanstiege der Erkrankungen nun zurückzuführen, auf das Ozon oder die Hitze?

- **Querschnittsstudie.** Sie beruht auf einer Datenerhebung auf individueller Ebene. Exposition und Erkrankungsstatus werden gleichzeitig erhoben; die Studie ergibt ein momentanes Bild, große Populationen können erfasst werden, verschiedenartige Exposition und verschiedene Erkrankungen abgefragt werden. Es ergeben sich Prävalenzdaten. Wünschenswert wäre dann noch die Dauer der Exposition, sie könnte ebenfalls erfragt worden sein. Die fehlende zeitliche Dimension ist ein Hauptnachteil dieses Studientypus – Erkrankungen haben meist eine allmähliche Entwicklung (Latenzperiode bei Tumoren), die Populationen sind selten wirklich konstant, es besteht die Gefahr der Selektionsverzerrung. Darauf wird später eingegangen, ein Stichwort ist der „Healthy-worker-effect", d.h. z.B. das Verlassen des Arbeitsplatzes aus gesundheitlichen Gründen, so dass sich über die Zeit gesehen ein Kollektiv der gesundheitlich „stabilen" Beschäftigten ergibt.

In der **analytischen Epidemiologie** ist der Untersuchungsaufwand im Allgemeinen größer. Untersuchungen werden geplant, gelenkt von einer Hypothese, die Kollektive werden sorgsam festgelegt, insbesondere muss die Vergleichsgruppe „passen". Hauptsächliche Studientypen sind Fall-Kontroll-Studien und Kohortenstudien. Letztere sind in der Regel als prospektive Untersuchungen angelegt, es ist jedoch auch möglich, den Studienbeginn „zurück zu verlegen", retrospektive Elemente können mit eingebracht sein.

- **Fall-Kontroll-Studie.** Die Datenerhebung erfolgt auf individueller Ebene, die Fälle sind durch einen bestimmten Erkrankungsstatus definiert. Das epidemiologische Maß ist die Odds Ratio, in deren Berechnung (s.o.) die Zahl der Fälle und die Zahl der Kontrollen direkt eingeht *(→ Tab. 6.6-3)*. Die Auswahl der Kontrollen ist also entscheidend: Stammen sie aus einer vergleichbaren Quellbevölkerung? Soziodemographische Merkmale helfen hier. Die Exposition kann nur retrospektiv belegt werden, durch Befragung oder aus Routinedaten. Eine Gefahr hierbei ist der Recall-Bias und der Untersucher-Bias – besonders dann, wenn bereits eine Hypothese ein bestimmtes Ergebnis wünschenswert erscheinen lässt. Eine Fall-Kontroll-Studie kann auch „eingebettet" in eine Kohortenstudie durchgeführt werden, *Tabelle 6.6-4* zeigt eine solche. Eine Studie, in der dann auch die Höhe der Exposition quantifiziert werden konnte (Asbestfaserkonzentrationen).

Tab. 6.6-3 Beispiel einer Fall-Kontroll-Studie [10]. Exposition: Formaldehyd; Fälle: Karzinome der Nasen-(neben-)höhle. Es errechnet sich eine Odds Ratio von 2,45 für die Exposition (Formaldehyd wurde nicht quantifiziert!). Zur Ätiologie des Nasen(neben)höhlenkarzinoms → *Kap. 4.2, BK 4203 und Kap. 4.3.* Hintergrundinformation: Formaldehyd wurde von der DFG als K 4 eingestuft (nicht genotoxisch, aber tumorfördernd). Bei Einhaltung des Grenzwertes ist kein Beitrag zum Krebsrisiko zu erwarten.

	exponiert	nicht-exponiert	gesamt
Fälle	31 (a)	60 (c)	91
Kontrollen	34 (b)	161 (d)	195
gesamt	65	221	286

OR = (a × d)/(b × c) = (31 × 161)/(34 × 60) = 2,45

- **Kohortenstudie.** Hier möchte der Untersucher wissen, ob sich eine bestimmte Exposition (z.B. Asbest, möglichst gleich in Expositionsklassen, d.h. Fasern/m^3 eingeteilt) auf die Studienpopulation (Kohorte) so auswirkt, dass die untersuchte Erkrankung bei ihr häufiger auftritt als in der Vergleichsgruppe, die möglichst der gleichen Grundgesamtheit entstammt. Die Studien werden prospektiv und – meist weniger günstig – auch retrospektiv durchgeführt *(→ Abb. 6.6-2)*. Das epidemiologische Maß ist die Inzidenz und – aus dem Vergleich von Studien- und Kontrollgruppe – die relative Inzidenz oder die Inzidenz-Differenz. Handelt es sich um Todesfälle, erfolgt die Angabe als standardisierte Mortalitätsrate (SMR), d.h. das normierte (z.B. durch Alterskorrektur) Verhältnis von beobachteten Fällen und entweder in der Kontrollgruppe oder in der zum Vergleich herangezogenen Stan-

Tab. 6.6-4 Eingebettete Fall-Kontroll-Studie. Daten aus einer Kohortenstudie (1.261 männliche Asbestarbeiter wurden beobachtet, 35 davon entwickelten ein Bronchialkarzinom). Als Kontrolle für diese 35 Todesfälle diente eine Stichprobe (altersgematcht) aus 140 Arbeitern. Die weitere Analyse ergab einen Anstieg der Odds Ratio (OR) mit der Höhe der Asbestexposition [6].

	Asbestexposition* < 10		≥ 10			gesamt
Fälle mit Bronchialkarzinom	15		20			35
Kontrollen	92		48			140
gesamt	107		**68**			175 OR = 2,56
	< 1	1–9	10–39	40–99	≥ 100	
Fälle mit Bronchialkarzinom	5	10	7	11	2	
Kontrollen	49	43	28	16	4	
OR 95% KI	**1,00** –	**2,28** 0,73–7,08	**2,45** 0,72–8,29	**6,74** 2,20–20,68	**4,90** 0,81–29,72	

* in 1.000 Fasern/ccm × Tag

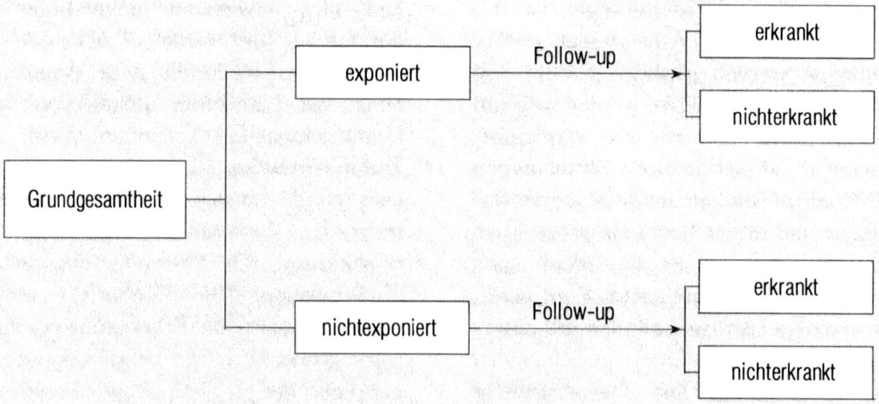

Abb. 6.6-2: Elemente einer Kohortenstudie: Studienpopulation (Kohorte) identifizieren, die exponiert ist, Vergleichsgruppe identifizieren, Follow-up, Vergleich der Erkrankungsraten zwischen Kohorte und Vergleichsgruppe.

dardpopulation beobachteten Fällen *(→ Tab. 6.6-5 und 6.6-6)*. Prospektive Kohortenstudien sind der Goldstandard der Epidemiologie: Sie sind hervorragend geeignet, die Auswirkungen seltener Expositionen zu erfassen, die zeitliche Sequenz wird klar. Nachteile sind die meist erforderlichen großen Fallzahlen, der Zeitaufwand (Abwarten der Laufzeit), logistische Probleme beim Follow-up und schließlich besteht die Gefahr der Selektionsverzerrung durch „Drop-outs" (siehe Healthy-worker-effect).

Tab. 6.6-5 Retrospektive Kohortenstudie [3]. Männliche Arbeiter in der Phosphat-Industrie (keine weiteren Angaben als die Zugehörigkeit zu diesem Industriezweig). Analyse der Todesursachen. Die Ergebnisse können in dieser Form lediglich die Aufmerksamkeit wecken, ggf. detailliertere Studien durchzuführen *(→ Tab. 6.6-6)*.

Todesursache	SMR
alle	1,00
KHK	0,93
nichtmaligne Atemwegserkrankungen	0,88
Magen-Ca	0,58
Leber-Ca	0,54
Pankreas-Ca	1,10
Lungen-Ca	1,22
Prostata-Ca	1,15
Blasen-Ca	0,89
Nieren-Ca	0,76
Leukämie	1,11

SMR = standardisierte Mortalitätsrate, Bezug zur Allgemeinbevölkerung.

Tab. 6.6-6 Retrospektive Kohortenstudie (wie Tab. 6.6-5). Weitere Analyse von 117 letalen Tumorfällen: Berücksichtigung von Beschäftigungsdauer, Jahre seit der Einstellung, Alter bei der Einstellung und Jahr der Einstellung. Allen diesen Faktoren scheint eine Bedeutung zuzukommen.

Variable	observierte Fallzahl [n = 117]	SMR
Beschäftigungsdauer (Jahre)		
1–4	29	1,36
5–9	17	1,18
10–19	29	1,09
20–29	25	1,05
30–39	15	1,88
> 40	2	0,80
Jahre seit Ersteinstellung		
1–4	8	1,48
5–9	7	0,76
10–19	36	1,28
20–29	35	0,96
30–39	21	1,71
> 40	10	2,08
Alter bei Einstellung		
< 20	4	1,29
20–29	29	1,23
30–39	45	1,38
40–49	32	1,18
> 50	7	0,71
Jahr der Einstellung		
vor 1930	7	1,19
1930–39	11	1,67
1940–49	49	1,23
1950–59	29	1,03
1960–69	19	1,57
1970 oder später	2	0,59

SMR = standardisierte Mortalitätsrate, Bezug zur Allgemeinbevölkerung.

6.6.3 Exemplarische Darstellung einzelner arbeits- und umweltepidemiologischer Studien

Inzidenz von Rückenerkrankungen in einer Kohorte von Hauern und Elektrikern im Untertageerzbergbau

Die Arbeit von Liebers und Mitarbeitern [14, 15] wird im Folgenden dargestellt, da sie einer besonders wichtigen Fragestellung (Erkrankungen der Lendenwirbelsäule) nachgeht und in der Methodik besonders überzeugt.

- Art der Studie
  Inzidenz-Zeit-Studie (= Kohortenstudie), retrospektiv (historisch), Pilotprojekt.
- Ziel der Studie
  - Direkte Darstellung der Zeitbeziehung zwischen der Dauer einer beruflichen Exposition und der Wahrscheinlichkeit für das Auftreten (Inzidenz) von durch Rückenschmerzen bedingten Ereignissen.
  - Vergleich der Inzidenz-Zeit-Beziehung bei Arbeitnehmerkohorten mit unterschiedlich hohen physischen Anforderungen.
- Datengrundlage
  Krankenakten der SDAG Wismut (Uranerzbergbau) mit Ergebnissen der Einstellungsuntersuchungen, arbeitsmedizinischen Reihenuntersuchungen, medizinischen Behandlungen.
- Auswahl der Akten, Einschluss- bzw. Ausschlusskriterien
  - Hauer und Elektriker aus den Regionen

Sachsen und Thüringen. Beginn der Untertagetätigkeit ab 1956 bis spätestens 1980. Die Einstellungsuntersuchung „selektiert" gegen Personen mit Wirbelsäulen- oder Muskel-Skeletterkrankungen.
  - Zugriff: Anfangsbuchstaben „L", „M", „N" des Familiennamens, 104 Elektriker und 515 Hauer.
  - Auswertbar: Akten von 55 Elektrikern. Auswahl von 55 Hauern mit gleicher Vollständigkeit der Akte aus den Akten von 103 altersgleichen Hauern.
- Inhalt der Akten
  Arbeitsanamnese und allgemeinmedizinische Anamnese.
- Auswahl und Auswertung der medizinischen Ereignisse und Arbeitsunfähigkeiten
- Angewandte statistische Verfahren:
  - Berechnung der Inzidenzdichte (Anzahl der Ereignisse pro registrierte Personenjahre für eine Kohorte),
  - Vergleich des Inzidenzdichteverhältnisses zwischen den Kohorten,
  - Beschreibung der Inzidenz-Zeit-Beziehung über Kaplan-Meier-Schätzungen und Kaplan-Meier-Darstellungen,
  - multivariate Analyse über das Proportional-Hazard-Regressionsmodell bzw. das Cox-Regressionsmodell.
- Berufliche Belastung der Hauer und Elektriker:
  Hauer und Grubenelektriker arbeiteten unter ähnlichen Umgebungsbedingungen (Klima, Abbauregion, Schachttiefe, Schichtsystem, Lärmbelastung, Staubbelastung) und lebten unter ähnlichen sozioökonomischen Verhältnissen (Kriterien der Einstellungsuntersuchung, Art der Ausbildung, Bezahlung, soziale Stellung).
  Die Tätigkeit eines Hauers war durch sehr hohe physische Anforderungen und hohe biomechanische Belastungen der Wirbelsäule gekennzeichnet. Typische Tätigkeiten eines Hauers waren das Bohren und die Vorbereitung von Sprengungen, die Förderung von Gestein, der Ausbau der Strecke mit Holz, Gleisarbeiten, Reparaturarbeiten und Transportarbeiten (Sprengstoff, Gestein, Holz, Bohrgestänge). In ca. 5 von 8 Arbeitsstunden einer Schicht mussten von Hauern regelmäßig schwere Lasten bewegt werden. Die Grubenelektriker hatten deutlich geringere physische Anforderungen als Hauer zu bewältigen. Zum Aufgabenspektrum der Grubenelektriker gehörten Arbeiten an Niederspannungs- (220/380 V) und Hochspannungskabeln (10 kV), z.B. Montage, Demontage und Wartung, sowie Vorbereitungs-, Wartungs- und Transportaufgaben. Schwere Lasten mussten in ca. 2,5 von 8 Arbeitsstunden einer Schicht regelmäßig gehandhabt werden.
- Ergebnisse
  Die höhere physische und biomechanische Arbeitsbelastung der Hauer geht einher mit einer kürzeren Frist bis zu einer höheren Rate an dokumentierten Beschwerden, Erkrankungen und Rehabilitationsmaßnahmen (*→ Abb. 6.6-3* und *6.6-4*). Hauer scheiden auch deutlich früher aus der Untertagetätigkeit aus (*→ Abb. 6.6-5*). Bei der Angabe der Gründe für das vorzeitige Ausscheiden überrascht angesichts der dokumentierten gesundheitlichen Beschwerden insbesondere der Hauer die Dominanz der Angabe „persönliche Gründe" (*→ Tab. 6.6-7*).

Tab. 6.6-7 Angaben über die Aufgabe der Untertagetätigkeit der Hauer und Elektriker der SDAG Wismut.

nachweisbare Gründe für die Aufgabe der Untertagetätigkeit	Kohorte (Anzahl der Probanden)		
	Hauer	Elektriker	gesamt
persönliche Gründe	32	27	59
LWS-Erkrankung	3	1	4
allgemeine gesundheitliche Probleme	6	5	11
Tod	1	–	1
Gründe unbekannt, Aktenende	13	22	35
Summe	55	55	110

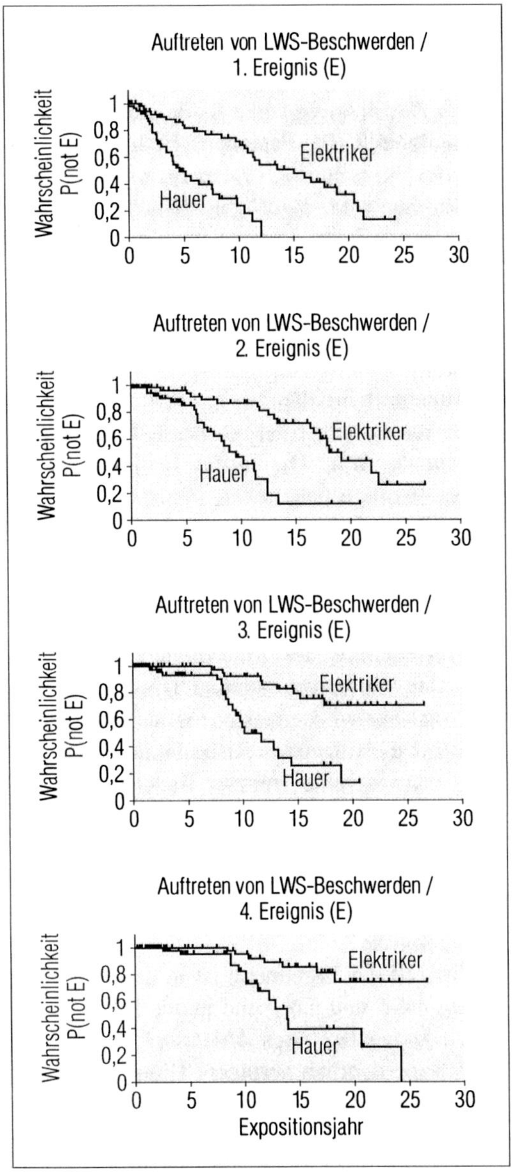

Abb. 6.6-3: Auftreten von LWS-Beschwerden von Hauern (n = 55) und Elektrikern (n = 55) der SDAG Wismut in den Jahren nach Beginn der Tätigkeit (Expositionsjahr). Aus den Akten der Beschäftigten [15].

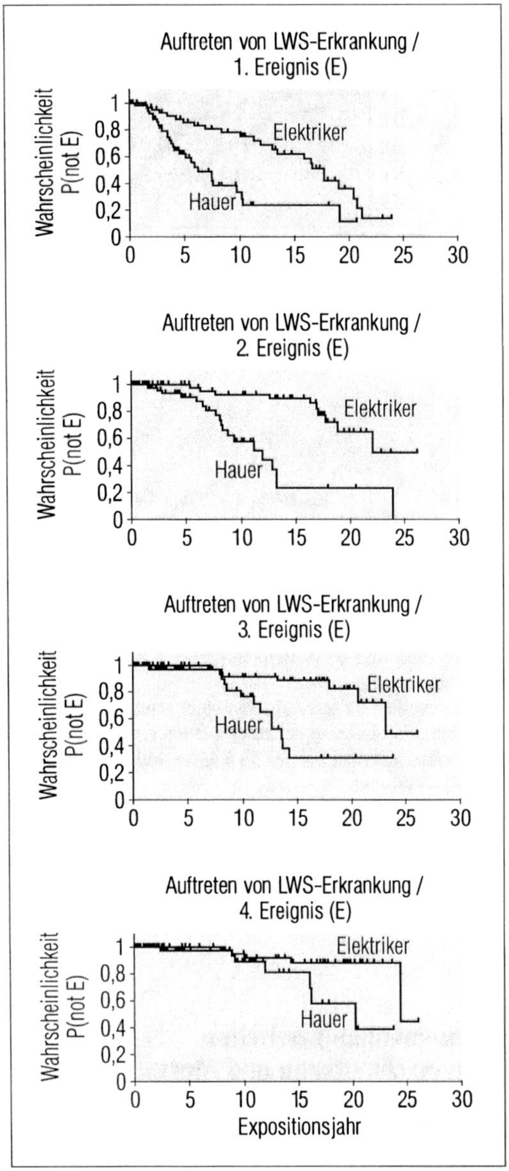

Abb. 6.6-4: Auftreten einer in den Krankenakten dokumentierten LWS-Erkrankung bei Hauern und Elektrikern der SDAG Wismut (wie Abb. 6.6-3).

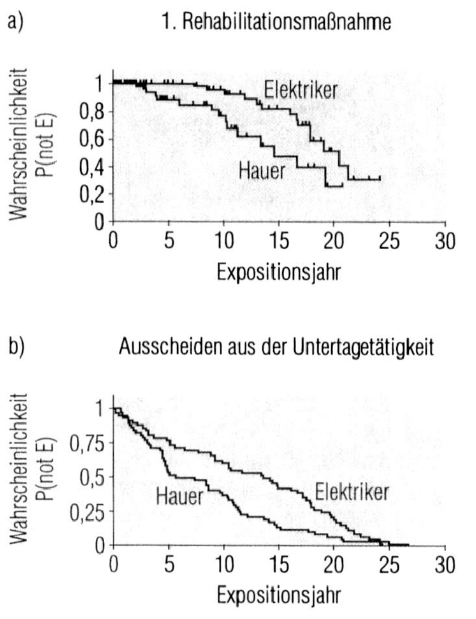

Abb. 6.6-5a und b: Weitere Merkmale beider Kohorten (wie Abb. 6.6-3).
a) Risikoverlauf für das Auftreten einer ersten Rehabilitationsbehandlung aufgrund von lumbalen Rückenbeschwerden bei den 55 Hauern und 55 Elektrikern der SDAG Wismut.
b) Verteilung der Dauer der Untertagetätigkeit in den Kohorten der Hauer und Elektriker. Darstellung der Hazard-Funktion. Eine Wahrscheinlichkeit P (not E) von 0,5 bzw. 50% entspricht in diesem Fall dem Median der Dauer der Untertagetätigkeit (wie Abb. 6.6-3).

Zusammenhang zwischen Luftverschmutzung und Mortalität in 6 Städten der USA

Die Arbeit von Dockery et al. [7] wurde ausgesucht, da sie als prospektive Studie einen Standard setzte und zudem in ihren Ergebnissen Bestand hat.

- Art der Studie
  Prospektive Kohortenstudie.
- Ziel der Studie
  Untersuchung des gesundheitlichen Einflusses verschiedener gasförmiger und partikulärer Schadstoffe der Außenluft mit dem Endpunkt Mortalität.
- Studienpopulation
  Weiße Bevölkerung im Alter von 25–74 Jahren zu Studienbeginn, Zufallsstichprobe aus der Bevölkerung von 6 Städten der USA, zusammen 8.101 Personen. Feststellung von Alter, Geschlecht, Körpergewicht, Größe, Bildungsgrad, Rauchgewohnheiten, berufliche Exposition, medizinische Vorgeschichte.
- Erhebungen
  Todesursache (Todesbescheinigungen), Zeitdauer 14–16 Jahre (= 111.076 Personenjahre).
- Außenluft-Erhebungen
  Gesamtstaub (Total suspended particulate matter), SO_2, O_3, Sulfat in Partikelform. Staubkorngrößenklassen: Feinstaub <2,5 μm; atembare Stäube <15 μm bis 1984, ab 1984 <10 μm aerodynamischer Durchmesser.
- Statistische Methoden
  - Jährliche Sterbetafelanalysen.
  - Schätzung der Mortalitätsrate aufgrund der Luftverschmutzung (Cox proportional-hazard regression model) adjustiert für die folgenden Risikofaktoren: Gegenwärtiger oder früherer Raucher (Zigaretten „pack-years“), Bildungsgrad, Body-Mass-Index; weiter Geschlecht, berufliche Expositionen; Berücksichtigung von bestehendem Bluthochdruck und Diabetes.
- Ergebnisse
  Ein Teil der Ergebnisse ist in den *Abbildungen 6.6-6* und *6.6-7* und in der *Tabelle 6.6-8* wiedergegeben. Aus *Abbildung 6.6-6* ergibt sich die deutlich geringere Überlebenswahrscheinlichkeit in den beiden Städten mit der höchsten Luftverschmutzung. Detaillierter zeigt die Darstellung der *Abbildung 6.6-7,* wie nahezu linear eine Zunahme des Feinstaubs und der Sulfat-Partikel zu einem Anstieg des Mortalitätsrisikos führt, während andere Parameter, wohl auch von Bedeutung, einen deutlich geringeren Einfluss haben. Ebenso besteht jedoch, und mit einer hohen Risikomaßzahl, ein Zusammenhang mit dem Zigarettenrauchen. Die Studie lässt sich wie folgt zusammenfassen:

1. Die Mortalitätsrate ist am auffälligsten vom Zigarettenrauchen abhängig.
2. Zwischen dem Grad der Luftverunreinigung und der Mortalität finden sich deutliche Assoziationen, wobei Zigarettenrauchen, berufliche Staubexposition, Schulabschluss, Relation von Körpergewicht und Körpergröße (Body-Mass-Index) berücksichtigt wurden.
3. Die Mortalität ist in besonderem Maße von der Luftkonzentration von kleinen Partikeln (Durchmesser ≤ 2,5 µm) und von Sulfat assoziiert. Dies weist auf die Bedeutung von Verbrennungsprozessen hin.

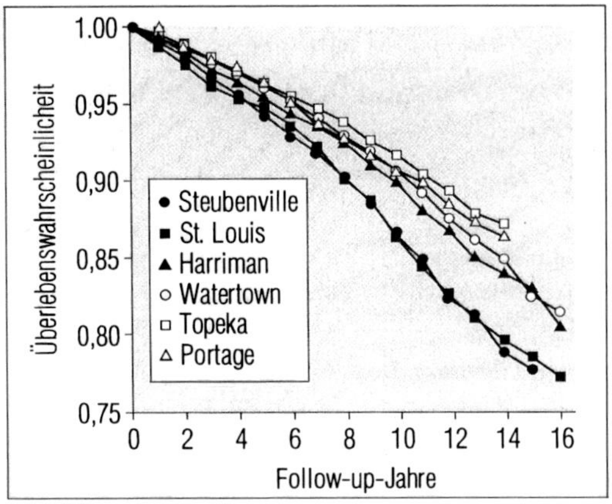

Abb. 6.6-6: Überlebenswahrscheinlichkeit der Studienpopulation in 6 Städten der USA [7].

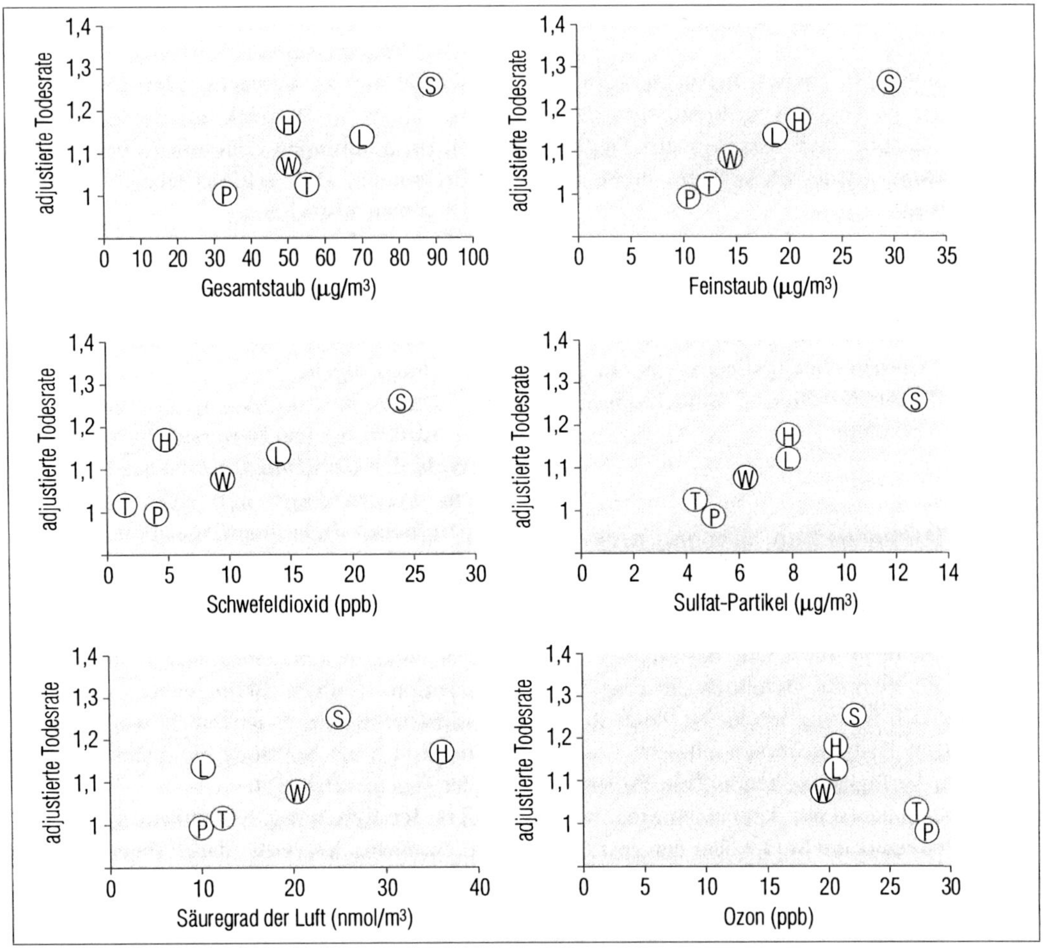

Abb. 6.6-7: Geschätzte, adjustierte Todesraten und Parameter der Luftverschmutzung in den 6 Städten Portage (P), Tapeka (T), Watertown (W), St. Lous (L), Harriman (H) und Steubenville (S) [7].

Tab. 6.6-8 Adjustierte Mortalitätsraten für derzeitige und frühere Raucher. Vergleich der beiden Orte mit niedrigster (Portage) bzw. höchster Luftverschmutzung (Steubenville); nach Todesursachen [7].*

Todesursache	%	derzeitige Raucher	frühere Raucher	Relation höchste gegen geringste Luftverschmutzung
alle	100	2,00 (1,51–2,65)	1,39 (1,10–1,75)	1,26 (1,08–1,47)
Bronchialkarzinom	8,4	8,00 (2,97–21,6)	2,54 (0,90–7,18)	1,37 (0,81–2,31)
Herz-Kreislauf-Erkrankungen	53,1	2,30 (1,56–3,41)	1,52 (1,10–2,10)	1,37 (1,11–1,68)
alle sonstigen	38,5	1,46 (0,89–2,39)	1,17 (0,80–1,73)	1,01 (0,79–1,30)

*Für Alter, Geschlecht, Rauchen, Bildungsgrad und BMI adjustiert; Angabe des relativen Risikos und dessen Konfidenzintervalls.

4. Bei differenzierter Betrachtung der Gesamtmortalität lässt sich eine positive Korrelation zwischen Sterblichkeit an Lungenkrebs sowie an Herz- und Lungenkrankheiten und dem Ausmaß der Luftverschmutzung feststellen.

- Anmerkung
  Aus Sicht des Faches Arbeitsmedizin erscheinen die Angaben zur beruflichen Exposition (Stäube und Rauche) als Fragebogenantwort (ohne Messdaten) nicht sehr belastbar.
  Zum Thema selbst – Luftverschmutzung und ihre gesundheitliche Wirkung – gibt es seit kurzem den Statusbericht der Kommission Reinhaltung der Luft im VDI und DIN [13]). In ihm wurden die Ergebnisse von Dockery et al. [7] durch weitere 5 ähnlich angelegte Studien bestätigt.

6.6.4 Studiendesign, Planung und Ablaufschema einer epidemiologischen Studie

Die Entscheidung für einen bestimmten Studientyp fällt nach der Definition der Fragestellung und nach Klärung möglichst vieler Randbedingungen. Bedacht werden müssen:

- Die zur Verfügung stehende **Zeit.** Prospektive Studien haben nur dann einen Sinn, wenn eine Betreuung der Studie über den gesamten geplanten Verlauf, den Beobachtungszeitraum, gesichert ist. Tumoren haben Latenzperioden, auch andere Erkrankungen entwickeln sich in der Regel langsam. Ist Zeit sehr knapp, kommen lediglich Querschnittsstudien in Frage. Liegen allerdings weit in die Vergangenheit reichende Datensätze vor, ist es auch möglich, Kohorten zu identifizieren und den Beginn der Untersuchung in diese Vergangenheit zu verlegen.
- **Größe der zu betrachtenden Population,** vor allem im Hinblick auf die Zahl der in einem bestimmten Zeitraum zu erwartenden Ereignisse. Die erforderlichen Fallzahlen kann man ausrechnen.
- **Eigenschaften** der zu betrachtenden **Population** im Hinblick auf
  - Erreichbarkeit,
  - Mitwirkungsbereitschaft und -fähigkeit (Fragebögen!),
  - Datenschutz und Anonymisierung,
  - Aufklärung und Einverständniserklärung.
- **Wahl der Kontrollen.** Ist die Studiengruppe ein Personenkreis mit einer bestimmten beruflichen Belastung/Exposition, kann als Kontrolle nicht die allgemeine Bevölkerung herangezogen werden. Ideal in einem Betrieb sind Beschäftigte einer anderen Abteilung mit andersartiger beruflicher Belastung/Exposition. Sollten Bedingungen eines bestimmten Betriebes untersucht werden, empfiehlt sich als Kontrolle ein anderer Betrieb der gleichen Branche.
- **Art der Erhebung.** Schriftliche Befragung, persönliches Interview (dabei: Eigen-, Fremdinterview; Grad der Standardisierung, ...); körperliche Untersuchung, Laboruntersuchung, Telefoninterview.

- **Datengrundlagen.** Können vorhandene Daten genutzt werden (= Sekundärdaten), müssen für die gegebene Fragestellung spezifische Daten erhoben werden (Primärdaten)? Sind die alten Daten fallbezogen zuordenbar oder lediglich in aggregierter Form vorhanden?
- **Wahl des Studiendesigns.** Der Goldstandard ist die prospektive Kohortenstudie. Sie ist zugleich die aufwändigste Studienart. Oft sind jedoch „nur" „Auffälligkeiten" als erster Schritt abzuklären. Hierzu eignen sich vor allem aggregierte Studien und Querschnittsstudien. Kann eine Studiendauer prospektiv nicht abgewartet werden (z.B. bei langen Latenzzeiten oder aus Gründen der Studienökonomie), kann eine retrospektive Kohortenstudie in Betracht kommen.
  Neben den Kohortenstudien zählen noch die Fall-Kontroll-Studien zu den analytischen Studien. Fall-Kontroll-Studien eignen sich insbesondere zur Untersuchung von Erkrankungen mit langer Latenz und von seltenen Erkrankungen. Hier sind Fall-Kontroll-Studien oft die geeignetste Studienform. Fälle und Kontrollen können dabei generell oder durch „matching" gegenüber gestellt werden, wobei einem Fall eine oder mehrere Kontrollpersonen mit gleichen Merkmalen (z.B. Alter, Geschlecht, Bildung) zugeordnet werden.
  Kombinationsformen kommen vor. Besonders zu erwähnen ist hierbei die in eine Kohortenstudie eingebettete Fall-Kontroll-Studie, welche die Vorteile beider Studientypen in sich vereint und gerade in der arbeitsmedizinischen Forschung verbreitet ist.
- **Wahl der Gestaltung der Datenbank.** Die Datenerfassung erfolgt häufig noch traditionell über Erhebungsbögen, zunehmend jedoch über maschinenlesbare Erhebungsbögen oder primär PC-gestützt. Die Eingabe von Daten in Datenbanken muss standardisiert erfolgen und Willkürentscheidungen der Eingabekräfte ausschließen. Essentiell ist daher Schulung der Erfassungskräfte. Die Datenqualität kann weiter optimiert werden durch Beschränkung der Datenbank auf erlaubte Werte und Plausibilitätskontrollen für Einzelmerkmale (91 Familienmitglieder im Haushalt?) oder für Merkmalskombinationen (4-jährige Lehrer? Schwangere Männer?). Datenschutzbestimmungen verlangen oft die Trennung personenbezogener von nichtpersonenbezogenen Variablen. Zur Auswertung werden dann in der Regel nur die anonymisierten Daten herangezogen.
  Ziele der Datenauswertung und anzuwendende statistische Methoden sollen vor der Datenauswertung festgelegt werden, bei der Anwendung statistischer Tests auch eine vor Studienbeginn festzulegende Hypothese. Alle Auswertungsschritte werden dokumentiert.

Ablaufschema

Der **Studienplan** entsteht in einigen wenigen Stufen:

- Formulierung der Fragestellung,
- Studienskizze,
- Studienplan.

Der definitive Studienplan enthält dann die in *Tabelle 6.6-9* dargestellten Komponenten.

Tab. 6.6-9 Komponenten eines Studienplans.

Komponente	Zweck
• Fragestellung (research question; objectives) • Stand des Wissens (significance; background) • Studientyp zeitlicher Rahmen, Ablaufschema epidemiologischer Zugang	• Welche Fragen will die Studie beantworten? • Warum sind diese Fragen wichtig? • Wie soll die Studie durchgeführt werden?
• Studienteilnehmer Ein- und Ausschlusskriterien Sampling-Strategie	• Wer sind die Probanden, und wie werden sie ausgewählt?
• Variablen Prädiktorvariablen Zielgrößen	• Was soll gemessen werden?
• Statistische Fragen Hypothesen Fallzahlenabschätzung Datenanalyse	• Wie groß ist die Studie, und wie soll sie ausgewertet werden?

6.6.5 Typische Fehlerquellen in epidemiologischen Studien

Die Epidemiologie kennt zufällige und systematische Fehlerquellen, die beachtet werden müssen, bevor Assoziationen nicht nur rechnerisch gesichert, sondern als kausale Beziehung gedeutet werden können.

Die Rolle des Zufalls wird mit den üblichen statistischen Tests geprüft, die Berechnung des p-Wertes und der Konfidenzintervalle sind hierfür Standard. Man sollte sich davor hüten, ein nicht signifikantes Resultat einer Studie als Beweis für einen fehlenden Zusammenhang zu interpretieren. Ein „negatives“ Studienergebnis kann „richtig negativ“, es kann aber auch „falsch negativ“ (Fehler 2. Art) sein [22].

Systematische Fehler sind die folgenden:

- Selektionsfehler. Sie können bei der Rekrutierung und beim Follow-up der Studienteilnehmer auftreten. Bei Querschnittsstudien sind die Hauptquellen eine verfehlte Kontaktaufnahme, eine Teilnahmeverweigerung, nicht verwertbare Fragebögen. In den Fall-Kontroll-Studien eine unvollständige Fall-Rekrutierung und eine mangelnde Repräsentativität der Kontrollen für die jeweilige Bezugspopulation. Bei den Kohortenstudien entstehen Fehler durch Schwierigkeiten beim Follow-up, z.B. durch Wegzug, Sterbefälle, Verweigerung.
- Informationsfehler/Fehlklassifikation. Bei der Erhebung von Expositionsangaben und Angaben zu Ko-Variablen können bewusst oder unbewusst, insbesondere bei der Verwendung von Fragebögen, Fehler auftreten: Gedächtnisprobleme, bewusste Fehlangaben (z.B. den Alkoholkonsum betreffend), ein falsches „Zeitfenster“, Rundungsfehler oder die Bevorzugung bestimmter Ziffern. Dieser Informationsfehler führt zu einer Fehlklassifikation (= fehlerhafte Zuordnung), bei Fall-Kontroll-Studien hauptsächlich bezüglich der Exposition und bei Kohortenstudien hauptsächlich bezüglich des Erkrankungsstatus.
- Confounding. Confounder sind Störgrößen (auch: Ko-Variablen), d.h. Einflussfaktoren, die die Assoziation zwischen Exposition und Erkrankung verzerren, weil sie selbst sowohl mit der Exposition als auch mit der Erkrankung assoziiert sind. Übliche Confounder sind das Rauchen und der Alkoholkonsum, da sie beide die Häufigkeit vieler Erkrankungen beeinflussen. Durch Randomisierung – und nur dadurch – kontrolliert man auch unbekannte Confounder. Durch Restriktion, Matching, stratifizierte Analyse und multivariate Analysen kann man – wie dargestellt – nur bekannte Confounder kontrollieren. Man wird also Untersuchungen zu Erkrankungen der Atemwege am besten mit Nichtrauchern durchführen. Allerdings werden die zusätzlichen Effekte gerade bei Rauchern nicht erfasst (siehe das Beispiel Rauchen und Asbestexposition und die Entwicklung von Bronchialkarzinomen, → *Abb. 4.3-8*). Matching, d.h. das Arbeiten mit bezüglich der Ko-Variablen übereinstimmenden Gruppen oder eine Paarbildung ist ein wirksames Gegenmittel, ebenso eine sog. stratifizierte Analyse, d.h. eine Schichtung der Daten nach der Ausprägung der Ko-Variablen. Schließlich gibt es rechnerische Möglichkeiten durch die Anwendung multivariabler statistischer Modelle wie die multiple logistische Regression (siehe Spezialbücher).

Von besonderer Relevanz für die Arbeitsmedizin sind Phänomene, die nach der obigen Systematik als Selektionsfehler angesehen werden müssen:

Healthy-worker-effect. Bei der Untersuchung möglicher Arbeitsplatzeinflüsse auf die Gesundheit kann sich herausstellen (und hat sich vielfach herausgestellt), dass die untersuchte Population der Beschäftigten günstigere Daten aufweist als die aus der Allgemeinbevölkerung gezogene Vergleichsgruppe, auch wenn beide Gruppen Zufallsstichproben waren. Erhält Arbeit also gesund? Unabhängig von dieser Frage ist das zugrunde liegende Selektionsproblem zu beachten: Die Gesamtbevölkerung besteht aus Personen, die einen Beruf ausüben, Personen, die zu einer Arbeit zwar fähig wären, aber aus verschiedenen Gründen nicht arbeiten, und Personen, die wegen gesundheitlicher Probleme nicht arbeiten können. Jede Gruppe von Beschäftigten enthält diese letzten beiden Personenkreise nicht; der letzte senkt tendenziell den Gesundheitsstatus der Gesamtbevölkerung. Diese Verzerrung in der Zusammensetzung der Untersuchungs- und der Vergleichsgruppe wird noch krasser, wenn ein Arbeitgeber durch eine Einstellungsuntersuchung Personen mit gewissen Gesundheitsrisiken ausschließt oder wenn durch die arbeitsmedizinische Vorsorge vor einer Tätigkeitsaufnahme eine (weitere, und hier ja erwünschte) Selektion auftritt.

Dem Healthy-worker-effect ist – gerade in prospektiven und/oder auch retrospektiven Kohortenstudien zur Auswirkung einer Arbeitsplatzbelastung – auch das Phänomen zuzuschreiben, dass mit zunehmender Expositionsdauer anfänglich beobachtete Effekte wieder verschwinden. Das klassische Beispiel hierfür sind Magen-Darm-Erkrankungen bei Beschäftigten im 3-Schichtdienst oder Nachtarbeit. Alternative Antworten sind „Gewöhnung" an den Arbeitsrhythmus oder – und das trifft überwiegend zu – das Ausscheiden von Personen mit Gesundheitsproblemen aus der Kohorte – übrig bleiben „Gesunde"; es entsteht also eine typische Selektion mit der Möglichkeit eines Fehlschlusses bei der Interpretation des Studienergebnisses (Beispiele für den Healthy-worker-effect *→ Tab. 6.6-10* und *6.6-11*).

Nicht ausschließlich der Epidemiologie zuzuordnen ist ein weiteres Phänomen, das am ehesten als Confounding einzuordnen ist:

Hawthorne-Effekt. Als in einer Fabrikationsanlage der Western Electric Company in dem Ort Hawthorne die Arbeitsplatz-Umgebungsbedingungen wie Beleuchtung und einige andere Maßnahmen der Arbeitshygiene, also Verbesserungen, eingeführt wurden, stieg die Produktivität deutlich an. Die Produktivität nahm auch dann weiter zu, als diese Verbesserungen zu einem Teil wieder weggefallen

Tab. 6.6-10 Beispiel für den Healthy-worker-effect: Die Beschäftigten sind im Schnitt gesünder als die Allgemeinbevölkerung, deutlich an der Reduktion der Gesamtsterblichkeit in den USA und Finnland [5].

Branche	SMR
Gießerei	0,90
Stahlindustrie	0,82
Gummiindustrie	0,87
Chemieindustrie	0,81

Tab. 6.6-11 Beispiel für den Healthy-worker-effect: Aufschlüsselung nach einzelnen Todesursachen bei Beschäftigten in der Kernforschung der USA [4].

Todesursache	SMR
Krebs	0,78
KHK	0,75
Diabetes	0,55
nichtmaligne Atemwegserkrankungen	0,61
Verdauungstrakt	0,36
gesamt	0,73

waren! Als Erklärung wird angeführt, dass allein schon die Aufmerksamkeit der Firmenführung und die Tatsache der Beauftragung von Wissenschaftlern zur Durchführung dieser Maßnahme als Stimulus ausreichend war und nicht etwa die verbesserte Arbeitsplatzbeleuchtung. Der Terminus Hawthorne-Effekt dient jetzt zur Beschreibung und Erklärung des generellen Phänomens, dass Personen ihr Verhalten ändern (meist in die Richtung des Erwünschten), wenn sie Forschungsgegenstand auf einem sie belästigenden Gebiet geworden sind *(→ Kap. 2.4)*.

Soll der Einfluss dieses Effekts auf ein Studienergebnis vermieden werden, benötigt man eine (Kontroll-)Gruppe, die das gleiche Maß an Zuwendung erhält, aber nicht die zu untersuchende Einflussgröße. Analog ist dies der Verabreichung des Plazebos für die Kontrollgruppe in klinischen Studien.

Im Alltag des Betriebsarztes spielen solche wissenschaftlichen Gesichtspunkte eine untergeordnete Rolle. Die positiven Auswirkungen, wenn die Beschäftigten die Zuwendung erkennen, wenn der Doktor „sich kümmert", sind erwünscht.

6.6.6 Möglichkeiten und Grenzen der Ableitung von Kausalbeziehungen aus epidemiologischen Studien

Biomathematisch abgesicherte Korrelationen und Signifikanzen bleiben mathematische Größen, deren Bedeutung für den Untersuchungsgegenstand bewertet werden muss. Es gibt einfache und komplexere Beispiele: Die Zahl der in Stockholm gesichteten Störche und die Zahl der Geburten gingen dort in den Jahren 1965–1980 in großer Parallelität zurück – die Märchenwelt kennt den Kausalbezug. Komplexer sind Zusammenhänge wie die zwischen Rauchen, Alkoholabusus und Bronchialkarzinom oder zwischen stark erhöhten Ozonwerten, Hitzeeinwirkung und Atemwegsbeschwerden bzw. Asthma. Die Kenntnis der (Patho-)Physiologie der jeweiligen Erkrankung ist hilfreich.

Der Epidemiologe Bradford-Hill hat einen Kriterienkatalog vorgelegt, anhand dessen die Bewertung eines Studienergebnisses vorgenommen werden sollte:

1. **Stärke der Assoziation**
   Starke Faktoren sind weniger wahrscheinlich das Ergebnis anderer (nicht erfasster) Faktoren als schwache Assoziationen.
2. **Konsistenz der Ergebnisse**
   Wiederholbarkeit der Ergebnisse.
3. **Spezifität einer Assoziation**
   Verhältnis zwischen Exposition und Erkrankung ist spezifisch.
4. **Zeitliche Reihenfolge**
   Geht angeschuldigte Ursache dem vermeintlichen Effekt voraus?
5. **Biologischer Gradient**
   Verifizierung einer Dosis-Wirkungs-Beziehung.
6. **Plausibilität**
   Macht die Assoziation biologisch Sinn?
7. **Kohärenz**
   Passt die kausale Interpretation mit dem bekannten Tatsachen über die Biologie der Erkrankung, z.B. aus experimentellen Ergebnissen, zusammen?
8. **Experiment**
   Interventionsstudien?
9. **Analogie**
   Gab es ähnliche Situationen bereits in der Vergangenheit?

Von daher ist es einleuchtend, dass – selbstverständlich prospektive – Interventionsstudien die größtmögliche Sicherheit auch in der arbeitsmedizinischen Epidemiologie gewährleisten. Die Intervention muss dabei nicht immer das Hinzufügen eines Faktors bedeuten, auch gezieltes Vermeiden ist Intervention!

6.6.7 Dosis-Wirkungs-Beziehungen. Das Problem der Extrapolation im Niedrigdosisbereich

Dosis-Wirkungs-Beziehungen spielen in der Arbeits- und der Umweltmedizin eine entscheidende Rolle. Es geht in der Regel um Aussagen über unerwünschte Effekte von Expositionen. Im Diagramm wird auf der x-Achse die Dosis und auf der y-Achse die Stärke des beobachteten Effektes oder (z.B. bei Neoplasien) der Anteil der Exponierten mit einem (unerwünschten) Effekt aufgetragen. Verringert man die Dosis, so wird in einem bestimmten (niedrigen) Dosisbereich eine Wirkung nicht mehr auftreten (was immer heißt: nicht beobachtet worden sein) oder sie wird immer weniger wahrscheinlich, d.h. das Risiko wird geringer und irgendwann hinnehmbar.

Vergrößert man die Dosis, so wird irgendwann eine Sättigung erreicht, d.h. das Ausbleiben einer Effektsteigerung mit weiter steigender Dosis.

Auch bei Allergien hängen nach neuerer Erkenntnis Dosishöhe und Anfallsauslösung bzw. -schwere zusammen.

Prinzipiell können Dosis-Wirkungs-Beziehungen die in *Abbildung 6.6-8* dargestellten Formen annehmen. Es spielt insbesondere für die Modellbildung eine wesentliche Rolle, wie der Wirkungsanstieg bei niedrigen Dosen verläuft. Hierzu gibt es in der Realität sehr unterschiedliche Muster *(Abb. 6.6-9a* und *b).*

Für die Begründung von Grenzkonzentratio-

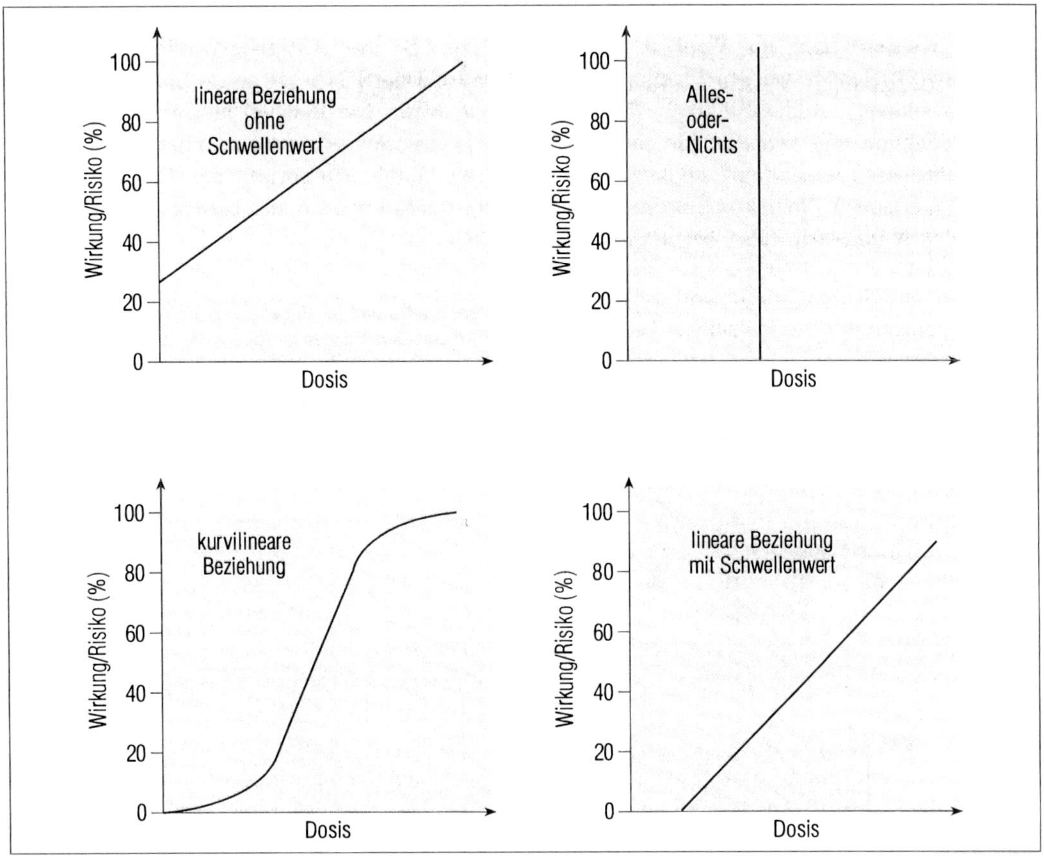

Abb. 6.6-8: Prinzipielle Möglichkeiten der Dosis-Wirkungs-Beziehung mit und ohne Schwellenwerte. Im Diagramm links oben ist schon bei Nulldosis ein Risiko bzw. eine Wirkung zu beobachten.

nen in der regulatorischen Toxikologie, also von MAK, BAT, TRK, EKA, MIK, HBM I und HBM II und den vielen weiteren Grenzwert-Begriffen der Umweltmedizin (Warnwert, Interventionswert u.a.) muss es eindeutige Dosis-Wirkungs-Beziehungen für Gefahrstoffe und die anderen Einwirkungsarten geben. Man orientiert sich entweder am Schwellenwert als Grenze (mit oder ohne Sicherheitsabstand) oder man versucht, wenn kein Schwellenwert gefunden werden kann, nach nachvollziehbaren Regeln einen Grenzwert/Richtwert festzulegen, der das Eintreten der Wirkung ausreichend unwahrscheinlich macht *(→ Kap. 1.2)*.

Schwellenwert und der Effekt krebserzeugender Noxen. Bis in die jüngste Zeit galt als Dogma der experimentellen Toxikologie, dass es für die kanzerogene Wirkung ionisierender Strahlung und gentoxischer chemischer Kanzerogene eine sichere (wirkungsfreie) Dosis, d.h. also einen Schwellenwert, nicht gibt, sondern, dass mit sinkender Dosis nur die Wahrscheinlichkeit der unerwünschten Wirkung abnimmt; das Risiko besteht prinzipiell also weiter. Für die Radiobiologie wird dies gegenwärtig nicht ernsthaft in Frage gestellt (nur eine kleine Minderheit von Experten vertritt die Hormesis-Theorie, wonach kleinste Strahlendosen positive Wirkungen haben).

Für chemische Kanzerogene gerät auf der Grundlage zunehmender Einblicke in den Fremdstoffmetabolismus die unterschiedliche

Betrachtung von gentoxischen und nicht-gentoxischen Kanzerogenen ins Wanken. Auf der Zellstoffwechselebene werden Phänomene wie Rezeptorbindung, Adduktbildung, Sättigung, Enzyminduktion und weiteres für zunehmend viele Substanzen modellhaft erkannt, die es dann doch erlauben, Grenzkonzentrationen festzulegen, weil unterhalb einer bestimmten Substanzmenge die Giftung nicht so weit abläuft, dass z.B. das „Ultimate carcinogen" entsteht und auf der DNA-Ebene im Sinne einer Mutation wirkt. Ein Beispiel hierfür ist 1,4 Dioxan [11]. Die Senatskommission hat diese Erkenntnisse durch Einführung der Kanzerogenitätsklassen K 4 und v.a. K 5 berücksichtigt *(→ Kap. 4.3)*.

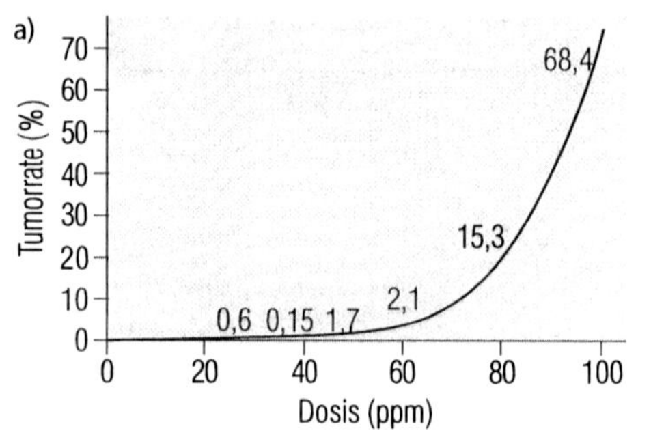

Abb. 6.6-9a und b: Unterschiedliche Verläufe von Dosis-Wirkungs-Beziehungen im Niedrig-Dosis-Bereich (aus [21]).
a) Blasenkrebsrate bei Mäusen nach Fütterung von 2-AAF: langsamer Anstieg im Niedrig-Dosis-Bereich.
b) Zusammenhang zwischen (kumulativer) Arsenexposition und Karzinomen bei Kupferhüttenarbeitern.

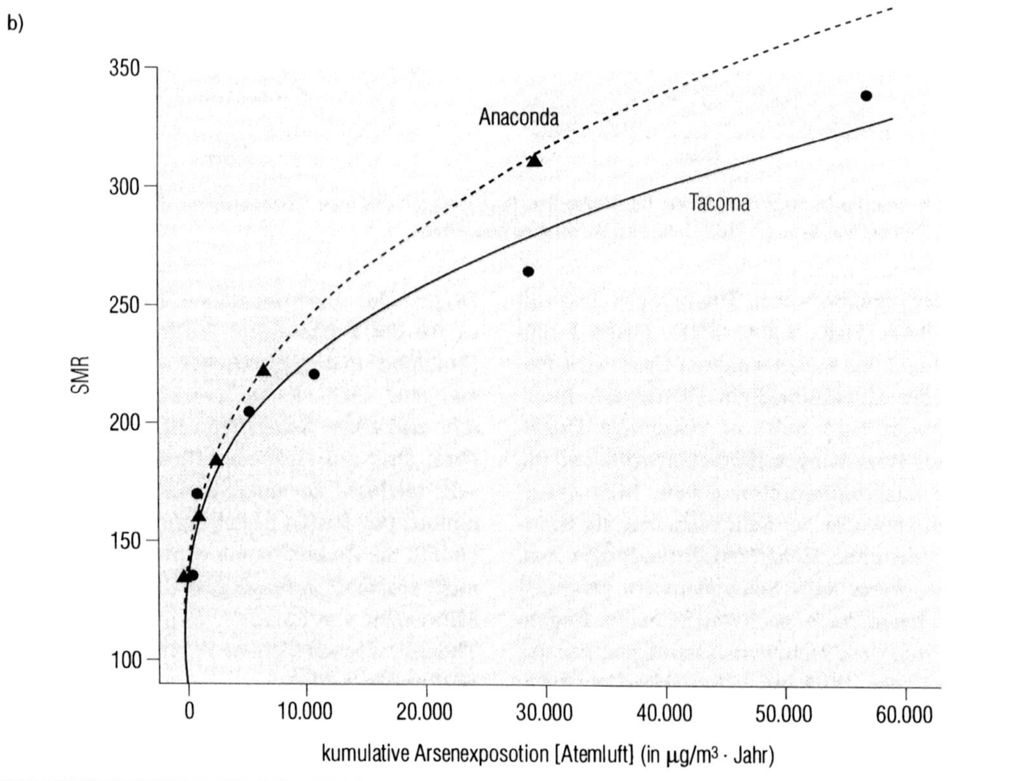

Für viele Substanzen gibt es in epidemiologischen Untersuchungen gesicherte Dosis-Wirkungs-Kurven. Für die Beurteilung der Wirkungen bei den niedrigen Dosen muss die Spontaninzidenz des untersuchten Effektes abgezogen werden, vor allem bei den Tierversuchen mit Mäusen oder Ratten. Ab welcher (niedrigen) Dosis sich die Kurve dann von diesem Spontanniveau abhebt, ist schwer zu beurteilen; man hat für ionisierende Strahlen und die Leukämogenese im Mäuseversuch ausgerechnet, wie viel Millionen Mäuse eine statistisch abgesicherte Aussage erfordern würde und das Experiment unterlassen. Auch bei niedrigeren Expositionen als dem NO(A)EL können bei einigen Individuen noch Effekte auftreten. Der Tierversuch könnte aufgrund der limitierten Tierzahl in den Gruppen mit niedrigen Dosierungen nicht empfindlich genug sein. Man muss also davon ausgehen, dass der Verlauf der Dosis-Wirkungs-Kurve im Bereich der für die Risikobewertung in der Regel entscheidenden niedrigen Dosierungen nicht bekannt ist.

Es geht um die Extrapolation von dem niedrigsten Punkt der Dosis-Wirkungs-Kurve mit einer gesicherten Aussage hin zum Nullpunkt (oder einer willkürlich festgelegten niedrigen Dosis, etwa 1 $\mu g/m^3$ beim **Unit-Risk-Konzept,** → *Kap. 4.3 und Kap. 6.7)* oder den Verzicht auf eine solche Extrapolation und die willkürliche Festlegung eines Sicherheitsabstandes von einem definierten, möglichst niedrigen Punkt der Dosis-Wirkungs-Kurve (etwa 10 oder 5 % des beobachteten Maximums) – das Benchmark-Konzept (bench = hier: Markierung, Einrissmarke), siehe dazu das Beispiel in *Kapitel 6.7.*

Wenn also beim Tierversuch oder bei epidemiologischen Untersuchungen in den Bereich ohne Daten zum Nullpunkt hin extrapoliert werden muss, kann dies schlicht linear erfolgen oder nach Modellvorstellungen, wie sie in den *Abbildungen 6.6-8* und *6.6-10* schematisch dargestellt sind. Die obigen Beispiele für Arsen beim Menschen und 2-AAF bei Mäusen *(Abb. 6.6-9a* und *b)* zeigen, dass die Biologie die verschiedenen Typen des Kurvenverlaufs durchaus vorgibt. Bei den Unit-Risk-Abschätzungen der kanzerogenen Luftschadstoffe hat der LAI-Ausschuss seine Angaben durch die Nennung des mathematischen Modells bei dieser Extrapolation ergänzt.

Das Unit-Risk-Vorgehen stellt eine rationale Vorgehensweise dar, wenn zwischen den epidemiologischen Studien, deren Daten in der Regel der Arbeitswelt vergangener Tage entstammen, und der heutigen Exposition in der allgemeinen Umwelt erhebliche Konzentrationsunterschiede bestehen. Bei Benzol sind dies drei 10er-Potenzen. Die Unit-Risk-Angaben sind jedoch auf die festgelegte Konzentration von 1 $\mu g/m^3$ Luft bezogen. Sie eignen sich zu generellen Aussagen zum Krebsrisiko von Populationen (und für politische Zielvorgaben, → *Kap. 6.7),* sie sind bisher jedoch nicht regelmäßig für die individuelle Abschätzung etwa im Berufskrankheitenverfahren herangezogen worden. Für die Festlegung von Grenzwerten am Arbeitsplatz sind sie innerhalb der deutschen Regelwerke ungeeignet.

Eine weitere Möglichkeit, Daten aus den vorliegenden Dosis-Wirkungs-Kurven zu nutzen, besteht in dem schon erwähnten Benchmark-Vorgehen. Die „Benchmark-Dosis 5 %" (BMD_{05}) ist definiert als die Dosis, die zu einem 5%igen Anstieg der Tumorrate im Tierversuch führt, wobei der für den Menschen relevante Tumortyp herangezogen wird (also nicht die bei Ratten besonders häufig induzierten Lebertumoren). Für die Berechnung der BMD_{05} (oder BMD_{10}) wird das Multi-Stage-Dosis-Wirkungs-Modell für experimentellen Daten mithilfe der Maximum-Likelihood-Methode angepasst und eine Schätzung der Dosis mit dem Risiko von 5 % (10 %) durchgeführt.

Die BMD_{05} kann nun einerseits benutzt werden, um sie, nach einer Korrektur für die Stoffwechselsituation des Menschen (Scaling), mit der Konzentration am Arbeitsplatz in Beziehung zu setzen, um den sog. Margin of Exposure (MoE) zu berechnen. Dieser toxikologische Wert kann dann mit den TRK-Werten verglichen

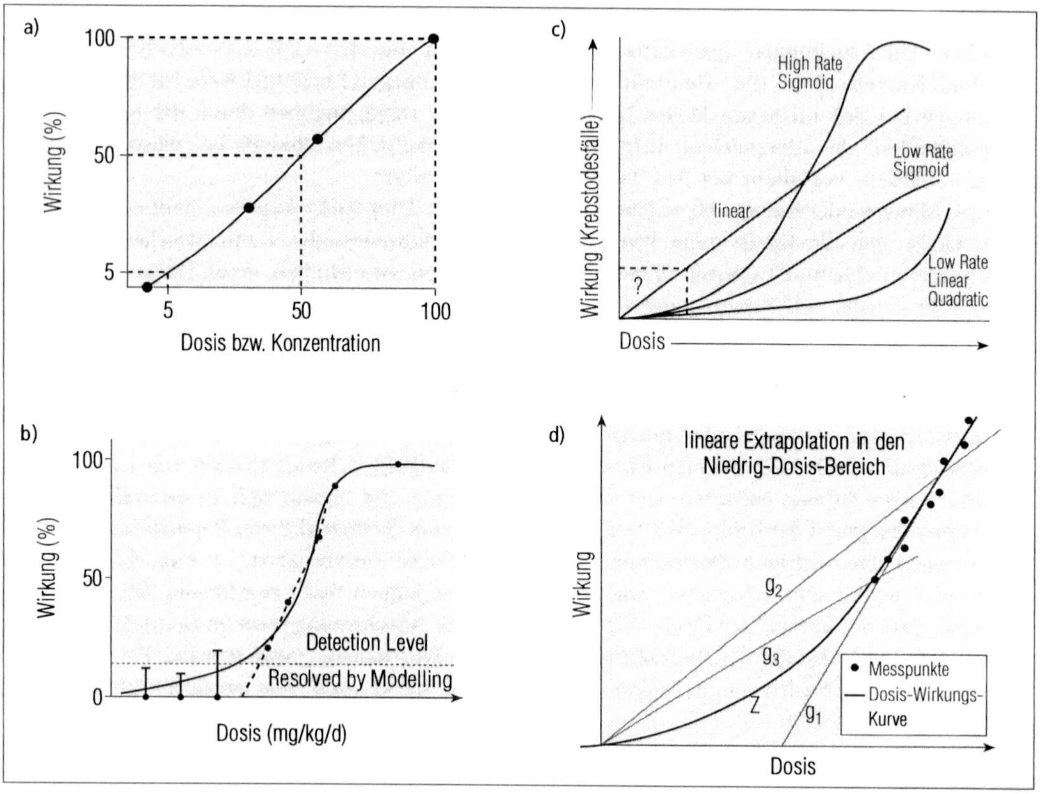

Abb. 6.6-10a bis d: Extrapolationen im Niedrig-Dosis-Bereich (nach [12]).
a) 4 Beobachtungspunkte erlauben die Feststellung, dass es einen Schwellenwert gibt; bei der Dosis von 2,5 wird keine Wirkung beobachtet.
b) 8 Beobachtungspunkte, von denen 3 keine Wirkung anzeigen, erlauben eine Extrapolation zum NOEL (no effect level).
c) 4 verschiedene Formen der Dosis-Wirkungs-Kurve. Im fraglichen Feld der niedrigen Dosis erscheint die lineare Form als konservativ.
d) 9 Beobachtungspunkte erlauben eine Verlängerung zur y-Achse und der Festlegung einer Schwellendosis (g1) **oder** die kurvilineare Extrapolation zum Nullpunkt (Z) **oder** die lineare Extrapolation vom niedrigsten Punkt zum Nullpunkt (g3) **oder** eine lineare Extrapolation von einem weiteren (mittleren) Punkt aus (g2).

werden, wenn diese wissenschaftlich bewertet und ggf. überarbeitet werden sollen – darauf soll nicht weiter eingegangen werden.

Die BMD_{05} (öfter die BMD_{10}) wird auch benutzt, um von ihr aus einen Sicherheitsfaktor einzuführen, etwa 100, um ähnlich dem ADI-Wert eine akzeptierbare (Vorsorge-)Konzentration festzulegen. – In weiteren Modellen der Extrapolation geht es um die Steigung der Dosis-Wirkungs-Kurve in diesem Bereich. Es gibt das linearisierte Multi-Stage-Verfahren (LMS, → *Abb. 6.6-11)* und das LED_{10}-Verfahren (Lower Bound on Effective Dose Causing a Risk of 10%) und weitere Dosis-Risiko-Modelle wie Weibull, Logit oder Probit. Dafür sei auf Spezialbücher verwiesen.

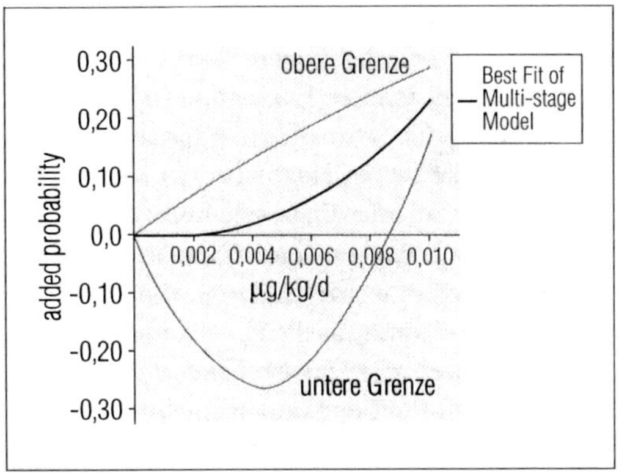

Abb. 6.6-11: Wahrscheinlichkeit der Tumorentwicklung (probability) bei Ratten nach Fütterung mit 2, 3, 7, 8 TCDD. Das Multi-Stage-Modell mit seinen oberen und unteren Grenzen zeigt in diesem niedrigen Dosisbereich auch die Möglichkeit einer tumorhemmenden Wirkung an (nach [19]).

6.6.8 Nutzung von Biomarkern in der arbeitsmedizinischen Epidemiologie

Definition: Ein Biomarker ist ein (bio)chemischer, zellulärer oder molekularer Parameter, der in biologischen Materialien nachweisbar ist.

Es gibt folgende Arten von Biomarkern:

- Marker der Exposition, möglichst als Bestimmung der biologisch effektiven Dosis,
- Marker der biologischen Antwort, der biologischen Effekte (Gesundheitseffekte),
- Marker der Suszeptibilität (Empfindlichkeit, Krankheitsempfänglichkeit).

Es besteht thematisch eine große Nähe zum Biomonitoring, das in der Arbeitsmedizin die Bestimmung von Schadstoffen, ihren Metaboliten, deren Addukte an Proteine und an die DNA, oder anderen Parametern des Intermediärstoffwechsels in Körperflüssigkeiten umfasst (siehe Kurs B). Die meisten Biomarker unterliegen Metabolisierungen bzw. einer Anreicherung oder Ausscheidung und damit auch einer Zeitkinetik. Die genaue Kenntnis dieser Eigenschaften ist Voraussetzung für ihren Einsatz.

In der arbeitsmedizinischen Epidemiologie sind Biomarker als ein weiteres Merkmal der als Kollektiv betrachteten Beschäftigten anzusehen, das es erlaubt, entsprechend einer Hypothese eine Korrelation zwischen Exposition und eben diesem Merkmal als Reaktion des Organismus herzustellen.

Unterschieden werden, wie oben schon angedeutet (→ *Tab. 6.6-12*):

- Belastungsmonitoring: Konzentration von Schadstoffen oder deren Metaboliten, z.B.: Cotinin (Tabakrauch), Hippursäure (Toluol), Cadmium, Blei;
- Effektmonitoring: physiologische oder pathophysiologische Folgen der Exposition, z.B. δ-Aminolävulinsäure (Blei), α-1-Mikroglobuline (Cadmium), t-t-Muconsäure (Benzol), molekulare Marker der Tumorentwicklung (N-ras?, p-53?, sonstige?).

Eine Besonderheit stellen die molekularen Marker dar, die – vielfach auch genetische Marker (genetische Epidemiologie) genannt – Indikatoren für eine Suszeptibilität sind. Gene, die ein bestimmtes Risiko für eine Erkrankung bedeuten, werden zunehmend identifiziert. Die arbeitsmedizinische Bedeutung, das Erkrankungsrisiko

Tab. 6.6-12 Biomarker der Berufskrebsepidemiologie.

a) Marker der DNA-Schädigung • DNA-Addukte • DNA-Schäden Einzelstrangbrüche „Cross links" unplanmäßige DNA-Synthese
b) Marker der Proteinalkylierung • Hämoglobinaddukte • Plasmaproteinaddukte
c) Zytologische Marker • Präkanzeröse Zellen in: Sputum bronchoalveolärer Lavage Urin etc.
d) Zytogenetische Marker • Chromosomenaberrationen • SCE (Schwester-Chromatid-Austausch) • Mikronuclei (Nebenzellkerne als Marker einer Mutagenbelastung)
e) Onkogenproteine (Onkogenprodukte)

eines bestimmten Genotyps bei einer bestimmten Gefahrstoffbelastung, ist wissenschaftlich noch nicht ausreichend geklärt, ganz zu schweigen von den ethischen Problemen [2, 9].

Es sei an dieser Stelle angemerkt: Die Gendiagnostik als Element eines Screenings von beruflich Exponierten wird von der Deutschen Gesellschaft für Arbeitsmedizin und Umweltmedizin eindeutig abgelehnt. Schaut man in den berufsgenossenschaftlichen Grundsatz G 33 (aromatische Nitro- oder Aminoverbindungen), findet man für die Erstuntersuchung als *„erwünscht, auf freiwilliger Basis“* die Bestimmung der Glukose-6-Phosphatdehydrogenase und des Acetylierer-Status. Hier ist jedoch die Phänotypisierung und nicht die Genotypisierung gemeint. Problematisch für Exponierte wäre ein G-6-PDH-Mangel und Langsam-Acetylierer-Status.

Biomarker sind vor allem für 2 unterschiedliche Situationen von erheblichem Wert:

1. Beleg einer inneren Exposition (oder des biologischen Effektes dieser Exposition), auch ohne den äußeren Nachweis am Arbeitsplatz selbst, wobei allerdings, wie immer beim Biomonitoring, die sonstigen Expositionen (Freizeit) beachtet werden müssen. Beispiele:
   - Blei, Cadmium, PCB, als unmittelbarer Nachweis der entsprechenden Exposition;
   - Cotinin für Tabakrauchexposition;
   - Acrylamid-Hb-Addukte bzw. Glycidamid-Addukte für die Exposition gegenüber Acrylamid bzw. die Aufnahme mit der Nahrung (Glycidamid ist der reaktive Metabolit des Acrylamid).
2. Die Identifikation von Personen innerhalb von Hochrisikogruppen für eine Tumorentwicklung, bei denen eine Onkogenexpression

Beispiele für Biomarker-Studien an Hochrisiko-Kollektiven für die Entwicklung von Tumoren.

Exposition	Marker	Population/Zahl der Probanden	Befunde	Autoren
Vinylchlorid (VC)	p53 mutant protein	A: 225 VC-Arbeiter („ppm-Jahre") B: 111 Kontrollen	A: p53-Expression steigt mit den ppm-Jahren	Smith et al., 1998
Asbest	epidermal growth factor ECD (extra cellular domain)	A: 38 Asbestosepatienten mit nachfolgendem Tumor B: 72 Asbestosepatienten ohne Tumor C: 20 Kontrollen	1. ECD-Erhöhung zwischen A und B ($p < 0{,}05$) 2. Überschreiten des ECD-Mittelwertes ± 2 SD bei A 18%, bei B 6%, bei C 5% 3. Alle Tumorpatienten im Mittel 5,1 Jahre vor Tumordiagnose positiv	Partanen et al., 1994
Asbest/Quarzstaub	p53 Exon 5-9 p53 mutant protein	18 bzw. 20 Tumorpatienten	Bei 4 von 11 Tumorpatienten Protein erhöht, Serumerhöhung positiver prädiktiver Wert 0,67, negativer prädiktiver Wert 0,83	Husgafvel-Pursianinen et al., 1997
Asbest/Quarzstaub	C-erb B-2-oncogen p 185 Protein	A: 11 Pneumokoniose-Patienten mit nachfolgender Tumorentwicklung B: 11 Krankenhauskontrollen C: 55 Allgemeinbevölkerung	1. Differenz A (höher) zu B $p< 0{,}001$ 2. Überschreiten des Mittelwerts ± 2 SD bei A 64%, bei B 0%, bei C 5% 3. 4 von 11 seropositiven Tumorpatienten waren im Mittel 35 Monate vor der Diagnose positiv	Brandt-Rauf et al., 1994

ggf. anzeigt, dass sie sich in einer Latenzperiode für eine Tumorentwicklung befinden, z.B. nach Asbestexposition *(→ Tab. 6.6-13)*. Hier handelt es sich also um ein Screening-Verfahren zur Früherkennung von Erkrankungen.

Hierbei spielen positive bzw. negative Prädiktion eine wesentliche Rolle. Positive Prädiktion nennt die Wahrscheinlichkeit, dass eine Person mit diesem Merkmal die Erkrankung tatsächlich hat oder tatsächlich bekommen wird (0,5 = 50%ige Wahrscheinlichkeit, 1,0 = 100%ige Wahrscheinlichkeit). Negative Prädiktion bedeutet den Anteil der zu Recht negativen an den negativen Befunden, d.h. Personen ohne das Merkmal bekommen die Erkrankung nicht; die Zahlenwerte entsprechen dann den obigen. *Tabelle 6.6-13* gibt einen Überblick über einige molekulare Befunde an Hochrisikogruppen für die Entwicklung von Tumoren nach Asbest- bzw. Vinylchlorid-Exposition.

Trotz erheblicher Fortschritte im Einsatz biologischer Marker in der Frühdiagnostik bzw. der Identifizierung von Hochrisikogruppen in der klinischen Onkologie muss man feststellen, dass wir hier noch am Anfang stehen.

Literatur

1. Bolt, H.M., Thier, R.: Exposition am Arbeitsplatz. Bundesgesundh. Bl. 46, 392–396, 2003.
2. Brüning, T., Giesen, T., Harth, V., Ko, Y., Leng, G., Lewalter, J., Pesch, B.: Bewertung von Suszeptibilitätspararneten in der Arbeits- und Umweltmedizim, ASU 39, S. 4-11, 2004
3. Checkoway, H., Mathew, R.M., Hickey, J.L., Shy, C.M., Harris, R.L.Jr., Hunt, E.W., Waldman, G.T.: Mortality among workers in the Florida phosphate industry. I. Industry-wide cause-specific mortality patterns. J Occup Med 1985; 27: 885–892.
4. Checkoway, H., Mathew, R.M., Shy, C.M., Watson, J.E. Jr., Tankersley, W.G., Wolf, S.H., Smith, J.C., Fry, S.A.: Radiation, work experience, and cause specific mortality among workers at an energy research laboratory. Br J Ind Mec 1985; 42: 525–533.
5. Checkoway, H., Pearce, N.E., Crawford-Brown, D.L.: Research Methods in Occupational Epidemiology. Oxford University Press, New York – Oxford 1989.
6. Dement, J.M., Harris, R.L., Symons, M.J., Sky, C.M.: Exposures and mortality among chrysotile asbestos workers. Part II. Mortality. Am J Int Med 1983; 4: 421–433.
7. Dockery, D.W., Pope, C.A., Xu, X.P., Spengler, J.D., Ware, J.H., Fay, M.E. et al.: An association between air pollution and mortality in six US cities. N. Engl. J. Med. 1993; 329: 1753–1759.
8. Friedman, G.D.: Cigarette smoking and geographic variation in coronary heart disease mortality in the United States. J Chron Dis 1967; 20: 769–779.
9. Hallier; E.: Genetische Disposition bei fremdstoffbedingten Erkrankungen. Dtsch Ärzteblatt 98, Heft 3, A112-A114, 2002.
10. Hayes, R.B., Raatgever, J.W., de Bruyn, A., Gerin, M.: Cancer of the nasal cavity and paranasal sinuses, and formaldehyde exposure. Int J Cancer 1986; 37: 487–492.
11. Hofmann, A., Meder, M.: Benchmark-Dosis bezogene Grenzwerte für krebserzeugende Arbeitsstoffe. Wissenschaftliche Grundlagen und sozio-ökonomische Akzeptanz. Arbeitsmed. Sozialmed. Umweltmed. 2003; 38: 217–226.
12. Kahl, R., Timm, J.: Risikobewertung. Der Beitrag der Wissenschaft zum Umgang mit den Risiken durch chemische Stoffe. Bundesgesundh. Bl. 46, 371–377, 2003.
13. Kappos, A., Bruckmann, P., Eikmann, T., Englert, N., Heinrich, U., Höppe, P. et al.: Bewertung des aktuellen wissenschaftlichen Kenntnisstandes zur gesundheitlichen Wirkung von Partikeln in der Luft. Umweltmed Forsch Prax 2003; 8: 257–278.
14. Liebers, F., Caffier, G., Frauendorf, H., Steinberg, U.: Inzidenz von Rückenerkrankungen in einer Kohorte von Hauern und Elektrikern im Untertageerzbergbau der SDAG Wismut. Arbeitsmed. Sozialmed. Umweltmed. 2003; 38: 556–565.
15. Liebers, F., Frauendorf, H., Caffier, G., Steinberg, U., Behrandt, S.: Rückenerkrankungen in ausgewählten Berufsgruppen des Untertageerzbergbaus – Historische Kohortenstudie. Fb 976 Schriftenreihe BAnA, Berlin/Dortmund, 2003.
16. MacMahon, B., Pugh, P.F.: Epidemiology: Principles and Methods. Little, Brown, Boston 1970.
17. McDonough, J. R., Hames, C. G., Stulb, S. C., Garrison, G. E.: Coronary heart disease among Negroes and Whites in Evans County, Georgia. J Chron Dis 1965; 18: 443–468.
18. Roller, M., Eickmann, U., Nies, E.: Krebsrisiko durch beruflichen Umgang mit Zytostatika – quantitative Betrachtungen. BIA Report 5/2001.

19. Sielken, R.L.: Quantitative Cancer Risk Assessments for TCDD. Food Chem Toxicol 1987; 25: 257–267.
20. Sjogren, B., Ulfvarson, U.: Respiratory symptoms and pulmonary function among welders working with aluminum, stainless steel and railroad tracks. Scand Work Environ Health 1985; 11: 27–32.
21. Wahrendorf, J., Becher, H.: Quantitative Risikoabschätzung für ausgewählte Umweltkanzerogene. Schmidt, Berlin 1990.
22. Woitowitz, H.-J. et al.: Zehn Merksätze zur Interpretation von „negativen" Studien in der arbeitsmedizinischen Epidemiologie. Arbeitsmed. Sozialmed. Umeltmed. 1996; 31: 18–19.

6.7 Risikoabschätzung und Risikokommunikation

6.7.1 Risikodefinitionen und Begrifflichkeiten

In der Epidemiologie oder Toxikologie ist der Begriff Risiko definiert als Wahrscheinlichkeit eines unerwünschten Ereignisses, z.B. Krankheit (Erkrankungsrisiko) oder Tod (Sterberisiko).

Der Gebrauch des Begriffs Risiko ist seit langem in der Versicherungswirtschaft üblich, jedoch mit einem anderen Begriffsverständnis. Risiko ist hier definiert als:

Risiko = Eintrittswahrscheinlichkeit × Schadensausmaß

„Gefahr" ist nicht einheitlich von „Risiko" abgegrenzt. „Gefahr" gehört in das Polizei- und Ordnungsrecht, wo es um die Abwehr von Gefahren für die öffentliche Sicherheit und Ordnung, also deren Schutz, geht. Auch die menschliche Gesundheit ist ein solches Schutzgut. Eine Gefahr ist dann abzuwenden, wenn bei ungehindertem Ablauf des Geschehens ein Zustand oder ein Verhalten mit hinreichender Wahrscheinlichkeit zu einer Verletzung des Schutzgutes führen würde. Ab wann besteht eine Gefahr? Ab wann wird aus einem Gefahrenverdacht ein begründeter Gefahrenverdacht? Die „Ungeklärtheit" einer Situation kommt hinzu. Sie ist ein wesentliches Element einer jeden Gefahrenaussage.

Die bloße Möglichkeit eines Schadenseintritts reicht jedoch nicht aus, es muss eine hinreichende Wahrscheinlichkeit vorliegen. Das Arbeitsschutzgesetz fordert keine absolute Gefahrlosigkeit: *„Die Arbeit ist so zu gestalten, dass eine Gefährdung für Leben und Gesundheit möglichst vermieden und die verbleibende Gefährdung möglichst gering gehalten wird."*

Der reine Wahrscheinlichkeitsbegriff (ohne Berücksichtigung der möglichen Schadenshöhe) lässt sich nur schwer auf dieses Feld anwenden. Je größer und folgenschwerer der zu erwartende Schaden, umso niedriger die noch tolerable Wahrscheinlichkeit (analog zum oben dargestellten Begriffsverständnis der Versicherungen).

Im neueren Verwaltungsrecht reicht die Skala von der klassischen Gefahrenabwehr bis hin zur Vorsorge, vom Begriff der Gefahr zum Begriff des Besorgnisanlasses:

- Gefahr: ein Zustand der strikt abzuwehren ist;
- Besorgnisanlass: das Risiko, im Hinblick auf das im Rahmen der Vorsorge ein Minimierungsgebot besteht (= Vorsorge);
- Restrisiko: sozial verträglich und hinnehmbar.

Ein wesentliches Element dieser Ausformungen des Risikobegriffs kommt dadurch hinzu, dass subjektive Bewertungen eine Rolle spielen. Objektiv gesehen, große Risiken (im mathematischen Sinne) können subjektiv als unterschiedlich bedrohlich empfunden werden. Dies hat dann mit der Akzeptanz von Risiken zu tun (s.u.).

Die **Risikobewertung** wird in 4 Schritte unterteilt:

- Identifikation des Gefährdungspotentials (hazard identification),
- Charakterisierung des Gefährdungspotentials (hazard characterization),
- Expositionsabschätzung (exposure assessment),
- Risikocharakterisierung (risk characterization).

6.7.2 Risikoabschätzung auf der Basis epidemiologischer und toxikologischer Daten (risk assessment)

Die Abschätzung der Wahrscheinlichkeiten kann durch eine ausschließlich naturwissenschaftlich bestimmte Methodik erfolgen – wenn freilich Bewertungen hinzukommen, müssen auch Methoden der empirischen Soziologie eingesetzt werden.

Als erstes Beispiel einer Risikoabschätzung, genau genommen einer Wahrscheinlichkeitsberechnung, sei das Risiko für einen 45-jährigen deutschen Mann benannt, innerhalb von 10 Jahren an einen Herzinfarkt zu sterben. Die Elemente dieses Beispiels sind:

- die Sterberate 45-jähriger Männer im Zeitraum der nächsten 10 Jahre, eine demografische Angabe,
- der Anteil der Fälle von tödlichem Herzinfarkt unter den Todesursachen der im Alter von 45–55 Jahren sterbenden Männer.

Die Zahl der Männer, die heute 45 Jahre alt sind, reduziert sich, entsprechend der Alterspyramide, innerhalb der nächsten 10 Jahre um ca. 5%. Unter den Todesursachen der 45- bis 55-jährigen Männer macht der Herzinfarkt 30% aus. Nimmt man beide Zahlen zusammen, so ist das Risiko eines tödlichen Herzinfarktes drei Zehntel von 5%, d.h. 1,5%. Üblich ist in der Risikoabschätzung jedoch nicht eine solche Prozentangabe, sondern die Zahl 15×10^{-3} bzw. ca. 1:60.

Weitere Risiken aus dem Alltagsleben (Lebenszeitrisiko für tödliche Ereignisse):

- Tod an einem Krebsleiden ca. 1:3,6,
- Verkehrsunfall ca. 1:50,
- häuslicher Unfall ca. 1:100,
- Naturkatastrophe ca. 1:10.000,
- vom Blitz getroffen werden ca. 1:70.000.

Diese Angaben spielen dann auch eine Rolle bei Risikobewertung und -akzeptanz (s.u.).

Epidemiologie und Toxikologie wirken zum Zweck der Risikoabschätzung zusammen, mit allerdings deutlichen Unterschieden *(→ Tab. 6.7-1)*.

Tab. 6.7-1 Vergleich von Epidemiologie und Toxikologie.

Fachgebiet	Vorteile	Nachteile
Epidemiologie	• Beobachtungen am Menschen • reale Expositionssituation • Bandbreite individueller Reaktionen untersuchbar	• Kausalitätsproblem durch vermengte Effekte (Störfaktoren) • Verzerrungsprobleme (Bias) • Expositionsmessung oft problematisch • prospektive Aussagen nur bedingt möglich
Toxikologie	• experimenteller Ansatz mit kontrollierten Expositionsbedingungen • präzise Effektbestimmung möglich • Wirkmechanismen untersuchbar • prospektive Aussagen ohne weiteres möglich	• Extrapolationsprobleme durch Inter-Spezies-Unterschiede • hohe Dosis • Laborsituation

Die **Epidemiologie** befasst sich mit Inzidenz, Prävalenz und Verteilung von Krankheiten in Bevölkerungsgruppen, mit dem Ziel, Einflussgrößen oder Ursachen für Erkrankungen festzustellen *(→ Kap. 6.6)*. Einflussgrößen sind Arbeits-, Umwelt- und sonstige Lebensbedingungen. Die Epidemiologie ist auf Datenquellen angewiesen, zur Zusammensetzung der zu untersuchenden Population sowie zu Art, Höhe und Dauer der Exposition. Ihre Daten werden einerseits von der Demografie oder z.B. den Sozialversicherungsträgern bis hin zu den Personalabteilungen von Betrieben, andererseits von der Toxikologie, der analytischen Chemie und den Arbeitsschutzexperten bereitgestellt bzw. ermittelt.

Die **toxikologische Risikoabschätzung** hat ihre Basis in einer Dosis-Wirkungs-Beziehung zwischen einer definierten Exposition und einer bestimmten unerwünschten Wirkung. Humanepidemiologische Untersuchungen sind vorrangig. Tierexperimentelle Daten (auch In-vitro-Untersuchungen) liefern jedoch sehr wohl auch brauchbare Informationen für die dann notwendige Übertragung auf den Menschen. Diese wird oft als problematisch hingestellt. Stoffwechseldifferenzen zwischen dem Menschen und den üblichen Versuchstieren (Maus und Ratte) sind bekannt; sie können ggf. durch „Scaling-Faktoren" (scale = Maßstab) berücksichtigt werden. Umso wichtiger ist es, dass zwischen den auf der Grundlage der Humanepidemiologie zustande gekommenen Kenntnissen und denen der experimentellen Toxikologie keine grundlegenden Diskrepanzen bestehen. Für die humankanzerogenen Substanzen der Gruppe I (DFG-Liste, → *Kap. 4.3)* wurde dies so festgestellt – freilich gab es für einzelne Substanzen längere Zeiten der Unklarheit (z.B. für Benzol oder für Asbest als Kanzerogen im Tierversuch).

Die Expositionsabschätzung berücksichtigt Aufnahme (Lunge, Magen-Darm-Trakt, Haut), Verteilung im Organismus, Speicherung, Elimination – alles unter Beachtung der Metabolisierung. Die innere Belastung ist dann eine Funktion der Konzentration des schädigenden Stoffes und seiner Einwirkungszeit an der Zielorganelle, so kann z.B. die Menge an DNA-Addukten als Maß herangezogen werden. Das Biomonitoring liefert die besten Belastungsparameter.

Die experimentellen Daten werden in aller Regel aus Tierversuchen mit vergleichsweise hohen Dosen stammen. Aus der Dosis-Wirkungs-Beziehung muss dann zu den für die Belastung des Menschen meist niedrigeren Dosen extrapoliert werden. Die Niedrig-Dosis-Extrapolation ist umso sicherer, je mehr Kenntnisse zur Biotransformation und zum gesamten Mechanismus vorliegen. Sie erfordert eine Modellbildung, zunächst unabhängig von Spezies-Wirkungs-Differenzen.

Als erstes Beispiel für eine solche Modellbildung auf der Grundlage humanepidemiologischer Daten wird das „Unit Risk" vorgestellt (zur Extrapolation in den Niedrigdosisbereich → *Kap. 6.6*):

Unit Risk. Die zusätzliche Wahrscheinlichkeit, auf Grund einer konstanten lebenslangen Exposition von 1 µg/m³ (in Luft) bzw. 1 µg/l bzw. 1 µg/kg (bei oraler Aufnahme des Stoffes) an einer Krankheit bzw. einem Tumor zu sterben.

Diese zusätzliche Wahrscheinlichkeit ist dann eine Zahl, wie z.B. für Benzpyren 9×10^{-2}; dies bedeutet, dass von 100 gegenüber 1 µg/m³ Benzpyren lebenslang exponierten Personen 9 einen Tumor erleiden werden.

Unit Dose. Die Substanzkonzentration (in der Atemluft), die unter 100.000 lebenslang exponierten Personen einen zusätzlichen (Tumor-)Fall bewirkt.

Risikoabschätzungen werden auch in der Weise vorgenommen, dass Extrapolations- oder Sicherheitsfaktoren als Konventionen vereinbart werden. In der Umweltmedizin sind solche Grenzwertkonzepte inzwischen gut etabliert, in der Arbeitsmedizin jedoch wurden sie bei der Begründung von MAK- und BAT- bzw. TRK- und EKA-Werten nicht angewandt.

Nicht immer lässt sich aus den tierexperimentellen oder auch den Humandaten ein NOAEL (No Observed Adverse Effect Level) ableiten. Dann wird die niedrigste Dosis, die einen Effekt zeigt (LOAEL) als Ausgangswert eingesetzt und von diesem aus mit einem Faktor von z.B. 3 auf einen NOAEL extrapoliert.

Die Wirkungsschwelle bildet, zumindest in der ursprünglichen Begründung, auch die Basis für die Festlegung eines MAK-Werts, das Risiko für die Beschäftigten am Arbeitsplatz, also eine arbeitsfähige, betriebsärztlich betreute Population in einem bestimmten Alter, soll durch diese Grenzwertsetzung gleich Null sein (gilt nicht für Menschen mit besonderer Suszeptibilität).

Für alltagsbezogene Risikoabschätzungen, wie sie für die Umweltmedizin, die Hygiene (z.B. der Lebensmittel) von Bedeutung ist, muss bedacht werden, dass die gesamte Bevölkerung einschließlich ihrer Risikogruppen exponiert ist und dass dies ein ganzes Leben betrifft, über die Luft, die Nahrung und die Haut. Es geht hier um die Unbedenklichkeit, um die duldbare tägliche Aufnahmemenge (ADI-Wert = acceptably daily intake). Die Standardsetzung erfolgt hier nach der Formel:

$$\text{ADI} = \frac{\text{NOEL}}{100} \left[\frac{\text{mg}}{\text{kg} \times \text{d}}\right]$$

d.h. der Sicherheits- oder auch Unsicherheitsabstand wird, als Konvention, gleich 100 (bei Säuglingen evtl. 1.000) gesetzt.

Die WHO hat diese Vorgehensweise, die toxikologisch in keiner Weise befriedigt, durch eine inhaltliche Begründung des Sicherheitsabstands bzw. des Sicherheitsfaktors modifiziert. Dadurch soll der Heterogenität der potentiell exponierten Personengruppen und der Substanzen Rechnung getragen werden *(→ Tab. 6.7-2).*

Dieses Konzept – sehr wohl noch voller Konventionen – entspricht dem in Deutschland eingeschlagenen Weg für die Ableitung von Innenraumrichtwerten, wo in ähnlicher Weise verschiedene Faktoren eingesetzt wurden. Zunächst ergibt sich ein Richtwert II (RW II), aus dem durch Multiplikation mit 0,1 ein Richtwert I (RW I) abgeleitet wird (... nach gegenwärtigem Kenntnisstand auch bei lebenslanger Exposition keine gesundheitlichen Beeinträchtigung zu erwarten ...). Der RW-I-Wert dient auch als Sanierungszielwert.

Tab. 6.7-2 Vorschlag der WHO für die Sicherheitsfaktoren beim Festlegen eines ADI-Werts.

a	Unsicherheit bezüglich des kritischen Effekts und der Form der Dosis-Wirkungs-Beziehung (qualitative Bewertung der „Toxizität" des Stoffes	1–10
b	Qualität der toxikologischen Datenbasis	1–10
c	Übertragung: Tierversuch – Mensch:	
	Differenzen in der Toxikokinetik	4
	Differenzen in der Toxikodynamik	2,5
d	Interindividuelle Unterschiede beim Menschen	
	in der Toxikokinetik	3,2
	in der Toxikodynamik	3,2

Der gesamte Umrechnungsfaktor ergibt sich durch Multiplikation der in Frage kommenden Einzelfaktoren. Die Faktoren c und d sollten durch experimentell bestimmte Faktoren ersetzt werden, wenn entsprechende Daten vorliegen.

Wissenschaftliche Risikoabschätzungen sind schlecht vermittelbar *(→ Abschnitt 6.7.4).* Für das Handeln im öffentlichen Raum, die Umweltpolitik und andere Zusammenhänge haben sich, unter Achtung des Minimierungsgebots, folgende Begriffe eingebürgert:

- ALARA: as low as reasonably achievable,
- ALATA: as low as technically achievable,
- ALARP: as low as reasonably practicable,
- zumutbares Risiko: 1×10^{-5},
- virtually safe dose, so gut wie sicher, Bagatelle-Schwelle: 1×10^{-6}.

In Deutschland sind solche quantifizierte Risikobegriffe in Gesetzeswerken bisher (s.u.) nicht zu finden – wohl aber in den Niederlanden (1×10^{-6} als virtually safe dose). Trotzdem sind Risikoableitungen politisch wirksam – ein Beispiel ist der Zielwert von 1:2.500 als Forderung des LAI-Ausschusses bei seiner Studie zum Krebsrisiko durch Luftschadstoffe. Politische Gremien, bis hin zu Gemeinderäten, befassen sich damit und versuchen lokal Einfluss auf die Luftreinhaltung zu nehmen; Vergleichsdaten verschiedener Kommunen und Regionen liegen vor.

Der LAI-Ausschuss hat das *Krebsrisiko* abgeschätzt, in dem er die durchschnittliche Belastung der Luft in 3 verschiedenen Belastungszonen Deutschlands (ländlicher Raum, städtischer Raum, Belastungsgebiete) und die Zahl der dort lebenden Menschen zu Grunde gelegt hat. Aus dem integrierten Risiko für die Substanzen Dieselrußpartikel, polyzyklische aromatische Kohlenwasserstoffe (Benzpyren), Cadmium, Arsen, Asbest, Benzol sowie 2,3,7,8-TCDD (vernachlässigbar) errechnet sich ein Außenluftrisiko (Lebenszeitrisiko) für die deutsche Bevölkerung von ca. 80×10^{-5}, wobei in dieser Abschätzung dem Dieselruß ein Anteil zwischen 40 und 60% zukommt.

Diese „Risiko-Betrachtungen" sind auch für die Arbeitsmedizin von Interesse, wenn der Umgang mit Gefahrstoffen – einschließlich krebserzeugender Stoffe – demnächst neu geregelt werden wird. Ein „risikobasiertes Bewertungskonzept für den Umgang mit krebserzeugenden Stoffen" (BAuA) wurde vorgestellt, welches möglicherweise Eingang in die neue Gefahrstoffverordnung finden wird (Stand 3/04).

Zwischen akzeptablem, noch tolerablem und nicht mehr tolerablem Risiko durch Gefahrstoffe wurde unterschieden *(→ Abb. 6.7-1)*:

- Tabuzone (rot): Der Umgang mit dem Gefahrstoff ist durch hohes Gesundheitsrisiko charakterisiert. Das Risiko ist auch dann nicht tolerierbar, wenn die Stoffanwendung mit erheblichen Vorteilen verknüpft ist.
- Risikozone (gelb): Gesundheitsrisiken sind nicht vernachlässigbar, jedoch besteht ein Entscheidungs- und Handlungsspielraum. Unter bestimmten Umständen sind die gesundheitlichen Risiken tolerierbar. Arbeitsschutzmaßnahmen nach dem Stand der Technik sind durchzuführen.
- Sicherheitszone (grün): Das gesundheitliche Risiko beim Umgang ist vernachlässigbar gering. Reale Gefährdungen sind bei einem minimalen Risiko nicht zu erwarten.

Die **Akzeptanzschwelle** markiert den Übergang vom grünen (akzeptables Risiko) in den gelben Bereich (noch tolerables Risiko); AGW = Arbeitsplatzgrenzwert bzw. Akzeptanzgrenzwert.

Die **Toleranzschwelle** markiert den Übergang vom gelben (noch tolerables Risiko) in den roten Bereich (nicht mehr tolerables Risiko); TGW = Technischer Grenzwert bzw. Toleranzgrenzwert.

Dieses angedachte Konzept, das so genannte **Ampelkonzept**, geht vom Lebenszeit-Krebsrisiko aus. Die Überlegungen gehen dahin, eine Toleranzschwelle bei einem Risiko von 1:1.000, eine Akzeptanzschwelle bei 1:100.000 zu sehen.

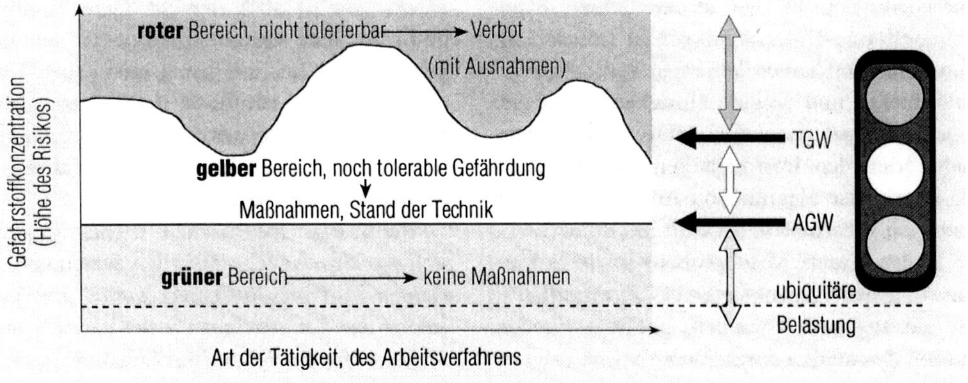

Abb. 6.7-1: Überlegungen zum Grenzwertkonzept der zukünftigen Gefahrstoffverordnung („Ampelmodell"). Erläuterung der Abkürzungen siehe Text.

MAK-Werte würden zukünftig als AGW übernommen werden. Grenzwerte nach dem TRK-Konzept könnten als TGW weitergeführt werden (müssen nötigenfalls auf das tolerable Risiko gesenkt werden). Lägen die Risiken in der Höhe der AGW-Risiken, würden die Grenzwerte nach dem TRK-Konzept als AGW weitergeführt werden.

Risikoabschätzung für den beruflichen Umgang mit Zytostatika am Beispiel des Cyclophosphamid

(in enger Anlehnung an [6])

Beim Umgang mit Zytostatika, sei es auf der Station im Krankenhaus, in der Praxis oder in der Apotheke bei der Zubereitung geeigneter Applikationsformen, sind Schutzmaßnahmen notwendig, da viele Zytostatika kanzerogen und genotoxisch sind. Die Schutzmaßnahmen sind definiert in der TRGS 525 (Technische Regeln für Gefahrstoffe: Umgang mit Gefahrstoffen in Einrichtungen zur humanmedizinischen Versorgung), ergänzt durch BG-Merkblätter.

Zahlreiche ältere Studien berichten über eine innere Exposition des Personals, nachgewiesen durch Biomonitoring der Zytostatika-Metabolite oder durch den Nachweis gentoxischen Potentials im Urin durch den AMES-Test. Die Arbeiten lieferten die Begründungen für die Verbesserung der Schutzmaßnahmen; diese entsprachen bei diesen Untersuchungen nicht den heutigen Anforderungen. In den letzten Jahren haben Biomonitoring-Untersuchungen in Deutschland keine neuen Informationen mehr geliefert.

Aufsehen und erneute Unsicherheit erregen dagegen Ergebnisse des Umgebungsmonitorings. Nicht nur innerhalb der Laminar-Flow-Werkbank, der eigentlichen Arbeitsstätte, sondern auch außerhalb in der Luft des Raumes und am Boden (Staub, Mischproben) sowie in Räumen, in denen Verpackungen mit Zytostatika, so wie sie angeliefert wurden, geöffnet werden, wurden Zytostatika oberhalb der Nachweisgrenze gefunden. Es besteht also die Notwendigkeit, das Risiko aufgrund der dadurch gegebenen Exposition abzuschätzen.

Für die Risikoabschätzung erforderliche (evtl. abzuschätzende) Informationen:

- bei Aufnahme über die Luft:
  - Konzentration in der Luft am Arbeitsplatz,
  - Dichte der Atemmaske,
  - Atemvolumen,
  - alveoläre Resorption,
  - Dauer der Tätigkeit (pro Arbeitstag, pro Berufsleben);
- bei Aufnahme durch Hautkontakt:
  - Flächenkonzentration (ng/m^2),
  - Adsorption an Hautflächen bestimmter Größe,
  - dermale Resorption,
  - Häufigkeit des Kontaktes.

Abbildung 6.7-2 benennt die wesentlichen Elemente der quantitativen Risikoabschätzung für das hier gewählte Beispiel des beruflichen Umgangs mit Zytostatika.

Im Folgenden soll am Beispiel des Cyclophosphamids (CP), für das weitaus am meisten Untersuchungen vorliegen, das Vorgehen in seinen Grundprinzipien vorgestellt werden.

Tierexperimentelle Grundlagen. CP ist beim Versuchstier kanzerogen, die vielen Daten sind in der *Abbildung 6.7-3* integrierend dargestellt. Mit steigender (kumulativer) Gesamt-Dosis nimmt der Prozentsatz der Tiere mit Tumoren, also das Tumorrisiko, zu; in der Darstellung wird von einem Spontanrisiko von etwa 10% ausgegangen, maximal wird eine Tumorinzidenz von 70–80% erreicht. Diese Ergebnisse und zahlreiche weitere erlauben die Schlussfolgerung, dass bei solchen gentoxischen Kanzerogenen die Gesamtdosis das Lebenszeitrisiko bestimmt. Ein biomathematisches Verfahren zur Risikoberechnung, das LED_{10}-Verfahren, soll nur grafisch angedeutet werden.

Beim sog. spezifischen Risiko handelt es sich um eine Angabe über den Steigungskoeffizienten der Dosis-Wirkungs-Kurve, d.h. die Zunahme des Krebsrisikos (% der exponierten Individuen mit Krebs) mit der Zunahme der aufgenommenen Dosis. Der Steigungskoeffizient (= das spezifische Risiko) von 1×10^{-3} pro mg CP bedeutet, dass pro mg aufgenommener Substanz

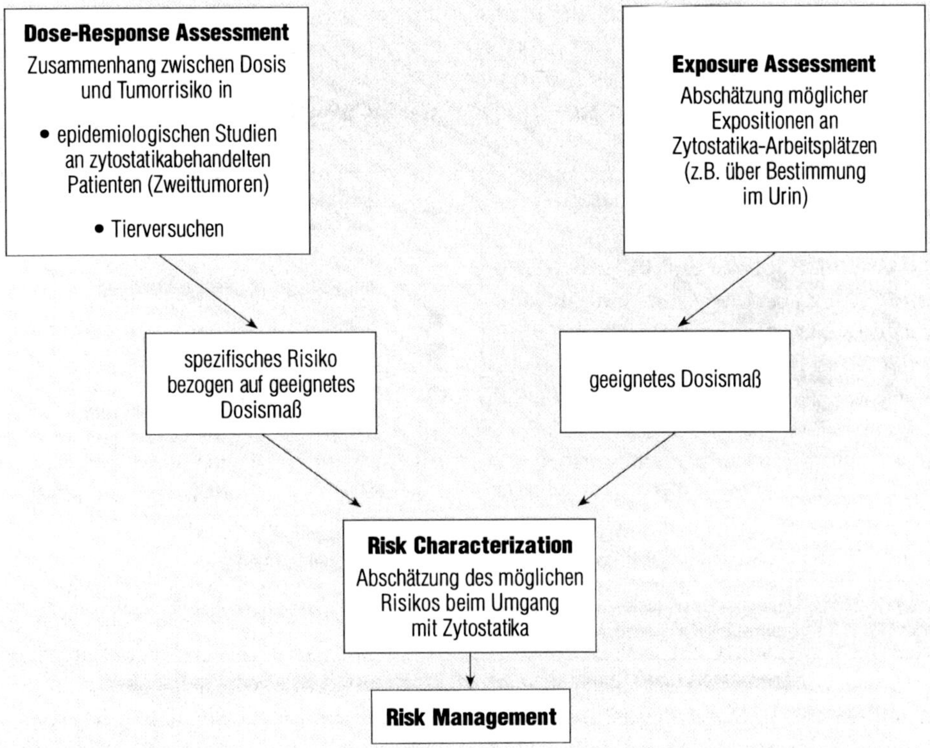

Abb. 6.7-2: Vorgehensweise zur quantitativen Risikoabschätzung (Quantitative Risk Assessment, QRA) am Beispiel des beruflichen Umgangs mit Zytostatika (aus [6]).

das Risiko um 0,1 % ansteigt, pro 10 mg also um 1 % *(→ Abb. 6.7-3, Kurve der tierexperimentellen Befunde).* Aus diesen tierexperimentellen Daten und aus humanepidemiologischen Untersuchungen *(→ Abb. 6.7-4)* wird dann das spezifische Risiko für den Menschen abgeleitet. Das spezifische Risiko pro mg Zytostatikum/kg Körpergewicht beim Versuchstier wird mit dem Faktor 1/700 pro kg Körpergewicht (Scaling-Faktor) multipliziert, damit Aussagen zum Risiko des Menschen pro mg Zytostatikum gemacht werden können, auch wenn keine humanepidemiologischen Daten vorliegen (Begründung siehe [6]).

Humanepidemiologische Daten. Es gibt Sekundärtumoren, die nach einer Chemotherapie mit Zytostatika auftreten. Die epidemiologischen Daten dazu haben sehr unterschiedliche Qualität; für Cyclophosphamid *(→ Abb. 6.7-4)* und Melphalan als Einzelsubstanzen liegen zahlreiche, für die Risikoberechnung belastbare Daten vor, weniger gute für Etoposit, Cisplatin u.a. Die Chemotherapie der Tumoren erfordert jedoch oft eine Kombinationstherapie, auch den Einsatz der Strahlentherapie – diese Studien können dann lediglich bedingt herangezogen werden. Das spezifische Risiko für CP wird mit 2×10^{-6} pro mg CP angegeben.

Expositions- und Risikoabschätzung für beruflich Exponierte. Für CP wurden bei der Zubereitung von Applikationen im Krankenhaus Aerosolkonzentrationen von i.d.R. bis zu 0,4 µg/m³ gemessen. Daraus lässt sich eine Aufnahmemenge errechen (8 h pro Tag, 240 Tage

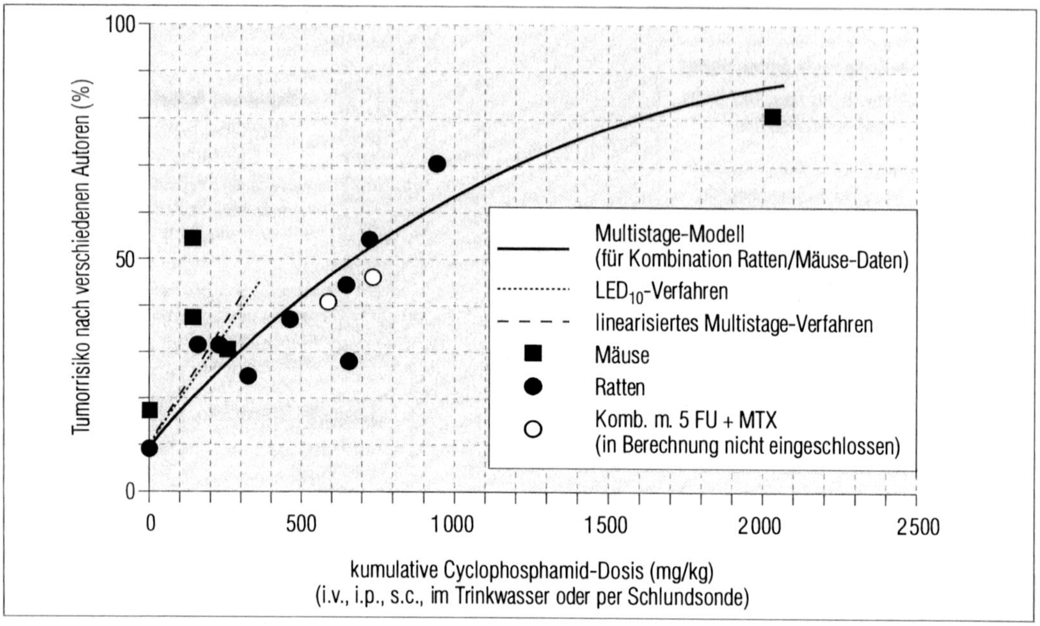

Abb. 6.7-3: Modellierung der Dosis-Risiko-Beziehung für Cyclophosphamid mittels gepoolter tierexperimenteller Daten (aus [6]; 5FU = 5-Fluorouracil; MTX = Methotrexat)

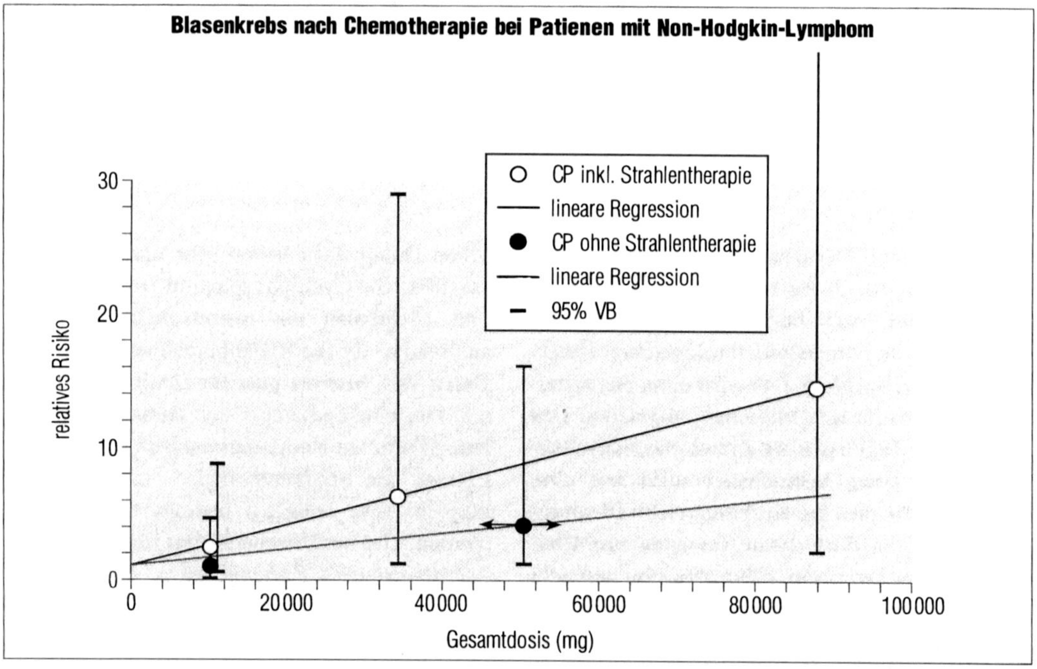

Abb. 6.7-4: Ergebnisse einer Fall-Kontroll-Studie über Blasenkrebs bei Patienten mit Non-Hodgkin-Lymphom (n = 6.171). Der Zusammenhang zwischen CP- bzw. Strahlendosis und Blasenkrebsrisiko war statistisch signifikant, ein zusätzlicher Einfluss anderer Zytostatika ließ sich nicht nachweisen. Die Pfeile an einem der Datenpunkte bedeuten, dass hier die maßgebliche Dosis für eine nach oben offene Dosiskategorie abgeschätzt wurde. Die lineare Regression ist mit den Fallzahlen gewichtet.

pro Jahr, 35 Berufsjahre, Atemvolumen 5–10 m^3 pro Schicht). Liegen diese Expositions-Daten nicht vor, kann aus der Menge der ausgeschiedenen Metaboliten (Biomonitoring) auf die Aufnahmemenge rückgeschlossen werden, da etwa 10 % der Substanz als Metabolit im Urin erscheinen. Bei einer Ausscheidung von 0,1–4 µg/24 h liegt die in den Körper aufgenommene Menge, über das ganze Arbeitsleben hochgerechnet, zwischen 8,4 und 340 mg CP. Das daraus abgeleitete zusätzliche Tumorrisiko, unter Zugrundelegung des spezifischen Risikos von 2×10^{-6} pro mg CP beträgt dann 2×10^{-5} bis 7×10^{-4}.

Diese schwierigen Ableitungen muss man sich plötzlich beziehen, wenn die im Folgenden geschilderte konkrete Situation zu beurteilen ist. Neuere Untersuchungen zeigen, dass trotz Arbeitens in der Laminar-Flow-Bench Zytostatika an Arbeitsstätten und weiteren Arbeitsräumen nachweisbar sind, sogar in den Räumen, in denen die angelieferten Pakete geöffnet und ausgepackt werden. Es stellt sich die Frage der dermalen Aufnahme (s.o.). Die notwendigen Berechnungen müssen dann einen dermalen Resorptionsfaktor zugrunde legen, die Häufigkeit der Hautkontakte usw. Die Konzentrationen pro Flächeneinheit liegen deutlich unter 1 pg/cm^2 (Cisplatin, Messergebnisse der Universität München), Kalkulationen des zusätzlichen Risikos können durchgeführt werden (spezifisches Risiko für Cisplatin: 1×10^{-2} pro mg pro kg Körpergewicht). Das zusätzliche Risiko bei dieser Exposition trägt nicht erkennbar zum Tumorrisiko bei, es liegt unter 1×10^{-6}.

Fazit: Das Risk Assessment ist auch für den Zytostatika-Arbeitsplatz möglich. Die Resultate scheinen zu belegen, dass das berufliche Krebsrisiko sehr klein ist – errechenbar, aber in epidemiologischen Studien nicht feststellbar. Die Arbeitsplatzanalysen und erst recht das biologische Monitoring sind geeignet, die Wirksamkeit der Arbeitsschutzmaßnahmen zu überprüfen.

Ergänzende Information zum Thema Zytostatika

Eine Verpflichtung zur arbeitsmedizinischen Vorsorgeuntersuchung ergibt sich weder aus TRGS 525 noch aus BGV A4 („Arbeitsmedizinische Vorsorge"). Vorsorgeuntersuchungen können jedoch u.U. empfohlen werden für Mitarbeiter in der Zubereitung. Hier n eingeschlossen sollte auch das Reinigungs- und Entsorgungspersonal sein.

Empfehlung zur arbeitsmedizinischen Vorsorge für zubereitendes Personal [3]: Erstuntersuchung vor Aufnahme der Tätigkeit, regelmäßige Nachuntersuchung im Abstand von 12–24 Monaten. Körperliche Untersuchung im Hinblick auf Störungen der Atmungsorgane, des Stoffwechsels (Leberfunktion, Nierenfunktion), auffällige Lymphknoten sowie auf chronische bzw. wiederkehrende, therapieresistente Handekzeme. Klinisch chemische Untersuchung: BSG, großes Blutbild einschließlich Retikulozyten, γ-GT, SGPT und SGOT, Kreatinin, evtl. okkultes Blut im Stuhl.

Nach massiver Kontamination sollte der betroffenen Person evtl. ein Belastungsmonitoring angeboten werden.

Bei Verunreinigung der Haut mit CMR-Arzneimitteln[1] ist die betreffende Stelle sofort unter reichlich fließendem, kaltem Wasser zu spülen. Bei Spritzern in die Augen sind diese sofort mit reichlich Wasser oder isotonischer Kochsalzlösung mindestens 10 Minuten gründlich zu spülen. Danach ist umgehend ein Augenarzt aufzusuchen.

(Siehe auch Mutterschutzgesetz, Jugendarbeitsschutzgesetz und § 15b Abs. 4 Gefahrstoffverordnung).

6.7.3 Risikowahrnehmung, Risikobewertung und Risikoakzeptanz

Die Arbeitssicherheit eines Beschäftigten hängt wesentlich davon ab, ob er die ihn umgebenden Gefahren rechtzeitig erkennt und richtig einschätzt. Wissen über Risiken und mögliche Risikominderung ist Voraussetzung für richtiges Verhalten (Unterweisungspflicht über Gefährdungen und Schutzmaßnahmen nach § 12 ArbSchG).

Es geht nicht nur um objektive Fakten. Die Risikowahrnehmung ist sozial und kulturell bestimmt und an urteilende Subjekte gebunden. Verschiedene Grundmuster der Risikointerpretation können beschrieben werden:

- Risiko als Bedrohung (Damoklesschwert),
- Risiko als schleichende Gefahr,
- Risiko als persönliche Herausforderung,
- Risiko als Schicksalsschlag,
- Risiko als Glücksspiel.

[1] Kanzerogene, mutagene bzw. reproduktionstoxische Substanzen

Hinzu kommt eine immer wieder zu beobachtende Diskrepanz zwischen der Einschätzung von Fachleuten und von „Betroffenen". Laien- und Expertenurteil gehen in der Regel auseinander. Die charakteristischen Bewertungsdifferenzen zeigt *Tabelle 6.7-3* auf.

- Risiken werden vom Laien unterschiedlich wahrgenommen, abhängig v.a. vom Grad der Freiwilligkeit und Gewöhnung.

Weitere Kriterien sind Zumutbarkeit, sinnliche Wahrnehmbarkeit, Reversibilität, Verteilung von Nutzen und Lasten, das Bestehen von Entscheidungs-, Kontroll- und Gestaltungsmöglichkeiten. Schließlich spielen Medienwirksamkeit bzw. Medienpräsenz und das Vertrauen in die öffentliche Kontrolle und Beherrschung der Risiken eine wesentliche Rolle *(→ Tab. 6.7-4)*.

Die Gefährlichkeit einer Tätigkeit wird unterschätzt, wenn sie zur Routine geworden ist oder ohne erkennbare Negativfolgen sicherheitswidrig ausgeführt wird. In Großbetrieben besteht ein höheres Risikobewusstsein, da sich gelegentlich Unfälle oder Berufskrankheiten ereignen und eine Mahnung für die Kollegen darstellen. Ein Kleinbetrieb wird diese Rückkoppelung – trotz höherer Unfallrate pro Mitarbeiter – nur selten bekommen.

Die vorstehend skizzierte menschliche Risikowahrnehmung führt zu einer eher hohen Risikobereitschaft bei naturgegebenen, vertrauten und mit den Sinnen erfassbaren Risiken, freiwillig eingegangenen Risiken (Autofahren, Rauchen), Situationen, die durch eine beherrschbare, fehlerfreundliche Technik gekennzeichnet sind. Eher niedrig ist die Risikobereitschaft – zumindest in der Allgemeinbevölkerung – bei technisch-zivilisatorischen Großprojekten (Atomkraft, Müllverbrennung), in abstrakten Situationen, bei modernen Technologien wie den elektromagnetischen Feldern oder der Lebensmitteltechnologie. Mit dem Empörungspotential verhält es sich dann genau umgekehrt.

Gesundheitsrisiken durch ionisierende und nicht-ionisierende Strahlung werden intuitiv deutlich mehr gefürchtet als vergleichbare Risiken aus stofflicher Belastung.

Tab. 6.7-3 Bewertungsdifferenzen zwischen Experten und Laien.

Expertenbewertung, d.h. hoher Grad von Abstraktion	Laienbewertung, d.h. konkrete und subjektive Betrachtungsweise
Anwendung streng wissenschaftlicher Verfahren für Messung und Auswertung	Bevorzugung von Intuition bzw. intuitiver „Konzepte"
Anwendung probabilistischer Konzepte	Bevorzugung deterministischer Verfahren
Bestimmung akzeptabler Risikowerte als Handlungsgrundlage	Streben nach absoluter Sicherheit
Vergleich von abstrakten Risikowerten für unterschiedliche Tatbestände	Betrachtung von Ereignissen und Ablehnung von Risikovergleichen
namenloser Durchschnittsmensch als Betrachtungsobjekt	persönliche Betroffenheit, Mitgefühl, Empathie

Tab. 6.7-4 Risikobewertung durch Laien.

Elemente der Risikoüberschätzung	Elemente der Risikounterschätzung
• Schadensfall selten, dann aber katastrophal • persönliche Betroffenheit bei unfreiwilligen Risiken • Bekanntsein mit (potentiellen) Opfern • Medienpräsenz • spezifische Auswirkungen auf Kinder und die nachfolgende Generation • kein erkennbarer Nutzen • Nicht-Vertrautsein mit dem Risiko • wissenschaftliche Ungewissheit • Verursachung durch den Menschen bzw. die Technik	• zeitliche und räumliche Verteilung der Schadensfälle • Beeinflussbarkeit durch eigenes Handeln (freiwillige Risikoübernahme) • Anonymität der Opfer • Verursachung durch die Natur • Vertrautheit des Risikos (z.B. bei einer langjährigen Berufsausübung)

Im Berufsleben werden Risiken bis zu einem gewissen Grad akzeptiert oder zumindest toleriert, wenn sie als integraler Bestandteil der Berufstätigkeit begriffen werden. Durch Gewöhnung oder Verdrängung kann es auch zum Ignorieren von Risiken kommen. Ferner muss damit gerechnet werden, dass Mitarbeiter bestehende

Ängste vor Arbeitsgefahren verheimlichen, da sie nachteilige Folgen befürchten, wenn sie Arbeitsumstände problematisieren würden.

Das offensichtliche Element der Irrationalität (Umweltängste!) enthebt nicht der Notwendigkeit, die Gesamtsituation als soziale Realität zu begreifen. „Die ökologischen und gesundheitlichen Folgen mögen zu hypothetisch, zu berechtigt, zu verharmlost oder zu dramatisiert sein wie sie wollen – wenn Menschen Risiken real erleben, sind sie real“ (Ulrich Beck, Soziologe). Man möchte aus der Sicht der Arbeitsmedizin hinzufügen, dass Risikoverdrängung ebenfalls eine soziale Realität darstellen kann.

Die gesellschaftliche Risikoakzeptanz und auch die Vorgehensweise der Politik, die eben doch auch in Deutschland Risiken zumutet und zumuten muss – beides ist nicht ohne Widersprüche. Die Diskussion im Zusammenhang mit der Regulierung krebserzeugender Umweltbelastungen orientierte sich an einem Lebenszeitrisiko von 10^{-5}. Die Zielvorgabe für die ersten Schritte bei der Reduktion krebserzeugender Luftschadstoffe (LAI-Studie) liegt bei 1:2.500, d.h. 4×10^{-4}. Für das berufliche Lebenszeit-Krebsrisiko wurde eine **Toleranzschwelle** von 1:1.000 und eine **Akzeptanzschwelle** von 1:100.000 andiskutiert (BAuA-Konzept, → *Abschnitt 6.7.2*). In der Umweltlärm-Prävention wird tagsüber ein Straßenverkehrslärm über 65 $dB_{(A)}$ hingenommen, obwohl hierfür ein Herzinfarktrisiko von 2×10^{-2} errechnet wurde. – Welches Risiko ist also akzeptabel bzw. tolerabel (→ *Abb. 6.7-5*)?

Abbildung 6.7-5 zeigt, dass viele berufliche Risiken höher sind als die meisten Risiken der

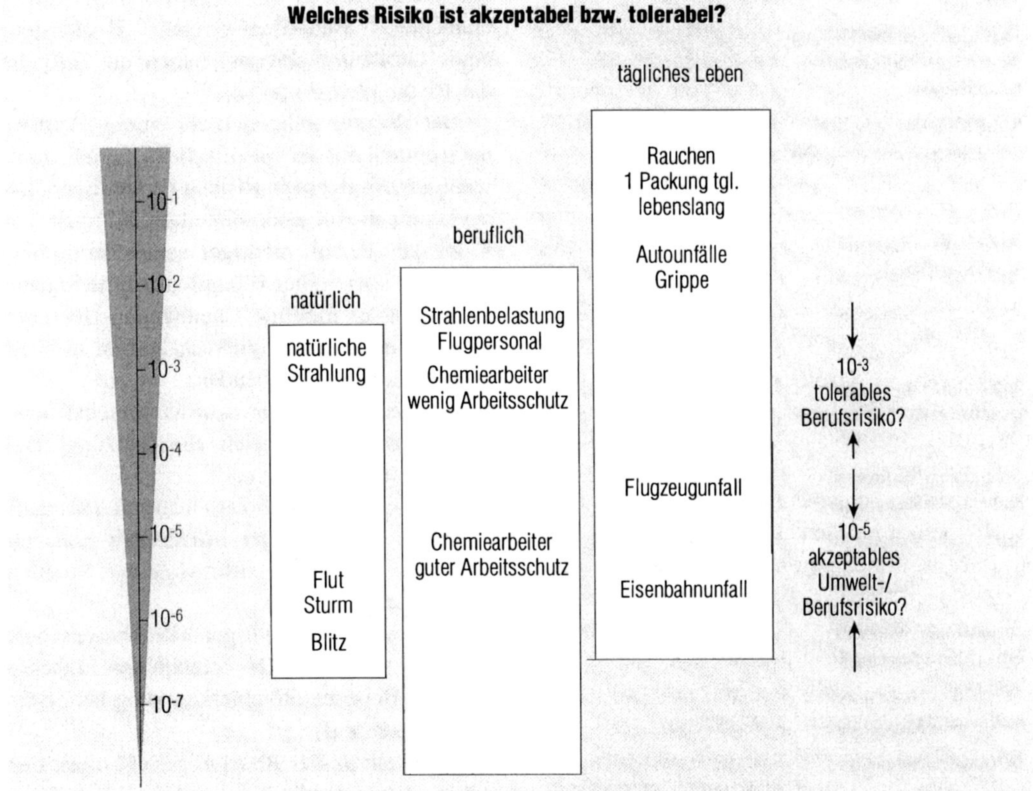

Abb. 6.7-5: Zuordnung von Lebenszeitrisiken verschiedener Art zu einer Risikomaßzahl (modifiziert nach Schwenk).

natürlichen Umwelt. Dies wird in aller Regel von der Gesellschaft und den arbeitenden Menschen akzeptiert, die Arbeit dient schließlich dem Lebensunterhalt und gibt oft auch seelische Befriedigung. Verglichen mit manchen Risiken des Privatlebens sind Berufsrisiken jedoch eher klein dieser Vergleich darf allerdings nicht zur Nachlässigkeit im Arbeitsschutz führen.

Die Risikoakzeptanz hängt also sehr vom sozialen Kontext und vom Lebensalter ab, von persönlichen und gesellschaftlichen Wertsystemen und schließlich auch vom „Kulturtyp" der Einzelpersönlichkeit und eines Volkes. – Eine Akzeptanzschwelle von z.B. 10^{-5} („zumutbares, akzeptables Risiko") wird vermutlich niemals Allgemeingut werden.

Die eigentliche **Risikobewertung** kann vom Laien in der Regel nicht selbst vorgenommen werden, auch wenn ihm Risikovergleiche zur Verfügung gestellt werden. *Tabelle 6.7-5* nennt die wesentlichen Problemfelder bei der Bewertung durch Experten (Gutachter).

Tab. 6.7-5 Probleme bei der Risikobewertung durch Experten (aus [4]).

Themenfeld	Probleme
Gefahrenabwehr versus Vorsorge	unterschiedliche Zielstellungen der Gutachter
Auswahl/Zusammenstellung der wissenschaftlichen Literatur/Studien	geringe Übereinstimmung zwischen den Experten
Sensitivität und Spezifität der Untersuchungsverfahren	Sensitivität und Spezifität werden nicht in allen Gutachten systematisch behandelt
statistische Signifikanz/Trend	Statistische Signifikanz wird nicht von allen Gutachern für erforderlich gehalten, wenn sich ein Trend ablesen lässt
Replikation von Studien/Reproduktion von Ergebnissen	Reproduzierbarkeit wird nicht von allen Gutachtern für erforderlich gehalten
gesundheitliche Relevanz biologischer Wirkungen	wird unterschiedlich bewertet
ökologische Validität	keine einheitlichen Kriterien für die Übertragbarkeit der Studien auf Realsituationen
Zusammenfassung und Gewichtung von Einzelbefunden	unterschiedliche Vorgehensweisen
Risikocharakterisierung	uneinheitlich
Risikokommunikation	keine gemeinsamen Begrifflichkeiten, Unsicherheiten werden kaum kommuniziert

6.7.4 Risikokommunikation

Jedes Reden über Risikosituationen, jedwede Kommunikation, hat die zuvor dargestellten grundsätzlichen Einstellungen und Sehweisen der Bevölkerung, der Arbeitnehmerschaft, der jeweils angesprochenen Gruppe, zu beachten. Vielfach wird es so sein, dass Teile des Publikums unterstellen, die Experten (Betriebsarzt, Gutachter, Behördenvertreter, Bediensteter eines Großunternehmens) haben die Aufgabe, das Risiko klein zu reden.

Der Experte sollte sich vor einem „Auftritt" noch einmal mit der spezifischen Qualität der jeweils angesprochenen Risiken beschäftigen. Dabei könnte die folgende Einteilung hilfreich sein:

- Risiken R_1 mit niedriger naturwissenschaftlicher, aber hoher öffentlicher Einschätzung (Beispiele: multiple Chemikalien-Überempfindlichkeit/MCS-Syndrom, Asbest in Niedrigdosierung in Gebäuden),
- Risiken R_2 mit hoher naturwissenschaftlicher und hoher öffentlicher Einschätzung (Beispiel: Tabakrauchen),
- Risiken R_3 mit hoher naturwissenschaftlicher, aber niedriger öffentlicher Einschätzung (Beispiele: ultraviolette Strahlen, Haustier-Allergien),
- Risiken R_4 mit niedriger naturwissenschaftlicher und niedriger öffentlicher Einschätzung (Beispiel: Rötelnerkrankung bei Nichtschwangeren).

Die Darstellung der Risiken, gelingt umso besser, je mehr sich die Angesprochenen überzeugen lassen durch:

- fachliche Kompetenz und Glaubwürdigkeit,
- Fairness, Vollständigkeit und Verständlichkeit,
- Einsatz fairer, relevanter Risikovergleiche.

Zur Glaubwürdigkeit des Experten trägt bei: persönliche Ausstrahlung, fachliche Kompetenz, zu der auch das Zugeben von Ungewissheiten zählt, die Zusammenarbeit mit glaubwürdigen Institutionen, das Offenlegen persönlicher Interessen, die Bereitschaft, sich öffentlich „zu stellen".

Gebot der Fairness. Auswahl von Bezugsgrößen, die auf das Risiko der Betroffenen zugeschnitten sind. Der Bezug auf das allgemeine Risiko in der Bevölkerung ist z.B. irreführend, wenn die Risiken in der Nachbarschaft einer Müllverbrennungsanlage oder eines Kernkraftwerkes debattiert werden.

Gebot der Vollständigkeit. Wenn bei Entscheidungen um Technologien neben unmittelbaren Todesfallrisiken auch Langzeitrisiken und Risiken für die Umwelt von Bedeutung sind, so sind diese anzugeben.

Gebot der Verständlichkeit. Risikoangaben müssen verständlich formuliert werden, so ist ein „Risiko von 0,0018" weniger verständlich als die Angabe „2 Betroffene unter 1.000 Personen".

Gebot des relevanten Risikovergleiches. Bei Risikovergleich ist darauf zu achten, dass Vergleiche gewählt werden, die aus der Sicht von Laien auch vernünftig sind und nicht gegen deren Wahrnehmungsgewohnheiten verstoßen. Es ist also nicht richtig, unfreiwillige Risiken mit freiwillig übernommenen Risiken zu vergleichen.

Kommuniktionstechnik *(siehe auch 5.5).* Der Experte soll nicht nur monologisieren (Frontalvorträge etc.) sondern auch teilnehmeraktivierende Methoden (Arbeitskreise etc.) praktizieren. Wenn Risikominderung betrieben wird (z.B. Einführung persönlicher Schutzausrüstung) sollten die Mitarbeiter dauerhaft beteiligt werden. Ziel einer Risikokommunikation könnte auch sein, dass die Angesprochenen mit der gegebenen Information in die Lage versetzt werden, ihre Entscheidung selbst zu fällen.

Risikovergleiche

Auf den Einsatz von Risikovergleichen wird noch einmal eingegangen *(→ Tab. 6.7-8).* Um die prinzipiellen Risiken der Existenz des Menschen in einer modernen Kultur zu illustrieren, hat es insbesondere in den USA viele vergleichende Berechnungen der Risiken gegeben, die mathematisch richtig sind, aber doch von nur sehr begrenztem Wert. Die nachfolgend angegebenen Expositionen sind z.B. alle mit der Risikogröße 10^{-6} ausgestattet:

- Rauchen von täglich 1,4–2 Zigaretten (Bronchialkarzinom, Herzerkrankung),
- 1.600 km Flugreise (Unfall),
- 1,5 km Klettertour (Unfall),
- 2 Monate Aufenthalt in Denver (kosmische Strahlung),
- 40 Esslöffel Erdnussbutter insgesamt (USA, Aflatoxin, Leberkrebs).

Diese Bereiche haben für den Einzelnen und seine momentanen Fragen wenig Relevanz. Es ist also wichtig, Vergleiche fair einzusetzen.

Diese Gesichtspunkte sollten bei Darstellungen in Mitarbeiterzeitschriften und anderen Formen der betrieblichen Kommunikation beachtet werden.

Auch wenn die meisten Erfahrungen auf dem Gebiet der Risikokommunikation aus dem Bereich der Umweltmedizin stammen – in der Arbeitsmedizin muss sie ebenfalls praktiziert werden. Sie ist Bestandteil der Prävention im weitesten Sinne.

Beispiele aus der betriebsärztlichen Tätigkeit:

- elektromagnetische Felder,
- das Risiko der Nadelstichverletzung im Krankenhaus,
- Nichtraucherschutz,
- Zustände nach Schadensereignissen mit Freiwerden von Gefahrstoffen,
- Eingliederung eines Anfallskranken, Erörterung des Unfallrisikos.

In der Risikokommunikation kommt den Medien eine wesentliche Rolle zu. Das Risikoverständnis der Medien wird klarer, wenn man das Folgende beachtet (in Anlehnung an [2]):

Tab. 6.7-6 Bewertung von Risikovergleichen.

faire Vergleiche	zweifelhafte Vergleiche	eher abzulehnende Vergleiche
Risikoeinschätzungen durch verschiedene Institutionen	Gefährdung durch Asbest in Arbeitshallen einerseits; Gefährdung durch einen neuen Arbeitsweg während der Sanierung andererseits	Eisenbahnfahren gegen Passivrauchen
Risiken zu verschiedenen Zeitpunkten	Vergleiche, die das Rauchen (oder das Trinken von Alkohol) mit heranziehen – es sei denn, es geht um einen einzelnen Raucher (Trinker), der dies bewusst und gerne(?) tut	Medizinisch-diagnostische Röntgenstrahlen und Radonbelastung in Häusern
Risiken innerhalb eines Bereichs, z.B. bei den Lebensmitteln; Gegenüberstellung des Risikos der Pestizide, Zusatzstoffe und Rückstände mit dem aufgrund der natürlichen Inhaltsstoffe	Die Gefahrstoffbelastung in einem bestimmten Unternehmen mit der in einem anderen (wohl aber Orientierung an Grenzwerten und Minimierungsgebot)	Risiken für die Allgemeinbevölkerung und Risiken am Arbeitsplatz
Risiko der Müllverbrennung gegen die der Deponierung	Gefährdung durch das Ozonloch und Sonnenbaden	Kosten für die Rettung von Menschenleben in verschiedenen Sinnzusammenhängen (Benzindampf-Absaugung beim Tanken gegen Medikamenten-Bereitstellung)
Zugfahren, Autofahren, Fliegen (für die gleiche Strecke)		

- Erhöhte Aufmerksamkeit gegenüber negativen Ereignissen.
- Bestimmte Informationsquellen (z.B. betroffene Bürger, Versicherte der GUV) werden von den Journalisten bevorzugt, andere (z.B. Vertreter der Wissenschaft, Berufsgenossenschaften) kommen weit weniger zu Wort.
- Medien haben auch eine Unterhaltungsfunktion („Infotainment").
- Medien sind an Kontroversen interessiert, kritische Positionen werden übergewichtet.
- Medien zeichnen Opfer- und Täterbilder.
- Medien berichten über die Abweichung und nicht über den Normalfall.

Literatur

1. Der Rat von Sachverständigen für Umweltfragen (SRU): Sondergutachten „Umwelt und Gesundheit – Risiken richtig einschätzen". Metzler-Poeschel, Stuttgart, 1999.
2. Jungermann, H., Rohrmann, B., Wiedemann P.M. (Hrsg.): Risikokontroversen. Konzepte, Konflikte, Kommunikation. Springer, Berlin 1991.
3. Merkblatt M 620 „Sichere Handhabung von Zytostatika". Berufsgenossenschaft für Gesundheitsdienst und Wohlfahrtspflege.
4. Risikobewertung und Risikokommunikation. Heft 7 vom Juli 2003. Bundesgesundheitsbl Gesundheitsforsch. Gesundheitsschutz 46, 541–609, 2003.
5. Risikokommission c/o Bundesamt für Strahlenschutz: Abschlussbericht der Risikokommission. Limbach, Salzgitter 2003.
6. Roller, M., Eickmann, U., Nies, E.: Krebsrisiko durch beruflichen Umgang mit Zytostatika – quantitative Betrachtungen. BIA-Report 5/2001.

6.8 Umweltmedizinische Aspekte der praktischen Arbeitsmedizin

6.8.1 Verhältnis von Arbeitsmedizin und Umweltmedizin

Umweltmedizin ist wie Arbeitsmedizin eine medizinische Wissenschaft, die weder durch ein Organsystem noch ein Lebensalter, noch einen besonderen methodischen Zugang charakterisiert ist. Umweltmedizin hat sich in Deutschland seit der Einführung der Zusatzbezeichnung Umweltmedizin und des Facharztes für Hygiene und Umweltmedizin einigermaßen etablieren können, leidet jedoch nach wie vor unter der Abhängigkeit von Moden und auch ungeklärten, nicht zuletzt ökonomisch unbefriedigenden Bedingungen der spezifischen Berufsausübung. Man unterscheidet:

- **Hygiene und Umweltmedizin** mit dem Schwerpunkt der Belastung der Medien Wasser, Luft, Boden und Lebensmittel und ihre Bedeutung für die Bevölkerung, und
- die **klinische Umweltmedizin** mit dem Schwerpunkt bei Individuen, die erkrankt sind, sich krank fühlen, einer Umweltbelastung eine wesentliche Rolle für ihr Kranksein zuordnen. Die Definition der Bundesärztekammer trägt dem Rechnung: *„Die Umweltmedizin umfasst die medizinische Betreuung von Einzelpersonen mit gesundheitlichen Beschwerden oder auffälligen Untersuchungsbefunden, die von ihnen selbst oder ärztlicherseits mit Umweltfaktoren in Verbindung gebracht werden."*

Arbeitsmedizin verbindet mit Umweltmedizin vor allem das Bedürfnis nach einer kausalen Beziehung, einer kausalen Zuordnung einer Belastung als Ursache für den beeinträchtigten Gesundheitszustand. Diese nahe Verbindung kommt im Namen der Fachgesellschaft, die zur Deutschen Gesellschaft für Arbeitsmedizin und Umweltmedizin wurde, zum Ausdruck. Es gibt ein kritisches Nebeneinander mit der Hygiene, die z.B. über den Öffentlichen Gesundheitsdienst eine lange Tradition in der Sorge um die äußeren Lebensbedingungen des Menschen hat:

1831 stellte Nikolai die Umweltmedizin in seiner Prioritätenliste weit vor die Arbeitsmedizin: *„Die negativen Wirkungen einer gewerblichen Anlage auf die Nachbarschaft steht auf der Prioritätenliste einer öffentlichen Gesundheitspflege weit vor den unmittelbaren Gefährdungen für die Professionisten. Für ihr Berufsrisiko seien letztere mehr oder weniger selbst verantwortlich, denn schließlich hätten sie sich aus freien Stücken für ihren Beruf entschieden. –*

Ärzte und Sanitätspolizei könnten hier nicht eingreifen, zumal jede Intervention den Fortschritt der Künste und Gewerbeketten angelegt hätte." Ein anderer Text, ebenfalls aus dem 19. Jahrhundert (Nasse) korrespondiert damit aus Sicht der Arbeitsmedizin: „*Wenn die Behörde darauf zu achten hat, dass in der Nähe bewohnter Orte keine Fabrik angelegt werde, welche die Gesundheit mehrerer Menschen bedroht, so darf das wesentlich gleiche Geschäft, auf Abwendung der Gefahren bedacht zu sein, denen die Gesundheit der in der Werkstätte zahlreich beschäftigten Arbeiter ausgesetzt ist, von dieser Behörde nicht beiseite gewiesen werden.*"

Arbeitsmedizin ist an die Arbeitswelt, den individuellen Arbeitsplatz, gebunden. Diese Arbeitswelt ist in einem Sozialstaat definiert und, entsprechend dem Schutzanspruch des Staates, reglementiert. Zahlreiche Gesetzeswerke bilden den Rahmen für die Arbeitsmedizin.

Umweltmedizin kennt einen solchen Rahmen in weit geringerem Ausmaß. Es gibt freilich auch hier relevante Regelungen, die im Wesentlichen der allgemeinen Hygiene zuzuordnen sind. Bundesimmissionsschutzgesetz, Schadstoff-Höchstmengen-Verordnungen, Innenraum-Richtwerte und viele andere Regelungen sollen die Gesundheitsverträglichkeit der uns umgebenden Medien sicherstellen. Umweltmedizin hat es mit der gesamten Bevölkerung zu tun und ihre Zuständigkeit ist „final" – im Sinne der Finalität bei der gesetzlichen Krankenversicherung und im Gegensatz zum Kausalitätsprinzip der Unfallversicherung.

Vorteil der Arbeitsmedizin ist das Durchgriffsrecht der Arbeitsschutzgesetzgebung und die duale Zuständigkeit einerseits der Gewerbeaufsicht und andererseits der Berufsgenossenschaften. Wenn ein MAK-Wert überschritten ist, muss etwas geschehen. Wenn eine gültige Verhaltensregel für den Arbeitsplatz verletzt wird, hat dies Konsequenzen. Außerhalb des Arbeitsplatzes gibt es gerade noch für den öffentlichen Raum Regeln, die die Sicherheit von Luft, Wasser, Boden, Lebensmittel und Gebrauchsgegenstände gewährleisten sollen. Forderungen nach dem Verhalten im privaten Bereich haben es schwer. Der (relativen) Unfreiheit am Arbeitsplatz steht die Forderung nach Freiheit, zumindest der Freiheit von Kontrollen im privaten Umfeld, in der privaten Umwelt, gegenüber.

Arbeitsmedizin und Umweltmedizin werden dort ähnlich, wo die Arbeitsplätze der Mitarbeiter nicht mehr im klassischen Sinn durch Arbeitsstoffe mit Gefahrstoffcharakter charakterisiert sind, für die es MAK- und TRK-Werte und das biologische Monitoring gibt: Büroarbeitsplätze, Arbeitsplätze mit Publikumsverkehr, Arbeiten im öffentlichen Raum (Kindergärten, Schulen). In der Regel steht hier eine toxikologisch orientierte Arbeitsmedizin nicht im Vordergrund. Wohl aber gibt es Allergien, Befindlichkeitsstörungen und gelegentlich Diskussionen über Krebsrisiken. Zwischen den Regelungen der Arbeitsstättenverordnung und den Richt- und Orientierungswerten der Umweltmedizin für die Innenraumluft, gibt es keine prinzipiellen Unterschiede.

Umweltmedizin richtet den Blick auf besonders zu betreuende Personengruppen (um das Wort „Risikogruppen" hier zu vermeiden). Schon aus der Arbeitsmedizin kennen wir Jugendschutz, Mutterschutz, Schwerbehindertengesetzgebung und die besondere Betreuung chronisch kranker und leistungsgeminderter, aber doch arbeitsfähiger Menschen. Nun geht es auch um Kinder und Alte, chronisch Kranke, Personen mit besonderen Dispositionen. Sie alle sollen vor gesundheitsschädlichen Umwelteinflüssen geschützt werden – diese Herausforderung an die Umweltmedizin ist groß, auch die an die Regelwerke.

Es ist wohl kaum möglich, die Gesundheit der gesamten Bevölkerung in jedem Moment zu garantieren. Als Beispiel seien Allergiker angeführt, die bereits auf kleinste Antigen-Mengen reagieren oder auch Personen mit schwerwiegenden Anomalien im Fremdstoffmetabolismus. Aufgabe des (Umwelt-)Mediziners ist hier Diagnostik und Aufklärung.

6.8.2 Umweltmedizinische Fragestellungen des Betriebsarztes

Auf die Arbeitsstättenverordnung wurde bereits verwiesen. Sie macht Vorgaben zum Innenraumklima, zum Lärm im Bürobereich, zu sanitären Einrichtungen u.a. mehr.

Der Betriebsarzt muss umweltmedizinische Kenntnisse zu allen Fragen des Innenraums und des Außenbereichs haben, er muss bei der schwierigen Suche nach der Ursache von Befindlichkeitsstörungen der Exponierten im Betrieb und außerhalb des Betriebes Befunde bewerten können. Im Folgenden werden deswegen wichtige umweltmedizinische Situationen besprochen.

Beurteilung von Belastungen und Gefährdungen

Sommersmog

Starke UV-Einstrahlung vom unbedeckten Himmel und Abgase, vor allem von Verbrennungsmotoren führen zusammen zur Bildung von Photooxidantien, v.a. Ozon. Aus Vorläufersubstanzen (v.a. NO_2) wird über die Energiezufuhr der UV-Strahlen ein Sauerstoffradikal frei, welches sich mit O_2 zu O_3, dem Ozon, verbindet. Nach Wegfall der UV-Einstrahlung, also vor allem nachts, ist die Reaktion unter Nutzung des vorhandenen NO rückläufig; die Ozonkonzentration, im Verlauf eines Sonnentages angestiegen, sinkt bei fortdauerndem Kraftfahrzeugverkehr, aus dem die Emission stammt, rasch ab (→ *Abb. 6.8-1*).

Die Belastung mit Ozon, gemessen etwa als Zahl der Tage mit einer Konzentration über 180 oder über 240 µg/m³ Luft, hat in den letzten Jahren in Deutschland zugenommen. In Los Angeles wurden in den letzten Jahrzehnten des 20. Jahrhunderts regelmäßig Ozonwerte weit über 400 µg/m³ gemessen (Sommersmog = „Los Angeles-Smog"). Von dort und anderen Städten auf der Welt, stammen auch die Berichte über die gesundheitlichen Auswirkungen. Zu wenig beachtet wurde lange Zeit, dass es an Sommersmog-Tagen auch sehr heiß ist – mit den bekannten Auswirkungen von Hitze auf das Herz-Kreislauf-System.

Ozonkonzentrationen über 120 µg/m³ sind gesundheitlich relevant, führen zu Beeinträchtigungen der Atemwege (→ *Tab. 6.8-1*). Eine 3-stündige Belastung mit 160–300 µg/m³ führt zu einer Abnahme des FEV_1 und zu einer Zunahme des Atemwegswiderstands bei intermittierender Belastung. 240–700 µg/m³ reduzieren die physische Leistungsfähigkeit deutlich. Asthmatiker haben ab Konzentrationen über 240–300 µg/m³ vermehrt Asthma-Anfälle.

Für die Arbeitsmedizin relevant sind Arbeitsplätze, an denen Ozon auftritt. Für sie galt der MAK-Wert von 200 µg/m³, der 1995 wegen Erkenntnissen aus Tierversuchen, bei denen Mäuse Adenome entwickelten, ausgesetzt wurde. Sommersmog muss für die Arbeit im Freien beachtet werden. Gegen die meist gleichzeitig bestehende Hitze muss Sonnenschutz und Flüssigkeitsersatz zur Verfügung stehen.

Eine umfassende messtechnische Überwachung der Ozonkonzentration an Arbeitsplätzen im Freien kann vom Arbeitgeber nicht gefordert werden, da die Bedingungen sehr wechselhaft sind. Es wird empfohlen, die öffentlichen Bekanntmachungen der Ozonkonzentrationen

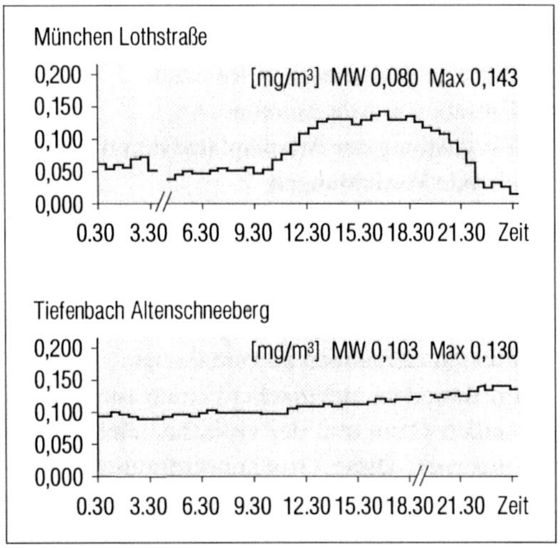

Abb. 6.8-1: Verlauf der Ozonkonzentrationen in einem Ballungsgebiet und in einem industriefernen Gebiet.

Tab. 6.8-1 Auswirkungen von Ozonsmog.

Mittelwert einer Belastung max. 1 h (alle Personen)	Reizung von Auge, Nase und Hals	Beeinträchtigung der Lungenfunktion bei aktiven Personen		Atemwegs-entzündungen	Symptome
		alle	10% besonders empfindliche Personen		
100 µg/m³	0	0	0	0	0
200 µg/m³	bis ca. 5%	5%	10%	leicht	Husten, Thoraxspannen
300 µg/m³	< 30%	15%	< 30%	mittel	verstärkt
400 µg/m³	> 50%	25%	> 25%	schwer	verstärkt

(nach Bundes-Immissionsschutzgesetz) als Bewertungsgrundlage heranzuziehen. Wenn eine Überschreitung des 180-µg-Wertes angekündigt wird, soll der Arbeitgeber prüfen, ob und welche Maßnahmen zu ergreifen sind.

Die Beschäftigten sind über gesundheitliche Risiken bei erhöhter Ozonkonzentration, sowie über mögliche Schutzmaßnahmen und über das richtige Verhalten aufzuklären:

- Verlagerung körperlich schwerer Arbeit in die Vormittagsstunden,
- Verlagerung von Arbeit in das Innere von Gebäuden, soweit möglich,
- Vermeidung von zusätzlicher Belastung durch andere Reizstoffe,
- Einschaltung von Erholungspausen, möglichst in geschlossenen Räumen,
- Einsatz von Arbeitscontainern,
- Beschattung der Arbeitsplätze durch entsprechende Vorrichtungen,
- Beschäftigte mit Beschwerden der Atemwege an ozonbelasteten Tagen sollen betriebsärztlich untersucht und beraten werden; ggf. sind für diese Beschäftigten weitergehende Schutzmaßnahmen zu veranlassen.

Beim Betreiben elektrischer Geräte entsteht gelegentlich Ozon und der typische „elektrische" Ozongeruch. Diese Ozonkonzentrationen, etwa beim Betreiben von Fotokopierern, liegen weit unter den gesundheitlich relevanten Konzentrationen.

Wintersmog

Relevante Schadstoffe sind SO_2 und Schwebstaub, zusammen im Englischen als „black smoke" bezeichnet, und dies nicht zufällig, da die schlimmsten Episoden 1952 und später in London registriert wurden (Wintersmog = Londonsmog).

Bei Inversionswetterlagen, wenn die Luftschichten nach oben nicht kontinuierlich kälter werden, fehlt der ungehinderte Abzug der Schadstoffe. Eine austauscharme Wetterlage entsteht, definiert in Smogverordnungen der Länder (seit mehr als 12 Stunden kein Wind mit mehr als 3 m/sec Windgeschwindigkeit). Der größten Londoner Smogepisode wurden, innerhalb eines Zeitraums von 2 Wochen, etwa 4.000 zusätzliche Todesfälle zugerechnet. Die SO_2-Konzentration erreichte in diesen Tagen mehr als 2.000 µg/m³, die des Schwebstaubes mehr als 400 µg/m³. In Deutschland gab es gesundheitlich relevante Smogepisoden noch in den 80er-Jahren, mit einem Anstieg der registrierten Atemwegs- und Herz-Kreislauferkrankungen. Wichtigste Quelle der Luftverschmutzung sind Kohlenheizungen, insbesondere wenn sehr schwefelhaltige Braunkohle verbrannt wird, und der Kraftfahrzeugverkehr.

Die gesundheitlichen Auswirkungen sind in *Tabelle 6.8-2* zusammengefasst dargestellt. Der MIK-Wert für SO_2 von 1.000 µg/m³ für 30 min und 300 µg/m³ für 24 h wird allerdings in Großstädten noch gelegentlich erreicht, ebenso der für

Tab. 6.8-2 Gesundheitliche Effekte bei einer erhöhten SO_2- und Schwebstoffbelastung. Epidemiologische Studien haben angezeigt, dass beim Überschreiten der angegebenen SO_2- oder Schwebstoffkonzentrationen bereits akute Auswirkungen auf die Gesundheit zu erwarten sind.

SO_2 [µg/m³]	Schwebstoffe [µg/m³]	gesundheitliche Effekte	Klassifizierung der Gesundheitseffekte
200	200 (gravimetrisch)	geringe, vorübergehend stufenweise eingeschränkte Lungenfunktion (FVC, FEV_1) bei Kindern und Erwachsenen, Dauer 2–4 Wochen	mittelmäßig
250	250 (dunkler Rauch)	Zunahme der Morbidität der Atemwege bei anfälligen Erwachsenen (chron. Bronchitis) und evtl. bei Kindern	mittelmäßig
500	500 (dunkler Rauch)	Zunahme der Sterblichkeit bei älteren und chronisch kranken Personen	schwer

NO_2 mit 500 µg/m³ für 24 h, und auch der für Schwebstaub (250 µg/m³ für 24 h, 150 µg/m³ bei längerer Dauer).

Stickstoff, als NO_2 oder NO_x überwiegend aus Verbrennungsmotoren ganzjährig freigesetzt, bleibt eine Sorge. Ab Konzentrationen um 1.000 µg/m³ beginnen Atemwegsbeschwerden bei empfindlichen Personen. Zu seiner Bedeutung für die Ozonbildung im Sommer s.o.

Bei der weiterhin notwendigen Beachtung der Luftverschmutzung steht jetzt nicht mehr SO_2 im Vordergrund, sondern ganzjährig der **Feinstaub.**

In großen epidemiologischen Studien ließ sich zeigen, dass die Gesamtmortalität über Jahre der Exposition pro 10 µg/m³ Feinstaub (PM_{10}, Feinstaub mit einem Partikeldurchmesser unter 10 µm, deutlicher jedoch nach Bestimmung des $PM_{2,5}$) um 1 % zunimmt, die Mortalität an Atemwegserkrankungen um 3,4 %. Zu weiteren Angaben siehe „Straßenverkehr". Ein zeitnaher Indikator einer zunehmenden Belastung mit Feinstaub ist die Zunahme von Asthma-Anfällen asthmakranker Personen.

Zum Vergleich die arbeitsmedizinischen Grenzwerte (MAK-Werte der DFG):

- SO_2 1.300 µg/m³
- NO_2 9.500 µg/m³
- allgemeiner Staubgrenzwert (alveolengängiger Staubanteil) 1.500 µg/m³

UV-Strahlung

(→ Kap. 3.1)

UV-Strahlung[1], wie sie aus dem Weltall auf die Erde einstrahlt, gelangt in unterschiedlichem Ausmaß in die Atmosphäre. UV-A-Strahlen durchdringen die Ozonschicht, UV-C-Strahlen werden fast vollständig dort absorbiert. Die schützende Ozon-Schicht in der Stratosphäre (14–20 km Höhe) nimmt in den letzten Jahren messbar ab, überwiegend wohl durch die Einwirkung der freigesetzten und durch eine sehr hohe Verweildauer gekennzeichneten Fluorkohlenwasserstoffe (FCKW), Chlorkohlenwasserstoffe und Halone. UV-B-Strahlen gelangen vermehrt auf die Erde und haben dort Wirkungen – Sonnenbrand und häufigere Entstehung von Hautkrebs und Katarakt sowie eine Beeinträchtigung des Immunsystems (Anstieg der T-Suppressor-Zellen).

Die gesundheitsschädliche Wirkung auf die Haut ist abhängig von der Bestrahlungsstärke und -dauer sowie vom Hauttyp. *Abbildung 6.8-2* zeigt 2 exemplarische Tagesgänge der UV-Einstrahlung, *Tabelle 6.8-3* die Klassifizierung der 4 Hauttypen. UV-Einstrahlung bewirkt eine erhöhte Inzidenz von Spinaliomen, wahrscheinlich auch von Basaliomen. Melanome hingegen treten nicht bevorzugt in UV-exponierten Hautarealen auf und sind in der Häufigkeit nicht direkt mit der kumulativen UV-Dosis korreliert. Gleichwohl scheinen Sonnenbrände in der Kindheit kausal eine wichtige Rolle zu spielen.

[1] UV-A: 400–315 nm UV-B: 315–280 nm UV-C: 280–100 nm

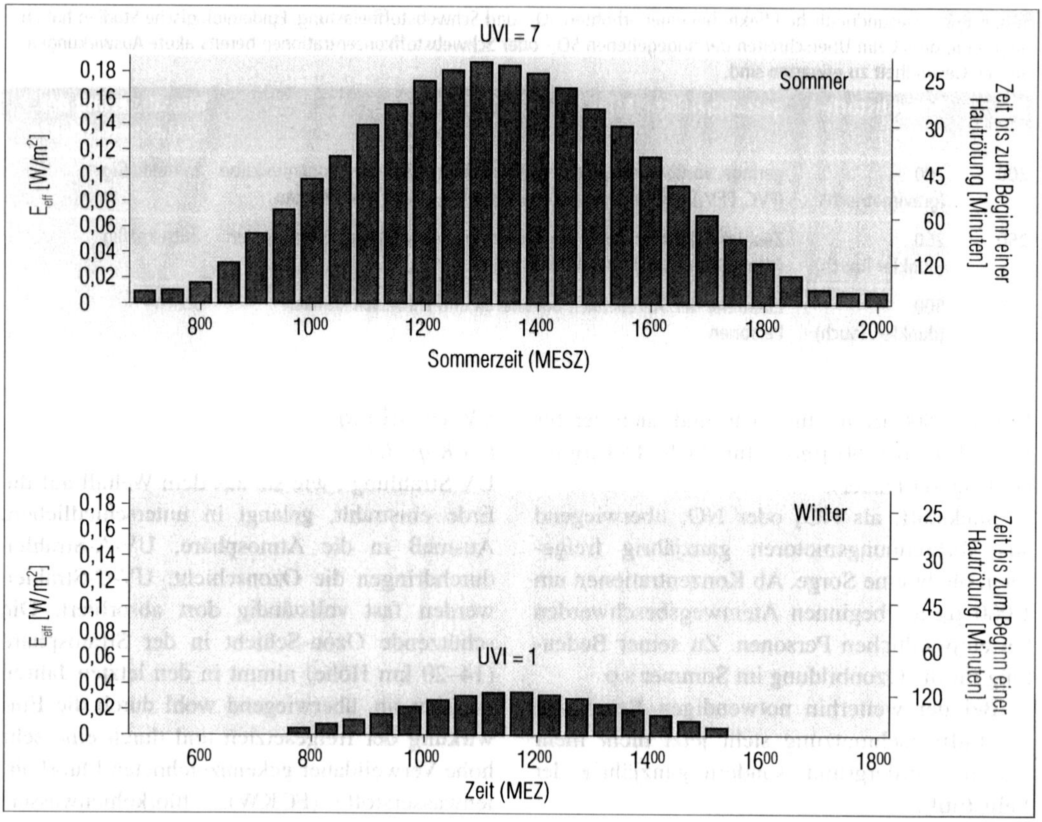

Abb. 6.8-2: Im Sommer (oben) kann der UVI bei wolkenlosem Himmel Werte um 8 annehmen. Er ist damit deutlich höher als im Winter (unten), wo Werte auftreten, die kleiner als 1 sind. An anderen Orten beeinflusst die geografische Breite den UVI wesentlich: In Äquatornähe kann er Werte bis 12 erreichen, bereits auf Mallorca treten UVI-Werte über 8 auf.

Präventivmaßnahmen sind wirkungsvolle Umsetzung der verschiedenen internationalen Vereinbarungen zur Reduktion der FCKW-Verwendung und Sonnenschutz durch Bekleidung und Hautcremes. Bei Hautcremes sollte der Lichtschutzfaktor doppelt so hoch sein wie der gewichtete UV-Index. Da dieser meist nicht bekannt sein wird, empfiehlt sich ein Lichtschutzfaktor von 15.

Straßenverkehr

Die Emissionen des Straßenverkehrs sind von größter Bedeutung (→ *Tab. 6.8-4*). Es handelt sich um Lärm, Abrieb und Staub sowie um die Verbrennungsprodukte. Nicht eingegangen wird hier auf die direkten Unfall-Folgen.

Lärm

Der Straßenverkehr bildet die Hauptbelastungsquelle! Etwa 20 % der Bevölkerung fühlen sich durch ihn stark belästigt (→ *Abb. 6.8-3*). Nach systematischen Erhebungen sind etwa 13 % der Bevölkerung tagsüber einem Mittelungspegel von über 65 $dB_{(A)}$ ausgesetzt, in großen Gemeinden etwas mehr als in kleinen. Nachts sind es dann immer noch ca. 3 %. Diese Belastungshöhe wirkt sich auf die Schlafqualität (verminderte REM-Phasen) und auf das Lern- und Konzentrationsvermögen aus. Eine Beeinträchtigung des Herz- Kreislaufsystems durch den Verkehrslärm ist epidemiologisch eindeutig bewiesen (Studien in Caerphilly/Wales, Speedwell bei Bristol und in Berlin, → *Tab. 6.8-5*).

Tab. 6.8-3 Hauttypen und Reaktionsformen auf Sonnenexposition.

Haut-typ	Beschreibung	Reaktion auf Sonne	
		Sonnen-brand	Bräunung
I	Haut: auffallend hell, blass Sommersprossen: stark Haare: rötlich Augen: grün, blau, selten braun	immer, schwer, schmerz-haft	keine Bräu-nung, nach 1–2 Tagen weiß, Haut schält sich
II	Haut: etwas dunkler als Typ I Sommersprossen: selten Haare: blond bis braun Augen: blau, grün, grau	meis-tens, schwer, schmerz-haft	kaum, Haut schält sich
III	Haut: hellbraun Sommersprossen: keine Haare: dunkelblond, braun Augen: grau, braun	seltener, mäßig	gut
IV	Haut: braun Sommersprossen: keine Haare: dunkelbraun, schwarz Augen: dunkel	kaum	schnell und tief

Tab. 6.8-4 Anteil des Kraftfahrzeugverkehrs an der Gesamtemission.

Dioxine	< 5%
Benzol	ca. 90%
Asbest	< 10%
PAH (Benzpyren)	10–50%
Dieselpartikel	95%
Formaldehyd	? (11.000 t/a)
NO_x	70%
SO_2	10–20%
CO_2	30%
CO	70%
VOC (Volatile organic compounds)	50%
Staub	20–30%
Lärm	30–40%

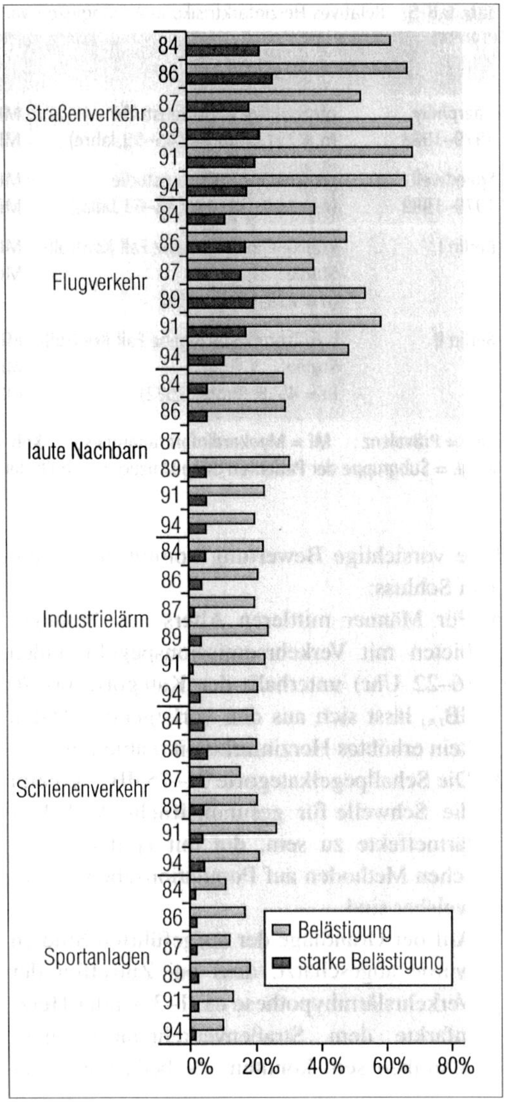

Abb. 6.8-3: Subjektiv empfundene Belästigung der Bevölkerung in der BRD durch verschiedene Lärmquellen, 1984–1994.

Tab. 6.8-5 Relatives Herzinfarktrisiko in Abhängigkeit vom Verkehrslärmpegel.

Studie	Studientyp (n)	Outcome	mittlere tägliche Lärmbelastung in $dB_{(A)}$ ≤ 60	61–65	66–70	71–75	76–80
Caerphilly 1979–1988	prospektive Kohortenstudie (n = 2512, Männer 45–59 Jahre)	MI (Präv.)	1,0	0,9	1,2	–	–
		MI (Koh.)	1,0	1,3	0,5	–	–
Speedwell 1979–1988	prospektive Kohortenstudie (n = 2348, Männer 45–63 Jahre)	MI (Präv.)	1,0	1,2	1,1	–	–
		MI (Koh.)	1,0	1,3	0,7	–	–
Berlin I	krankenhausbezogene Fall-Kontroll-Studie (n = 273, Subgr.: 155)	MI	1,0	1,5	1,2	1,3	1,8
		MI (Subgr.)	1,0	2,3	1,0	1,0	2,1
Berlin II	bevölkerungsbezogene Fall-Kontroll-Studie (n = 4558, Subgr.: 2582)	MI	1,0	1,2	0,9	1,1	1,5
		MI (Subgr.)	1,0	1,1	1,0	1,2	1,7
		MI (Präv.)	1,0	0,7	0,9	1,1	1,4

Präv. = Prävalenz MI = Myokardinfarktanamnese Koh. = Kohortenanalyse
Subgr. = Subgruppe der Patienten ohne Umzug innerhalb der letzten 15 Jahre

Eine vorsichtige Bewertung kommt zu folgendem Schluss:

- Für Männer mittleren Alters aus Wohngebieten mit Verkehrsemissionspegeln außen (6–22 Uhr) unterhalb der Kategorie 66–70 $dB_{(A)}$ lässt sich aus den vorliegenden Daten kein erhöhtes Herzinfarktrisiko ableiten.
- Die Schallpegelkategorie 71–75 $dB_{(A)}$ scheint die Schwelle für gesundheitliche Verkehrslärmeffekte zu sein, die mit epidemiologischen Methoden auf Populationsebene nachweisbar sind.
- Auf der Grundlage der aufgeführten Studien wurde abgeschätzt, dass bei Zutreffen der Verkehrslärmhypothese ca. 1–3 % aller Herzinfarkte dem Straßenverkehrslärm zuzuschreiben sein könnten. Es bedarf weiterer epidemiologischer Verkehrslärmstudien, um dies zu überprüfen.

Da sich etwa 10 % aller Wohnungen in einem Gebiet befinden, in dem die Verkehrsbelastung 65 $dB_{(A)}$ übersteigt (berechnet für die alten Bundesländer) und da für die dort lebenden Menschen ein relatives Risiko von 1,2 für den Herzinfarkt angenommen werden muss, ergibt sich, dass zwischen 1.000 und 3.000 tödliche Herzinfarkte in Deutschland auf den Verkehrslärm zurückzuführen sind. Dass eine Lärmreduktion möglich ist, ist leicht an der Tatsache zu erkennen, dass es laute und leisere Kraftfahrzeuge gibt. Das Rollgeräusch dürfte sich nur wenig weiter reduzieren lassen. Die sonstigen Schallschutzmaßnahmen werden hier nicht besprochen (Lärmschutzwälle, Lärmschutzfenster ...).

Tab. 6.8-6 Immissionsrichtwerte in der Umgebung von stationären Anlagen nach TA Lärm.

Einwirkungsbereich	tagsüber	nachts
Kurgebiete, Krankenhäuser, Pflegeanstalten	45 $dB_{(A)}$	35 $dB_{(A)}$
Gebiete, in denen ausschließlich Wohnungen untergebracht sind	50 $dB_{(A)}$	35 $dB_{(A)}$
Gebiete, in denen vorwiegend Wohnungen untergebracht sind	55 $dB_{(A)}$	40 $dB_{(A)}$
Gebiete, in denen weder vorwiegend gewerbliche Anlagen noch vorwiegend Wohnungen untergebracht sind	60 $dB_{(A)}$	45 $dB_{(A)}$
Gebiete, in denen vorwiegend gewerbliche Anlagen untergebracht sind	65 $dB_{(A)}$	50 $dB_{(A)}$
Gebiete, in denen nur gewerbliche und industrielle Anlagen untergebracht sind	70 $dB_{(A)}$	70 $dB_{(A)}$

Die administrativen Regelungen kennen Lärmemissionsgrenzwerte für PKW (74 $dB_{(A)}$) und LKW (80 $dB_{(A)}$). Die TA-Lärm nennt Immissionsrichtwerte (→ *Tab. 6.8-6*).

Emissionen (Partikel, Gase)

Die Belastung der Luft mit den klassischen Luftschadstoffen SO_2, NO_x, Staub hat in Deutschland stark abgenommen. Die Abnahme kommt dabei im Wesentlichen durch die Reduktion der Emissionen aus den Kraft- und Fernheizwerken und aus industriellen Anlagen zustande; Verkehrsemissionen, gemessen in kt/Jahr, sind nahezu gleich geblieben, haben also relativ zugenommen. Die Emissionsminderung am einzelnen Kraftfahrzeug wird durch die Gesamtzunahme der Zahl der Kraftfahrzeuge wettgemacht.

Der Anteil des Kraftfahrzeugverkehrs an der Gesamtemission ist in *Tabelle 6.8-4* wiedergegeben. Die gesundheitlichen Konsequenzen der Belastungen mit Benzol, Asbest, PAH und Dieselrußpartikel sind in den entsprechenden Abschnitten von Kurs B dargestellt. Sie repräsentieren den Hauptanteil des „luftgetragenen" Krebsrisikos (LAI-Studie).

Die Stäube müssen gesondert bewertet werden, entsprechend der Größe der Staubkörnchen, d.h. entsprechend der Alveolargängigkeit. Zwei Grenzgrößen (aerodynamischer Durchmesser) haben Bedeutung erlangt: < 10 µm und < 2,5 µm, ausgedrückt als PM 10 und PM 2,5 (particulate matter). Die Zusammensetzung der Staubkörnchen bleibt unberücksichtigt (überwiegend Quarz, aber mit Adsorption von Schwermetallen, Dioxinen, kleinsten Reifenabriebteilchen, etc.). Die Gesamtbelastung der Luft liegt für PM 10 zwischen 20 und 40 µg/m³ (Baden-Württemberg).

Der Anteil der durch den Straßenverkehr verursachten PM-10-Belastung beträgt etwa 40%, rechnet man den Güterverkehr hinzu, bei 50%. Hinzuzurechnen ist die sog. Aerosolbildung, der Reifenabrieb und die Aufwirbelung von Straßenstaub.

Die gesundheitlichen Konsequenzen der Staubbelastung der Atemluft in dieser umweltmedizinisch relevanten Belastungskategorie sind in großen epidemiologischen Untersuchungen gut belegt. Drei Beispiele sind in *Tabelle 6.8-7* vorgestellt. Die Effekte bezüglich Morta-

Tab. 6.8-7 Langzeitwirkungen der Exposition von 10 µg/m³ PM 10 auf die Mortalität an natürlichen Todesursachen (Literaturzusammenstellung).

Literaturstelle	PM 10		PM 2,5		Studientyp	Kontrollvariable
	RR	95%-KI	RR	95%-KI		
Dockery et al. 1993	1,088*	1,028–1,149	1,137	1,042–1,235	prospektive Kohortenstudie, n = 8.111, Cox-Regression, Extremgruppenvergleich	Alter, Geschlecht, Gewicht, Größe, Bildungsstand, Exposition am Arbeitsplatz, Anamnese bzgl. Rauchen, Medikamenten, NO_2, So_2, Ozon, Sulfatpartikel
Pope et al. 1995	1,039	1,021–1,058	1,066	1,036–1,099	prospektive Kohortenstudie, n = 295.000, Cox-Regression, Extremgruppenvergleich	Alter, Geschlecht, Gewicht, Größe, soziodemografische Faktoren, Exposition am Arbeitsplatz, Anamnese bzgl. Rauchen, Alkohol, Sulfatpartikel
Künzli et al. 1996	1,044	1,033–1,054	–	–	varianzgewichtete Metaanalyse	

* in der Studie wurde bis 1983 PM 15, dann PM 10 gemessen

lität, der Notwendigkeit von Krankenhausaufnahmen, der Verschlimmerung von Asthma und der Abnahme der Lungenfunktion sind in *Tabelle 6.8-8* zusammengestellt. – Die Hälfte davon muss dem Straßenverkehr angelastet werden.

Bezüglich der emittierten Gase ist vor allem das NO_x zu nennen. Seine Bedeutung für die Entstehung und den Abbau von Ozon wurde eingangs dargestellt. Für sich genommen hat NO_x als Verkehrsemission nur in Sondersituationen eine gesundheitliche Bedeutung.

Dieselmotoremissionen und sonstige Abgase von Kraftfahrzeugen

Die Höhe der Gefahrstoffkonzentration in der Luft (Immission) durch Kraftfahrzeugabgase ist eher von den räumlichen Umgebungsbedingungen als von der Zahl der Motoren (Verkehrsdichte) abhängig [17].

Tab. 6.8-8 Abschätzung der Effekte der täglichen mittleren Luftverschmutzung durch Staubpartikel (nach [10]).

	Veränderung (in %) für den jeweiligen Gesundheitsparameter pro Anstieg des PM_{10} um jeweils 10 $\mu g/m^3$
Zunahme der täglichen Mortalität	
• Todesfälle insgesamt	1,0
• tödliche Atemwegserkrankungen	3,4
• tödliche Herz-Kreislauferkrankungen	1,4
Zunahme der Krankenhausaufnahmen	
• Aufnahme wegen Atemwegserkrankungen	0,8
• Notfallaufnahmen	1,0
Verschlimmerung von Asthma	
• Asthma-Anfälle	3,0
• Gebrauch eines Bronchodilatators	2,9
• Aufnahme in die „emergency unit"	3,4
• Krankenhausaufnahmen	1,9
Abnahme der Lungenfunktion	
• forciertes exspiratorisches Volumen	0,15
• Peak flow	0,08

Ottomotoren

- **Kohlenmonoxid (CO)** hat auch nach Einführung des Katalysators noch die größte Bedeutung von allen Verbrennungsgefahrstoffen des Benzinmotors. Auspuffgase von älteren Motoren konnten mehr als 10 Vol. % Kohlenmonoxid enthalten, moderne Motoren haben einen CO-Anteil < 1 Vol. %.
- **Bleialkyle** können als Antiklopfmittel im Kraftstoff verwendet werden. Seit 1971 wurde ihr Einsatz in Deutschland stufenweise reduziert (cave Tankstellensanierungsarbeiten, siehe G 3). Dem Flugbenzin können diese Stoffe immer noch beigemischt sein. Bei der Verbrennung des verbleiten Benzins entsteht Bleioxid. Gesundheitlich bedenkliche Erhöhungen des Blutbleispiegels als Folge einer solchen inhalativen Exposition beobachtet man i.d.R. jedoch nicht.
- **Benzol** hatte als Lösungsmittel eine besondere Bedeutung in der Arbeitsmedizin *(→ Kap.4.2)*, und es dient als Mustersubstanz bei epidemiologischen Untersuchungen und bei der Ableitung des Unit-Risk *(→ Kap. 4.3)*. Benzol ist immer noch in Ottokraftstoffen enthalten. Kfz-Abgase sind die Hauptemissionsquelle für Benzol in die Umwelt (Konzentration zwischen 1 und, in Straßenschluchten, bis zu 40 $\mu g/m^3$). Die genannten Konzentrationen haben keine unmittelbare gesundheitliche Auswirkung. Die Langzeitwirkungen bezüglich der Entwicklung von Leukämien können nach dem Unit-Risk-Konzept abgeleitet werden. Von den etwa 3.000 jährlichen Neuerkrankungen an akuten myeloischen Leukämien lassen sich rechnerisch weniger als 100 auf die gegenwärtige Belastungssituation zurückführen (2,5 $\mu g/m^3$ bewirken einen zusätzlichen Fall unter 100.000 Personen in 70 Jahren).

Dieselmotoren

- Bei den **Dieselmotoremissionen (DME)** handelt es sich um ein komplexes Gemisch, welches aus Rußpartikeln (elementarer Kohlenstoff) und daran angelagerten organischen Verbindungen (Aldehyde, Kohlenwasserstoffen) sowie einer Reihe von Verbrennungsabgasen (Kohlenmonoxid, Kohlendioxid, Schwefeldioxid, Stickoxide) besteht. Der Kohlenmonoxid-Anteil ist allerdings sehr gering.
- Die in Dieselmotoremissionen enthaltenen **Reizgase** (nitrose Gase, Schwefeldioxid, Acrolein, Formaldehyd) können bei gesunden Menschen akute Entzündungserscheinungen der Atemwege verursachen.
- DME wurde 1987 von der Senatskommission zur Prüfung gesundheitsschädlicher Stoffe der DFG als krebserzeugend eingestuft (Kategorie III A 2: Stoffe, die sich bislang nur im Tierversuch als eindeutig krebserregend erwiesen haben unter Bedingungen, die einer Exposition des Menschen am Arbeitsplatz ähneln). Bisher nahm man an, dass die polyzyklischen aromatischen Kohlenwasserstoffe (Benzo[a]pyren als Leitsubstanz) die kanzerogene Wirkung der DME entfalten. Neuere Untersuchungen deuten darauf hin, dass die Tumorauslösung hauptsächlich durch den Feststoff selbst (Kern aus elementarem Kohlenstoff, EC) geschieht. Humanepidemiologisch ist die Kanzerogenität der DME noch nicht abschließend geklärt. Eine Quantifizierung des Erkrankungsrisikos steht aus.
- In der Gefahrstoffverordnung sind DME als krebserzeugende Gefahrstoffe bezeichnet. Es gelten zusätzliche Ermittlungspflichten, Vorsorge- und Schutzmaßnahmen. Ein abgesenkter TRK-Wert von 0,1 mg/m^3 (EC) – bezogen auf den jetzt nur noch maßgeblichen elementaren Kohlenstoff – wurde 1997 veröffentlicht.
- DME kommen – nach Messungen der Berufsgenossenschaften – überall dort in hoher Konzentration vor, wo die Lüftungsverhältnisse stark eingeschränkt sind. In kleineren Hallen wird der TRK-Wert bereits dann überschritten, wenn ein einziges Flurförderfahrzeug mit Dieselmotor im Dauerbetrieb mehr als 1 Stunde eingesetzt wird.
- Präventionsmaßnahmen [TRGS 554 Dieselmotoremissionen (DME)]:
  - Beschaffung von Flurförderfahrzeugen mit emissionsarmen Dieselmotoren (Wirbelkammer-/Vorkammermotor oder Direkteinspritzung mit hochpräziser Steuerung des Einspritzvorgangs und verbesserter Geometrie),
  - Verwendung von Rapsmethylester oder – besser noch – schwefelarmer oder schwefelfreier Dieselkraftstoffe,
  - Verwendung von Dieselpartikelfiltern (Rußfilter),
  - Sorgfältige Instandhaltung der Geräte,
  - Belüftung von Arbeitsräumen,
  - Verkürzung der Motorenbetriebszeiten,
  - Betriebsanweisung und Unterweisung der Beschäftigten.

Als Alternative bieten sich für manche Einsatzzwecke Flurförderfahrzeuge mit Elektromotor an.

Elektromagnetische Felder (EMF)

(→ Kap. 3.1)

„Elektrosmog" ist das (unwissenschaftliche) Schlagwort, mit ihm verbindet sich die unangenehme Vorstellung, dass es eine (Strahlen-)Einwirkung in unserem unmittelbaren Umfeld gibt, die wir nicht mit unseren Sinnen erkennen und der wir uns auch nicht entziehen können.

Hinter den EMF verbirgt sich eine nicht ganz einfache (Bio-)Physik. Es geht um Größen und Einheiten, wie sie in *Tabelle 6.8-9* zusammengestellt sind. *Tabelle 6.8-10* nennt Beispiele für die Anwendung elektrischer, magnetischer und elektromagnetischer Felder, wobei dort bereits eine Einteilung auch nach der Frequenz vorgenommen ist. Über elektrische und magnetische Felder, die beim Betreiben von Haushaltsgeräten entstehen, informiert *Tabelle 6.8-11*, über eine Exposition in der Nähe von Hochspannungsleitungen *Abbildung 6.8-4a und b.*

Tab. 6.8-9 Übersicht über häufig verwendete Größen und Einheiten [4].

Größe	Einheit	Bemerkungen
elektrische Feldstärke	Volt pro Meter [V/m]	Eine elektrische Ladung bildet ein elektrisches Feld aus. Dieses bewirkt eine anziehende oder abstoßende Kraft auf andere elektrische Ladungen (nimmt mit der Entfernung ab).
magnetische Feldstärke	Ampere pro Meter [A/m]	Eine bewegte elektrische Ladung (in einem Leiter fließender Strom) bildet ein Magnetfeld aus. Diese bewirkt eine Kraft auf andere bewegte elektrische Ladungen (nimmt ebenfalls mit zunehmendem Abstand ab).
magnetische Flussdichte (Induktion)	Tesla, Mikrotesla [µT], Millitesla [mT]	Die Stärke des magnetischen Feldes wird häufig auch durch Angabe der magnetischen Flussdichte beschrieben. Für Luft und biologisches Gewebe gilt ein fester Umrechnungsfaktor: 80 A/m = 100 µT oder 1 A/m = 1,25 µT.
elektrischer Strom	Ampere [A]	Elektrischer Strom ist bewegte elektrische Ladung (z.B. in einem Kupferdraht oder in biologischem Gewebe). Biologische Reaktionen treten bereits bei Stromstärken von wenigen mA auf.
Stromdichte	Ampere pro Quadratmeter [A/m^2]	Elektrische und magnetische Felder erzeugen elektrische Spannungen und Ströme im Körper. Die **Körperstromdichte** gibt an, wie groß der Strom durch eine bestimmte Querschnittsfläche ist. Diese Größe kann als ein Maß für biologische Wirkungen niederfrequenter Felder verwendet werden. 5 kV/m oder 100 µT erzeugen Stromdichten im Körper, die unterhalb von 2 mA/m^2 liegen. Die Stromdichtebereiche, bei denen akute Gesundheitsgefahren möglich sind, liegen oberhalb von 1.000 mA/m^2.
Frequenz	Hertz [Hz]	Die Spannung eines Leiters unserer Energieversorgung wechselt 50-mal in der Sekunde ihr Vorzeichen (50 Hz), dies liegt im Niedrigfrequenzbereich. Im Hochfrequenzbereich werden magnetische und elektrische Felder zu einem gemeinsamen Phänomen, den elektromagnetischen Feldern. Diese sind nicht mehr leitungsgeführt, sondern werden mit Lichtgeschwindigkeit in die Umgebung abgestrahlt.

Tab. 6.8-10 Beispiele für die Anwendung elektrischer, magnetischer und elektromagnetischer Felder, nach [4].

Art des Feldes	Anwendung/Vorkommen
statische elektrische Felder statische magnetische Felder	natürliches Erdmagnetfeld (40–50 µT) elektrostatische Aufladung Elektrolyse Bahnanlagen medizinische Diagnostik, z.B. MRT-Anlagen (mehrere Tesla)
16 2/3- und 50-Hz-Felder • elektrische • magnetische	Aufenthalt an oder unter Hochspannungsanlagen Elektrolyseanlagen Widerstands-Schweißen elektrisch betriebene Maschinen Haushaltsgeräte und Werkzeuge elektrisch betriebene Bahnen
hochfrequente elektromagnetische Felder (100 kHz–300 MHz)	Nachrichtentechnik Therapie, z.B. Kurzwellenerwärmung
höchstfrequente Felder (Mikrowellen, 300 MHz–300 GHz)	Radaranlagen Richtfunk Mikrowellenherde Mobilfunk therapeutische Wärmebehandlung

Die biophysikalischen Größen der *Tabelle 6.8-9* müssen ergänzt werden um Parameter, die mit der Wirkung der EMF im Körper zu tun haben: Die Leistungsflussdichte (W/m^2) und die spezifische Absorptionsrate (SAR; W/kg). Auf sie kommt es letztlich bei der biologischen bzw. gesundheitlichen Bewertung an. Der SAR-Wert kann nicht direkt gemessen werden.

Wirkungen elektromagnetischer Felder

Grundlage einer Wirkung der EMF im biologischen Material ist die Absorption von Energie.

Tab. 6.8-11 Elektrische Feldstärken (V/m) und magnetische Flussdichten (µT), wie sie von einigen Haushaltsgeräten ausgehen, gemessen im angegebenen Abstand.

Gerät	V/m 30 cm	µT 3 cm	µT 30 cm
Heizdecke	500	1–20	–
Bügeleisen	120	8–30	0,12–0,3
Kühlschrank	120	0,5–1,7	0,01–0,25
Haarfön	80	6–2.000	0,01–7
Staubsauger	50	200–800	2–20
Mikrowellengerät	–	73–200	4–8

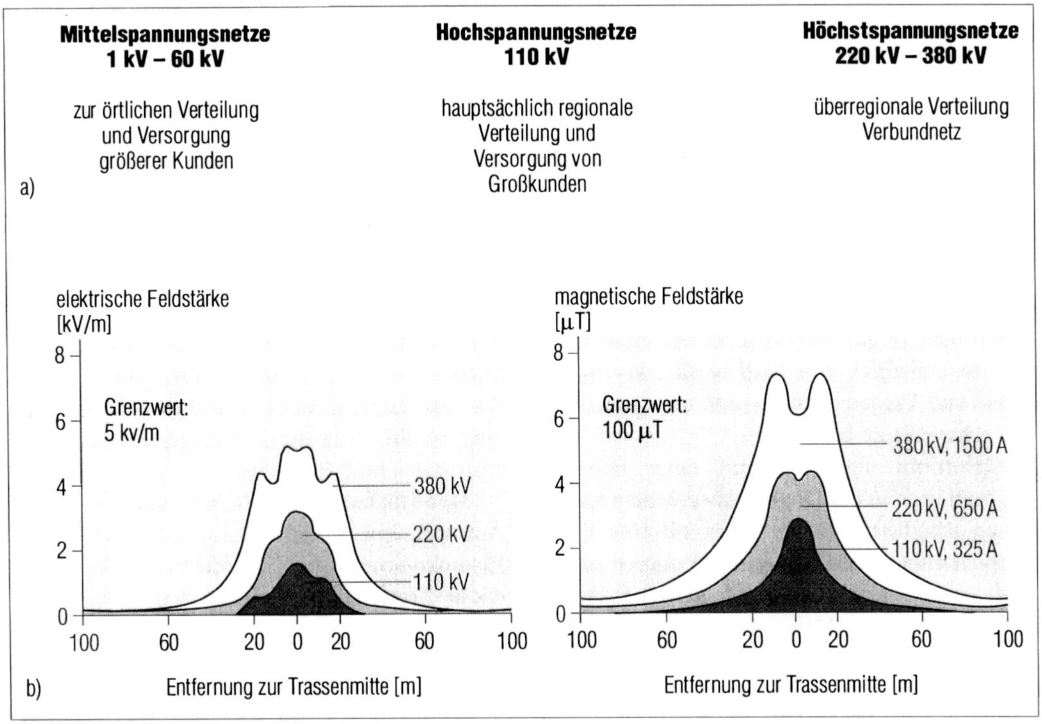

Abb. 6.8-4a und b: Elektromagnetische Felder von Stromnetzen.
a) Übliche Leitungsnetze in Deutschland.
b) Beispielverteilungen elektrischer und magnetischer Felder in der Umgebung von Hochspannungsleitungen: Mit der Entfernung von der Hochspannungsleitung nehmen elektrische und magnetische Feldstärken rapide ab.

Die Energie der hier diskutierten EMF („nichtionisierende Strahlung") reicht nicht aus, um Veränderungen an der DNA zu bewirken – eine wichtige Aussage in Bezug auf Mutagenese und Kanzerogenese. Trotzdem: Es gibt Wirkungen; sie werden zum Teil ja auch in der Medizin genutzt (Diathermie, Beschleunigung der Knochenbruchheilung u.a.).

Thermische Wirkungen. Hochfrequente EMF können in den Organismus eindringen, Moleküle werden polarisiert und zu Schwingungen angeregt – es entsteht Wärme. Die Augenlinse – da bradytroph – ist hier besonders gefährdet (Kataraktbildung). SAR-Werte über 4 W/kg können zu Schädigungen führen; man nimmt deswegen 4 W/kg als Schwellenwert. Als Begrenzung der Exposition am Arbeitsplatz wird davon ein 10fach niedrigerer Wert abgeleitet: 0,4 W/kg (BGV B 11, Ganzkörpermittelwert bei 0,1 MHz – 10 GHz). Für die übrige Bevölkerung, einschließlich möglicher Risikogruppen (die aber unbekannt sind) wird ein zusätzlicher Sicherheitsfaktor von 5 eingeführt, die Exposition soll also 0,08 W/kg nicht überschreiten.

Athermische Wirkungen. Es geht um Zellbiologie, Endokrinologie, Immunfunktion, Schlafqualität. In all diesen Bereichen existiert eine umfangreiche wissenschaftliche Literatur, z.T. Erhebungen am Menschen, z.T. experimentelle Resultate. Manche Effekte, nach denen im Experiment ja gesucht wird, treten offensichtlich ausschließlich innerhalb bestimmter Intensitäts- und Frequenzfenster auf, sie sind dann sehr schwierig zu bewerten.

Melatonin unterliegt, mit einer höheren Konzentration in der Dunkelphase, einem zirkadianen Rhythmus. Es ist offen, ob eine beim Menschen unter EMF-Exposition einmal nachgewiesene Senkung des Melatonin-Spiegels Auswirkungen hat. Melatonin verzögert in ausgewählten experimentellen Systemen das Tumorwachstum.

EMF haben in sehr speziellen Tiermodellen (genmanipulierte Mäuse, Transplantationstumoren bei Ratten) zu einer Beschleunigung des Tumorwachstums geführt. Die epidemiologischen Studien leiden alle unter einer unzureichenden Erfassung der Belastungssituation, wie sie im Wesentlichen durch das Wohnen in der Nähe von Stromleitungen, die Stromversorgung des Hauses und durch den Gebrauch des Mobiltelefons beschrieben werden müsste. Man hat dies versucht und z.B. einen „Leitungscode" (Exposition gegenüber Stromleitungen) als Exposition zugrunde gelegt. Die große dänische Studie an 420.000 Mobiltelefon-Nutzern ergab keine Risikoerhöhung bei den in anderen Studien genannten Tumorarten (Leukämien und ZNS-Tumoren) wie auch keine Erhöhung des Krebsrisikos insgesamt. Eine deutsche Studie, die eine erhöhte Melanominzidenz fand, wurde mit den dänischen Daten nicht bestätigt. Da die Exposition des Mobiltelefon-Benutzers höher ist als die von Anwohnern einer Sendeanlage, darf geschlossen werden, dass auch von solchen Anlagen kein Krebsrisiko ausgeht.

Mobiltelefone und Mobilfunk-Basisstationen

Planung und Bau einer Mobilfunk-Basisstation (der Antenne) unterliegen einem Genehmigungsverfahren, definierte Basisgrenzwerte und Sicherheitsabstände sind einzuhalten, die Prüfung erfolgt durch das Bundesamt für Post und Telekommunikation. Einzuhalten ist ein Teilkörper-SAR-Wert von 20 mW/10 g. Sehr nahe, d.h. wenige Meter von der Antenne weg in der Senderichtung, ist dieser Wert überschritten, d.h. der Zugang muss verwehrt werden. Dann aber ist die Belastung niedriger als beim Gebrauch des Mobiltelefons.

Mobilfunkantennen haben eine so große Aufmerksamkeit, dass eigene Leitfäden für die Risikokommunikation erarbeitet wurden. Zahlreiche Gutachten gaben zu den vorliegenden Messergebnissen und den Untersuchungen zur biologischen Wirkung unterschiedliche Einschätzungen ab – aber auch diejenigen, die Hinweise auf mögliche Gesundheitsrisiken sehen, sprechen davon, dass es zur Zeit keinen Nachweis für gesundheitliche Schäden durch hochfrequente elektromagnetische Felder unterhalb der derzeit geltenden Grenzwerte gibt. Bei Messungen in NRW lag die Strahlenimmission in Straßen und Wohnungen durchweg deutlich unter den Grenzwerten der 26. Bundesimmissionsschutzverordnung von 10 W/m² für die Leistungsflussdichte. Auch die Vorsorgewerte der Schweiz, die etwa um den Faktor 100 darunter liegen, wurden fast überall eingehalten. Dieser Bezug zu den viel niedrigeren Schweizer Werten ist eine Schwierigkeit für die Risikokommunikation. Die Situation erinnert sehr an die Diskussion um Bildschirmemissionen früherer Jahre, als die sog. schwedische Norm, ebenfalls sehr niedrig, für Deutschland gefordert wurde – und längst von allen Herstellern angewandt wird.

Beim Gebrauch des Mobiltelefons ist der Kopfbereich am meisten exponiert (Auge, Gehirn). Im Auge kommt es besonders auf die nicht durchblutete, d.h. durch eine minimale Diffusion charakterisierte Linse an. Die SAR für das Auge bei verschiedenen Abständen zwischen Antenne des Mobiltelefons und dem Auge ist in *Abbildung 6.8-5* für 2 verschiedene Netzarten dargestellt. Je weiter der Abstand zwischen Augen und Antenne, desto niedriger der SAR-Wert. Durch eine Begrenzung der sog. effektiven Sendeleistung (u.a. durch die automatische Leistungsregulierung des Gerätes) wird bei einem Abstand von 2 cm der Grenzwert von 2 W/kg eingehalten, in der Regel deutlich unterschritten.

Für Personen mit Herzschrittmachern sind die Herstellerangaben zu beachten (→ *Kap. 3.1*).

Fazit: EMFs haben biologische Wirkungen. Ihre Zulassung und Nutzung für den Zweck des Menschen muss geregelt werden. Die gegenwärtigen Regelungen erscheinen ausreichend. Auf den Mobiltelefon-Gebrauch oder eine andere EMF-Exposition des Alltags zurückgeführte Gesundheitsstörungen dürften nach gegenwärtiger Kenntnis eine andere Ursache haben.

Passivrauchen

Passivrauchen ist die inhalative Aufnahme von Rauch der glimmenden Zigarette und des Exhalats des Rauchers, zusammen ETS (environmental tobacco smoke). Dieses unfreiwillige Mitrauchen hat gesundheitliche Folgen für die Häufigkeit von Infektionen der Atemwege, für das Herz-Kreislauf-System und – darüber gibt es einen epidemiologischen Streit – die Häufigkeit des Bronchialkarzinoms.

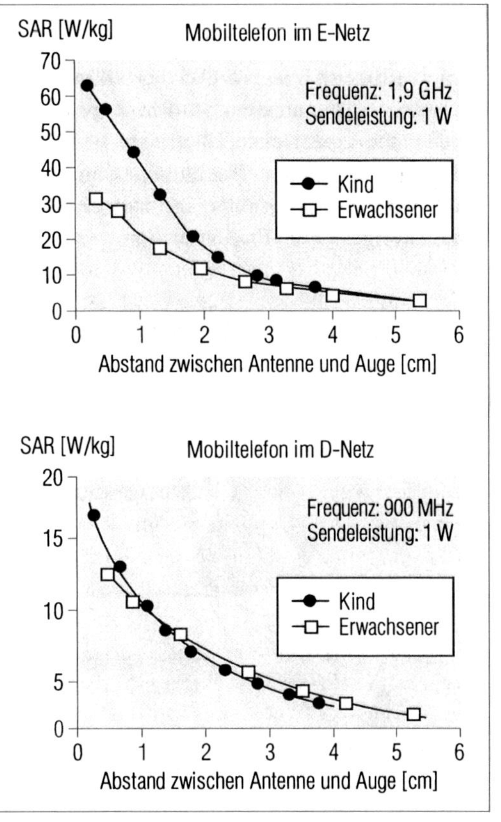

Abb. 6.8-5: Spezifische Absorptionsrate (SAR) für das Auge bei verschiedenen Abständen zwischen Antenne eines Mobilfunkgerätes und Auge (aus [4, 5], weiteres siehe Text)

Passivrauch, besser der Nebenstromrauch, ist anders zusammengesetzt als der durch den aktiven Zug des Rauchers und damit bei höherer Temperatur entstehende Hauptstromrauch. Bei dem Verglimmen, einem pyrolytischen Prozess, kommt es zu einer weniger vollständigen Verbrennung der Tabakinhaltsstoffe, zahlreiche Kanzerogene entstehen im Nebenstromrauch in größerer Menge (Acrolein, Nitrosamine, Benzo[a]pyren, Formaldehyd).

Die innere Exposition lässt sich durch das biologische Monitoring belegen; Cotinin ist ein nachweisbares Abbauprodukt des Nikotins.

Ausgehend von ersten Studien an passiv mitrauchenden japanischen Ehefrauen ist es heute aufgrund zahlreicher Nachuntersuchungen sicher, dass die Mortalität an Herz-Kreislauf-Erkrankungen bei Passivrauchern erhöht ist (→ *Abb. 6.8-6*). Ebenso sicher ist, dass Kinder rauchender Eltern häufiger Symptome im Bereich der oberen Atemwege aufweisen (→ *Tab. 6.8-12*).

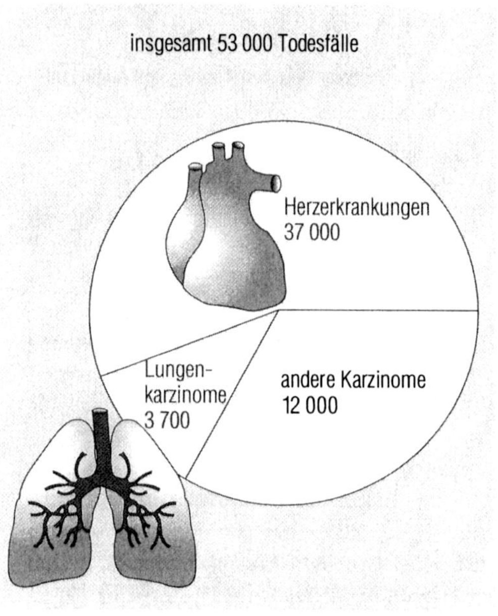

Abb. 6.8-6: Geschätzte Todesfälle aufgrund von Passivrauchen (USA). Als Todesursachen überwiegen eindeutig die Herzerkrankungen.

Die große Bedeutung dieser beiden Gesundheitsschäden wird gelegentlich vergessen, angesichts der von wenigen Epidemiologen heftig geführten Diskussion zur Entstehung des Bronchialkarzinoms. Die überwiegende Zahl der Studien und auch der Wissenschaftler ist der Ansicht, dass Passivraucher ein relatives Risiko von etwa 1,3 für das Bronchialkarzinom haben (→ *Tab. 6.8-13 und 6.8-14*). Anmerkung: Bei Erkrankungen mit niedriger Inzidenz sind „Odds Ratio" und „Relatives Risiko" etwa gleich groß.

Nichtraucherschutz am Arbeitsplatz

§3a der Arbeitsstättenverordnung lautet: *„Der Arbeitgeber hat die erforderlichen Maßnahmen zu treffen, damit die nichtrauchenden Beschäftigten in Arbeitsstätten wirksam vor den Gesundheitsgefahren durch Tabakrauch geschützt sind."*

Im Betrieb sind verschiedene Maßnahmen möglich:

- räumliche Trennung von Rauchern und Nichtrauchern (Betriebsvereinbarung),
- Schaffung von gemeinsamen Aufenthaltsorten für Raucher und Nichtraucher durch technische Maßnahmen,

Tab. 6.8-12 Häufigkeit von Gesundheitsstörungen bei Kindern in Abhängigkeit von den Rauchgewohnheiten der Eltern. Weitaus die meisten Atemwegserkrankungen sind bei Kindern rauchender Eltern häufiger anzutreffen als bei Kindern von Nichtrauchern.

Erkrankungen	nichtrauchende Eltern	beide Eltern rauchen	Odds Ratio
Husten und Auswurf	**5,5%**	9,3%	1,7 (1,1–2,5)
nächtlicher Husten	3,4%	8,5%	2,5 (1,6–3,9)
Schnarchen	15,7%	22,7%	1,6 (1,2–2,0)
Atembeschwerden	27%	31,5%	1,2 (0,98–1,5)
Lungenentzündungen	**5,3%**	4,9%	0,9 (0,6–1,5)
Otitis (Innenohrentzündungen)	**31,0%**	34,5%	1,2 (0,95–1,4)
Asthma	6,3%	9,7%	1,5 (1,0–1,7)
frühkindliche Atemwegsinfektionen	14,3%	18,2%	1,3 (1,0–1,7)

Tab. 6.8-13 Schätzungen des Odds Ratio für Lungenkrebs bei Vorliegen einer Exposition durch einen rauchenden Partner (aus [1]).

Studie	Variable	adjustierte Odds Ratio (95% KI)[a] alle Karzinome	Adenokarzinome
Fontham et al.	**Partner raucht: j**a versus nein[b]	1,29 (0,99–1,69)	1,47 (1,08–2,02)
	kumulative Rauchmenge (pack-years)[c]		
	0	1,00[d]	1,00[e]
	< 15	0,96 (0,72–1,29)	1,03 (0,73–1,46)
	15–39	1,13 (0,81–1,59)	1,26 (0,85–1,87)
	40–70	1,25 (0,86–1,81)	1,49 (0,98–2,27)
	> 80	1,33 (0,68–2,58)	1,70 (0,82–3,49)
Stockwell et al.	Partner raucht: ja versus nein[b]	1,60 (0,80–3,00)	1,30 (0,60–2,70)
	Dauer der Exposition durch den Partner (Jahre)		
	0	1,00[f]	1,00[g]
	< 22	1,60 (0,80–3,20)	1,70 (0,80–3,70)
	22–39	1,40 (0,70–2,90)	1,10 (0,50–2,50)
	> 40	2,40 (1,10–5,30)	1,80 (0,70–4,70)

[a] Fontham et al. adjustiert nach Alter, Rasse, Studienregion, Einkommen, Bildungsgrad;
Stockwell et al. adjustiert nach Alter, Rasse, Bildungsgrad
[b] Fälle versus Populationskontrollen
[c] Fälle versus (Populationskontrollen und Kolonkrebskontrollen)
[d] p (trend = 0,07)
[e] p (trend > 0,01)
[f] p (trend = 0,025)
[g] p (trend = 0,32)

Tab. 6.8-14 Ausgewählte Resultate zum Zusammenhang zwischen Passivrauchen und Lungenkrebs aus den Studien von Fontham et al. (1991) und Stockwell et al. (1992), nach [1].

Studie	OR	95% KI
Saracci und Riboli	1,35	1,20–1,53
Fontham et al.	1,29	0,99–1,69
Stockwell et al.	1,60	0,80–3,00
zusammen	1,35	1,21–1,50

- Entwöhnungsangebote für entsprechend motivierte Raucher (Projekt „Nichtrauchen am Arbeitsplatz“ [www.krebsgesellschaft.de]),
- evtl. ein Verkaufsverbot für Tabakwaren auf dem Werksgelände,
- Schaffung regelmäßiger Pausen auch für Nichtraucher (eine Motivation zum Zigarettenrauchen kann das Bedürfnis nach einer Arbeitspause sein; regelmäßige Pausen sind sinnvoll bei allen Mitarbeitern – egal ob Raucher oder Nichtraucher – und sollten auch ohne den Anlass einer Zigarette möglich sein).

Schimmelpilze

Vorkommen, Eigenschaften, Messung. Schimmelpilze und deren Produkte, die Mykotoxine und die MVOC (microbial volatile organic compounds) haben umweltmedizinische Bedeutung. Sie kommen vor allem vor:

- in der Nahrung (Milchprodukte, Getreideprodukte),
- in Innenräumen an Feuchtstellen (Kältebrücken der Wände), auf Pflanzen,
- als Kontamination von raumlufttechnischen Anlagen,
- nach Wasserschäden, an allen modrigen Stellen,
- in der Abluft von Kompostanlagen.

Die Schimmelpilzbelastung in Gebäuden wird in den folgenden Proben bestimmt:

- Luft; sowohl Innenraum als auch Außenluft (!),
- Hausstaub, Staub von Teppichböden, Betten, Polstermöbeln,
- Materialien und deren Oberflächen.

Tab. 6.8-15 Typische Mykotoxine.

Mykotoxin	Fadenpilz	Substrat/Probe
Aflatoxine	A. flavus A. parasiticus	Getreidestaub
Aflatoxine	A. flavus A. parasiticus	Kompost Bioabfall
Fumitremorgen A, B	A. fumigatus	Sporensuspension aus Reinkultur
Trypacidin Tryptoquivalin	A. fumigatus	Bioaerosole Gesamtstaub aus Kompostierungsanlage
Satratoxine G, H	Stachybotrys atra	künstlich erzeugte Aerosole im Labormaßstab

Tab. 6.8-16 Typische MVOC und ihre Geruchseigenschaften.

MVOC	Siedepunkt [°C]	Geruchsschwelle [µg/m³]	Geruchsnote
Dimethylsulfid	37	2,5	verfault
Dimethyldisulfid	110	0,1	unangenehm
Dimethyltrisulfid	41*	6	faulig
2-Methyl-1-propanol	108	3300	süß, weinartig
2-Methyl-1-butanol	128	45	sauer, scharf
3-Methyl-1-butanol	131	30	fuselölartig
2-Hexanon	127	708	medizinisch, scharf
2-Heptanon	151	94	pikant, würzig
3-Octanon	169	324	fruchtig, würzig
1-Octen-3-ol	174	16	pilzig, herb
Geosmin	270	7,6	erdig
2-Methylisoborneol		0,007	erdig
Limonen	177	2450	zitrusartig, minzig

*41 °C (6 mmHg)

Neben der Keimzahlbestimmung muss auch typisiert werden. Oft ist, als zusätzliches Problem, nur ein Teil der Sporen auch kultivierbar. Von den nicht-kultivierbaren Pilzen geht jedoch ebenfalls eine allergene oder toxische Wirkung aus. Die Messverfahren sind noch in der Entwicklung, standardisiert ist derzeit nur im arbeitsmedizinischen Bereich die TRBA 430 (Verfahren zur Bestimmung der Schimmelpilz-Konzentration in der Luft am Arbeitsplatz).

Mykotoxine und MVOC. Die relevanten Mykotoxine sind in *Tabelle 6.8-15,* die wichtigsten MVOC in *Tabelle 6.8-16* zusammengestellt. Eine eindeutige Indikatorfunktion eines bestimmten MVOC für eine bestimmte Pilzspezies besteht nicht; ein Teil dieser Substanzen kann auch ohne eine biologische Quelle in Umweltluftproben gefunden werden.

Gesundheitliche Gefährdungen und Belästigungen

(→ Kap. 3.4)

Bei Arbeiten in entsprechender Umgebung, vor allem in der Landwirtschaft, der Müllentsorgung und der Lebensmittelproduktion, kann es zu einer Infektion mit den Schimmelpilzen kommen, z.B. zu einer Aspergillose *(→ Kap. 3.4),* es ist aber ein ausgesprochen seltenes Ereignis. Noch seltener sind Infektionen im häuslichen Umfeld – in der Regel ist eine Immunsuppression Voraussetzung für eine erfolgreiche Infektion.

Hinzu kommen allergische Reaktionen vom Typ I (z.B. Rhinitis, Asthma bronchiale) oder auch vom Typ III/IV (exogen allergische Alveolitis). Die Schimmelpilz-Ätiologie dieser Erkrankungen lässt sich durch die Bestimmung spezifischer Antikörper wahrscheinlich machen. Die Konzentration der Antikörper spiegelt den Kontakt der Person zu den Schimmelpilzen wider, sie lässt jedoch keine Rückschlüsse auf Kausalität oder Schweregrad der allergischen Reaktion zu.

Von großer Bedeutung ist die Möglichkeit eines durch die Toxine ausgelösten Krankheitsbildes.

Ein großer Teil der Mykotoxine (Aflatoxin, Gliotoxin) ist kanzerogen, Aflatoxin wohl ganz überwiegend im Zusammenwirken mit dem Hepatitis-B-Virus. Für Aflatoxin in Lebensmitteln (Erdnüsse!) gilt deswegen eine Höchstmengenverordnung.

Die Wirkung der MVOC beschränkt sich nach bisherigem Kenntnisstand auf Belästigungen. Toxische Wirkungen lassen sich erst in 2 Zehner-Potenzen höheren Konzentrationen als bei den Mykotoxinen feststellen. Primär geht es um Gerüche. Aus *Abbildung 6.8-7* geht hervor, dass die ermittelten individuellen Reizschwellenwerte für die angegebenen MVOC um zwei bis vier Größenordnungen über den Geruchsschwellenwerten liegen. Raumluftwerte können die Geruchsschwelle durchaus erreichen. Man muss davon ausgehen, dass neben der Geruchswahrnehmung auch Befindlichkeitsstörungen wie Kopfschmerzen und Irritationen der Augen durch die MVOC verursacht werden können.
Die Sanierung bei einem Schimmelpilzbefall der beruflichen wie auch der häuslichen Umgebung ist eine präventive Aufgabe im Rahmen der allgemeinen Hygiene. Eine dauerhafte Sanierung gelingt nur, wenn Feuchtigkeitsschäden nicht mehr auftreten können.

Raumlufttechnische Anlagen müssen gewartet werden, damit kein Schimmelpilzbefall auftritt.

Maßnahmenempfehlungen und individuelle Beratung

Technische, organisatorische und personenbezogene Maßnahmen

Technische Maßnahmen zur Verbesserung der Umweltbedingungen am Arbeitsplatz beginnen bei dessen Planung. Welche Materialien werden genutzt, welche belastenden Faktoren sind bei ihrem Einsatz zu erwarten? Das Spektrum umfasst vor allem:

- Emissionen (Lärm, Dämpfe und Gase, Staub),
- Zu- und Abluft,
- Beleuchtung, Zugangs- und Abgangs-(Flucht-)Wege.

Sie sind vorrangig von den Ingenieuren und Sicherheitsfachkräften zu erbringen. Auch die

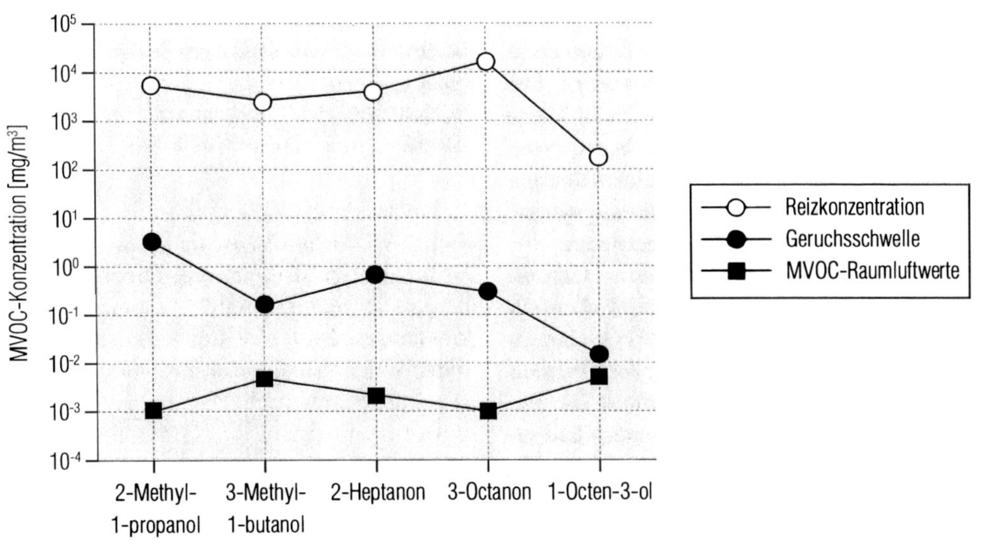

Abb. 6.8-7: Reizkonzentrationswerte (RD_{50}) ermittelt mittels Maus-Bioassay, Geruchsschwellenwerte und durchschnittliche MVOC-Raumluftkonzentrationen für schimmelpilzbelastete Innenräume (aus [7]).

Einkäufer eines Betriebes sind aufgefordert, die Produktkennzeichnungen zu beachten (z.B. die Verwendung von Lösemitteln!).

Die Organisation der Arbeitsabläufe ist natürlich nicht Aufgabe der Betriebsärzte, wohl aber die Beratung zu Gesundheitsaspekten. Am Einsatz der Mitarbeiter ist er beteiligt, wenn diese ihn wegen ihrer Probleme aufgesucht haben. So kann es z.B. vorkommen, dass einzelne Mitarbeiter bestimmte ekelerregende, u.U. mit Gerüchen verbundene Tätigkeiten nicht mehr bewältigen können, dass Personen mit MCS-Symptomatik (s. u.) andere Tätigkeiten zugewiesen werden sollten.

Die individuelle Beratung richtet sich dann sowohl an den Beschäftigten wie auch an seinen Vorgesetzten/den Unternehmer.

Reisemedizinische Beratung

(→ Kap. 4.2)

Beratung zu Beschwerdekomplexen wie „Sick-Building-Syndrom", „Chronic Fatigue Syndrome", „Multiple Chemical Sensitivity"

Diese drei Themenkomplexe sind in den letzten 10 Jahren in Deutschland bedeutungsvoll geworden, nachdem sie zuvor schon in den USA unter dem Einfluss verschiedenster Gruppierungen der Umweltmedizin diskutiert wurden. Das „Sick-Building-Syndrom" dürfte sich in Kürze als medizinische Entität auflösen, da die systematische Bearbeitung seiner einzelnen Komponenten in Gang gekommen ist, für eine weitere Mystifizierung dürfte kein Platz mehr sein.

Anders verhält es sich mit dem „Chronic Fatigue Syndrome", das nachfolgend ebenfalls dargestellt wird. Es ist nach wie vor Forschungsgegenstand. Die „Zugehörigkeit" zur Umweltmedizin erscheint äußerst zweifelhaft. Die Beratung Betroffener kann nur interdisziplinär erfolgen.

„Multiple Chemical Sensitivity" – die deutsche Arbeitsmedizin hat, zusammen mit Umweltmedizinern aus den verschiedensten Fachdisziplinen, dieses Thema engagiert angenommen (z.B. Bieger et al., 2002 [6], Nasterlack et al., 2002 [20]). Ein großer, vom Robert-Koch-Institut koordinierter und vom Bundesumweltamt geförderter Forschungsverbund entstand, ein erster umfassender Bericht (und eine Kurzfassung, s. Literaturverzeichnis) liegen vor. Eine einfache Eingrenzung eines definierbaren Krankheitsbildes scheint nicht zu gelingen – andererseits ist unzweifelhaft, dass es leidende Personen gibt.

Die 3 Beschwerdekomplexe werden nachfolgend dargestellt:

- Sick-Building-Syndrom (SBS),
- Chronic Fatigue Syndrome (CFS),
- Multiple Chemical Sensitivity (MCS).

Sick-Building-Syndrom (SBS)

Krank ist weder das Gebäude, noch werden es – in der Regel – die darin Beschäftigten. Wohl aber kann es in Bürogebäuden, in öffentlichen Räumen wie Kindergärten und Schulen, ja auch zu Hause zu Störungen der Gesundheit und des Wohlbefindens kommen, denen systematisch nachgegangen werden muss und kann.

Tab. 6.8-17 Symptomatik des SBS.

Organsystem	Symptomatik
Augen	Reizungen, Juckreiz, Brennen
Atemwege (Nase, Rachen, Kehlkopf, Lunge)	obere Atemwege: • gereizte Nase • verstopfte Nase • laufende Nase • rauer, trockener Hals • Heiserkeit untere Atemwege: • Schwierigkeiten, tief durchzuatmen • Engegefühl in der Brust
Haut	Rötung, Trockenheit, Schuppung, Juckreiz, stechende, spannende, brennende Sensationen
zentrales Nervensystem	Ermüdung, Lethargie, Teilnahmslosigkeit, Konzentrationsschwierigkeiten, Druckgefühl im Kopf, Kopfschmerzen, Schwindelgefühl, Übelkeit

Vertraute Phänomene sind Gerüche in neuen oder renovierten Gebäuden, die in letzter Minute vor dem Bezug fertig werden: Die Klimaanlage ist noch nicht „eingefahren" (Luftfeuchtigkeit, Luftgeschwindigkeit), Kleber von Teppichböden sind noch nicht verdunstet. In alten Gebäuden haben sich möglicherweise Bakterien und Pilze in den Lüftungsanlagen angesiedelt, der Raumschmuck mit Pflanzen wurde möglicherweise nicht ausreichend gepflegt, modrige Luft gelangt in die Räume.

Typische Beschwerden in solchen Situationen sind

- Reizung von Augen, Nase und Rachen,
- Hautreizungen,
- neurotoxische Symptome (Kopfschmerzen, Nachlassen der Konzentrationsfähigkeit),
- unspezifische Überempfindlichkeit, Reizbarkeit,
- Geruchs- und Geschmackswahrnehmungen.

Die Zusammenhangsfrage ist wegen der Unspezifität der Symptome nicht einfach. Symptome an den einzelnen Organsystemen sind in *Tabelle 6.8-17* zusammengestellt. Schwierig ist dies vor allem deswegen, da zu jedem gegebenen Zeitpunkt etwa 10% der Bevölkerung an mindestens 1–2 dieser Symptome leiden. Wenn 20% der Belegschaft eines Gebäudes bzw. eines betroffenen

Tab. 6.8-18 Der Vier-Stufen-Plan der Europäischen Gemeinschaft für den Umgang mit SBS.

	Untersuchungen	Methoden	Experten (Beispiele)
Stufe 1	Übersicht der Beschwerden der Belegschaft technische Gebäudecharakterisierung	**„runder Tisch"** Fragebogen-Aktion **Gebäudebesichtigungen** **Gespräche** mit Betriebstechnikern	Arbeitsmediziner Umweltmediziner Sicherheitsbeauftragte Sicherheitsingenieure technische Ingenieure
Maßnahmenvorschläge 1 (Beispiele) „runder Tisch" – Verbesserung der Lüftung – Vermeidung von Tabakrauchexposition			
Stufe 2	eingehende Untersuchung des Gebäudes eingehende Untersuchung der raumlufttechnischen Anlage (RLT-Anlage)	genaue Inspektion aller Gebäudeteile und der RLT-Anlage Vergleich von Sollzustand (= Planung) und Istzustand von Gebäude und RLT-Anlage	Sicherheitsbeauftragte Sicherheitsingenieure technische Ingenieure Hygieniker
Maßnahmenvorschläge 2 (Beispiele) „runder Tisch" – Fehlerkorrektur der RLT-Anlage – Entfernung von Expositionsquellen – Reinigung der RLT-Anlage			
Stufe 3	Messung von • Klimaparametern • anderen physikalischen Größen • Fremdstoffkonzentrationen • biologischen Indikatoren	physikalische Analytik chemische Analytik biologische Analytik	Arbeitsmediziner Sicherheitsbeauftragte Sicherheitsingenieure Chemiker Ingenieure Hygieniker
Maßnahmenvorschläge 3 (Beispiele) „runder Tisch" – Verbesserung des Raumklimas – mikrobiologische Sanierung – Entfernung von Expositionsquellen			
Stufe 4	Erfassung des Gesundheitszustandes der Beschäftigten des Gebäudes	medizinische Diagnostik Fragebogen-Aktion Gebäudebesichtigungen Gespräche mit Betriebstechnikern	Arbeitsmediziner Umweltmediziner klinische Fachärzte
Maßnahmenvorschläge 4 (Beispiele) „runder Tisch" – Veränderung der Raumausstattung – Entfernung lokaler Expositionsquellen – Veränderung des Arbeitsablaufes – Betreuung einzelner Kranker			

Betriebes über diese Symptome klagen, liegt eine „erhebliche Belästigung" vor und man spricht vom Vorliegen eines Sick-Building-Syndroms.

Systematische Untersuchungen zum SBS liegen jetzt in großer Zahl vor. *Abbildung 6.8-8* zeigt die Ursachen für SBS-Probleme anhand der Daten von 350 untersuchten Gebäuden in den USA. Der RLT-Anlage (= raumlufttechnische Anlage) ist demnach größte Aufmerksamkeit zu widmen. Die Beschwerden der Mitarbeiter werden in der Regel zuerst durch Fragebogen-Aktionen und dann erst durch individuelle ärztliche Untersuchungen erfasst.

Es hat sich u.a. herausgestellt, dass es in ganz erheblichem Ausmaß Einflussgrößen auf die Befindlichkeit der Mitarbeiter gibt, die psychosoziale Ursachen haben.

- Besser Verdienende, in der Hierarchie höher angesiedelte Mitarbeiter äußern weniger Beschwerden, ebenso wie die mit der Arbeit, dem Führungsstil, der Arbeitsorganisation zufriedenen Mitarbeiter.
- Eine Abhängigkeit von der Außenluftrate (Variation über einen 5fachen Bereich) bestand in einer diesbezüglichen Untersuchung nicht; Fragebögen wurden wiederholt, bei jeweils unbekannter Belüftungssituation, mit gleichem Ergebnis ausgefüllt.

In der deutschen Proklima-Studie wird seit mehreren Jahren dem SBS-Phänomen nachgegangen. Danach haben sowohl physikalisch-chemische Faktoren (zu trockene Luft, zu warm, zu hell/zu dunkel) eine Bedeutung, wie auch die Arbeitszufriedenheit (Beanspruchung allgemein, Strukturierung der Arbeit, Arbeitssättigung). Hauptsymptome bei den befindlichkeitsgestörten Personen sind Unzufriedenheit mit dem Raumklima und seine Einschätzung als ge-

Tab. 6.8-19 Empfehlungen zur Sanierung und Prophylaxe des SBS in Gebäuden mit raumlufttechnischen Anlagen (RLT-/Klimaanlagen).

Gebäude	• Benutzbarkeit auch ohne RLT-Betrieb ermöglichen • öffnungsfähige Fenster (minimal 1/Raum), • keine fensterlosen Räume, • Großraumbüros vermeiden, • großzügige Raumhöhe, • Fensterflächenanteil/Fassade < 50%, • außenliegender Sonnenschutz/Brüstungen, • große Speichermassen, • Himmelsrichtung berücksichtigen, • toxisch belastende Materialien vermeiden, • allergene Staubquellen vermeiden
Klimaanlagentechnik	• Temperaturkonstanz (22±1 °C), Luftgeschwindigkeit < 0,15 m/sec • turbulenzarme Induktion, z.B. durch Quellluftsysteme/Kühldecken • Elektrofilter bevorzugen (wenn Taschen-/Tuchfilter: kurze Standzeiten, regelmäßige Kontrolle) • Trinkwasserqualität im Befeuchter: physikalische Entkeimung des Wassers und der Feuchtbereiche (UV/Ozon) • NF-Schallanteil (10–100 Hz) < 50 dB (C) • RLT-Anlagen extern oder im Kellergeschoss • NF-Schalldämpfung berücksichtigen, Reinigungszugänge zu allen Zuluftkomponenten
Klimaanlagenbetrieb	• Grundtemperatur bei 22±1 °C • individuelle Temperaturregelung • Vermeidung aller Zugerscheinungen • Befeuchtung nur, wenn technisch erforderlich
Wartung, sonstiges	• regelmäßige Inspektions- und Reinigungsintervalle aller Zuluftkomponenten (siehe VDI-6022[31]) • bei SBS-Verdacht: Beschwerdestand des Kollektivs ermitteln (Fragebogen), Wartungsvertrag, möglichst mit Hersteller

sundheitsabträglich. Des Weiteren beklagen sie vermehrte Müdigkeit und erhöhte Beanspruchung.

Der Umgang mit dem SBS sollte längst professionell entsprechend dem Vorgehen der Wissenschaft, aber sogar auch entsprechend den Empfehlungen der Europäischen Gemeinschaft (!) sein. Ist einmal erkannt, dass es ein SBS-Problem gibt, sollte der Arbeitsmediziner diese Vorschläge für ein systematisches Vorgehen beachten (Vier-Stufen-Plan, → *Tab. 6.8-18),* d.h., sich nicht mit Einzelmaßnahmen und der Untersuchung einzelner Beschäftigter verzetteln! Die Formalisierung des Vorgehens ist innerbetrieblich von großer Bedeutung und stärkt, sofern der Betriebsarzt sich wirklich engagiert, auch dessen Position.

Für die Planung von Gebäuden, ggf. auch für eine Sanierung, sind die Empfehlungen der *Tabelle 6.8-19* von großem Nutzen.

Chronic Fatigue Syndrome (CFS)

Das chronische Müdigkeitssyndrom ist ein neuer Name für ein seit langem bekanntes Syndrom. Die Hauptmerkmale des CFS sind:

- ein über mindestens 6 Monate persistierendes Gefühl schwerer Erschöpfung ohne erkennbare Ursache,

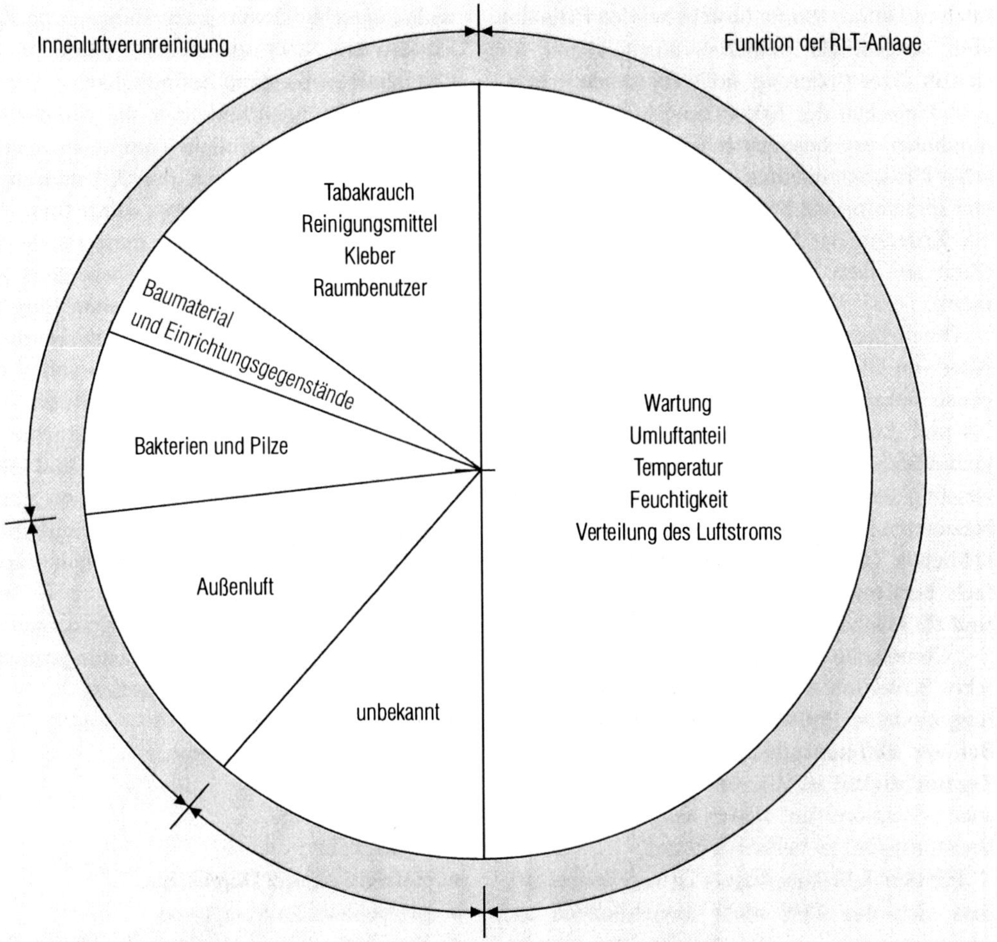

Abb. 6.8-8: Ursachen für SBS-Probleme, gewichtet anhand der Daten von 350 Gebäuden in den USA.

- das Einhergehen mit einer nachhaltigen Verminderung der gewohnten privaten und beruflichen Aktivität,
- somatopsychische Begleitsymptome wie allgemeines Schwächegefühl, Unwohlsein, Muskelschmerzen, Fiebergefühl, schmerzhafte Lymphknoten, Durchfall, Übelkeit, Kopfdruck, Depressionen, Konzentrationsstörungen, Erinnerungsstörungen, eingeschränkte intellektuelle Leistungsfähigkeit.

Objektivierbare physikalische Parameter oder spezifische Laborparameter, die pathognomonisch wären für ein CFS, wurden bislang nicht gefunden. Die Symptomatik ähnelt oft einer viralen Infektion. Häufig besteht bei den Patienten eine ausgeprägte Somatisierungstendenz, die sich in einer Fixierung auf wechselnde organische Ursachen der Erkrankung bei Ablehnung möglicher psychosomatischer oder psychiatrischer Ursachen manifestiert und nicht eindeutig von somatoformen Störungen (F 45.30 des ICD 10, Kriterien der DMS-III-R) abzugrenzen ist (Zitat aus dem Text der Ärztekammer Nordrhein).

Die Erkrankung manifestiert sich meist im Alter von 40–50 Jahren. Die Prävalenz ist nicht genau bekannt, Angaben schwanken zwischen 3,4 und 2.600 Fällen pro 100.000 Einwohner; methodische Mängel der Diagnostik, Selbsteinweisung der Patienten, unterschiedliche Erhebungsarten in Studien sind Ursache für diese erheblichen Unterschiede. Ob Frauen, wie vielfach berichtet, tatsächlich häufiger betroffen sind als Männer, ist unklar.

„Chronische Müdigkeit“ reicht als diagnostisches Kriterium nicht aus. 3–4 % der Bevölkerung moderner Industriestaaten leiden darunter. Bei der Differenzialdiagnose der krankhaften Tagesmüdigkeit ist v. a. das obstruktive Schlafapnoe-Syndrom (mit seinen ausgeprägten Vigilanzstörungen) zu berücksichtigen.

Für den Arbeitsmediziner ist von Bedeutung, dass sich das CFS nicht ausschließlich auf Anforderungen an den Arbeitsplatz bezieht, sondern in gleicher Weise auf das häusliche Umfeld. Ob es Zusammenhänge zwischen „Burn-out“, „Sättigung“ und ähnlichen Reaktionen auf berufliche Belastungen und CFS gibt, ist unbekannt. Über Fehlzeitenanalysen wird der Betriebsarzt auch auf CFS-Patienten stoßen. Er sollte sicherstellen, dass sie in Spezialkliniken betreut werden. Begleitende Verhältnisprävention: Arbeitsplatzgestaltung, Gestaltung von Erholungspausen, Schichtplangestaltung. Der Verlust des Arbeitsplatzes ist häufig, die Prognose jedoch nicht prinzipiell schlecht.

Multiple Chemical Sensitivity (MCS)

Es gibt Personen, die in Innenräumen, an Arbeitsplätzen, in öffentlichen Räumen, Privatwohnungen, Bekleidungsabteilungen von Kaufhäusern usw., über sensorische Wahrnehmungen und damit verbundene Befindlichkeits- und Gesundheitsstörungen berichten, die von der übrigen Bevölkerung so nicht empfunden werden. Ursprünglich wurde aus der Arbeitswelt der USA darüber berichtet, und es wurde für die Definition MCS gefordert, dass diese Personen in der Vergangenheit einmal eine besonders hohe Exposition gegenüber Chemikalien durchgemacht hätten, deren Spätfolge gewissermaßen die besondere Empfindlichkeit sein sollte. Dies spielt derzeit in Deutschland keine Rolle. – Die in der Diskussion um MCS eingebrachte Bezeichnung IEI (idiopathic environmental intolerance) sollte nicht gebraucht werden, ebenso wenig „environmental illness“; MCS ist durch die Assoziation mit einer chemischen Exposition charakterisiert.

Die Beschwerden der MCS-Patienten bei einer von ihnen registrierten Belastungssituation können alle Organsysteme betreffen:

- Atemwegsprobleme,
- Herz-Kreislauf-Probleme,
- Kopfschmerzen,
- Hautausschläge,
- Müdigkeit,
- Reizbarkeit und Depression,
- grippeähnliche Symptome,
- Verwirrtheit und Verlust des Kurzzeitgedächtnisses.

Als Auslöser werden angegeben:
- Pestizide,
- Imprägnierung in Kleidung,
- Motorabgase,
- Kleber,
- Reinigungsmittel,
- neue Tapeten,
- Parfüm,
- Emissionen von Laserdruckern,
- Passivrauch,
- Druckerschwärze.

Wenn die Patienten diese Exposition meiden, sind sie beschwerdefrei. Da ein Meiden jedoch vielfach nur mit großem Aufwand möglich ist, geraten die Patienten in soziale Isolation, Finanzprobleme und werden Opfer ihrer Erkrankung – und auch eines spezifischen medizinischen Umfeldes mit ausufernden Untersuchungen, deren Resultate über eine Bestätigung der schweren Erkrankung nicht hinausgehen.

Die Pathophysiologie des Krankheitsbildes ist ungeklärt. Es gibt verschiedene unbewiesene Hypothesen:
- besondere Rolle des N. olfactorius,
- besonderer Fremdstoffmetabolismus (Enzympolymorphismus mit besonderer Suszeptibilität),
- ein olfaktorischer Reiz im hypothalamisch-limbischen System (Konditionierung durch Geruchs- oder Geschmackswahrnehmungen bei Prädisposition u.a. durch psychosozialen Stress),
- Störungen des Immunsystems,
- Frühformen psychiatrischer Erkrankungen,
- ein „Nozebo-Effekt" (analog zum Plazebo-Effekt), nicht zu verwechseln mit dem Nichtvorliegen einer Erkrankung.

Es besteht kein Zweifel, dass es MCS-Patienten gibt und dass sie für die Ärzteschaft eine große Herausforderung darstellen. Die häufigsten allgemeinen Fehler im Umgang mit diesen Patienten sind (aus den Leitlinien „Somatoforme Störungen"):
- Übersehen einer somatoformen Störung. Übersehen des Krankheitswertes einer Befindlichkeitsstörung.
- Verwechslung von somatoformer Störung mit Simulation und Aggravation oder Annahme, dass die Symptomatik „eingebildet" ist.
- Übersehen einer Depression oder anderer relevanter psychischer Störungen.
- Unbedachte Mitteilung an den Patienten, dass es sich um eine psychogene Störung handele.
- Fortsetzung oder Intensivierung der organmedizinischen Diagnostik zur „Beruhigung" des Patienten.
- Verhaltensweise und Maßnahmen, die vom Patienten als Bestrafung erlebt werden könnten.
- Unvorbereitete Überweisung an den Fachpsychotherapeuten.
- Nichteinbeziehung der Körpersymptomatik in die (Psycho-)Therapie.
- Ausschließliche Behandlung mit Psychopharmaka, insbesondere Tranquilizern oder Fluspirilen.

Für den Arbeitsmediziner ergeben sich Konsequenzen für die individuelle Beratung. Er sollte mit einzelnen Mitarbeitern, die für sich selbst bereits die Diagnose MCS festgelegt haben, genau erörtern, ob einzelne individuelle Meidungsstrategien sinnvoll sein könnten und ggf. zu verabreden sind (Cave: Gefahr der Chronifizierung des Syndroms; alternative Strategien s. u.). Die fehlenden Aussichten auf eine BK-Anerkennung muss er mit dem Probanden deutlich besprechen, auch um ihn vor einer Irrfahrt durch das Gesundheitssystem und die Rechtssprechung zu bewahren. Im Betrieb sollte der Arbeitsmediziner sehr darauf achten, dass das Thema MCS nicht in die allgemeine Diskussion kommt. Es gehört zu den Charakteristika solcher Themen, dass sie sich verselbständigen und die Diskussion so bestimmen, dass das Betriebsklima in Gefahr gerät!

Beratungsstrategien, die an der kognitiven Verhaltenstherapie orientiert sind:
- Konfrontation mit der Noxe und Desensibilisierung,
- Abschließen von Behandlungsverträgen über das Absetzen von Medikamenten, Reduktion von Arztbesuchen, etc.,

- Versuch der Beseitigung von beruflichen und sozialen Problemen,
- Patientenschulung zur Änderung kognitiver Erwartungen und Glaubenshaltungen,
- Schulung der Angehörigen.

In den letzten Jahren gab es wiederholt Versuche, ein MCS-Syndrom als Berufskrankheit anerkannt zu bekommen. Es käme hierfür nur ein Vorgehen nach § 9 Abs. 2 (Quasi-Krankheit) in Frage. Anerkennungen haben bisher nicht stattgefunden. Im Folgenden wird aus einem Grundsatzurteil des Bundessozialgerichtes vom 02.07.2003 (Az: B 2 U 119/03 B) zitiert:

„Entscheidungsgründe (für die Ablehnung): Unabhängig davon, dass derzeit in der medizinischen Wissenschaft kein Konsens darüber besteht, ob es sich bei dem MCS überhaupt um ein eigenständiges Krankheitsbild handelt, und unabhängig davon, ob die Klägerin an einem MCS leidet, liegen keine Erkenntnisse darüber vor, dass bestimmte Berufsstoffe generell bestimmbare Beschwerden verursachen (generelle Geeignetheit) und ob (in diesem Fall) Krankenschwestern generell durch den Umgang mit bestimmten Berufsstoffen in erheblich höherem Grad als die übrige Bevölkerung gefährdet sind, an MCS zu erkranken (Gruppentypik). Auf die vom Senat (des Bundessozialgerichtes) eingeholte Auskunft des Bundesministeriums für Arbeit und Sozialordnung vom 23.10.2002 wird besonders hingewiesen. Danach wird sich der Verordnungsgeber auch in Zukunft nicht mit dem Erkrankungsbild befassen. Nach Auffassung des Bundesministeriums für Arbeit kann in Anbetracht der unterschiedlichsten Schadstoffkombinationen und der unterschiedlichsten Ausprägungen und Formen des Erkrankungsbildes der Nachweis der Überhäufigkeit der Erkrankung im Vergleich zur übrigen Bevölkerung anhand medizinisch-wissenschaftlicher, neuer Erkenntnisse in nächster Zeit nicht erwartet werden.“

6.8.3 Abwägung von beruflichen und außerberuflichen Einwirkungen im Ursachengefüge fraglich arbeitsbedingter Erkrankungen

Die Belastung am Arbeitsplatz ist einer Analyse leichter zugänglich als die aus dem Privatleben. Für den Arbeitsplatz gibt es überprüfbare Umgebungsbedingungen, beschreibbare Expositionen einerseits, einen Vorgesetzten, Kollegen, einen Betriebsrat, Sicherheitsfachkräfte und den Betriebsarzt andererseits. Sie sind alle Adressaten für das Besprechen und eine Ursachensuche bei Problemen mit Gesundheit und Wohlbefinden.

Ob nun bei einer Hypertonie, um eine Erkrankung zu nennen, für die es Risikofaktoren aus dem psychomentalen Bereich gibt, Spannungen und Disstress am Arbeitsplatz ursächlich sind, oder ob sich, nach entsprechenden Fragen des Betriebsarztes, nicht Belastungen aus dem familiären Umfeld, z.B. Schulden oder Freizeitstress, herausstellen, bleibt individuell zu klären. Gleiches gilt für psychische Erschöpfungszustände bis hin zum Burn-out-Syndrom. Auch im Biomonitoring nachweisbare Schadstoffe, wie Blei, Pentachlorphenol, halogenierte Kohlenwasserstoffe, können sowohl der Arbeitsplatzumgebung wie dem häuslichen Umfeld entstammen. Vielfach, so muss festgestellt werden, sind die Verhältnisse am Arbeitsplatz, sowohl in toxikologischer wie auch in psychosomatischer Hinsicht für das Wohlbefinden für viele (nicht alle) Personen eher als Stabilisationsfaktor anzusehen. Dies kann durchaus auch als ein Verdienst des Arbeitsschutzes angesehen werden.

6.8.4 Betriebsärztlicher Beitrag zum betrieblichen Umweltschutzmanagement

Umweltschonende Produktion – Einbeziehung des Betriebsarztes in das Öko-Audit

Das Öko-Audit ist eine freiwillige Vereinbarung von Unternehmen zur Verbesserung des Umweltschutzes. Auf EU-Ebene gibt es seit 1993 eine Verordnung „über die freiwillige Beteiligung gewerblicher Unternehmen an einem Gemeinschaftssystem für das Umweltmanagement und die Unternehmensprüfung" (EWG Nr. 1836/93 vom 29. Juni 1993, EMAS).

Parallel zur Entwicklung und Verabschiedung der EWG-Verordnung hat auf internationaler Ebene die ISO (International Standard Organisation) eine Normenreihe zum Umweltmanagement und zur Umweltbetriebsprüfung im Herbst 1996 abgeschlossen. Diese Normen wurden auch vom Deutschen Institut für Normung anerkannt und unter der Bezeichnung DIN/EN/ISO 14001 veröffentlicht. Die EU-Kommission hat die ISO 14001 in einzelnen Punkten als gleichwertig anerkannt. Unterschiede bestehen in der Verpflichtung zur Veröffentlichung einer Umwelterklärung für die Öffentlichkeit und bei der Zertifizierung selbst. Alle Forderungen der ISO 14001 sind durch die EU-Verordnung abgedeckt, während umgekehrt zur Registrierung nach der EU-Verordnung einige Zusatzleistungen erbracht werden müssen.

Die Umweltschutzmaßnahmen des Öko-Audits (besser: Umwelt-Audit) sollen über das hinausgehen, was der Gesetzgeber jeweils von allen Betrieben fordert. Solche Forderungen sind, z.B. was die Luftreinhaltung angeht, niedergelegt in:

- Richtlinie 90/01/EG vom 24.09.1996 über die integrierte Vermeidung und Verminderung von Umweltverschmutzungen,
- Richtlinie 2000/76/EG vom 04.12.2000 über die Verbrennung von Abfällen,
- Richtlinie zur Begrenzung von Schadstoffemissionen von Großfeuerungsanlagen (2001/80/EG),
- in der Novellierung der TA-Luft vom 25.07.2002 und den Novellierungen einzelner Verordnungen des Bundesimmissionsschutzgesetzes.

Die Unternehmen stellen sich dem Audit, weil zum einen die Kunden dies erwarten, zum anderen verbessert sich ihre Chance für öffentliche Fördermittel. Die meist notwendigen Investitionskosten werden abgewogen gegen mögliche spätere Sanierungskosten, die durch die Umweltschäden entstehen können.

Es gibt ein geregeltes Zertifizierungsvorgehen. Das Zertifikat dokumentiert dann nach außen hin ein funktionierendes Umweltmanagementsystem des Betriebes. Primäres Ziel eines Unternehmens ist die Herstellung von Rechtssicherheit und die Risikominimierung als Instrument der Unternehmenssicherung. Banken und Versicherungen wollen Risiken, die sich aus Gefährdungen ergeben, abschätzen können.

Dies alles hat indirekt mit gesundheitlicher Prävention zu tun, leicht nachvollziehbar für Menschen in der Umwelt/dem Umfeld des emittierenden Betriebes (Abluft, Lärm, Abwasser), aber eben auch für die Arbeitnehmer im Betrieb, die gezielt und mit definiertem Aufgabenumfang in der Entsorgung usw. arbeiten. Der darüber hinausgehende Beitrag des Arbeitsmediziners ist, entgegen den Erwartungen, i.d.R. eher gering. Eine formalisierte Beziehung wie in anderen Bereichen des betrieblichen Arbeitsschutzes (Arbeitsschutzausschuss ...) existiert nicht. Als Berater des Unternehmens kann der Betriebsarzt trotzdem sein umweltmedizinisches Wissen einbringen und bei der notwendigen Prioritätensetzung unter dem Gesichtspunkt des Gesundheitsschutzes mitwirken. Manche Betriebsärzte setzen hier einen besonderen Schwerpunkt in Erweiterung der Aufgaben nach ASiG und firmieren z.B. als „Leiter Gesundheits-, Arbeits- und Umweltschutz".

Zuständigkeiten und Aufgaben im betrieblichen Umweltschutz

Verantwortlich, wie im Arbeitsschutz, ist der Unternehmer. Er wird, in größeren Unternehmungen, einen Umweltbeauftragten ernennen, die Position ist jedoch nicht zwingend vorgeschrieben.

Zum betrieblichen Umweltschutz in etwas erweitertem Verständnis zählen jedoch, neben den im Arbeitssicherheitsgesetz festgelegten Aufgaben des Betriebsarztes und der Fachkräfte für Arbeitssicherheit, Aufgaben auf den folgenden Gebieten:

- Biologische Sicherheit (Beauftragter für ..., § 16 Gentechniksicherheitsverordnung),
- Strahlenschutz (Beauftragter für ..., Röntgenbeauftragter. § 29 Strahlenschutzverordnung, § 13 Röntgenverordnung),
- Gefahrgut (Beauftragter für ..., § 1 GbV),
- Abfall (Betriebsbeauftragter für ..., § 54 KrW-/Abfallgesetz),
- Gewässerschutz (Beauftragter für ..., § 21a Wasserhaushaltsgesetz),
- Störfälle (Beauftragter für ..., § 58a BImSchG),
- Immissionsschutz (Beauftragter für ..., § 53 BImSchG),
- Laserschutz (VBG 93, § 6),
- Hygiene (s. Bundesgesundheitsblatt 1991, S. 235),
- Gefahrstoffe (Gefahrstoffbeauftragter, nicht vorgeschrieben, aber sinnvoll zur Durchführung der TRGS 400).

Die Hauptaufgaben einzelner dieser Beauftragten werden im Folgenden kurz dargestellt.

Strahlenschutzbeauftragter, Röntgenbeauftragter

Der Strahlenschutzverantwortliche und der Strahlenschutzbeauftragte organisieren den betrieblichen Strahlenschutz. Sie haben dafür zu sorgen, dass bei Gefahr für Mensch und Umwelt geeignete Maßnahmen zur Abwendung dieser Gefahr unverzüglich getroffen werden. Der Strahlenschutzverantwortliche bleibt auch dann für die Einhaltung der Anforderungen verantwortlich, wenn er Strahlenschutzbeauftragte bestellt hat (§§ 31ff. StrlSchV).

Gefahrgutbeauftragter

Der Gefahrgutbeauftragte nimmt insbesondere folgende Aufgaben (§ 1 GbV) wahr:

1. Überwachung der Einhaltung der Vorschriften für die Gefahrgutbeförderung.
2. Unverzügliche Anzeige von Mängeln, die die Sicherheit beim Transport gefährlicher Güter beeinträchtigen, an den Unternehmer oder Inhaber des Betriebes.
3. Beratung des Unternehmens oder des Betriebes bei den Tätigkeiten im Zusammenhang mit der Gefahrgutbeförderung.
4. Erstellung eines Jahresberichtes über die Tätigkeiten des Unternehmens in Bezug auf die Gefahrgutbeförderung innerhalb eines halben Jahres nach Ablauf des Geschäftsjahres.
5. Zu den Aufgaben des Gefahrgutbeauftragten gehört insbesondere auch die Überprüfung des Vorgehens hinsichtlich der folgenden betroffenen Tätigkeiten (es folgt eine Liste mit 12 Nennungen, die hier nicht wiedergegeben wird).

Beauftragter für Abfall

Aufgaben nach § 55 KrW-/Abfallgesetz:

Der Abfallbeauftragte berät den Betreiber und die Betriebsangehörigen in Angelegenheiten, die für die Kreislaufwirtschaft und die Abfallbeseitigung bedeutsam sein können. Er ist berechtigt und verpflichtet,

- den Weg der Abfälle von ihrer Entstehung oder Anlieferung bis zu ihrer Verwertung oder Beseitigung zu überwachen,
- die Einhaltung der Vorschriften (...) zu überwachen, insbesondere durch Kontrolle der Betriebsstätte und der Art und Beschaffenheit der in der Anlage anfallenden, verwerteten oder beseitigten Abfälle in regelmäßigen Abständen, Mitteilung festgestellter Mängel und Vorschläge über Maßnahmen zur Beseitigung dieser Mängel,
- die Betriebsangehörigen aufzuklären über Beeinträchtigungen des Wohls der Allge-

meinheit, welche von den Abfällen ausgehen können (...) und über Einrichtungen und Maßnahmen zu ihrer Verhinderung (...),

- bei genehmigungsbedürftigen Anlagen im Sinne des §4 Bundes-Immissionsschutzgesetzes oder solchen Anlagen, in denen regelmäßig besonders überwachungsbedürftige Abfälle anfallen, zudem auf die Entwicklung und Einführung
  - umweltfreundlicher und abfallarmer Verfahren (...), sowie
  - umweltfreundlicher und abfallarmer Erzeugnisse (...) hinzuwirken und
  - bei der Entwicklung und Einführung der (...) genannten Verfahren mitzuwirken (...).
- bei Anlagen, in denen Abfälle verwertet oder beseitigt werden, zudem auf Verbesserungen des Verfahrens hinzuwirken.

Der Abfallbeauftragte erstattet dem Betreiber jährlich einen Bericht (...).

Immissionsschutzbeauftragter

Aufgaben nach §54 BImSchG:

Der Immissionsschutzbeauftragte berät den Betreiber und die Betriebsangehörigen in Angelegenheiten, die für den Immissionsschutz bedeutsam sein können. Er ist berechtigt und verpflichtet,

- auf die Entwicklung und Einführung
  - umweltfreundlicher Verfahren (...),
  - umweltfreundlicher Erzeugnisse (...), hinzuwirken,
- bei der Entwicklung und Einführung umweltfreundlicher Verfahren und Erzeugnisse mitzuwirken (...),
- (...), die Einhaltung der Vorschriften (...) zu überwachen, insbesondere durch Kontrolle der Betriebsstätte in regelmäßigen Abständen, Messungen von Emissionen und Immissionen, Mitteilung festgestellter Mängel und Vorschläge über Maßnahmen zur Beseitigung dieser Mängel,
- die Betriebsangehörigen über die von der Anlage verursachten schädlichen Umwelteinwirkungen aufzuklären sowie über die Einrichtung und Maßnahmen zu ihrer Verhinderung (...).

Störfallbeauftragter

Aufgaben des Störfallbeauftragten nach §58b BImSchG:

Der Störfallbeauftragte berät den Betreiber in Angelegenheiten, die für die Sicherheit der Anlage bedeutsam sein können. Er ist berechtigt und verpflichtet

- auf die Verbesserung der Sicherheit der Anlage hinzuwirken,
- dem Betreiber unverzüglich ihm bekannt gewordene Störungen des bestimmungsgemäßen Betriebs mitzuteilen, die zu Gefahren für die Allgemeinheit und die Nachbarschaft führen können,
- die Einhaltung der Vorschriften (...) im Hinblick auf die Verhinderung von Störungen des bestimmungsgemäßen Betriebs der Anlage zu überwachen, insbesondere durch Kontrolle der Betriebsstätte in regelmäßigen Abständen, Mitteilung festgestellter Mängel und Vorschläge zur Beseitigung dieser Mängel,
- Mängel, die den vorbeugenden und abwehrenden Brandschutz sowie die technische Hilfeleistung betreffen, unverzüglich dem Betreiber zu melden.

Der Störfallbeauftragte erstattet dem Betreiber jährlich einen Bericht (...). Er muss diese Aufzeichnungen mindestens 5 Jahre aufbewahren.

Gewässerschutzbeauftragter

Aufgaben nach §21b WHG:

Der Gewässerschutzbeauftragte berät den Benutzer und die Betriebsangehörigen in Angelegenheiten, die für den Gewässerschutz bedeutsam sein können.

Der Gewässerschutzbeauftragte ist berechtigt und verpflichtet,

- die Einhaltung von Vorschriften, Bedingungen und Auflagen im Interesse des Gewässerschutzes zu überwachen, insbesondere durch regelmäßige Kontrolle der Abwasseranlagen (...); er hat dem Benutzer festgestellte Mängel mitzuteilen und Maßnahmen zu ihrer Beseitigung vorzuschlagen,

- auf die Anwendung geeigneter Abwasserbehandlungsverfahren einschließlich der Verfahren zur ordnungsgemäßen Verwertung oder Beseitigung der bei der Abwasserbehandlung entstehenden Reststoffe hinzuwirken,
- auf die Entwicklung und Einführung von
  - innerbetrieblichen Verfahren zur Vermeidung oder Verminderung des Abwasseranfalls nach Art und Menge,
  - umweltfreundlichen Produkten hinzuwirken,
- die Betriebsangehörigen über die in dem Betrieb verursachten Gewässerbelastungen sowie über die Einrichtungen und Maßnahmen zu ihrer Verhinderung unter Berücksichtigung der wasserrechtlichen Vorschriften aufzuklären.

Kooperation der Akteure des betrieblichen Arbeitsschutzes und des betrieblichen Umweltschutzes

Typische Zielkonflikte und deren Lösungsmöglichkeiten

Es sollte keine Zielkonflikte geben, vielmehr bedeutet praktizierter betrieblicher Umweltschutz i.d.R. auch Gesundheitsschutz für die Mitarbeiter. Probleme können sich freilich aus Budgetbegrenzungen ergeben.

Neu ist, dass die Aufgaben z.T. nach außen verlagert werden (outsourcing), die Verantwortung bleibt jedoch im Unternehmen! Eigenmächtiges Handeln der Fremdfirmen, mit dem Ziel der Kostenreduktion oder aus anderen Gründen, muss vermehrt überwacht und ggf. unterbunden werden.

Literatur

1. Becher, H., Wahrendorf, J.: Passivrauchen und Lungenkrebsrisiko. Dt. Ärztebl. 1994; 91: A3352–3358.
2. Berg, G., Breckenkamp, J., Blettner, M.: Gesundheitliche Auswirkungen hochfrequenter Strahlenexposition. Dtsch. Ärztebl. 2003; 100: C2143–2145.
3. Berichte der Strahlenschutzkommission (SSK) des Bundesministeriums für Umwelt, Naturschutz und Reaktorsicherheit, Heft 23. Schutz der Bevölkerung bei Exposition durch elektromagnetische Felder (bis 300 GHz). Urban & Fischer, München 1999.
4. Bernhardt J.H.: Gesundheitliche Aspekte niederfrequenter Felder der Stromversorgung. Dt. Ärztebl. 2002; 99: C1496–1503.
5. Bernhardt, J.H.: Gesundheitliche Aspekte des Mobilfunks. Dt. Ärztebl. 96, C592–597, 1999.
6. Bieger, W.P., Bertram, F., Knabenschuh, B., Penz, M., Neuner-Kritikos, A., Mayer, W.: Die Rolle von oxidativem Stress in der Pathogenese von MCS. Z. Umweltmed. 2002; 10: 198–205.
7. Böck, R.: Sensorische Wirkung von flüchtigen Metaboliten (MVOC) in verschimmelten Innenräumen. Umweltmed. Forsch. Prax. 2001; 6: 137–142.
8. Boice J.D., McLaughlin J.K.: Epidemiologic studies of cellular telephones and cancer risk – A review. SSI Report, Stockholm 2002.
9. Bundesministerium für Arbeit und Sozialordnung: Arbeitsschutzmaßnahmen für Arbeiten im Freien bei witterungsbedingter erhöhter Ozonkonzentration in der Außenluft. Orientierungshilfe. Bundesarbeitsblatt, Ausgabe 6/1996.
10. Dockery, D.W., Pope, C.A.: Acute respiratory effects og particle air pollution. Ann. Rev. Publ. Health 1994; 15: 107–132.
11. Eis, D., Beckel, T., Birkner, N., Renner, B.: Untersuchung zur Aufklärung der Ursachen des MCS-Syndroms bzw. der IEI unter besonderer Berücksichtigung des Beitrages von Umweltchemikalien. WaBoLu-Hefte 02/03, Umweltbundesamt, Berlin 2003.
12. Eis, D., Mühlinghaus, T., Birkner, N. et al.: Multizentrische Studie zur Multiplen Chemikalien-Sensibilität (MCS) – Beschreibung und erste Ergebnisse der „RKI-Studie". Umweltmed. Forsch. Prax. 2003; 8: 133–145.
13. Fontham, E.T.H., Correa, P., Wu-Williams, A., Reynolds, P. et al.: Lung cancer in nonsmoking women: a multicenter case-control study. Cancer Epidemiology, Biomarkers & Prevention 1991; 1: 35–43.
14. Herr, C. et al.: Wirkung von mikrobiellen Aerosolen auf den Menschen. Gefahrstoffe. Reinhaltung der Luft 1999; 59: 229–239.
15. Höppe, P., Peters, A., Rabe, G. et al.: Environmental ozone effects in different population subgroups. Int. J. Hyg. Environ. Health 2003; 206: 505–516.

16. Johansen, C., Boice, J.D., McLaughlin, J.K., Olson, J.H.: Cellular telephones and cancer – a nation wide cohort study in Denmark. J. Natl. Cancer. Inst. 2001; 93: 203–207.
17. Kappos, A., Bruckmann, P., Eickmann, Th. et al.: Bewertung des aktuellen wissenschaftlichen Kenntnisstandes zur gesundheitlichen Wirkung von Partikeln in der Luft. Umweltmed. Forsch. Prax. 2003; 8: 257–278.
18. Kottmann, Ch., Heimpel, H.: Diagnostik und Therapie des chronischen Müdigkeitssyndroms (CFS) und verwandter Erkrankungen. Positionspapier der Ärztekammer Nordrhein, 2000 (weitere Literaturangaben bei der Ärztekammer Nordrhein erhältlich).
19. Kreja, L., Seidel, H.J.: On the cytotoxicity of some microbial volatile organic compounds (MVOC) as studied in the human lung cell line A549. Chemosphere 2002; 49: 105–110.
20. Nasterlack, M., Kraus, Th., Wobitzky, R.: Multiple Chemical Sensitivity. Eine Darstellung des wissenschaftlichen Kenntnisstandes aus arbeitsmedizinischer und umweltmedizinischer Sicht. Dt. Ärztebl. 2002; 99: A2474–2483.
21. Nasterlack, M.: Umweltmedizinische Aspekte am Arbeitsplatz. Med. Sach. 2001; 97: 224–226.
22. Stockwell, H.G., Goldman A.L., Noss, C.L.: Environmental Tobacco Smoke and Lung Cancer Risk in Nonsmoking Women. Journal of the National Cancer Institute 1992; 84: 1417–1422.
23. TRBA. Technische Regeln für biologische Arbeitsstoffe: Verfahren zur Bestimmung der Schimmelpilzkonzentration in der Luft am Arbeitsplatz (TRBA 430). Bundesarbeitsblatt 1, 47–53 (1997).

Anhang

Beginn der betriebsärztlichen Arbeit – Voraussetzungen, Formalitäten, Ausstattung

- Wie findet man einen Betrieb, der für eine Betreuung in Frage kommt? Es sollten zweckmäßigerweise Unternehmen im näheren Umkreis angeschrieben werden. Im Angebotsschreiben des Arztes sind sachliche und berufsbezogene Informationen gestattet. Sinnvoll ist ein Eintrag in die einschlägigen Listen bei der jeweiligen Ärztekammer (Ärzte mit arbeitsmedizinischer Fachkunde) und im Internet (http://www.betriebsaerzte.de/). Diese Adresse des VDBW bietet der Öffentlichkeit Informationen zur Bestellung eines Betriebsarztes und Kontakte zu Betriebsärzten in der Region. Ferner ist Kontaktaufnahme mit IHK oder Kreishandwerkerschaft empfehlenswert. Sachliche Informationen über das Betreuungsangebot können in Wirtschaftspublikationen o.Ä. verbreitet werden.

- Welcher Betreuungsumfang ist zu vereinbaren? Die Mindesteinsatzzeiten (Stundenzahl) gelten gemäß der vom jeweiligen zuständigen Unfallversicherungsträger erlassenen Unfallverhütungsvorschrift „Betriebsärzte" (BGV A7). Die jeweilige Fassung der Unfallverhütungsvorschrift „Betriebsärzte" gibt die jährlichen betriebsärztlichen Einsatzstunden pro Mitarbeiter, gestaffelt nach Gefährdungskategorien. Man sollte ausloten, ob der Betrieb über die Mindesteinsatzzeiten hinaus für Aktivitäten der betrieblichen Gesundheitsförderung oder sonstige Leistungen zusätzliche Einsatzstunden zur Verfügung stellt.

- Die Bestellung des Betriebsarztes durch den Betrieb erfolgt mit Abschluss eines Bestellungsvertrags. Musterverträge wurden vom Verband deutscher Betriebs- und Werksärzte, vom HVBG (www.hvbg.de) und von der Bundesärztekammer erarbeitet.

- Vergütung der betriebsärztlichen Leistung erfolgt i.d.R. in Form eines pauschalen Honorars (betriebsärztliche Einsatzzeit nach UVV multipliziert mit dem Preis der Einsatzstunde). Sachkosten und darüber hinausgehende Leistungen werden extra berechnet (nach GOÄ oder Analogbewertung, Rücksprache VDBW). Arbeitsmedizinische Vorsorgeuntersuchungen werden (je nach Unfallversicherungsträger) unterschiedlich gehandhabt.

- Ermächtigung des Betriebsarztes wird notwendig, falls betriebsspezifische Gefährdungen vorliegen, die eine spezielle arbeitsmedizinische Vorsorgeuntersuchung nach staatlichen oder berufsgenossenschaftlichen Rechtsvorschriften erfordern (Informationen bei den Berufsgenossenschaften oder bei staatlichen Arbeitsschutzbehörden der Länder).

- Haftpflichtversicherung des Betriebsarztes: Ist insbesondere für den freiberuflichen Betriebsarzt von Bedeutung. Eventuell ist Übernahme der Beitragskosten durch den Betrieb möglich. Besteht eine Betriebshaftpflichtversicherung?

- Betriebsarzt und Kassenarzt in Personalunion: Absprache mit zuständiger KV wird empfohlen. Betriebsärztliche Einsatzzeiten dürfen kassenärztliche Tätigkeit nicht beeinträchtigen. Beide Aufgaben müssen klar getrennt sein.

- Medizinisches und nichtmedizinisches Assistenzpersonal muss in erforderlichem Umfang zur Verfügung stehen. Untersuchungsräume und Funktionsräume sollen in ausreichender Größe mit entsprechender Ausstattung zur Verfügung stehen. Die Räume sollen gut belüftet, beheizbar und beleuchtet sein. Sie sollen mit fließend kaltem/warmem Wasser und mit Telefonanschluss ausgestattet sein. Der Hauptverband der Berufsgenossenschaften hat „Grundsätze über Hilfspersonal, Räume, Einrichtungen, Geräte und Mittel für Betriebsärzte im Betrieb" (ZH 1/528) und „Grundsätze über Ärzte, Hilfspersonal, Räume, Einrichtungen, Geräte und Mittel für überbetriebliche arbeitsmedizinische Dienste" (ZH 1/529) herausgegeben. Diese Grundsätze haben Empfehlungscharakter. Von staatlicher Seite hat das zuständige Bundesministerium in einem Ratgeber die Aussagen des Arbeitssicherheitsgesetzes kommentiert [1].

- Fahrradergometer und evtl. auch Hörtestkabine sollte der Betrieb vor Ort bereitstellen (sofern Untersuchung nicht fremdvergeben wird); andere Funktionstestgeräte sind transportabel und können in kleineren Betrieben von einem externen Betriebsarzt mitgebracht werden (kleine Spirometrie, Sehtestgerät, etc.).
- Arbeitshygienische Messgeräte: Schallpegelmessgerät, Röhrchen für orientierende Gefahrstoffmessungen, Hygrometer, Luxmeter, etc.
- Arztkoffer, Erste-Hilfe-Koffer, etc.
- Kooperation mit einer Laborgemeinschaft und mit Fachärzten (z.B. Pneumologe für große Spirometrie) muss organisiert werden.

✔ Persönliche Weiterbildung: wenn ein dazu ermächtigter Arzt anderen Kollegen die Weiterbildungsmöglichkeit bietet, dann muss er diese Weiterbildung persönlich leiten und gemäß der Weiterbildungsordnung gestalten. Nachgeordnete Ärzte arbeiten unter der Aufsicht und Verantwortung des zur Weiterbildung ermächtigten Arztes.

✔ Fortbildung des Betriebsarztes ist nach BO und ASiG Pflicht und soll geregelt sein:

- beim hauptberuflichen Betriebsarzt Kostenübernahme durch den Betrieb,
- beim freiberuflichen Betriebsarzt durch den Arzt selbst,
- beim überbetrieblichen Zentrum Übernahme und Regelung durch das Zentrum.

Beginn der betriebsärztlichen Arbeit – Entwicklung einer Betreuungskonzeption

✔ Vorgehensweise der Vorgänger zunächst übernehmen (nicht ohne Not die Arbeit der Vorgänger „entwerten"). Welche Vorsorgeuntersuchungen wurden gemacht? Nachvollziehbar?

✔ Gespräch mit Fachkraft für Arbeitssicherheit (Was ist über den Betrieb bekannt? Wie ist die Zusammenarbeit Fachkraft/Betriebsarzt zu organisieren?).
Im Gespräch Interesse auch an Technik zeigen. Nicht bedrohlich in Kernbereiche der Fachkraft-Aufgabe eindringen, das sind Unfallprävention, Maschinensicherheit, Anlagensicherheit.

✔ Im Betrieb Gespräch mit Führungskräften, Personalratsvorsitzendem, Personalräten, Mitarbeitern, Schwerbehindertenvertretung führen. Dabei das bisher im betrieblichen Arbeitsschutz Geleistete anerkennen, aber auch eventueller Handlungsbedarf ist zu erfragen.
Wo sind die Probleme des Betriebes? Wie kann der Betriebsarzt an Begehungen und Planungen zukünftig (besser?) beteiligt werden?
Information über alle betrieblichen Vorgänge „Arbeit und Gesundheit" sollen auch an den Betriebsarzt gehen. Beteiligung des Betriebsarztes an Sitzungen des Arbeitsschutzausschusses.

- Arbeitsplätze möglichst oft begehen (informell, formell nach ASiG; allein und in der Gruppe), nach folgendem Schema:
  - Arbeitszeit, Organisation, Räumlichkeiten,
  - Klima, Licht, Ergonomie,
  - chemische, physikalische, biologische Einwirkungen,
  - Psyche, Bewegungsapparat, Haut, Lunge,
  - Schwangere, Jugendliche, Ältere, chronisch Kranke,
  - Arbeitsschutz, Erste Hilfe und soziale Einrichtungen.

- Informationsbeschaffung: Brancheninformationen und Checklisten der BG (zuschneiden auf Betrieb!). Der Betriebsarzt muss über Branchenkenntnisse verfügen bzw. diese erwerben (durch Fortbildung und Erfahrungsaustausch mit Fachkollegen, neuerdings auch über „Mailing-Listen").

- Gibt es im Betrieb bereits dokumentierte Gefährdungsbeurteilungen? Gibt es besondere Gefahrstoffe, besondere Gefährdungsmerkmale? Liegen die Sicherheitsdatenblätter vor? Kann es zur Hautresorption eines hautresorbierbaren Gefahrstoffes kommen (Biomonitoring erwägen)? Nichteinhaltung von Gefahrstoff-Luftgrenzwerten zu befürchten? Orientierende Messung mit Prüfröhrchen sind ohne großen Aufwand möglich. Gültige Messung erfolgen nach TRGS 402, 440 durch Experten. Biomonitoring sinnvoll?

- Gesundheitszustand der Beschäftigten (Lunge, Haut, Bewegungsapparat, psychomental)? Gab es BK-Verdachtsmeldungen an die BG? AU-Rate und deren aktuelle Tendenz?

- Gegenwärtiges Arbeitsschutzniveau? Persönliche Schutzausrüstungen? Hautschutz? Organisation der Ersten Hilfe? Qualifikation der Beschäftigten?

- Anforderungsprofil der Beschäftigten ermitteln. Welche Beschäftigten sind überbeansprucht, überfordert? Leistungsgewandelte, Schwerbehinderte?

- Bedarf an arbeitsmedizinischen Untersuchungen ermitteln (Orientierung an BGI 504 „Auswahlkriterien für die arbeitsmedizinische Vorsorge", erhältlich bei der zuständigen Berufsgenossenschaft).

- Zusammenarbeit mit der Personalabteilung:
  - Mit der Personalabteilung ist die Terminorganisation der Vorsorgeuntersuchung zu regeln.
  - Bei Meldung einer Schwangerschaft soll die Personalabteilung (mit Zustimmung der betroffenen Schwangeren) regelmäßig den Betriebsarzt informieren.
  - Bei Beginn und am Ende einer Reha-Maßnahme soll die Personalabteilung (mit Zustimmung des Rehabilitanden) regelmäßig den Betriebsarzt informieren.
  - Frage an Personalabteilung: Höhe und Tendenz der Fehlzeiten? Regelmäßige Informationen sollen an den Betriebsarzt gehen.

- Bei Problemen und Fragen: Experten der BG oder des staatlichen Arbeitsschutzes um Rat fragen (bei heiklen Themen evtl. „anonymisiert").

- Vorstellung des neuen Betriebsarztes auf der Personalversammlung, im Intranet, in der Werkszeitung. Anwesenheitszeiten, Sprechstunden und sonstige Erreichbarkeit des Betriebsarztes bekannt geben. Verbreiten erster Informationstexte zum Thema „Arbeitsschutz" und „betriebliche Gesundheitsförderung" am Schwarzen Brett, per Rundschreiben, etc.

- Betriebliche Gesundheitsförderung: Welche Aktivitäten gibt es bereits im Betrieb? Kann der Betriebsarzt initiativ wirken?

Bleibt vielleicht nur die Möglichkeit einer „kleinen isolierten Aktion"?

- Krankschreibung durch den Betriebsarzt: Krankschreibungen sind durch alle Ärzte möglich, auch durch Betriebsärzte. Die Arbeitsunfähigkeitsbescheinigung ist ein privatärztliches Gutachten für den Arbeitgeber (gemäß Lohnfortzahlungsgesetz). Die Anerkennung einer solchen Krankschreibung durch Betriebskrankenkassen (es gibt eine Vereinbarung mit VDBW) und auch Ortskrankenkassen ist denkbar (Rücksprache).

- Verschreibungen durch Betriebsarzt in Notfällen und in begründeten Fällen als Einmalbehandlung werden bis zu gewissem Umfang von der Betriebskrankenkasse anerkannt; es gibt eine Vereinbarung mit VDBW (→ *Kap. 5.7 „Darf der Betriebsarzt therapeutisch tätig werden?"*).

- Dokumentation und Verwaltung der betriebsärztlichen Tätigkeit kann möglicherweise mit einer Spezial-Software für Arbeitsmedizin und Sicherheitstechnik erfolgen (vielfältiges Software-Angebot auf dem Markt). Damit ist auch die Abfassung der jährlichen Berichterstattung nach BGV A7, § 5 möglich.

Literatur

1. Bundesministerium für Arbeit und Sozialordnung (Hrsg.): Ratgeber für die betriebsärztliche Betreuung nach dem Arbeitssicherheitsgesetz.

Sachregister

A

B

C

D

I

J

K

L

M

N

O

P

Q

R

S